RADIOLOGIA 101
BASES E FUNDAMENTOS

RADIOLOGIA 101
BASES E FUNDAMENTOS

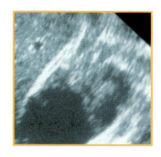
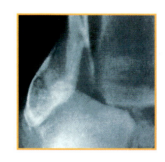

Editor
WILLIAM E. ERKONEN, M.D.

Associate Professor Emeritus
Department of Radiology
Carver College of Medicine
University of Iowa Hospitals and Clinics
Iowa City, Iowa

Editor Associado
WILBUR L. SMITH, M.D.

Professor and Chairman
Department of Radiology
Wayne State University/Detroit Medical Center
Detroit, Michigan

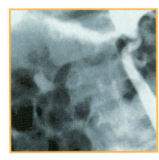
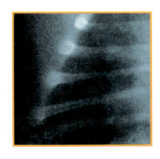

SEGUNDA EDIÇÃO

REVINTER

Radiologia 101 – Bases e Fundamentos, Segunda Edição
Copyright © 2006 by Livraria e Editora Revinter Ltda.

ISBN 85-372-0035-2

Todos os direitos reservados.
É expressamente proibida a reprodução
deste livro, no seu todo ou em parte,
por quaisquer meios, sem o consentimento
por escrito da Editora.

Tradução:
EDIANEZ CHIMELLO
Tradutora, SP

Revisão Técnica:
ANDRÉA DE JESUS RODRIGUES (Caps. 1 ao 5)
Médica-Radiologista, RJ

ALEXSANDRO ANTÔNIO DEPIANTI MOREIRA (Caps. 6 ao 11)
*Médico-Radiologista do Hospital Universitário Antônio Pedro, do
Hospital São Lucas e do Hospital de Clínicas de Niterói
Professor do Curso de Especialização em Radiologia do
Instituto de Pós-Graduação Médica Carlos Chagas*

Nota: A medicina é uma ciência em constante evolução. À medida que novas pesquisas e experiências ampliam os nossos conhecimentos, são necessárias mudanças no tratamento clínico e medicamentoso. Os autores e o editor fizeram verificações junto a fontes que se acredita sejam confiáveis, em seus esforços para proporcionar informações acuradas e, em geral, de acordo com os padrões aceitos no momento da publicação. No entanto, em vista da possibilidade de erro humano ou mudanças nas ciências médicas, nem os autores e o editor nem qualquer outra parte envolvida na preparação ou publicação deste livro garantem que as instruções aqui contidas são, em todos os aspectos, precisas ou completas, e rejeitam toda a responsabilidade por qualquer erro ou omissão ou pelos resultados obtidos com o uso das prescrições aqui expressas. Incentivamos os leitores a confirmar as nossas indicações com outras fontes. Por exemplo e em particular, recomendamos que verifiquem as bulas em cada medicamento que planejam administrar para terem a certeza de que as informações contidas nesta obra são precisas e de que não tenham sido feitas mudanças na dose recomendada ou nas contra-indicações à administração. Esta recomendação é de particular importância em conjunto com medicações novas ou usadas com pouca freqüência.

Título original em inglês:
Radiology 101 – The Basics and Fundamentals of Imaging, Second Edition
Copyright © by Lippincott Williams & Wilkins

Livraria e Editora REVINTER Ltda.
Rua do Matoso, 170 – Tijuca
20270-135 – Rio de Janeiro – RJ
Tel.: (21) 2563-9700 – Fax: (21) 2563-9701
livraria@revinter.com.br – www.revinter.com.br

Para os estudantes e os clínicos gerais de todas as
áreas da ciência médica que buscam informações básicas sobre radiologia.

Prefácio

A radiologia é uma especialidade médica usada há mais de 100 anos e tem desempenhado papel fundamental no diagnóstico e nos cuidados prestados aos pacientes. Nos últimos 30 anos, porém, este papel foi às alturas nas asas dos extraordinários avanços tecnológicos.

Este livro tem o objetivo de familiarizar o leitor com a anatomia radiológica e as apresentações radiológicas de alguns processos comuns de doenças. Após a leitura, o usuário estará mais bem preparado para a consulta com o radiologista, o que normalmente levará ao exame diagnóstico apropriado. À medida que o leitor desenvolve a sua compreensão sobre o que a radiologia tem a oferecer, mais preciso será o diagnóstico e melhores os cuidados prestados. Além disto, o leitor estará apto a abordar uma imagem sem se sentir intimidado. Pode-se dizer que "o livro vai dar a você o preparo necessário". Este trabalho não tem a intenção de transformar o leitor em um radiologista. Em vez disto, o texto foi elaborado para ser uma cartilha, ou orientação geral, sobre os fundamentos da radiologia.

A radiologia "fala" por meio da anatomia. Assim, o conhecimento sólido básico da velha anatomia radiológica normal é essencial para compreender as várias apresentações dos quadros de doença nas imagens radiológicas. Este livro enfatiza significativamente as imagens, reforçando a anatomia normal e as patologias radiológicas comumente encontradas no exame. Apresentamos imagens nitidamente identificadas de quadros anatômicos normais de vários ângulos, não só em radiografias, mas também em outras modalidades de investigação por imagens normalmente usadas, como tomografia computadorizada, investigação por imagens de ressonância magnética e ultra-sonografia.

Na Seção I, apresentamos discussões básicas e compreensíveis sobre o funcionamento das principais modalidades de investigação por imagem. O conhecimento de como as imagens radiológicas são produzidas por estas várias modalidades é extremamente útil para entender o que estas imagens retratam. Os pontos fortes e fracos das várias modalidades são apresentados na forma de sugestões clínicas inseridas no próprio texto (p. ex., Quais são as diferenças básicas entre as imagens em T1 e T2 e quais as indicações clínicas para cada uma delas?).

A Seção II examina sistematicamente a investigação por imagens das principais áreas anatômicas e sistemas orgânicos e contém apresentações extensas sobre anatomia normal, variantes anatômicas normais e patologias freqüentemente encontradas nas imagens. No início de cada capítulo, um sumário facilita a localização dos tópicos, e o texto termina com um resumo dos pontos mais importantes a serem memorizados. Em geral, a redação tende a ser informal e dispensa as sugestões e indicações do senso comum (p. ex., como examinar ou abordar sistematicamente uma radiografia do tórax e como posicionar corretamente uma imagem na tela). Tentamos facilitar a vida do usuário, na compreensão de cada capítulo, acrescentando sugestões práticas sobre como abordar radiograficamente os problemas clínicos comuns, como um trauma abdominal. Este trabalho constitui um recurso excelente para qualquer principiante em qualquer campo associado à medicina.

Chamamos a atenção do leitor para o Capítulo 4, que combina a radiografia pediátrica do tórax e do abdome, pois estas são as investigações por imagens solicitadas com mais freqüência. Todas as demais imagens e textos pediátricos estão incluídos nos capítulos apropriados.

Esta segunda edição traz como novidade muitas atualizações para manter o passo com esta especialidade em constante evolução. Estas alterações serão observadas especialmente nos capítulos que envolvem a investigação nuclear por imagens, o abdome, a mamografia e a radiologia intervencionista.

Agradecimentos

Temos um débito profundo de gratidão com todo o pessoal residente e com o corpo docente de Radiologia na University of Iowa, por fornecerem imagens e aconselhamento para a elaboração deste livro. Nossos agradecimentos especiais aos Drs. Monzer Abu-Yousef, Thomas Barloon, Eric Brandser, Bruce Brown, Robert C. Brown, Daniel Crosby, Rommel Dhadha, William Daniel, Gerald Decker, J. G. Fletcher, Jeffrey Galvin, Charles Jacoby, Elvira Lang, Charles Lu, Mark Madsen, Hoang Nyguyen, Retta Pelsang, Scott Pretorius, Patrick Rheingans, Parvez Shirazi, William Sickels, William Stanford, Allan Stolpen, Shiliang Sun, Brad Thompson e Donald C. Young. Agradecemos, também, a colaboração dos técnicos do Departamento de Radiologia, especialmente a Stephanie Ellingson, Mary Burr, Scot Heery, Deborah Troyer e Heidi Berns. A bibliotecária Nicole Jenkins foi extremamente útil com as referências.

Devemos um agradecimento especial ao Dr. William E. Ehling, que revisou o livro na condição de médico de família altamente experiente, e aos Drs. Brian Mullan e James Choi, que revisaram a obra como Diretores de Ensino dos Estudantes de Medicina. Sua colaboração foi realmente valiosa e ajudou na reformulação do trabalho.

Um agradecimento muito especial a George El-Khoury, Ronald Bergman e Kathy Martensen, RTR, por seu incentivo persistente, suas sugestões e seu suporte geral.

Agradecemos, profundamente, pelas ilustrações habilidosas de Shirley Taylor e do falecido Frank J. Sindelar. Brian Clarke forneceu os desenhos originais para as Figuras 9-1, 9-2, 9-18, 9-21 e 9-23.

Colaboradores

JOHN W. BOARDMAN, M.D.
Associate, Department of Radiology, Carver College of Medicine, University of Iowa
Hospitals and Clinics, 200 Hawkins Road,
Iowa City, Iowa

CAROL A. BOLES, M.D.
Professor, Department of Radiology, Wake Forest University School of Medicine,
Winston-Salem, North Carolina

DAVID L. BUSHNELL, JR., M.D.
Chief of Diagnostic Imaging, Veterans Administration Hospital, Iowa City, Iowa; Associate Professor, Carver College of Medicine, University of Iowa
Hospitals and Clinics, 200 Hawkins Road,
Iowa City, Iowa

WILLIAM E. ERKONEN, M.D.
Associate Professor Emeritus, Department of Radiology, Carver College of Medicine, University of Iowa
Hospitals and Clinics, 200 Hawkins Road,
Iowa City, Iowa

LAURIE L. FAJARDO, M.D.
Professor and Head, Department of Radiology, Carver College of Medicine, University of Iowa
Hospitals and Clinics, 200 Hawkins Road,
Iowa City, Iowa

THOMAS A. FARRELL, M.B.
Attending Radiologist, Department of Radiology, Evanston Hospital, 2650 Ridge Avenue,
Evanston, Illinois

EDMUND A. FRANKEN, JR., M.D.
Professor, Department of Radiology, Carver College of Medicine, University of Iowa
Hospitals and Clinics, 200 Hawkins Road,
Iowa City, Iowa

MONTE L. HARVILL, M.D.
Assistant Professor, Department of Radiology, and Chief of Interventional Radiology, Wayne State University, Detroit Medical Center, 4201 St. Antoine Boulevard,
Detroit, Michigan;
Chief of Department of Radiology,
Harper University Hospital, 3990 John R Street,
Detroit, Michigan

YUTAKA SATO, M.D.
Professor, Director of Pediatric Radiology, Department of Radiology, Carver College of Medicine, University of Iowa
Hospitals and Clinics, 200 Hawkins Road,
Iowa City, Iowa

WILBUR L. SMITH, M.D.
Professor and Chairman, Department of Radiology, Wayne State University, Detroit Medical Center, Detroit Receiving Hospital (3L8), 4201 St. Antoine Boulevard,
Detroit, Michigan

Sumário

SEÇÃO I – PRINCÍPIOS BÁSICOS

Capítulo 1
Radiologia Convencional, Tomografia Computadorizada, Investigação por Imagens de Ressonância Magnética e Ultra-Sonografia – Princípios e Indicações 3
William E. Erkonen

SEÇÃO II – RADIOLOGIA DIAGNÓSTICA

Capítulo 2
Tórax. 19
William E. Erkonen

Capítulo 3
Abdome. 77
Edmund A. Franken, Jr.

Capítulo 4
Pediatria 147
Wilbur L. Smith

Capítulo 5
Sistema Musculoesquelético 175
William E. Erkonen e Carol A. Boles

Capítulo 6
Coluna Vertebral e Pelve 265
Carol A. Boles

Capítulo 7
Cérebro 319
Wilbur L. Smith

Capítulo 8
Cabeça e Pescoço. 335
Yutaka Sato

Capítulo 9
Exploração Diagnóstica Nuclear por Imagem 343
David L. Bushnell, Jr.

Capítulo 10
Mamografia. 365
William E. Erkonen, Laurie L. Fajardo e John W. Boardman

Capítulo 11
Radiologia Intervencionista. 373
Thomas A. Farrell e Monte L. Harvill

Índice Remissivo 391

RADIOLOGIA 101
BASES E FUNDAMENTOS

SEÇÃO I

Princípios Básicos

Capítulo 1

Radiologia Convencional, Tomografia Computadorizada, Investigação por Imagens de Ressonância Magnética e Ultra-Sonografia – Princípios e Indicações

William E. Erkonen

Radiologia Convencional 3
   Radiografia Computadorizada 6
   Meios de Contraste 6

Tomografia Computadorizada 7
   Tomografia Computadorizada de Alta Resolução 9
   Tomografia Computadorizada Helicoidal ou Espiral 9
   Tomografia Computadorizada de Cortes Múltiplos
      (Multislice) 10
   Angiografia por Tomografia Computadorizada 10

Investigação por Imagens de Ressonância Magnética 10
   Angiografia por Ressonância Magnética (ARM) 12
   Espectroscopia por Ressonância Magnética (ERM) 12
   Investigação por Imagens de Ressonância Magnética
      Ponderadas em Difusão (DWI) 13

Ultra-Sonografia 13

Telerradiologia 15

Sistemas de Arquivamento de Imagens 15

Pontos-Chave 15

São muito poucos os que se dedicam a estudar, e muito menos a apreciar, a física da tecnologia que usamos em nosso dia-a-dia. Quase todos nós, por exemplo, dirigimos um veículo, mas são poucos os que possuem conhecimento funcional sobre o que se passa sob o capô de seus automóveis. Na maioria das vezes, oferecemos recepção semelhante à tecnologia médica que produz estudos por imagens: todos nós queremos dirigir o veículo, e falar sobre ele, mas não necessariamente compreender os princípios por trás de tomografias computadorizadas ou imagens de ressonância magnética que estudamos. Entretanto, a compreensão básica dos métodos de investigação por imagens é extremamente importante, pois muito provavelmente você estará revisando imagens junto com um radiologista durante as consultas radiológicas por toda a sua vida profissional, e os resultados dessas consultas poderão, às vezes, afetar significativamente sua tomada de decisão clínica. Acrescente-se a isso o fato de que a interpretação de estudos por imagens depende, em grau considerável, da compreensão sobre o processo de produção dessas imagens. Esse é o ponto no qual nossa analogia vai por água abaixo: não é preciso ser necessariamente um mecânico para ser um motorista habilidoso, mas obter um conhecimento básico sobre como são produzidas as imagens é o primeiro passo necessário para a visibilização desses estudos. Este capítulo foi elaborado para demonstrar a física elementar da investigação por imagens radiológicas para fins de diagnóstico.

RADIOLOGIA CONVENCIONAL

As radiografias são os exames de imagem mais comuns solicitados pelos médicos. Assim, vamos começar com o pé direito e denominar as imagens radiológicas como *radiografias*, *imagens* ou *filmes*, mas nunca como *raios X*. Afinal, raios X são ondas eletromagnéticas produzidas em um tubo de raios X. É aceitável que um leigo se refira a uma radiografia como raios X, mas o médico ilustrado e o profissional da área de saúde deverão evitar essa terminologia. O uso da terminologia apropriada demonstra *savoir-faire* (a habilidade de dizer e fazer a coisa certa) perante seus colegas e pacientes.

Sempre que possível, as radiografias devem ser realizadas no departamento de radiologia. O número de projeções obtidas durante um estudo padronizado ou de rotina dependerá do sítio anatômico sendo investigado. As proje-

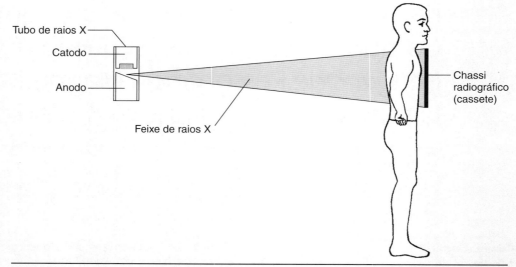

FIGURA 1-1. Radiografia póstero-anterior (PA) do tórax. O paciente coloca as mãos nos quadris e o tórax é pressionado contra o cassete radiográfico. O feixe de raios X que emanam do tubo de raios X passa pelo tórax do paciente em sentido posterior para anterior, ou seja, de trás para frente. Por fim, os raios X que atravessam completamente o corpo do paciente imprimem o filme e as telas radiográficas no interior do cassete.

ções radiográficas comuns realizadas são conhecidas como: póstero-anterior (PA), ântero-posterior (AP), oblíqua e lateral.

O tórax será usado para ilustrar esses termos radiológicos básicos, mas a terminologia se aplica a quase todos os sítios anatômicos. A projeção PA indica que o feixe de raios X central "viaja" em sentido póstero-anterior, ou de trás para frente, à medida que atravessa o tórax ou qualquer outro sítio anatômico (Fig. 1-1). A projeção lateral indica que o feixe de raios X atravessa o paciente de um lado a outro (Fig. 1-2). Quando o paciente não tem condições de cooperar com essas projeções de rotina, obtém-se uma projeção AP simples, em posição ereta ou supina. A projeção AP significa que o feixe de raios X passa pelo tórax ou por outro sítio anatômico em sentido anterior para posterior, ou da frente para trás (Fig. 1-3). As radiografias PA e AP têm aparência semelhante. Quando o paciente não pode tolerar a transferência para o setor de radiologia, obtém-se um estudo com equipamento portátil, ou seja, a máquina portátil de raios X vai até o paciente, onde quer que ele(ela) esteja. AP é a técnica portátil padrão, com o paciente em posição sentada ou supina (Fig. 1-4).

Tradicionalmente, as radiografias têm sido descritas em termos de tons de preto, branco e cinza. O que faz uma estrutura aparecer em preto, branco ou cinza em uma radiografia? Na verdade, é a densidade do objeto investigado que determina o quanto de feixe de raios X será absorvido ou atenuado (Fig. 1-5). Em outras palavras, à medida que a densidade de um objeto aumenta, menos raios X atravessarão esse objeto. E é a densidade variável das estruturas que

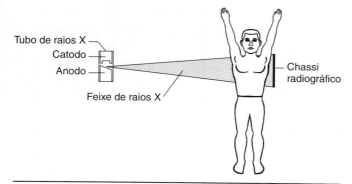

FIGURA 1-2. Radiografia lateral do tórax. O feixe de raios X atravessa o tórax do paciente de um lado para o outro e os raios X que conseguem atravessar completamente o corpo imprimem o filme e as telas radiográficas. Observe que os braços do paciente estão posicionados de modo a não se projetarem sobre o tórax.

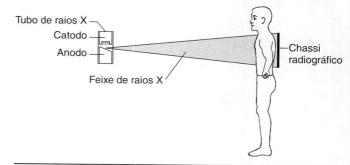

FIGURA 1-3. Radiografia ântero-posterior (AP) do tórax. O feixe de raios X passa através do tórax do paciente em sentido de anterior para posterior, ou da frente para trás. Observe que as mãos do paciente ficam nos quadris.

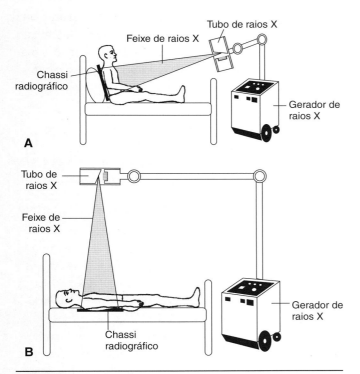

FIGURA 1-4. Radiografia ântero-posterior do tórax por equipamento portátil, com o paciente ou sentado (**A**) ou supino (**B**). O feixe de raios X atravessa o tórax em direção de anterior para posterior. A máquina possui rodízios, que permitem seu uso onde for necessário nas instalações do hospital.

resulta nas quatro densidades radiológicas básicas: ar (preto), gordura (preto), água (cinza) e metal ou osso (branco); (Tabela 1-1). Por exemplo, os pulmões consistem basicamente de ar de baixa densidade, que absorve muito pouco do feixe de raios X. Por isso, o ar permite que uma grande quantidade do feixe atinja ou exponha o filme radiográfico. Como resultado, o ar nos pulmões aparecerá negro na radiografia. Da mesma forma, a gordura tem baixa densidade, mas essa densidade é ligeiramente maior que a do ar; assim, a gordura aparecerá negra na radiografia, mas levemente menos preta que o ar. Objetos de alta densidade como os ossos, dentes, depósitos de cálcio em tumores, corpos estranhos metálicos, marcadores radiológicos de chumbo à direita e à esquerda e meios de contraste injetados por via intravascular absorvem todo ou quase todo o feixe de

TABELA 1-1 Aspectos ou Densidades Radiológicas Básicas

Objeto	Densidade Radiológica
Ar	Preta
Gordura	Preta
Osso	Branca
Metal	Branca
Cálcio	Branca
Órgãos, músculos, partes moles	Tons de cinza

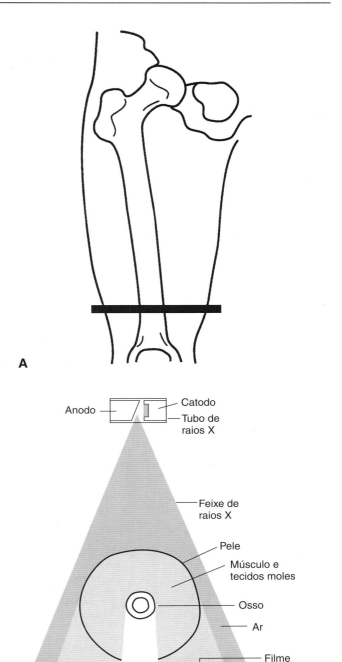

FIGURA 1-5. A: O nível na coxa distal por onde o feixe de raios X está passando em B. **B**: Corte transversal da coxa distal no nível indicado em A. Observe que quando o feixe de raios X atravessa o ar, o resultado é uma área preta na radiografia. Quando o feixe atinge um osso, o resultado é uma área branca e se o feixe passa por partes moles o resultado é a apresentação em cinza no filme.

raios X. Como resultado, o filme radiográfico recebe pouca ou nenhuma exposição aos raios X e essas estruturas densas aparecem brancas. Músculos, órgãos (coração, fígado, baço) e outras partes moles aparecem como tons de cinza e estes tons de cinza variam entre o branco e o preto, dependendo da densidade da estrutura. Esses tons de cinza são conhecidos como *densidade de água*.

As telas radiográficas são posicionadas de cada lado dentro do cassete vedado contra a luz ambiente ou no suporte da chapa (Fig. 1-6A). A estrutura química das telas faz com que elas emitam *flashes* de luz ou fluorescência quando atingidas pelos raios X (Fig. 1-6B). Na verdade, a responsável pela exposição mais significativa do filme radiográfico é a luz fluorescente emanada de ambas as telas laterais. Os raios X com incidência direta que atingem o filme radiográfico respondem por uma pequena proporção dessa exposição. O uso de telas diminui a quantidade de radiação necessária para se produzir uma radiografia, o que por sua vez diminui a exposição do paciente à radiação. *É importante lembrar que os filmes tanto radiográficos como fotográficos respondem de maneira semelhante à luz e aos raios X.*

Radiografia Computadorizada

Na radiografia convencional, a imagem radiográfica é registrada em um filme que passa por um processamento químico para a revelação. A radiografia computadorizada (RC) é o processo de se produzir uma imagem radiográfica *digital*. Uma placa especial de fósforo (em vez de um filme) é exposta ao feixe de raios X. As informações da imagem são obtidas por varredura (*scanning*) da placa de fósforo com um feixe a *laser* que provoca a liberação de luz dessa placa. A intensidade da luz emitida depende da exposição local à radiação. O feixe luminoso emitido é ampliado por meio de um tubo fotomultiplicador e, subseqüentemente, convertido em uma corrente de elétrons. Essa corrente de elétrons é digitalizada e os dados digitais são convertidos pelo computador em uma imagem, que pode ser visibilizada em um monitor de vídeo ou transferida para um filme radiográfico. A maravilha desse sistema é o fato de a imagem digital poder ser transferida via redes computadorizadas para vários locais dentro e fora do hospital e de essas imagens serem facilmente armazenadas em um computador ou servidor. Por exemplo, uma radiografia digital do tórax obtida em uma unidade de terapia intensiva (UTI) pode ser transmitida para o departamento de radiologia para consulta e interpretação em questão de minutos. A seguir, o radiologista pode enviar a imagem de volta, via rede, para a UTI ou para o consultório do médico responsável. Naturalmente, essas informações digitais serão armazenadas em um computador (servidor) para referência futura. À medida que essa tecnologia se aperfeiçoa, ela se tornará cada vez mais importante para a prática médica de rotina.

Meios de Contraste

Em virtude de as partes moles (músculos, vasos sangüíneos e órgãos) se apresentarem praticamente com a mesma aparência em uma radiografia, precisamos, com freqüência, de técnicas que nos ajudem a diferenciar entre essas estruturas e suas vizinhanças. Por isso meios de contraste de alta densidade são injetados por via intravascular para realce dos órgãos e de outras partes moles. Esse realce (que aumenta a densidade dessas estruturas ou torna-as mais claras) permite, então, que o examinador detecte diferenças sutis entre partes moles normais e anormais e entre um órgão e tecidos circunvizinhos na radiografia. O uso de meios de

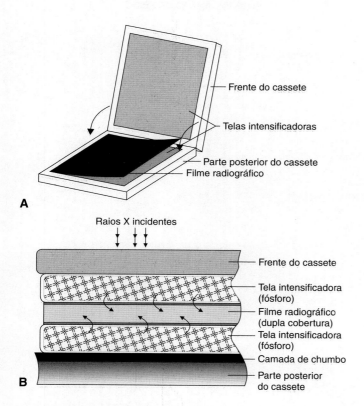

FIGURA 1-6. A: Cassete radiográfico aberto contendo uma folha de filme radiográfico e duas telas intensificadoras. As telas são posicionadas uma de cada lado do filme e emitem *flashes* luminosos (fluorescência) quando atingidas pelos raios X. Além disso, alguns raios X também atingem o filme radiográfico. Essa combinação de *flashes* luminosos das telas e dos raios X atingindo diretamente a radiografia provoca a exposição do filme. O processo é semelhante ao da revelação de filmes fotográficos. **B**: Ilustração em corte transversal de um cassete radiográfico. Observe a folha de chumbo na parte traseira do cassete, a qual é projetada para deter quaisquer raios X que tenham penetrado na espessura total do cassete. As *setas curvas* representam os *flashes* luminosos criados quando os raios X atingem as telas.

contraste varia desde uma simples injeção em um trato fistuloso até um procedimento invasivo como uma angiografia, o que será discutido com detalhes no Capítulo 11.

Para a investigação por imagens do trato gastrintestinal (GI), usa-se outro tipo de meio de contraste: a suspensão de sulfato de bário, que é introduzida no trato GI ou por via oral (seriografia do trato GI superior) ou por meio de um tubo intestinal (seriografia para o intestino delgado), ou ainda como enema (enema de bário). Quando se introduz ar junto com bário no trato GI, o resultado é chamado de estudo de duplo contraste. As investigações com bário são mais seguras, mais bem toleradas pelos pacientes e relativamente menos dispendiosas, quando comparadas com os estudos endoscópicos mais invasivos do trato GI. Os estudos com bário podem ser eficazes no diagnóstico de uma ampla variedade de doenças gastrintestinais, pois são muito sensíveis e específicos.

Quando houver dúvidas sobre a integridade do trato GI, deve-se considerar o risco potencial de extravasamento catastrófico do bário para o mediastino ou peritônio. Nessas situações, as investigações com bário são contra-indicadas, recomendando-se como meio de contraste um composto de iodo solúvel em água. Como regra geral, as imagens produzidas com meios de contraste solúveis em água fornecem menos informações que aquelas geradas no estudo com bário, pois as substâncias solúveis são menos densas que o bário e resultam em contraste menos satisfatório.

Comprimidos contendo compostos de iodo ingeridos por via oral podem ser usados para a visibilização da vesícula biliar (colecistograma oral). Esses compostos são removidos do sangue pelas células hepáticas e, a seguir, excretados na árvore biliar e concentrados na vesícula. Esse estudo fornece informações sobre o funcionamento do órgão e sobre a presença ou ausência de falhas de enchimento, como cálculos e tumores.

Na busca de uma ampla variedade de quadros patológicos e de informações anatômicas e fisiológicas, é freqüentemente necessário visibilizar o trato urinário *(urografia excretora)*. Esse estudo usa meios de contraste iodados iônicos de alta e baixa osmolaridade injetados por via intravenosa e excretados pelos rins. Esses mesmos compostos são também usados em angiografia, artrografia e tomografia computadorizada (TC).

Angiografia é meramente a injeção de meios de contraste diretamente em uma veia ou artéria, por meio de uma agulha e/ou cateter (veja Capítulo 11). *Artrografia* é a injeção de meios de contraste e/ou ar em uma articulação. O ar pode ser usado isoladamente ou em combinação com esses compostos para melhorar o contraste. Essa técnica tem sido aplicada para investigar múltiplas articulações, como nos casos de lesão no manguito rotador do ombro e para avaliar lesões no menisco no joelho. Desde o advento da TC e da investigação por ressonância magnética (IRM), a artrografia tornou-se menos importante.

Mielografia é a introdução de meios de contraste no espaço subaracnóide da coluna vertebral, geralmente via punção lombar. Esse procedimento é útil para diagnosticar doenças no canal espinal e na medula e em adjacências. Em virtude do advento das modalidades de investigação por TC e IRM, menos invasivas, o uso de estudos por mielografias vem diminuindo. O gadolínio será discutido na seção sobre IRM.

TOMOGRAFIA COMPUTADORIZADA

A tomografia computadorizada é uma técnica que envolve a formação de imagens anatômicas em cortes (anatomia seccional), ou a anatomia em planos sagital, coronal e axial (corte transversal). Esses termos, que podem confundir o leitor, estão claramente ilustrados na Figura 1-7. A anatomia seccional sempre foi importante para o médico e para o profissional de saúde, mas as modalidades de investigação por imagens mais recentes de tomografia computadorizada (TC), investigação por ressonância magnética (IRM) e ultra-sonografia (US) exigem um conhecimento profundo da anatomia exibida dessa maneira.

A tecnologia da tomografia computadorizada (TC) foi desenvolvida na década de 1970 e o grupo The Beatles proporcionou um reforço considerável a esse desenvolvimento ao investir um valor significativo em um negócio chamado Electric Musical Instruments Limited (EMI), cujos enge-

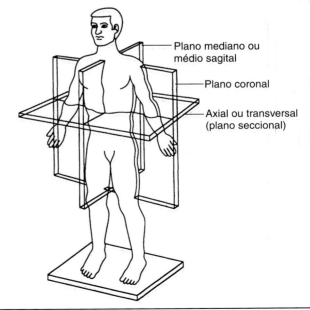

FIGURA 1-7. Planos anatômicos: sagital, coronal e axial.

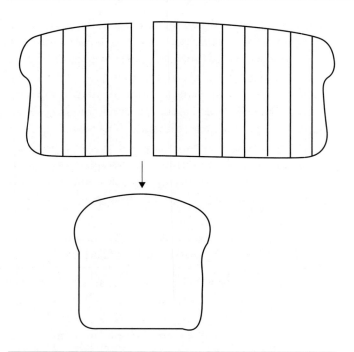

FIGURA 1-8. Ilustração de como a tecnologia da TC cria uma imagem de uma única fatia de pão de um pão fatiado sem explorar as outras fatias.

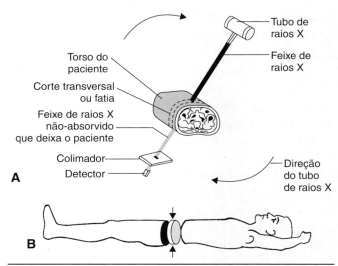

FIGURA 1-10. A: Ilustração de como o tubo de raios X circunda o abdome do paciente para produzir uma imagem (fatia), como mostrado em B. **B**: Demonstração de como uma TC cria uma imagem axial em fatia fina do abdome (*setas*) sem explorar o restante do abdome.

nheiros desenvolveram, subseqüentemente, a tecnologia da TC. No início, os equipamentos da EMI eram usados exclusivamente para investigações do encéfalo (cérebro), mas a tecnologia se estendeu rapidamente para os estudos do abdome, tórax, coluna vertebral e extremidades.

A investigação por imagens de tomografia computadorizada será mais bem compreendida se o sítio anatômico a ser explorado for considerado como uma fatia de pão fatiado: cria-se uma imagem de cada fatia sem explorar as demais (Fig. 1-8). Trata-se de uma técnica oposta à da radiografia, que captura todo o pão, como em uma fotografia.

A aparência externa de uma unidade ou máquina de TC típica está ilustrada na Figura 1-9. As imagens de TC são produzidas por uma combinação de raios X, computadores e detectores. Uma mesa controlada por computador move o paciente em incrementos curtos por uma abertura no *gantry* do aparelho na unidade de TC padrão, o tubo de raios X instalado no *gantry* gira ao redor do paciente e cada fatia anatômica a ser estudada é exposta a um feixe de raios X da espessura de um lápis (Fig. 1-10). Cada imagem ou fatia exige apenas alguns segundos para ser explorada, de modo que não é necessário prender a respiração. A espessura dessas imagens ou fatias axiais pode variar de 1 a 10 mm, dependendo das indicações para o estudo. Por exemplo, no abdome e nos pulmões, que são estruturas grandes, usa-se normalmente a espessura de 10 mm. Para a investigação de estruturas pequenas como aquelas encontradas na orelha média e interna usa-se uma espessura de poucos milímetros. Uma investigação por imagens de TC leva, em média, cerca de 10 a 20 minutos, dependendo das circunstâncias.

Como acontece com uma radiografia, a quantidade de feixes de raios X que atinge cada fatia ou corte do paciente será inversamente proporcional à densidade dos tecidos atravessados. Os raios X que atravessam completamente o corpo do paciente atingem os detectores (não-filme) e estes, por sua vez, convertem esses raios X incidentes em uma corrente de elétrons. Essa corrente é então digitalizada ou convertida em números conhecidos como uni-

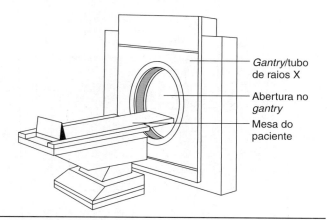

FIGURA 1-9. Equipamento padrão de TC. A mesa, ou "berço", do paciente é movimentada através da abertura no *gantry* ou "alojamento" do tubo de raios X e a parte anatômica a ser explorada é centralizada nessa abertura. O tubo de raios X está localizado dentro do *gantry* e movimenta-se ao redor do paciente para criar a imagem.

TABELA 1-2 Algumas Indicações Comuns para a Investigação por TC
Trauma
Hemorragia intracraniana (suspeita ou conhecida)
Lesão abdominal, especialmente de órgãos
Detecção e avaliação de fraturas
Alinhamento da coluna vertebral
Detecção de corpos estranhos (especialmente em articulações)
Diagnóstico de neoplasias primárias e secundárias (hepáticas, renais, cerebrais, pulmonares e ósseas)
Estadiamento de tumores

dades de TC ou unidades Hounsfield (UH); a seguir, o *software* do computador converte esses números em tons correspondentes de preto, branco e cinza. Estruturas densas, como os ossos, absorverão a maior parte do feixe de raios X e permitirão que só uma pequena quantidade desses raios atinja os detectores. O resultado será uma densidade branca no filme. Por outro lado, o ar absorverá uma pequena porção do feixe, permitindo assim que mais raios X atinjam os detectores, o que resultará em densidade preta na imagem. As partes moles resultarão em densidade cinza na imagem.

Essas informações digitais de TC podem ser exibidas em um monitor de vídeo, armazenadas em fita magnética, transmitidas por meio de redes computadorizadas ou impressas em filmes radiográficos via uma câmera com a formatação adequada.

Uma vez que a tecnologia de TC usa raios X, as densidades das imagens das estruturas anatômicas sob investigação são as mesmas tanto na TC como na radiografia. Em outras palavras, o ar aparece preto e o osso aparece branco em uma imagem criada por ambas as modalidades. Uma diferença significativa entre essas duas técnicas é o fato de a radiografia exibir a estrutura anatômica por inteiro, enquanto a imagem de TC permite a visibilização da mesma estrutura em fatias. Outra grande diferença é o fato de que na radiografia os raios X que passam através de um objeto são registrados em uma chapa, enquanto na TC o registro é feito por dispositivos denominados detectores e convertidos em dados digitalizados.

A investigação por imagens de TC é realizada com ou sem o uso de meios de contraste intravenosos. Esses meios realçam ou aumentam a densidade de vasos sangüíneos, partes moles vasculares, órgãos e tumores, como em uma radiografia, e são valiosos na distinção entre tecidos normais e processos patológicos. Os meios de contraste não são necessários quando se pesquisam hemorragias cerebrais ou fratura suspeita, ou ainda na avaliação de um fragmento de fratura no interior de uma articulação. Entretanto, o meio de contraste é utilizado na avaliação de fígado, rins e encéfalo na busca de neoplasias primárias e secundárias. A Tabela 1-2 mostra algumas das indicações mais comuns para a investigação por imagens de TC. Sempre que possível, meios de contraste gastrintestinais são administrados por via oral antes da execução de uma TC abdominal, para delinear o trato GI preenchido com o contraste e diferenciá-lo das demais estruturas do abdome.

Tomografia Computadorizada de Alta Resolução

Essa técnica (HRCT, sigla para *High Resolution Computed Tomography*) diz respeito aos estudos de TC que resultam em fatias finas, com aproximadamente 1,0 a 2,0 mm de espessura. Essa tecnologia se tornou muito útil no diagnóstico de doenças do parênquima pulmonar.

Tomografia Computadorizada Helicoidal ou Espiral

A investigação por imagens de tomografia computadorizada helicoidal ou espiral é uma tecnologia de desenvolvimento recente. A modalidade é semelhante à TC padrão, mas com algumas novidades. Na TC helicoidal ou espiral o paciente move-se continuamente através do *gantry*, enquanto o tubo de raios X gira continuamente a sua volta (Fig. 1-11). Essa combinação de movimento contínuo tanto da mesa do paciente como do tubo de raios X resulta em uma configura-

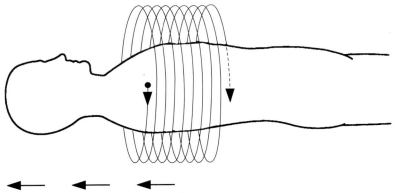

FIGURA 1-11. TC helicoidal ou espiral. O tubo de raios X circula continuamente em torno do paciente enquanto a mesa também se move continuamente através do *gantry* do tubo. A combinação de movimento contínuo do paciente e do tubo de raios X resulta em uma configuração espiral, daí o nome "helicoidal". Em um equipamento de TC padrão ou não-espiral, a mesa do paciente move-se em incrementos curtos em direção ao *gantry*, com paradas intermitentes para permitir que o tubo de raios X se movimente ao redor do paciente. Por isso, esse tubo se movimenta em volta do paciente só quando a mesa está parada.

TABELA 1-3 Vantagens e Desvantagens da Tomografia Computadorizada de Cortes Múltiplos

Vantagens
Imagens estáticas ou em movimento
Não-invasiva
Exame rápido resulta em redução dos artefatos de movimento
Resolução espacial satisfatória

Desvantagens
Dispendiosa
Disponibilidade limitada

ção espiral. Essa tecnologia pode produzir uma fatia por segundo e as fatias podem variar em espessura de 1 a 10 mm. A resolução e o contraste dessas imagens são melhores que aqueles das imagens da TC padrão, resultando em imagens melhores em áreas como o tórax e o abdome.

Tomografia Computadorizada de Cortes Múltiplos (*Multislice*)

Os aparelhos de TC convencional possuem uma fileira única de detectores; por isso, cada rotação do tubo de raios X ao redor do paciente gera uma única fatia. Na técnica de cortes múltiplos (*multislice*) há várias fileiras contíguas de detectores que resultam em cortes ou imagens tomográficas múltiplas em cada rotação do tubo. Um aparelho de TC desse tipo pode conter até 16 fileiras de detectores, reduzindo assim o tempo de aquisição. A Tabela 1-3 mostra algumas vantagens e desvantagens da TC *multislice*.

Angiografia por Tomografia Computadorizada

Esse termo se refere à técnica da angiografia não-invasiva que usa a TC tanto de cortes múltiplos como helicoidal. O procedimento gera fatias de 3 mm durante a injeção rápida de meios de contraste.

Essas informações podem ser usadas para a criação de imagens em reconstrução tridimensional (3D).

TABELA 1-4 Vantagens e Desvantagens da RM

Vantagens
Imagens estáticas ou em movimento
Imagens em múltiplos planos
Contraste satisfatório
Ausência de riscos à saúde conhecidos
Adequada para investigação de lesões de partes moles das articulações do joelho, do tornozelo e do ombro

Desvantagens
Mais dispendiosa que a TC
Tempos de exploração mais longos que podem resultar em claustrofobia e artefatos de movimento
Disponibilidade limitada

TABELA 1-5 Contra-Indicações para Estudos de RM

Gravidez, exceto em casos de emergência
Aneurismas cerebrais tratados com clipes ferromagnéticos
Marcapassos cardíacos
Implantes na orelha interna
Corpos estranhos de metal nos e em torno deles

INVESTIGAÇÃO POR IMAGENS DE RESSONÂNCIA MAGNÉTICA

A investigação por imagens de ressonância magnética (IRM ou RM) é outro método para exibir a anatomia nos planos axial, sagital e coronal. As espessuras das fatias das imagens variam entre 1 e 10 mm. A RM é especialmente útil para a investigação nos planos coronal e sagital, enquanto a investigação axial é o ponto forte da técnica de TC. Um dos principais pontos fortes da RM é a habilidade do método em detectar pequenas alterações (contraste) em partes moles e o contraste dessas estruturas é melhor que aquele encontrado nas imagens de TC e nas radiografias.

As modalidades de investigação por TC e RM são tecnologias com base digital que exigem computadores para converter as informações digitalizadas em tons de preto, branco e cinza. A principal diferença entre essas duas modalidades é o fato de que na RM o paciente é exposto a campos magnéticos externos e a ondas de radiofreqüência, enquanto na TC o paciente é exposto a um feixe de raios X. Acredita-se que os campos magnéticos usados na RM sejam inofensivos. Entretanto, a investigação por RM pode-se tornar um problema para pessoas com potencial de desenvolverem claustrofobia, pois nessa modalidade o paciente permanece no interior de uma estrutura semelhante a um túnel durante 30 a 45 minutos. A Tabela 1-4 mostra algumas vantagens e desvantagens da RM. Há também algumas contra-indicações para esse estudo, apresentadas na Tabela 1-5.

A aparência externa de um aparelho ou máquina de RM é semelhante àquela do aparelho de TC, exceto pelo fato de a abertura do *gantry* de RM ser mais parecido com um túnel (Fig. 1-12). Como ocorre na TC, o paciente é acomodado confortavelmente em posição supina, prona ou de decúbito sobre a mesa, que se movimenta somente em exames das extremidades. Durante o curso da investigação, o paciente ouve e sente sons e movimentos semelhantes aos de uma britadeira.

A física por trás da RM é complicada, com uma proliferação de termos estranhos. Vamos simplificar: *A RM é, essencialmente, o estudo por imagem de prótons*. E o próton mais freqüentemente investigado é o hidrogênio, por ser

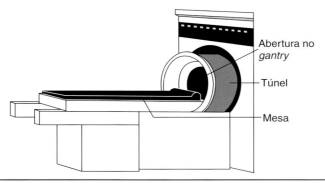

FIGURA 1-12. Ilustração de um aparelho (*scanner*) de RM. Observe que a aparência externa é semelhante à do aparelho de TC. A diferença principal, naturalmente, é a presença de um campo magnético, em vez de um tubo de raios X, ao redor da abertura do *gantry*.

abundante no corpo humano e facilmente manipulado por um campo magnético. Entretanto, outros núcleos também podem ser usados para a geração de imagens. Uma vez que o próton de hidrogênio tem carga positiva e está em rotação constante a uma freqüência fixa, chamada de *freqüência de rotação* (ou *spin frequency*), ele se mostra cercado por um campo magnético pequeno com pólos norte e sul. Lembre-se de que uma partícula carregada em movimento cria um campo magnético ao seu redor. Por isso, esses prótons de hidrogênio atuam como magnetos e alinham-se por si mesmos dentro de um campo magnético, do mesmo modo que pregos em um ímã ou a agulha de uma bússola.

No aparelho de RM, ou magneto, rajadas curtas de ondas de radiofreqüência são enviadas ao corpo do paciente a partir de radiotransmissores. A freqüência de irradiação dessas ondas de rádio é a mesma que a freqüência de rotação do próton em estudo (neste caso, o hidrogênio). Os prótons de hidrogênio absorvem a energia das ondas de rádio irradiadas e tornam-se energizados, ou ressonantes. Daí o termo *ressonância magnética*. Uma vez interrompida a irradiação de ondas de radiofreqüência, os prótons revertem ou decaem de volta (*decay*) para seu estado normal ou estacionário que existia antes da irradiação dessas ondas. À medida que os prótons de hidrogênio voltam a seu estado normal ou relaxam, eles continuam a ressonar e a irradiar ondas de rádio que podem ser detectadas por um receptor dessas ondas, definido na mesma freqüência das ondas irradiadas e na freqüência de rotação (*spin frequency*) dos prótons de hidrogênio (Fig. 1-13). A intensidade do sinal das ondas de rádio detectadas pela bobina do receptor indica o número e a localização dos prótons de hidrogênio em ressonância. Por exemplo: a gordura contém muitos átomos e prótons de hidrogênio e o sinal recebido será intenso ou muito brilhante. Por outro lado, o córtex dos ossos contém muito menos hidrogênio e o sinal recebido será de baixa intensidade, ou negro. O resultado geral será um mapa ou gráfico tridimensional da densidade de prótons da fatia anatômica que está sendo examinada. Esses dados (ondas) análogos, recebidos pela bobina do receptor, são subseqüentemente convertidos em números (digitalizados), os quais, por sua vez, são convertidos por computador em tons de preto, branco e cinza.

Chegamos agora à parte mais complicada. A intensidade do sinal das ondas de rádio recebido do paciente é determinada não só pelo número de átomos de hidrogênio, mas também pelos tempos de relaxamento T1 e T2. Se os receptores ouvem precocemente durante a fase de decaimento (*decay*) que se segue à interrupção da irradiação das ondas de rádio, isso se chama seqüência ponderada em T1. Em uma imagem ponderada em T1, a gordura aparece branca e os detalhes em cinza referentes às partes moles são excelentes. Mas se os receptores ouvem mais tarde durante essa fase, o processo é chamado de seqüência ponderada em T2, na qual a água nas partes moles agora aparece em cinza claro e a gordura aparece em cinza. A forma mais simples de se pensar em T1 e T2 é considerar que se trata de duas maneiras técnicas diferentes de se examinar a mesma estrutura. O raciocínio é o mesmo aplicado às radiografias PA e laterais como duas formas diferentes de se visibilizar um osso ou o tórax. Há uma tendência ao uso da investigação por imagens em T1 quando se buscam informações anatômicas. A técnica ponderada

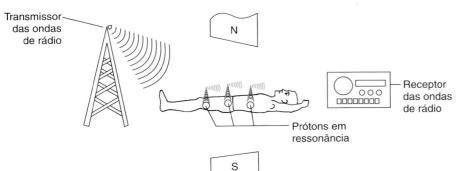

FIGURA 1-13. Os princípios gerais da física da RM. As freqüências do transmissor de ondas de rádio, o receptor dessas ondas de sódio e a freqüência de rotação dos prótons do átomo de hidrogênio são as mesmas.

TABELA 1-6 Comparação entre as Apresentações das Estruturas nas Imagens

Objeto	TC e Radiografias	RM T1	RM T2
Ar	Preto	Escuro	Escuro
Gordura	Preto	Muito brilhante	Intermediário a escuro
Músculos	Cinza	Escuro	Escuro
Córtex ósseo	Branco	Escuro	Escuro
Medula óssea	Cinza	Brilhante	Intermediário a escuro
Gadolínio		Muito brilhante	Brilhante

Lembre-se: Nas imagens de RM as palavras: *escuro, sinal de baixa intensidade* e *preto* são sinônimas; *brilhante, sinal de alta intensidade* e *branco* são sinônimas e *sinal de intensidade intermediária* e *cinza* também são sinônimas.

em T2 é útil na busca de problemas patológicos, pois a maioria das patologias tende a conter volumes consideráveis de água ou hidrogênio e a formação de imagens em T2 faz com que a água brilhe bastante. Em geral, as imagens em T1 apresentam resolução satisfatória, mas as imagens em T2 apresentam contraste melhor.

Embora a anatomia humana seja sempre a mesma, independente da modalidade de investigação, a apresentação das estruturas anatômicas mostra-se muito diferente nas imagens de RM e TC. Às vezes, o principiante tem dificuldade em diferenciar entre uma imagem de RM e outra de TC. O segredo é *examinar a gordura*. Se a gordura subcutânea for escura, trata-se de uma imagem de TC, pois nas investigações por raios X a gordura aparece negra. Se a gordura subcutânea aparece em branco (sinal de alta intensidade) então a imagem tem de ser de uma RM. A seguir, *examine os ossos*. Nas imagens radiográficas e de TC os ossos deverão apresentar um canal medular em cinza e o córtex em branco. O canal medular contém medula óssea e o cinza deve-se à grande quantidade de gordura que a medula contém. Em uma imagem por RM ponderada em T1 quase todo o osso aparecerá homogeneamente em branco, pois a medula óssea é gordura que emite sinal de alta intensidade e aparece em branco. Da mesma forma, na RM o córtex do osso aparecerá em preto (sinal escuro ou de baixa intensidade), enquanto nas imagens de TC o córtex aparece em branco. Partes moles e órgãos aparecem em tons de cinza tanto na TC como na RM. O ar aparece em preto na TC e tem sinal de baixa intensidade (preto ou escuro) na RM. A Tabela 1-6 compara a apresentação das várias estruturas nas imagens de RM e de TC.

Os meios de contraste-padrão à base de iodo não têm utilidade na investigação por ressonância magnética. Em vez disso, usamos substâncias magneticamente ativas (paramagnéticas) como o gadolínio para realçar a formação de imagens de certos processos patológicos. O gadolínio não produz um sinal de RM, mas encurta o tempo de relaxamento T1 em tecidos nos quais está localizado. Essa substância cria melhor contraste entre os tecidos, especialmente nas imagens ponderadas em T1, sendo útil para a investigação de tumores, infecções e acidente vascular cerebral agudo. Além disso, é uma substância mais segura que os meios de contraste iodados.

Angiografia por Ressonância Magnética (ARM)

A ARM (MRA, sigla para *magnetic resonance angiography*) é um estudo especial não-intervencionista capaz de formar imagens dos vasos sem o uso de agulhas, cateteres ou meios de contraste iodados. Como regra geral, o fluxo de sangue apresenta-se escuro (preto) na maioria das imagens de RM, mas por meio de uma técnica de investigação especial (seqüência de pulsos por ecos de gradiente) o fluxo sangüíneo arterial e o venoso apresentam-se como um sinal de alta intensidade, ou brilhante (Fig. 1-14). Esse procedimento leva cerca de 10 minutos e imagens tridimensionais da vasculatura podem ser reconstruídas com as informações digitais. A RM tem sido eficaz para a investigação de artérias e veias na cabeça e pescoço, abdome, tórax e extremidades.

Espectroscopia por Ressonância Magnética (ERM)

A ERM (MRS, sigla para *magnetic resonance spectroscopy*) é útil na investigação de desordens do metabolismo, tumores e doenças inflamatórias e isquêmicas. Em uma RM convencional, as imagens tomográficas produzidas refletem a magnitude dos parâmetros de relaxamento a uma freqüência específica. Pode-se aplicar a tecnologia de RM para fornecer um gráfico espectral da magnitude dos compostos químicos no volume de aquisição como função da freqüência nas bobinas de estimulação. Isso funciona porque a freqüência ressonante dos prótons depende significa-

FIGURA 1-14. A: Imagem axial de angiografia por ressonância magnética (ARM) do polígono de Willis em condições normais. **B**: Imagem coronal por ARM das artérias carótidas. Normal.

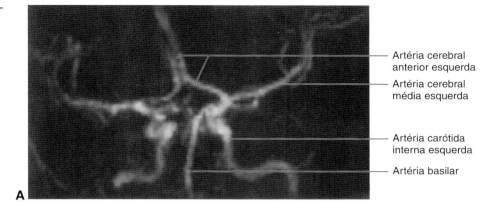
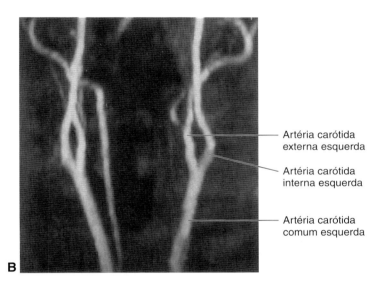

tivamente do ambiente químico do local em que esses prótons estão localizados.

Investigação por Imagens de Ressonância Magnética Ponderadas em Difusão (DWI)

Nessa modalidade, o movimento das moléculas de água no cérebro é detectado a partir da perda adicional no sinal de defasagem à medida que as moléculas se difundem através dos tecidos. Uma vez que a difusão livre de prótons é inibida por membranas celulares, a técnica é especialmente sensível a lesões das células. Assim, a MRDWI (sigla para *magnetic resonance diffusion weighted imaging*) é útil no diagnóstico de acidentes isquêmicos e pode detectar a lesão em termos confiáveis e em poucos minutos a partir da manifestação dos sintomas.

ULTRA-SONOGRAFIA

A ultra-sonografia (US) é outra ferramenta muito útil de investigação diagnóstica não-invasiva por imagens e não usa raios X ou radiação. Essa modalidade tem aperfeiçoado significativamente o diagnóstico, o tratamento e o controle de várias doenças. A Tabela 1-7 apresenta algumas das aplicações mais comuns de investigação por imagens de ultra-som, que conquistou um nível de aceitação excelente por parte dos pacientes por ser segura, rápida, indolor e relativamente barata, quando comparada com as outras técnicas desse tipo. A Tabela 1-8 apresenta as vantagens e desvantagens dessa técnica.

TABELA 1-7 Algumas Aplicações Comuns para a US Diagnóstica

Obstetrícia
Investigação cerebral pediátrica
Testículos e próstata
Pelve feminina
Tórax para drenagem de derrame pleural
Abdome (rim, pâncreas, fígado e vesícula biliar)
Doença vascular

TABELA 1-8 Vantagens e Desvantagens da Investigação Diagnóstica por US

Vantagens

Investigação em planos múltiplos, incluindo oblíquo

Segurança – sem perigo biológico conhecido nos níveis de freqüência sonora para diagnóstico

Indolor (técnica não-invasiva)

Menos dispendiosa que a TC e a RM

Custo do equipamento menor que o da TC e o da RM

Possibilidade de formação de imagens em tempo real e em movimento

Muito portátil

Desvantagens

Exige habilidades técnicas ou é operador-dependente

Inadequada para investigação dos ossos e dos pulmões

A tecnologia de ultra-som produz imagens ou fatias da anatomia seccional em planos múltiplos, parecidas com as da TC e da RM. Um equipamento de US típico consiste em uma fonte de ondas ultra-sônicas, um computador e um transdutor (Fig. 1-15). A máquina emite ondas sonoras de alta freqüência, que variam de 1 a 10 MHz e que estão consideravelmente acima da faixa de audição humana permitida de 20 a 20.000 Hz. Emissões curtas dessas ondas sonoras de alta freqüência são alternadamente irradiadas no paciente por um transdutor, e algumas das ondas refletidas dos tecidos corporais são recebidas intermitentemente pelo transdutor (Fig. 1-16). A impedância acústica (Z) de uma estrutura determina a quantidade de energia sonora transmitida e refletida em sua borda (Z = densidade de tecido × velocidade do som). Quando uma onda sonora encontra uma interface oculta ou o limite entre dois meios de impedância acústica diferente, as ondas sonoras podem ser absorvidas, defletidas ou refletidas (Fig. 1-17).

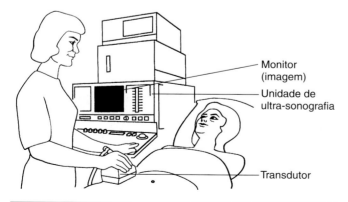

FIGURA 1-15. A unidade de US, o operador (ou ultra-sonografista) e o paciente. O transdutor está centralizado no abdome. O operador move o transdutor com a mão direita enquanto faz os ajustes técnicos no equipamento com a mão esquerda.

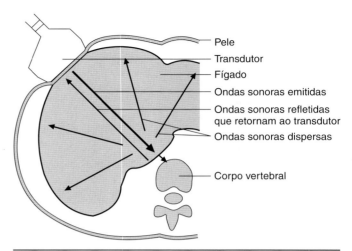

FIGURA 1-16. Transdutor posicionado na pele sobre o fígado. O transdutor emite ondas sonoras de alta freqüência para o fígado e estruturas mais profundas. As ondas sonoras refletidas são recebidas intermitentemente pelo transdutor quando este não está emitindo ondas sonoras. Observe que algumas das ondas sonoras são defletidas para longe do transdutor e não têm nenhuma utilidade para a formação da imagem.

As ondas sonoras análogas que são refletidas diretamente de volta para o transdutor são posteriormente digitalizadas. A seguir, o computador converte essas informações digitais em uma imagem com tons de preto, branco e cinza. Da mesma forma que a RM e a TC, a modalidade de ultra-sonografia depende da tecnologia computadorizada para armazenar informações digitais e convertê-las posteriormente em uma imagem.

Cada órgão ou tecido possui seus próprios padrões de eco característicos. Órgãos sólidos apresentam um padrão

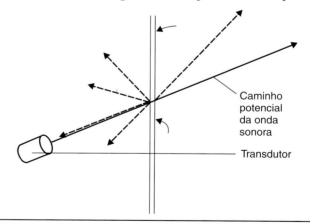

FIGURA 1-17. Ilustração do que pode acontecer às ondas sonoras quando elas encontram uma interface acústica. Uma interface acústica é a interseção de duas estruturas com densidades ou impedâncias acústicas diferentes. Quando as ondas sonoras são irradiadas a partir do transdutor (*linha preta sólida*) e atingem uma interface acústica (*setas curvas*) várias coisas podem acontecer a elas, tais como: as ondas podem ser refletidas de volta ao transdutor, defletidas para fora do transdutor, atravessar a interface ou ser absorvidas na interface.

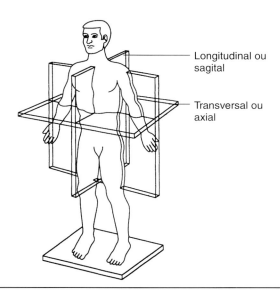

FIGURA 1-18. Esclarecimento sobre a terminologia usada para descrever planos da anatomia seccional em imagens de US.

homogêneo, enquanto massas e órgãos cheios de líquido, como a bexiga urinária, os cistos e a vesícula biliar possuem ecos internos em menor quantidade.

A terminologia usada para descrever os planos de formação de imagens por ultra-sonografia é ligeiramente diferente daquela que descreve os planos das modalidades de TC e de RM. Em US uma projeção axial pode ser denominada de exploração *transversal* e a projeção sagital pode ser chamada de visibilização ou exploração *longitudinal* (Fig. 1-18). Como já observado, uma parte significativa da medicina está começando a aprender essa linguagem.

Durante a investigação por ultra-sonografia, as imagens são visibilizadas em um monitor que é análogo a uma tela de cinema ou televisão e esse modo de visibilização é chamado de *tempo real* [ou visibilização simultânea à formação da imagem]. Esse processo permite que os examinadores observem um batimento cardíaco ou os movimentos de um feto no útero. Além disso, as imagens estáticas também podem ser reproduzidas em um filme por meio de uma câmera com formatação apropriada (impressora).

TELERRADIOLOGIA

Esse termo significa simplesmente a transmissão de imagens de um local para outro através de linhas telefônicas. Essa tecnologia permite que uma imagem seja transferida para o consultório ou residência do radiologista, para interpretação instantânea. Então, um local distante sem a presença de um radiologista pode transferir imagens para um profissional em outro local.

SISTEMAS DE ARQUIVAMENTO DE IMAGENS

O sistema computadorizado de comunicação e arquivamento de imagens (*picture archive and computer system – PACS*) é um sistema abrangente projetado para armazenamento fácil e recuperação rápida de estudos médicos por imagem. Como se pode esperar, essa é uma tarefa desafiadora, pois o tamanho e a quantidade de imagens continua a crescer rapidamente. Mais recentemente, o desenvolvimento de um padrão de imagens chamado de *Digital Imaging and Communications in Medicine* (padrão DICOM), ou Investigação Digital e Comunicações por Imagens em Medicina, tornou possível o manuseio de imagens médicas a partir de uma ampla variedade de modalidades e de fabricantes.

PONTOS-CHAVE

- Existem quatro densidades ou apresentações básicas a serem observadas em radiografias e imagens de TC: *ar*, que aparece em preto; *gordura*, que também aparece em preto; *partes moles e órgãos*, que aparecem em cinza; e *metal, cálcio e osso*, que aparecem em branco.
- As imagens radiográficas planas são produzidas por raios X e filmes radiográficos. As imagens de TC são produzidas por raios X, detectores e computadores. As imagens de RM são produzidas por campos magnéticos, ondas de radiofreqüência e computadores. As imagens de ultra-sonografia (US) são produzidas por ondas sonoras de alta freqüência, transdutores e computadores.
- Anatomia seccional é a formação de imagens anatômicas em planos múltiplos, incluindo o plano axial (transversal ou seccional), o plano sagital e o plano coronal.
- Uma dica para distinguir entre imagens de RM e de TC: na RM a gordura aparece em branco.
- As imagens de RM em T1 tendem a apresentar resolução excelente sendo, por isso, aplicadas para a obtenção de informações anatômicas. As imagens de RM em T2 apresentam contraste melhor que as imagens em T1 e fazem a água brilhar; por isso, elas são usadas com freqüência na busca de tumores, que tendem a conter grandes volumes de água.
- A TC é eficaz para a investigação anatômica por imagens em virtude de sua alta resolução. A RM apresenta excelente contraste de partes moles que tornam essa modalidade especialmente útil para a investigação dessas estruturas.

- As substâncias de contraste normalmente usadas são sulfato de bário, compostos iodados com osmolaridades alta e baixa, meios de contraste iodados iônicos e não-iônicos (osmolaridade baixa), ar e gadolínio. As imagens produzidas com substâncias iodadas solúveis em água fornecem, em geral, menos informações que aquelas obtidas com sulfato de bário, pois são menos densas e apresentam contraste menos satisfatório.

BIBLIOGRAFIA

Hashemi RH, Bradley WG. *MRI: the basics*. Baltimore: Williams & Wilkins, 1997.

Bushberg JT, Seibert JA, Leidholdt EM Jr, Boone JM. *Essential physics of medical imaging*. Philadelphia: Lippincott Williams & Wilkens, 2002.

SEÇÃO II

Radiologia Diagnóstica

Capítulo 2

Tórax

William E. Erkonen

Técnica 19
Como Visibilizar Radiografias PA e AP do Tórax 19
Como Visibilizar a Radiografia Lateral do Tórax 23
Radiografia Lordótica AP de Tórax 27
Anatomia Seccional Normal do Tórax 27
Angiografia do Tórax 38
Anomalias 38
Quadros Extratorácicos Confundidores 40
Corpos Estranhos, Acessos Venosos e Tubos 44
Problemas Pós-Operatórios do Tórax 44
  Ar em Sítios Errados 47
  Acúmulos de Ar no Tórax e ao seu Redor 47
  Excesso de Ar nos Pulmões 47

Atelectasia, Embolia Pulmonar e Infecções 49
  Atelectasia 49
  Embolia Pulmonar 52
  Infecções Pulmonares 52
Tumores 55
  Abordagem do Nódulo Pulmonar Suspeito 61
Coração e Grandes Vasos 61
  Aneurismas, Vasos Dilatados e Calcificações Vasculares 61
  Edema Pulmonar 63
  Doença das Válvulas Cardíacas 63
Pontos-Chave 66

Pacientes, com freqüência, queixam-se de problemas torácicos e seus sintomas podem incluir falta de ar, dor, tosse e hemoptise ou escarro sanguinolento. O exame minucioso ou a investigação desses sintomas normalmente começam com uma radiografia do tórax. Portanto, não é surpresa o fato de esse recurso ter-se tornado o exame de investigação mais comumente solicitado pelos médicos. Este capítulo tem como objetivo principal demonstrar uma maneira simples de abordar as radiografias torácicas.

TÉCNICA

Felizmente, a quantidade de radiação necessária para um exame de rotina do tórax é extremamente pequena e não representa ameaça ao paciente. O exame radiográfico do tórax geralmente é executado em um departamento de radiologia e o estudo de rotina consiste em projeções póstero-anterior (PA) e lateral. Quando o paciente não tem condições de tolerar essas projeções de rotina, executa-se uma projeção ântero-posterior (AP) com equipamento portátil e o paciente em pé, sentado ou em posição supina. Sempre que possível, as radiografias PA e lateral deverão ser solicitadas, pois são mais econômicas e fornecem muito mais informações que o estudo portátil. As ilustrações des-

sas técnicas radiográficas já foram demonstradas anteriormente no Capítulo 1 (Figs. 1-1 a 1-4).

As radiografias do tórax não deverão ser solicitadas para avaliar problemas suspeitos nas costelas, ombros ou coluna dorsal. Na suspeita de doença óssea, devem-se requisitar radiografias específicas dos ossos.

COMO VISIBILIZAR RADIOGRAFIAS PA E AP DO TÓRAX

O primeiro passo é posicionar a radiografia corretamente no negatoscópio e a habilidade em fazê-lo constrói uma confiança imediata. Não há nada mais patético, senão hilário, que observar alguém à frente de uma radiografia que esteja de cabeça para baixo ou com os lados trocados no negatoscópio. *Uma boa parte da arte e da prática médica depende de se aprender o jargão, o dialeto, as rotinas e os rituais.*

Obviamente, os marcadores D (direito) e E (esquerdo) no filme indicam o lado direito e o lado esquerdo do paciente. Coloque a radiografia no negatoscópio com o marcador D em frente ao seu braço esquerdo e o marcador E em frente ao seu braço direito (Fig. 2-1). Essa rotina se aplica a todas as radiografias AP e PA do tórax, assim como a quase todas as outras radiografias e imagens. Natural-

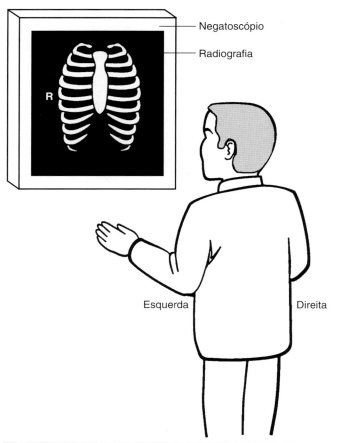

FIGURA 2-1. Posição correta de uma radiografia do tórax no negatoscópio. O lado direito do paciente no filme deve sempre ficar em frente ao lado esquerdo do examinador.

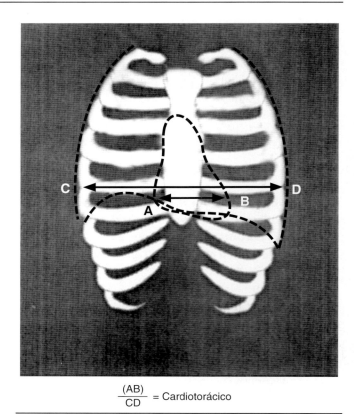

$$\frac{(AB)}{CD} = \text{Cardiotorácico}$$

FIGURA 2-3. Método para determinação da relação cardiotorácica.

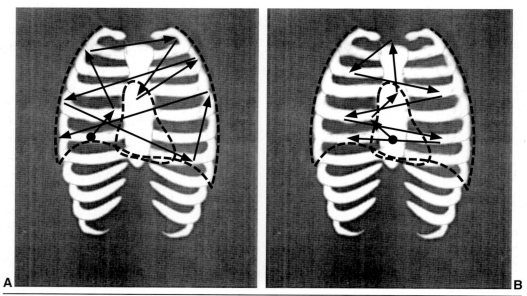

FIGURA 2-2. Ilustração de um provável padrão visual de busca de um principiante (**A**) e de outro profissional com experiência sistemática em imagens radiográficas (**B**). Observe que o padrão do principiante é significativamente desorganizado.

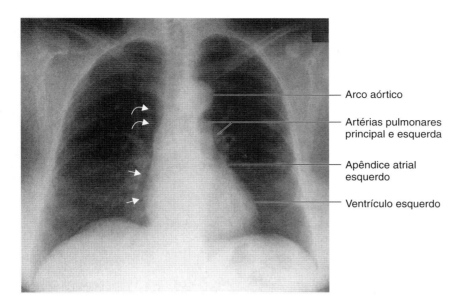

FIGURA 2-4. Radiografia póstero-anterior (PA) do tórax. Normal. A borda cardíaca direita convexa é formada pelo átrio direito (*setas retas*); as *setas curvas* indicam a localização da veia cava superior. A borda cardíaca esquerda e os grandes vasos podem ser considerados como quatro montículos de uma pista de esqui. De cranial para caudal, os montículos são o arco aórtico, as artérias pulmonares principal e esquerda, o apêndice atrial esquerdo e o ventrículo esquerdo.

mente, a cabeça do paciente deverá estar orientada para o topo da radiografia.

O segundo passo é a abordagem e a avaliação da radiografia com um olhar casual para a imagem como um todo, em busca de qualquer anormalidade óbvia que possa saltar à vista, como um coração enorme ou massa pulmonar do tamanho de uma bola de beisebol. *Lembre-se sempre de olhar para os quatro cantos da imagem.*

O terceiro passo é a avaliação da radiografia de maneira sistemática. Infelizmente, não há um sistema único geralmente aceito ou padronizado para se avaliar uma radiografia do tórax, de modo que você deverá desenvolver um sistema próprio e satisfatório. Afinal, mesmo um piloto comercial veterano usará uma lista de verificação antes de decolar. Essa lista poderá consistir em coisas como: *flaps* para baixo, freios funcionando e verificação dos medidores de combustível. E ela é necessária para o piloto, pois é virtualmente impossível lembrar de tudo quando ele se prepara para decolar.

Da mesma forma, é necessário que se disponha de uma lista ou sistema mental para se examinar uma radiografia do tórax. Assim, programe seu computador interno com uma *lista sistemática* para evitar deixar passar áreas ou estruturas importantes, pois muitos dos erros médicos são erros de omissão. O sistema sugerido a seguir pode ser usado por toda a vida ou até que você desenvolva seu próprio sistema.

As setas na Figura 2-2A representam um esboço aproximado da observação visual a esmo de um principiante visibilizando uma radiografia. Se essa abordagem de principiante continuar, os erros de omissão serão inevitáveis! As setas na Figura 2-2B demonstram como alguém com um sistema pode abordar uma radiografia do tórax. Um radiologista altamente experiente em geral visibiliza a radiografia com orientação mais periférica e em círculos.

Depois de um olhar abrangente de toda a imagem, use a silhueta cardíaca com densidade de água como ponto de partida. Primeiro, determine o tamanho do coração. O diâmetro transverso dessa silhueta não deverá ser superior a 50% do diâmetro transverso da caixa torácica, medida ou estimada no mesmo nível. Essa medida é chamada de *índice cardiotorácico* (Fig. 2-3). Uma exceção a essa relação é o fato de que a silhueta cardíaca aparecerá maior em uma projeção AP que na projeção PA do mesmo paciente. Uma vez que o coração fica à frente da estrutura torácica, ele está mais distante da chapa radiográfica na tomada AP que na tomada PA. Conseqüentemente, o coração forma uma sombra maior na tomada AP que na PA. *Quanto maior a distância entre uma estrutura anatômica e o filme radiográfico maior será a ampliação.* Além disso, quando o movimento de inspiração do paciente é insatisfatório, o diafragma se mostra mais alto, fazendo com que o coração pareça maior do que realmente é.

O tamanho e o contorno do coração são mais bem avaliados por um exame visual atento e minucioso e, em geral, a régua não é necessária. Enquanto espera pelo ônibus, você pode determinar instantaneamente se um pedestre é obeso, alto, baixo ou se seu comportamento é estranho. Seu computador visual-cerebral conclui automaticamente esses fatos com base em experiências anteriores. À medida que você for examinando muitas outras radiografias do tórax, suas avaliações da forma e tamanho do coração se tornarão muito mais fáceis.

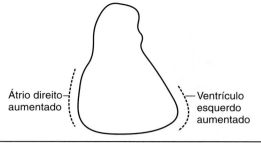

FIGURA 2-6. A silhueta cardíaca se altera durante a dilatação do átrio direito e do ventrículo esquerdo. À medida que o átrio direito aumenta, a borda direita convexa do coração aumenta para a direita do paciente. Quando o ventrículo esquerdo aumenta, o ápice cardíaco se move para a esquerda do paciente e em sentido descendente.

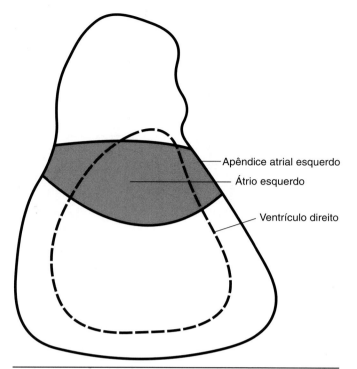

FIGURA 2-5. Localização aproximada do átrio esquerdo e do ventrículo direito em uma radiografia normal PA ou AP do tórax. Essas câmaras cardíacas não podem ser delineadas em estudos normais. Entretanto, o apêndice atrial esquerdo pode, às vezes, ser visibilizado em corações normais.

A seguir, avalie a forma do coração. O que determina realmente essa forma? A borda cardíaca direita convexa é formada pelo átrio direito com densidade de água, e logo acima desse átrio, ou em orientação para cima, está a veia cava superior, com bordas retas (Figs. 2-4 e 2-38A). O ápice do coração é formado basicamente pelo ventrículo esquerdo e o átrio esquerdo contribui para a borda cardíaca superior esquerda (Fig. 2-4).

O ventrículo direito se mostra superposto sobre o ventrículo esquerdo e não é visibilizado como tal em radiografias PA ou AP normais. Além disso, nessas radiografias o átrio esquerdo normal também não é visível (Fig. 2-5). À medida que o ventrículo esquerdo aumenta, o ápice cardíaco se move para a esquerda do paciente. À medida que o átrio direito aumenta, a silhueta cardíaca aumenta para a direita do paciente (Fig. 2-6).

A seguir, seu caminho visual o levará para o arco aórtico, artérias pulmonares e brônquios-fonte. As artérias pulmonares esquerda e direita e brônquios-fonte formam as sombras hilares (Fig. 2-7). Em radiografias normais, o hilo esquerdo é mais cefálico que o direito em 70% das vezes e

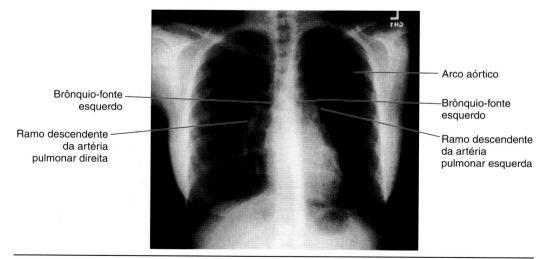

FIGURA 2-7. Radiografia PA do tórax. Normal. A janela aortopulmonar com densidade de ar (*seta reta*) está situada entre o botão aórtico com densidade de água e o aspecto superior da artéria pulmonar esquerda com densidade de água. É importante notar que os brônquios-fonte cheios de ar aparecem em preto, enquanto as artérias pulmonares cheias de sangue aparecem em branco. Veja a Tabela 1-1 no Capítulo 1.

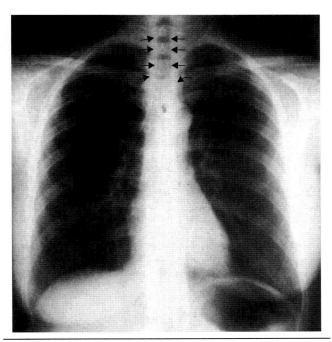

FIGURA 2-8. Radiografia PA do tórax. Normal. A traquéia vertical, com densidade de ar (*setas retas*) deverá estar sempre na linha média. O mediastino estreito tem densidade de água (*setas curvas*).

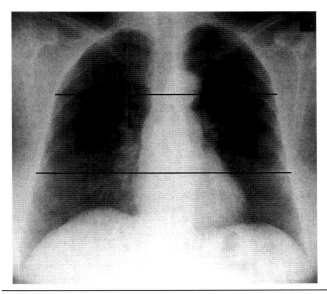

FIGURA 2-9. Radiografia PA do tórax. Normal. Divida a radiografia torácica PA ou AP em terços horizontais e compare com os campos pulmonares direito e esquerdo em movimento descendente. Observe a janela aortopulmonar (*seta reta*).

os hilos estão no mesmo nível nos demais 30% das vezes. O hilo direito normal raramente está em orientação cefálica com relação ao esquerdo. A *janela aortopulmonar* é o espaço com densidade de ar entre o botão do arco aórtico e a artéria pulmonar esquerda, duas estruturas com densidade de água (Fig. 2-7). Quando essa janela aparece com densidade de água, deve-se suspeitar da presença de uma massa, como uma neoplasia primária ou secundária ocupando esse espaço. As artérias pulmonares com densidade de água e suas ramificações são observadas nos hilos. O segmento da artéria pulmonar principal tende a ser mais proeminente nos jovens e nos atletas, especialmente nas mulheres, mas essa proeminência geralmente desaparece com a idade. É importante lembrar que no paciente idoso a aorta se torna tortuosa, o que pode ser visibilizado em projeções frontais e laterais. Nas projeções frontais a aorta tortuosa freqüentemente se sobrepõe ou projeta-se sobre a veia cava superior.

Agora você deverá voltar sua atenção para o mediastino com densidade de água e avaliar sua amplitude; novamente, sua avaliação vai depender de sua experiência. A maior parte dessa densidade é provocada pelos grandes vasos ou pelo pedículo vascular, que se estende desde o opérculo torácico em sentido cefálico até a base do coração em sentido caudal. A borda direita do pedículo é a veia cava superior e a borda esquerda é o botão aórtico próximo à origem da artéria subclávia. A densidade de ar ou traquéia escura deverá estar na linha média (Fig. 2-8). Agora, divida os pulmões em terços horizontais e compare os campos pulmonares direito e esquerdo (Fig. 2-9). Avalie o diafragma curvilíneo e em forma de abóbada, os ângulos costofrênicos e as bolhas de ar gástricas (Fig. 2-10).

A seguir, examine os ossos visíveis: coluna cervical, coluna dorsal, clavículas, ombros e costelas (Figs. 2-10 e 2-11). As costelas são difíceis de se avaliar, de modo que você precisa traçar cada uma delas visualmente, ou usando a ponta de seu dedo. Em uma radiografia PA, as porções horizontais das costelas são os arcos posteriores e as costelas anteriores mostram-se normalmente anguladas para baixo (Fig. 2-11). Como sempre, você deverá comparar os lados direito e esquerdo. As partes das colunas cervical e dorsal visíveis em uma radiografia são variáveis.

COMO VISIBILIZAR A RADIOGRAFIA LATERAL DO TÓRAX

Posicione agora a radiografia lateral do tórax no negatoscópio, com a cabeça do paciente orientada para o topo da chapa. Não existe regra imutável sobre para qual direção o paciente deverá estar voltado, mas normalmente posicionamos o paciente de frente para o lado esquerdo do examinador (Fig. 2-12). Mais uma vez, inicie a avaliação radiográfica examinando casualmente toda a imagem, de modo que alguma coisa óbvia salte aos olhos. Assim como nas radiografias PA e AP, inicie estimando o tamanho e a forma do

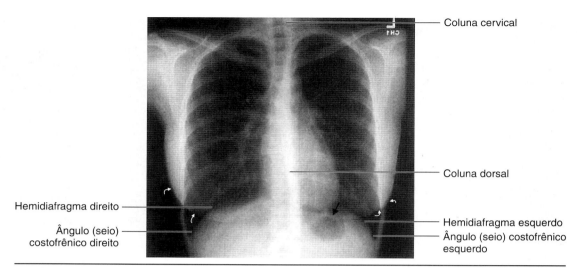

FIGURA 2-10. Radiografia PA do tórax. Normal. Após comparar os campos pulmonares, você deverá visibilizar o diafragma, os ângulos costofrênicos e a coluna dorsal inferior. Observe a proximidade íntima do ar do fundo gástrico com relação ao hemidiafragma (*seta*). Lembre-se sempre de identificar as sombras das mamas em pacientes do sexo feminino (*setas curvas*).

coração localizado na frente. O ventrículo direito forma a borda anterior da silhueta cardíaca. O ventrículo esquerdo forma a porção principal da borda cardíaca ínfero-posterior e o átrio esquerdo forma a borda cardíaca superior posterior (Fig. 2-12). Na maioria das radiografias laterais, a veia cava inferior (*setas retas*) pode ser visibilizada ao penetrar na porção póstero-inferior do átrio direito (Fig. 2-12). O ventrículo esquerdo será considerado dilatado se estiver a mais de 2 cm atrás da veia cava inferior. O átrio direito não é visibilizado como tal na projeção lateral.

Examine agora as estruturas hilares e a traquéia (Fig. 2-13). A seguir, observe o esterno e localize os espaços retroesternal e retrocardíaco, avaliando-os quanto à presença de densidades de água ou de ar anormais ou patológicas (Fig. 2-14A). Na projeção lateral, os pulmões posteriores ao esterno são principalmente os lobos superiores, enquanto o lobo médio direito e os segmentos lingulares do lobo superior esquerdo projetam-se sobre a silhueta cardíaca. Os lobos inferiores estão localizados no espaço retrocardíaco (Fig. 2-14B). É importante conhecer esses re-

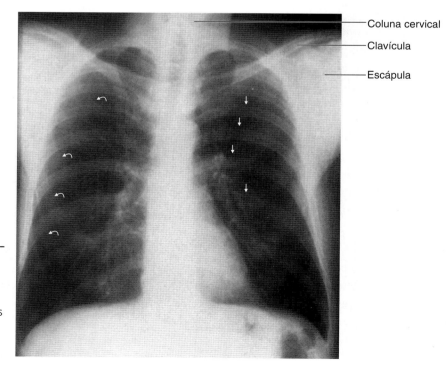

FIGURA 2-11. Radiografia PA do tórax. Normal. As costelas posteriores (*setas retas*) são horizontais e as anteriores (*setas curvas*) são anguladas em sentido caudal ou descendente. Todas essas estruturas ósseas devem ser incluídas em sua lista de verificação, assim como as cinturas dos membros superiores e as áreas das colunas cervical e dorsal.

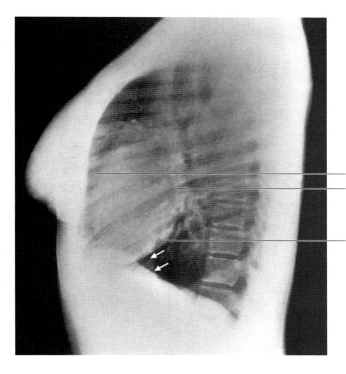

FIGURA 2-12. Radiografia lateral do tórax. Normal. A radiografia está posicionada no negatoscópio com o paciente de frente ou para seu lado esquerdo ou direito. Observe que a silhueta cardíaca é uma estrutura anterior e representa um ponto de partida excelente para sua avaliação. A linha vertical fraca de densidade de água (*setas retas*) representa a veia cava inferior.

lacionamentos espaciais dos lobos pulmonares para ajudar na localização de processos pulmonares patológicos que, normalmente, apresentam densidade de água.

Por fim, observe os contornos do diafragma e os ângulos ou seios costofrênicos posteriores. Note que o hemidiafragma direito pode ser visibilizado em sua totalidade, pois o ar escuro presente no lobo inferior direito confina o hemidiafragma direito cinza e o fígado. Entretanto, o hemidiafragma esquerdo com densidade de água confina anteriormente o coração com densidade de água e, como resultado, o hemidiafragma esquerdo desaparece (Fig. 2-15).

Sempre que dois objetos limítrofes se apresentarem com a mesma densidade, ficará difícil identificar suas margens ou silhuetas. Esse princípio muito importante é chamado de *sinal da silhueta* e constitui uma ferramenta radiológica importante e poderosa. Uma vez que grande parte da doença pulmonar tem densidade de água, o sinal de silhueta facilita a detecção e a localização dessa anomalia. Por exemplo, se o diafragma esquerdo não for visibilizado em uma projeção PA e estiver obliterado posteriormente na projeção lateral, deve-se suspeitar de doença no lobo inferior esquerdo (Fig. 2-48A, B). Além disso, uma vez que o lobo

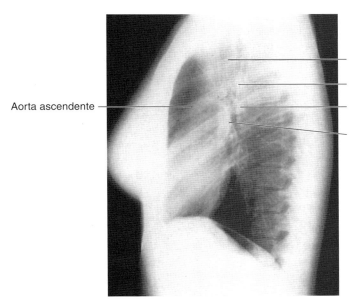

FIGURA 2-13. Radiografia lateral do tórax. Normal. Observe a artéria pulmonar direita de formato oval posicionada anterior e inferiormente com relação à artéria pulmonar esquerda. Esta cruza em sentido cefálico sobre o tronco principal dos brônquios e fica inferior ao arco aórtico.

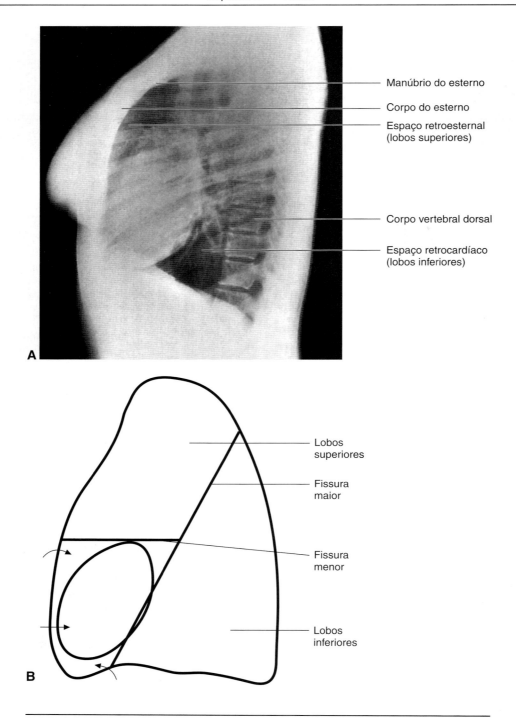

FIGURA 2-14. A: Radiografia lateral do tórax. Normal. As estruturas ósseas anterior e posterior deverão ser sempre rotineiramente visibilizadas. A coluna vertebral aparece mais escura ou mais densa à medida que se prossegue com o exame em sentido caudal, em virtude da presença de maior volume de ar nas porções inferiores dos pulmões. **B**: Ilustração das relações espaciais dos lobos pulmonares na projeção lateral. Observe que o lobo médio direito e os segmentos lingulares do lobo superior esquerdo (*setas curvas*) se projetam sobre o coração (*seta reta*). Os lobos inferiores representam basicamente as estruturas posteriores. As fissuras maiores estendem-se para cima, até aproximadamente o nível de T4.

Anatomia Seccional Normal do Tórax **27**

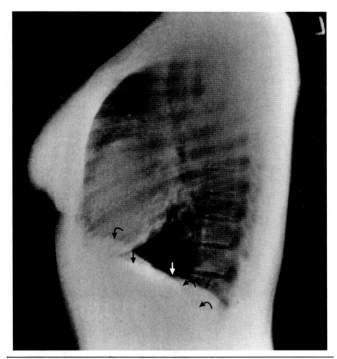

FIGURA 2-15. Radiografia lateral do tórax. Normal. Observe que o hemidiafragma esquerdo (*setas retas*) não é visível anteriormente, onde está em contato com o coração com densidade de água. Por outro lado, todo o hemidiafragma direito (*setas curvas*) é visível. Este é um exemplo excelente do sinal da silhueta.

médio direito está situado anteriormente e adjacente à borda cardíaca direita, qualquer processo patológico com densidade de água envolvendo esse lobo anulará a borda cardíaca direita localizada anteriormente em uma radiografia PA ou AP. Portanto, sempre que a borda cardíaca direita se mostrar obscurecida ou indistinta nessa radiografia, haverá suspeita significativa de processo patológico com densidade de água, como pneumonia, atelectasia, tumor, sangue ou infarto. Da mesma forma, quando a borda cardíaca esquerda se mostrar obliterada em uma radiografia PA ou AP, deve-se suspeitar de doença nos segmentos lingulares do lobo superior esquerdo, situados anteriormente.

RADIOGRAFIA LORDÓTICA AP DE TÓRAX

Pode haver suspeita de doença nos lobos pulmonares superiores; entretanto, as costelas e as clavículas podem estar obscurecendo a lesão. Nessas situações, a radiografia lordótica AP do tórax (Fig. 2-16) é útil para a visibilização desses lobos sem a superposição das clavículas. Em geral, a imagem da radiografia lordótica AP é parecida com a da radiografia AP de rotina (Fig. 2-17).

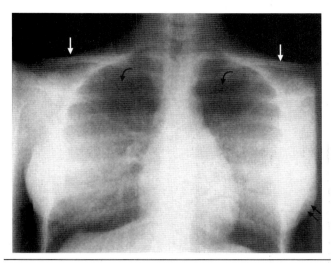

FIGURA 2-16. Radiografia lordótica AP do tórax. Normal. Essa projeção é obtida com o paciente curvado um pouco para trás. Observe como as clavículas (*setas retas*) se projetam cefalicamente com relação aos ápices pulmonares, permitindo uma visão melhor dos lobos superiores (*setas curvas*). As escápulas projetam-se um pouco mais para baixo que na radiografia padrão AP ou PA. As mamas estão indicadas por *setas retas duplas*.

ANATOMIA SECCIONAL NORMAL DO TÓRAX

As imagens nas Figuras 2-18 até 2-26 demonstram a anatomia seccional torácica nos planos axial, coronal e sagital. *A anatomia não muda, mas as densidades ou a aparência das estruturas anatômicas se alteram, dependendo da modalidade de investigação por imagens usada.*

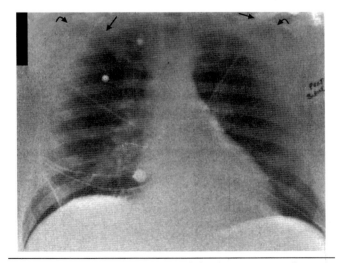

FIGURA 2-17. Radiografia AP portátil do tórax, com o paciente supino. Normal. Compare a posição das clavículas (*setas retas*) e da escápula (*setas curvas*) com a radiografia lordótica AP na Figura 2-16. As linhas brancas sobre o tórax são fios anexos aos eletrodos externos de monitorização. A radiografia AP é similar, em aparência, às radiografias PA exibidas anteriormente neste capítulo. Embora a silhueta cardíaca possa parecer maior que o normal, ela está dentro dos limites normais para uma projeção AP.

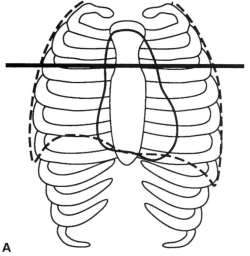
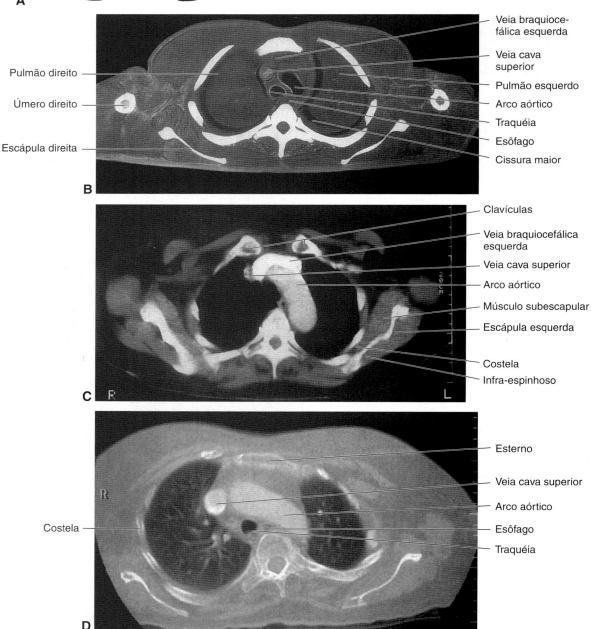

FIGURA 2-18. A: Nível anatômico axial aproximado do arco aórtico para B-D. **B**: Radiografia axial do tórax de um cadáver seccionado ao nível do arco aórtico. Normal. Um corpo congelado foi seccionado e depois radiografado. **C, D**: Imagens do tórax por TC ao nível do arco aórtico com janela de mediastino (**C**) e janela de parênquima (**D**). Normais. O paciente é examinado uma vez e as janelas são o resultado de ajustes técnicos. Observe a nitidez de visibilização dos vasos pulmonares (*seta reta*) com a técnica de janelas de parênquima ou no pulmão em comparação com a técnica de janela de mediastino em C.

Anatomia Seccional Normal do Tórax

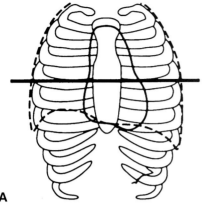

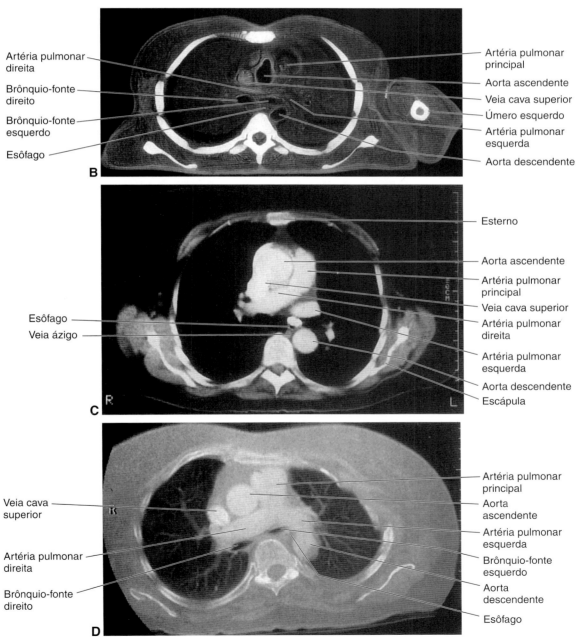

FIGURA 2-19. A: Nível anatômico axial aproximado através das artérias pulmonares para B-E. **B**: Radiografia axial do tórax de um cadáver seccionado ao nível das artérias pulmonares. Normal. **C**, **D**: Imagens axiais do tórax por TC ao nível das artérias pulmonares com janelas de mediastino (C) e de parênquima (D). Normais. (*Continua.*)

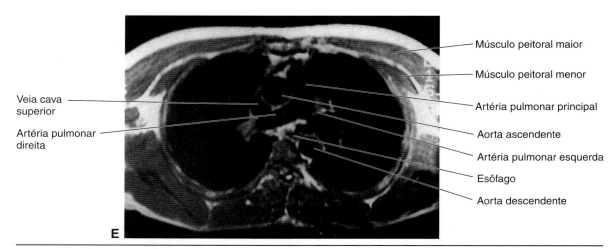

FIGURA 2-19 (*Continuação*). **E**: Imagem do tórax por RM axial no nível das artérias pulmonares. Normal.

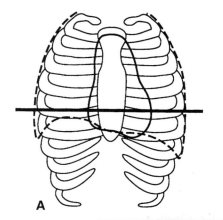

FIGURA 2-20. A: Nível anatômico axial aproximado através dos átrios direito e esquerdo para B-E. **B**: Radiografia axial do tórax de um cadáver seccionado no nível dos átrios direito e esquerdo. Normal. **C**, **D**: Imagens axiais do tórax por TC no nível dos átrios com janelas de mediastino (C) e de parênquima (D). Normais. **E**: Imagem axial do tórax por RM no nível dos átrios. Normal.

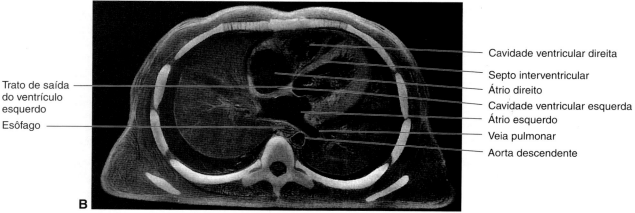

Anatomia Seccional Normal do Tórax

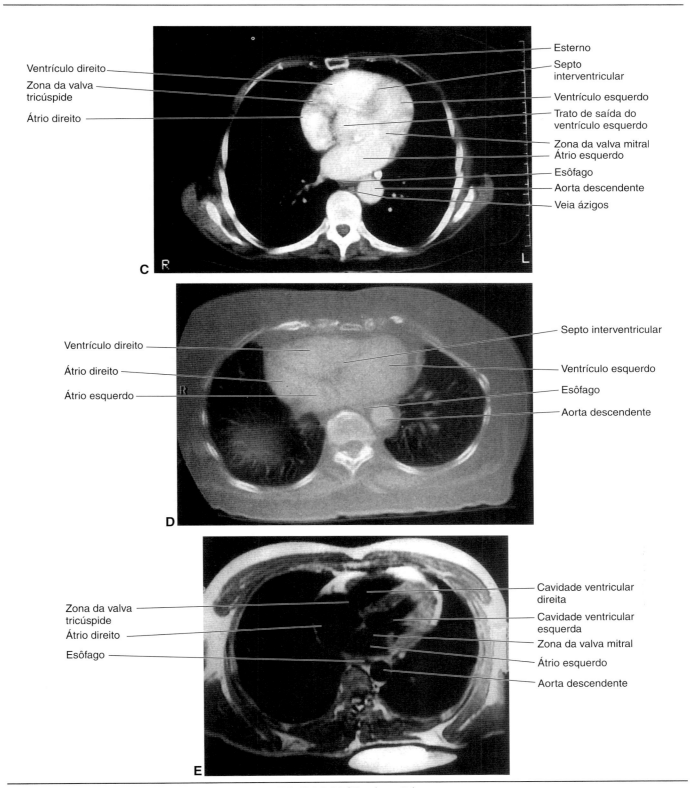

FIGURA 2-20 (*Continuação*).

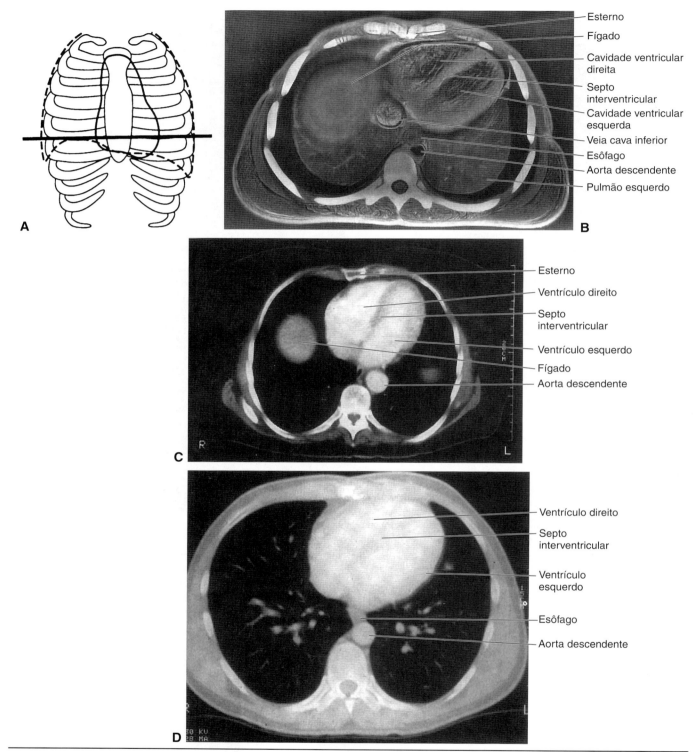

FIGURA 2-21. A: Nível anatômico axial aproximado através dos ventrículos direito e esquerdo para B-E. **B**: Radiografia axial de tórax de cadáver seccionado no nível dos ventrículos. **C, D**: Imagem axial do tórax por TC através dos ventrículos com ambas as janelas de mediastino (C) e de parênquima (D). Normal. **E**: Imagem axial do tórax por RM no nível dos ventrículos. Normal.

Anatomia Seccional Normal do Tórax

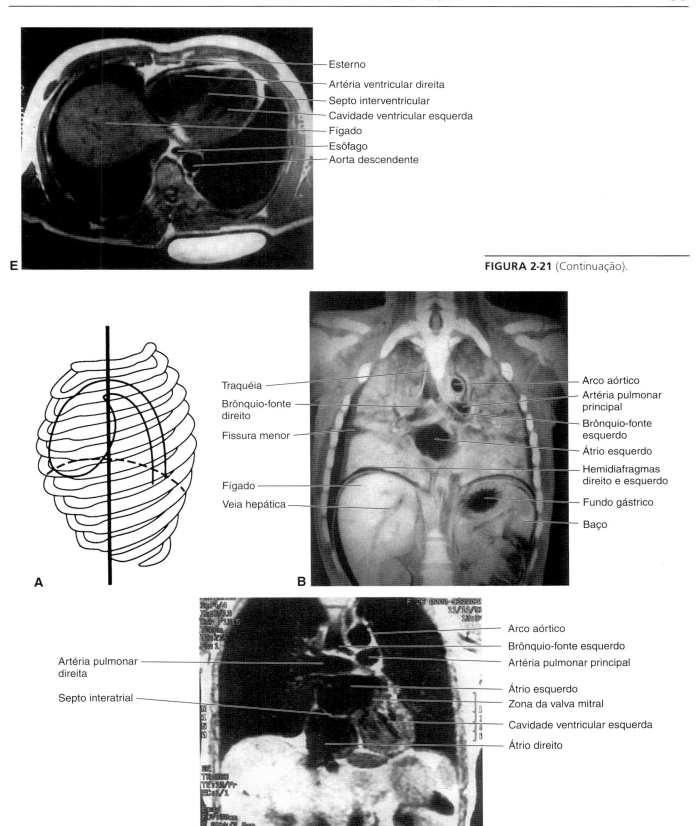

FIGURA 2-21 (Continuação).

FIGURA 2-22. A: Ilustração do nível anatômico coronal aproximado através do átrio esquerdo para B e C. **B**: Radiografia coronal de tórax de cadáver seccionado no nível do átrio esquerdo. Normal. **C**: Imagem coronal do tórax por RM através dos átrios direito e esquerdo. Normal.

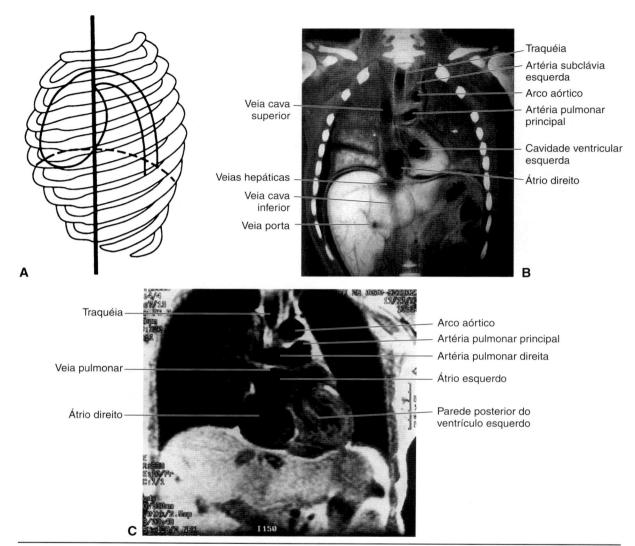

FIGURA 2-23. A: Nível anatômico coronal aproximado através do átrio direito e do ventrículo esquerdo para B e C.
B: Radiografia coronal de tórax de cadáver seccionado no nível do átrio direito e do ventrículo esquerdo. Normal.
C: Imagem coronal do tórax por RM através dos átrios e do ventrículo esquerdo. Normal.

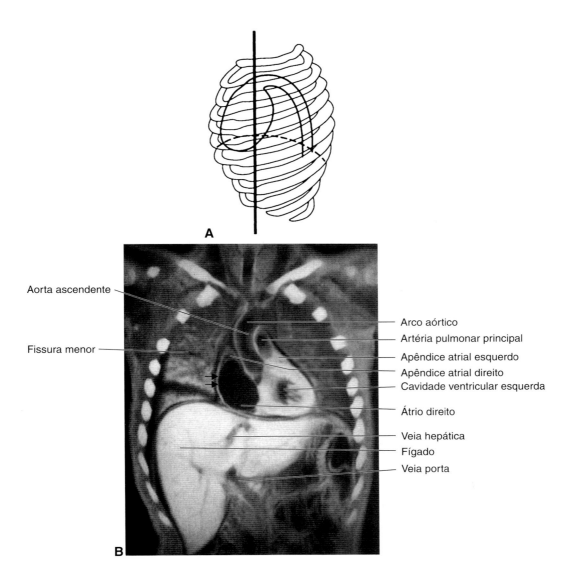
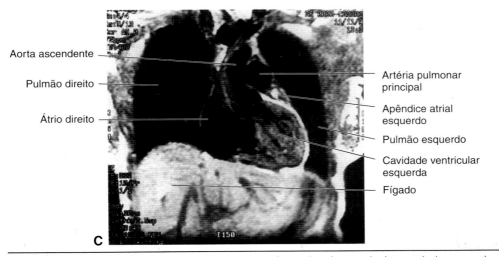

FIGURA 2-24. A: Ilustração do nível anatômico coronal aproximado através do ventrículo esquerdo e da aorta ascendente para B e C. **B**: Imagem coronal de tórax de cadáver seccionado através do ventrículo esquerdo e da aorta ascendente. Normal. Observe que a borda cardíaca direita está convexa devido ao átrio direito (setas retas). **C**: Imagem coronal do tórax por RM através do ventrículo esquerdo e da aorta ascendente. Normal.

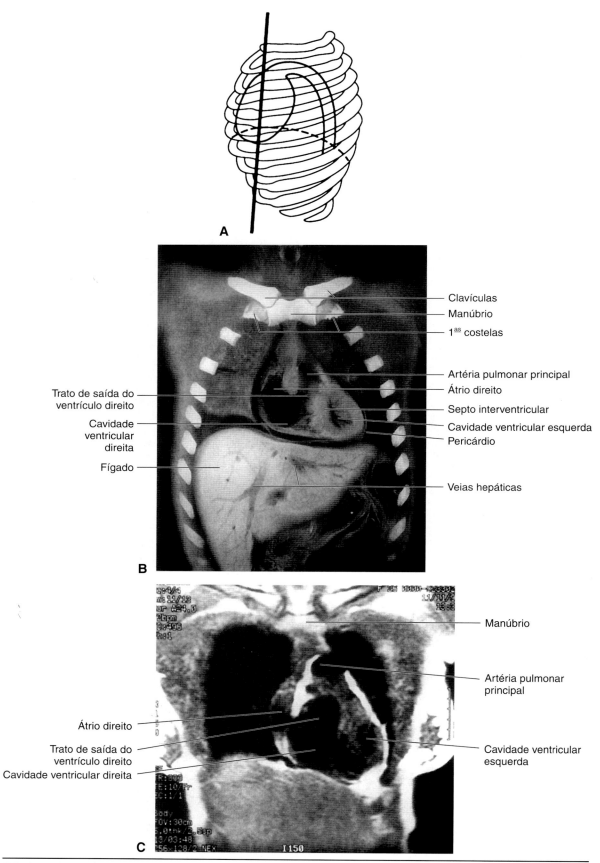

FIGURA 2-25. A: Ilustração do nível anatômico coronal aproximado através dos ventrículos para B e C. **B**: Imagem coronal de tórax de cadáver seccionado através dos ventrículos. Normal. **C**: Imagem coronal do tórax por RM através dos ventrículos. Normal.

Anatomia Seccional Normal do Tórax

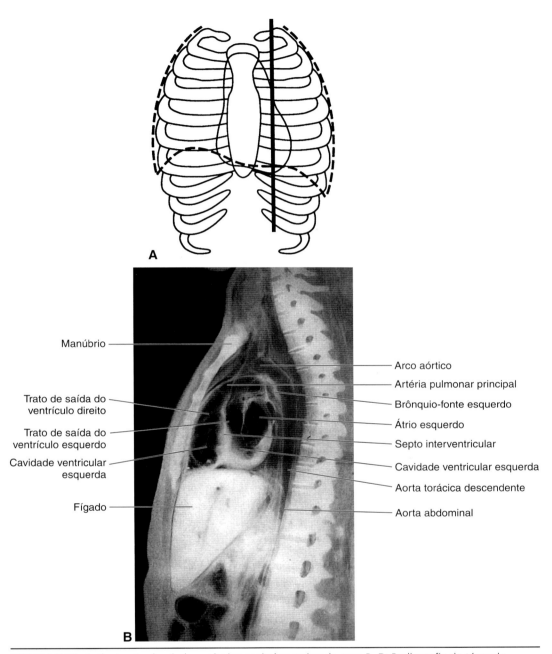

FIGURA 2-26. A: Ilustração do nível anatômico sagital aproximado para B. **B**: Radiografia de tórax de cadáver seccionado através do ventrículo direito e do trato de saída do ventrículo direito. Normal.

ANGIOGRAFIA DO TÓRAX

Quase todas as artérias e veias do tórax podem ser investigadas pela técnica da angiografia. Exemplos de imagens angiográficas comuns do tórax são mostrados na Figura 2-27.

ANOMALIAS

Muitas anomalias congênitas envolvem o esterno, as clavículas, os brônquios, pulmões, coração e grandes vasos e o diafragma. Há muitas outras, mas apenas uma parte delas pode ser demonstrada. A maioria das anormalidades congênitas do tórax é detectada no primeiro ano de vida ou durante a infância.

O quadro de tórax em funil (*pectus escavatum*) (Fig. 2-28) é uma anormalidade comum e normalmente assintomática da parede torácica e que pode estar associada a outras anomalias congênitas como a síndrome de Marfan, a escoliose e a síndrome de Poland (1). Geralmente não há terapia indicada. O quadro de peito de pombo (*pectus carinatum*) (Fig. 2-29) pode ser congênito ou adquirido, no qual o esterno se projeta mais para frente que o normal. Os pacientes geralmente se mostram assintomáticos e não há terapia indicada (1). A forma adquirida pode ocorrer em pacientes portadores de doença cardíaca congênita não-tratada.

Outra anomalia óssea é a ausência congênita das clavículas (Fig. 2-30), uma anormalidade incomum mas muito dramática. O quadro pode estar associado à disostose cleidocraniana, uma doença manifestada pela ossificação retardada ou incompleta da calvária, hipoplasia ou aplasia das clavículas e muitas outras anormalidades ósseas associadas (2).

Quando a veia ázigos não migra para sua posição normal logo acima do tronco principal do brônquio direito, a fissura ázigos delimita uma quantidade variável do lobo

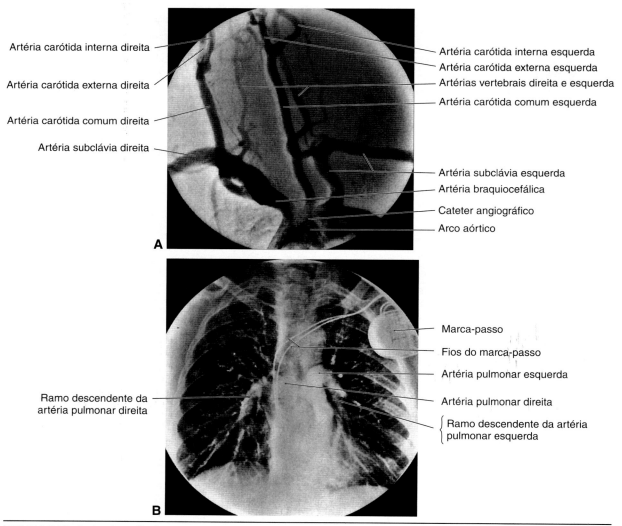

FIGURA 2-27. A: Angiografia do arco aórtico. Normal. **B**: Arteriografia pulmonar. Normal.

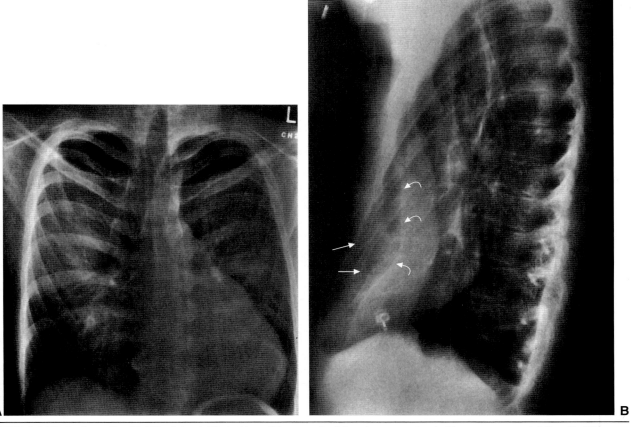

FIGURA 2-28. Radiografias PA (**A**) e lateral (**B**) do tórax. Tórax em funil (*pectus escavatum*). Observe que na visibilização PA a silhueta cardíaca está voltada e deslocada para o lado esquerdo do paciente e a borda cardíaca esquerda é reta, simulando doença da valva atrioventricular esquerda (mitral). Observa-se também deformidade leve das costelas em ambos os lados. A extensão do defeito é mais bem apreciada na visibilização lateral, na qual as costelas anteriores (*setas retas*) se projetam para frente, em direção ao esterno (*setas curvas*).

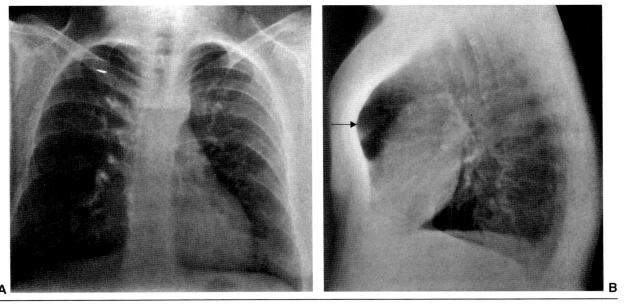

FIGURA 2-29. Radiografias PA (**A**) e lateral (**B**) do tórax. Peito de pombo (*pectus carinatum*). A visibilização PA é essencialmente normal, com escoliose leve da coluna dorsal. A projeção exagerada do esterno para frente (*seta reta*) é mais bem apreciada na visibilização lateral.

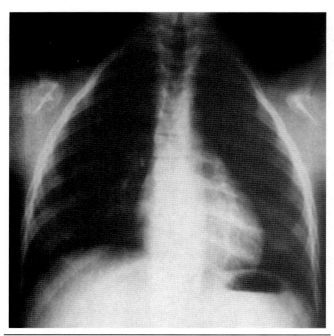

FIGURA 2-30. Radiografia AP do tórax. Disostose cleidocraniana com ausência lateral das clavículas. Radiografia de rotina obtida de uma jovem assintomática de 20 anos de idade.

superior direito para formar o lobo ázigo (Figs. 2-31 e 2-37B). A fissura da ázigo é mais bem visibilizada na radiografia PA como um arco curvilíneo fino composto de duas camadas de pleura visceral e duas de pleura parietal. O lobo ázigo não é particularmente suscetível à doença.

A anomalia mais comum do arco aórtico é o arco aórtico direito com a aorta torácica descendente à esquerda, na qual o arco cruza a linha média posterior ao esôfago para atingir o lado esquerdo (Fig. 2-32). Há cinco tipos de arco aórtico direito e a classificação baseia-se na disposição dos vasos do arco (3). Arcos do lado direito também são encontrados no quadro de tetralogia de Fallot e em outros problemas cardíacos congênitos. Na radiografia PA o arco do lado direito aparece freqüentemente mais cefálico que um arco normal do lado esquerdo.

Outra anomalia vascular é a coarctação ou estenose da aorta proximal descendente. O grau de coarctação varia e os sinais, sintomas e achados físicos também variam conforme o sítio e o grau da estenose. As pressões arteriais na parte superior do corpo podem ser normais ou acima do normal, enquanto na porção inferior podem estar abaixo do normal. Mesmo as pressões arteriais das extremidades superiores podem-se mostrar desiguais, conforme o sítio da estenose com relação à artéria subclávia esquerda. Além disso, a presença de sopros, dilatação cardíaca e dilatação aórtica pré- e pós-estenótica dependem do sítio e da gravidade da estenose. Com freqüência, esse sítio pode ser identificado em radiografias torácicas de rotina (Fig. 2-33). Pode ocorrer a formação de incisuras nas costelas ao longo do aspecto inferior dessas estruturas após aumento de fluxo colateral, através das artérias intercostais que se desviam da estenose.

QUADROS EXTRATORÁCICOS CONFUNDIDORES

Às vezes, pode haver objetos fora do tórax que se confundem com doença intratorácica (Figs. 2-34 a 2-36). É importante sempre ter em mente essas possibilidades.

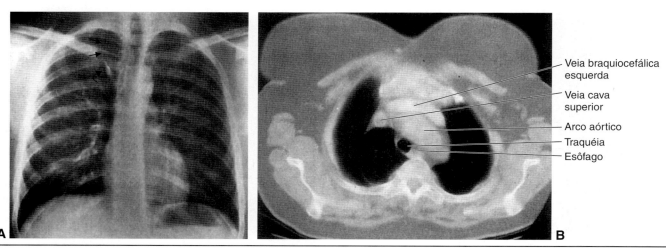

FIGURA 2-31. A: Radiografia PA do tórax. Lobo ázigo, indicado por *setas retas*. A *seta curva* indica a veia ázigo, localizada mais cefálica e lateral à sua posição normal próxima ao tronco principal do brônquio direito. **B**: Imagem axial do tórax por TC em outro paciente. Lobo ázigo. A imagem foi obtida no nível do arco aórtico e demonstra nitidamente a fissura do lobo ázigo (*setas retas*) e o próprio lobo (*seta curva*).

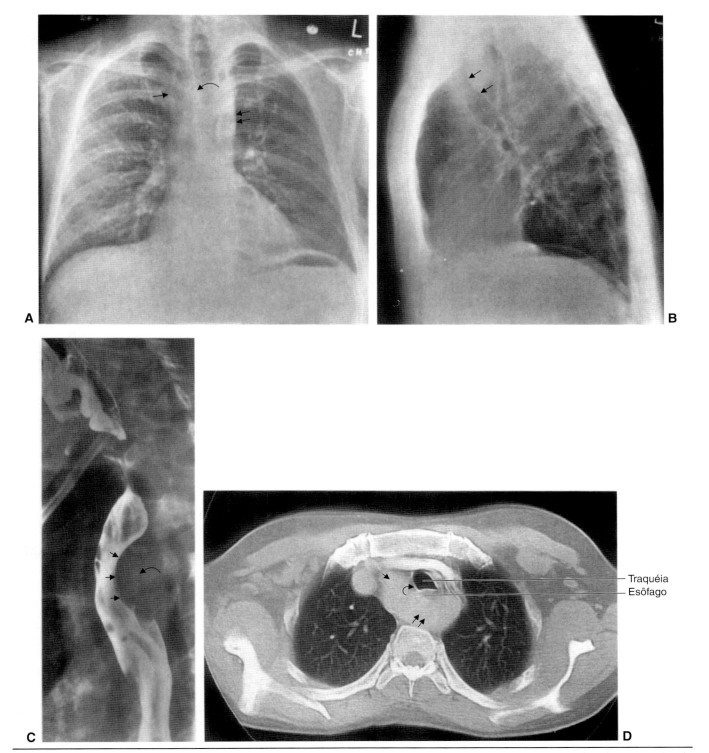

FIGURA 2-32. Radiografias PA (**A**) e lateral (**B**) do tórax, com ingestão de bário (**C**) e por tomografia computadorizada (**D**). Arco aórtico do lado direito e aorta torácica descendente esquerda. Esse paciente fumante com 42 anos se apresentou com suspeita de câncer no pulmão. Houve suspeita de massa neoplásica na radiografia PA (A), mas se verificou tratar de um nó aórtico mal definido à direita da linha média (*seta reta*). O arco aórtico direito está indentando o lado direito da traquéia (*seta curva*). As *setas duplas* retas indicam a aorta torácica descendente, que desce do lado esquerdo. O arco aórtico direito indenta o aspecto posterior da traquéia (*setas retas*) na radiografia lateral (B). A radiografia com ingestão de bário (C) confirma indentação significativa no aspecto posterior do esôfago preenchido pelo meio de contraste (*setas retas*) secundário ao cruzamento do arco aórtico (*seta curva*). O diagnóstico é confirmado pela TC do tórax (D), que mostra a aorta do lado direito (*seta única reta*) passando posterior ao esôfago e à traquéia (*setas duplas retas*) para atingir o lado esquerdo do tórax. Novamente, observe a indentação no lado direito da traquéia (*seta curva*) após o arco aórtico do lado direito.

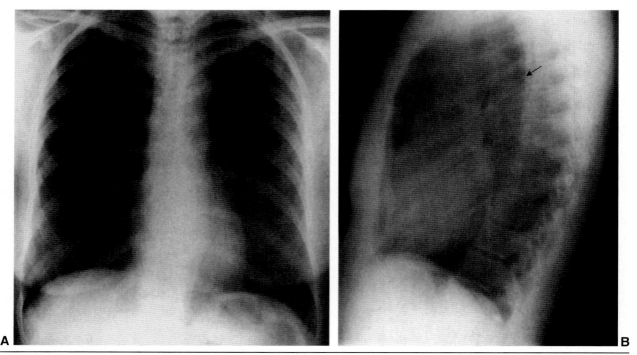

FIGURA 2-33. Radiografias PA (**A**) e lateral (**B**) do tórax. Coarctação da aorta. A aparência radiográfica PA clássica é a de uma indentação (*seta*) envolvendo o aspecto lateral da aorta descendente (A) e outra indentação posterior (*seta*) envolvendo o aspecto posterior da aorta proximal descendente na radiografia lateral (B). Essas indentações representam o sítio da estenose ou coarctação na aorta proximal descendente. Não há evidência de incisura das costelas e o tamanho do coração é normal.

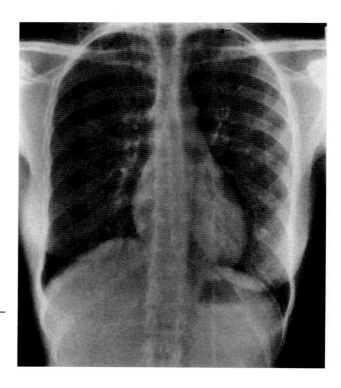

FIGURA 2-34. Radiografia PA do tórax. Artefatos causados por cabelos (setas retas) projetando-se sobre os lobos superiores. Cabelos, tranças, rabos-de-cavalo e faixas podem-se projetar sobre os lobos superiores e não deverão ser confundidos com um processo patológico.

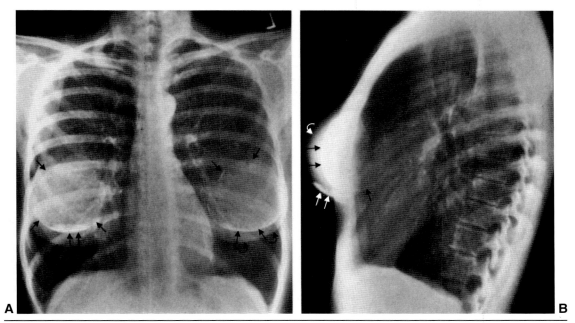

FIGURA 2-35. Radiografias PA (**A**) e lateral (**B**) do tórax. Aumento ou implantes bilaterais das mamas. Os implantes mamários (*setas retas*) estão parcialmente opacos e as mamas nativas são indicadas pelas *setas curvas*. Observe a calcificação pós-operatória benigna em ambas as visibilizações PA e lateral (*setas duplas retas*) no aspecto inferior da mama direita. Os pulmões hiperinsuflados estão provavelmente dentro dos limites.

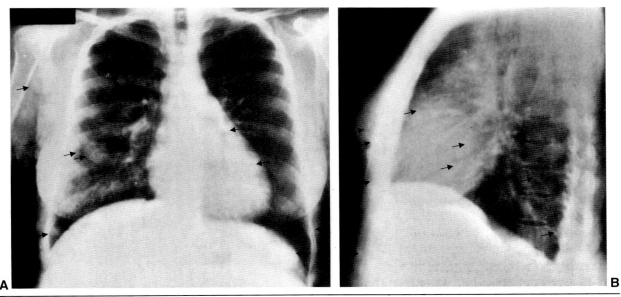

FIGURA 2-36. Radiografias PA (**A**) e lateral (**B**) do tórax. Observam-se múltiplos nódulos de tecido mole projetando-se sobre o tórax. Múltiplos nódulos de tecido mole subcutâneo (*setas*) projetam-se sobre o tórax e não devem ser confundidos com nódulos pulmonares.

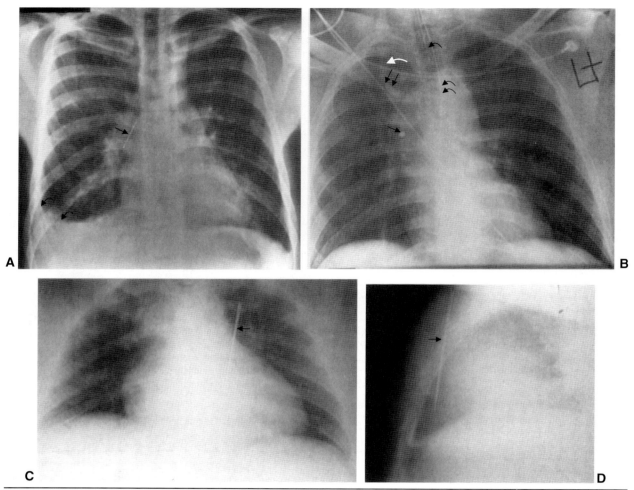

FIGURA 2-37. A: Radiografia PA do tórax. Pino reto (*seta reta*) na porção intermediária do brônquio direito. Esse paciente de 26 anos, com deficiência mental, apresentava tendência de engolir tudo o que estivesse à vista. De repente, após um espirro, ele aparentemente aspirou o alfinete para o interior da árvore brônquica. O pino foi removido na broncoscopia. Observe a efusão pleural direita (*setas curvas*). Estimou-se que haveria pelo menos 125 cc de líquido pleural antes de seu reconhecimento nas visibilizações PA e AP. **B**: Radiografia AP do tórax em equipamento portátil. Observam-se fragmentos de dentes (*seta reta*) na árvore brônquica direita. O paciente foi envolvido em um acidente com veículo automotivo e estava faltando uma parte do dente. A radiografia do tórax mostra o fragmento projetando-se sobre a árvore brônquica superior direita. Esse fragmento foi removido na broncoscopia. Observe que o tubo endotraqueal (*seta curva única*) fica à direita do tubo nasogástrico do paciente (*setas duplas curvas*). Presença de lobo ázigo e as *setas duplas retas* indicam a posição da veia ázigo que se mostra mais lateral e mais cefálica que o normal. A fissura ázigo (*seta branca curva*) é visível. **C, D**: Radiografias AP (C) e lateral (D) do tórax. Observa-se a presença de uma agulha de costura alojada no ventrículo direito. A criança acidentalmente feriu sua jovem mãe com uma agulha de costura. Observe que o corpo estranho (*setas retas*) se projeta sobre o ventrículo direito em ambas as visibilizações. A agulha foi removida com sucesso em uma toracotomia e a recuperação ocorreu tranqüilamente.

CORPOS ESTRANHOS, ACESSOS VENOSOS E TUBOS

A presença de corpos estranhos intratorácicos é outra armadilha que se apresenta em radiografias do tórax (veja Figura 2-37). Alguns corpos estranhos como acessos venosos e tubos são posicionados intencionalmente no interior do tórax. É muito importante que se reconheça a aparência típica desses acessos venosos e tubos de uso comum, especialmente quando se cuida de pacientes em unidades de cuidados intensivos. A Figura 2-38 mostra as localizações normais e, às vezes, anormais desses dispositivos.

PROBLEMAS PÓS-OPERATÓRIOS DO TÓRAX

É importante que o médico saiba reconhecer alguns achados radiográficos comuns que podem apresentar-se em imagens torácicas pós-operatórias (Fig. 2-39).

Problemas Pós-Operatórios do Tórax

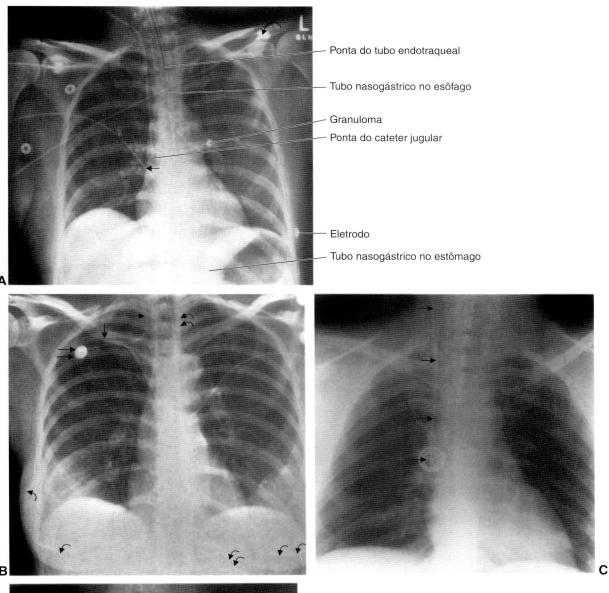

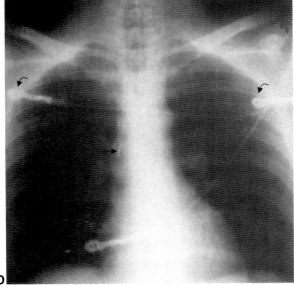

FIGURA 2-38. A: Radiografia AP do tórax. Posições normais de tubo e acesso venoso. A ponta do acesso venoso central via abordagem da veia jugular direita projeta-se sobre a veia cava superior. Observe que essa ponta é cefálica à junção (*seta reta*) da borda reta da veia cava superior e o átrio direito convexo. A *seta curva* indica um eletrodo de monitorização que fica na pele do ombro esquerdo do paciente. **B**: Radiografia AP do tórax. Linha central da jugular direita passada inadvertidamente para o interior da veia subclávia direita (*seta reta única*). Presença de implantes mamários bilaterais (*setas curvas únicas*), bem como de um eletrodo de monitorização (*setas duplas retas*) e um tubo nasogástrico (*setas duplas curvas*). **C**: Radiografia AP do tórax. Observa-se linha de Hickman da jugular direita passando em sentido cefálico. Essa linha (*setas retas*) com um dispositivo de infusão (*infusaport*) (*seta curva*) tem orientação cefálica na veia jugular em vez de caudal em direção à veia cava superior. A ponta da linha está além da borda da radiografia. **D**: Radiografia AP do tórax. Tubo endotraqueal inadvertidamente posicionado no brônquio intermediário direito (*seta*). Presença de eletrodos de monitorização externa (*setas curvas*).

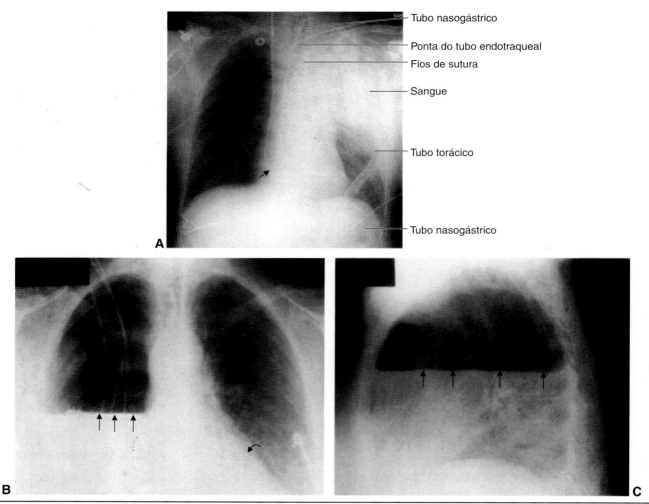

FIGURA 2-39. A: Radiografia AP do tórax com paciente supino. Presença de hemorragia pós-operatória do tórax esquerdo. A densidade branca homogênea na região do lobo superior esquerdo representa sangramento ativo no tórax duas horas após cirurgia de revascularização da artéria coronária. O paciente foi operado novamente para eliminar o sangue e controlar o sangramento. Quadros de infecção, atelectasia e tumor poderiam criar aparência semelhante, mas a história esclareceu o diagnóstico. As *setas retas* indicam um cateter de Swan-Ganz na jugular direita. **B, C**: Radiografias AP (B) e lateral (C) do tórax. Pneumonectomia direita. As *setas retas* indicam presença de nível hidroaéreo, um achado comum após esse procedimento. Gradualmente, após alguns dias, a porção vazia do tórax direito será preenchida com fluido que causará fibrose. A atelectasia do lobo inferior esquerdo manifesta-se pela densidade retrocardíaca dupla (*seta curva*). A atelectasia do lobo inferior esquerdo é comum após cirurgia torácica. Observa-se obliteração do hemidiafragma direito (sinal de silhueta) pelo líquido pleural direito.

TABELA 2-1 Lista Parcial de Causas de Pneumotórax

Traumáticas
1. Acidentes, como os que envolvem veículos automotivos
2. Iatrogênicas
   a. Toracoscopia
   b. Toracentese
   c. Colocação de linha central
   d. Ventilação artificial
   e. Cirurgia pós-torácica
   f. Biópsia transtorácica e broncoscópica

Espontâneas
1. Ruptura de vesículas ou bolhas
2. Secundário a doença pulmonar subjacente
3. Secundário a pneumomediastino

Ar em Sítios Errados

Um problema torácico importante encontrado na medicina é o quadro de pneumotórax (presença de ar no espaço pleural). Esse quadro pode ocorrer após trauma ou doença, mas também pode ser espontâneo e algumas das suas etiologias são apresentadas na Tabela 2-1. O pneumotórax espontâneo ocorre mais freqüentemente em adultos jovens do sexo masculino, mas também envolve as mulheres. Esses pacientes se apresentam tipicamente com início súbito de dor unilateral no tórax, que pode vir acompanhada de vários graus de dificuldade respiratória. O diagnóstico radiográfico de pneumotórax é feito identificando-se a *linha da pleura visceral* (Fig. 2-40A) e os vários graus desse quadro são apresentados na Figura 2-40. Quando a pressão interna de um pneumotórax se torna suficientemente elevada a ponto de causar problemas cardíacos e respiratórios, ocorre o que se conhece por *pneumotórax hipertensivo* (veja Figura 2-40C). Esse quadro exige terapia imediata na forma de colocação de tubo torácico ou seringa para aspiração do ar.

TABELA 2-2 Algumas Etiologias de Pneumomediastino

Traumáticas
1. Trauma torácico fechado
2. Após cirurgia de tórax e pescoço
3. Perfuração do esôfago
4. Perfuração traqueobrônquica
5. Exercícios vigorosos
6. Asma
7. Ventilação artificial

Espontâneas
1. Bolhas ou vesículas
2. Sem etiologia aparente

O pneumomediastino [ou presença de ar no mediastino] (Fig. 2-41) tem várias etiologias, como mostrado na Tabela 2-2. O quadro pode vir acompanhado de enfisema subcutâneo torácico e/ou cervical.

Em casos de trauma torácico, em geral, não se suspeita de lacerações aos pulmões e, por isso, elas passam despercebidas. As radiografias de rotina do tórax geralmente são negativas ou demonstram contusões com densidade de água. Entretanto, sempre se deve suspeitar da presença dessas lacerações pulmonares em casos de trauma torácico. Com freqüência, elas constituem achados acidentais quando se executa uma investigação por imagens de tomografia computadorizada (TC) por alguma outra razão (Fig. 2-42).

Acúmulos de Ar no Tórax e ao seu Redor

Acúmulos anormais de ar podem ocorrer no tórax após o desenvolvimento de hérnias hiatais esofagianas (Fig. 2-43). Esses acúmulos representam uma porção do estômago herniada através ou ao redor do hiato esofagiano, com dimensões variáveis. Eles podem ser assintomáticos ou associados a dor torácica de média a grande intensidade.

Abscessos podem ocorrer nas partes moles que cercam o tórax e deverão ser identificados como tal (Fig. 2-44). Em geral, observa-se um nível ar-fluido que se projeta para fora do tórax em pelo menos uma das visibilizações. Caso esse nível ar-fluido se projete sobre os pulmões tanto na radiografia PA como na lateral, então, por definição, o abscesso deverá estar no interior dos pulmões (Fig. 2-55).

Pneumoperitônio é um acúmulo anormal significativo de ar no abdome que, com freqüência, pode ser identificado em radiografias do tórax (Fig. 2-45). Em radiografias da porção inferior do tórax e do abdome superior com o paciente em pé, pode-se identificar uma porção mínima de centímetros cúbicos de ar nessas estruturas.

Excesso de Ar nos Pulmões

A doença pulmonar obstrutiva crônica (DPOC; Fig. 2-46A, B) representa um problema de saúde significativo, pois é a quinta causa mais comum de morte (1) e transformou-se em um motivo importante de incapacidade para o trabalho. A terminologia da doença pulmonar é confusa, e inclui bron-

TABELA 2-3 Lista Parcial de Etiologias da Doença Pulmonar Obstrutiva Crônica (DPOC)

1. Tabagismo
2. Poluição do ar
3. Infecções na infância
4. Hereditariedade

FIGURA 2-40. A: Radiografia PA do tórax. Pneumotórax direito leve a moderado. A toracentese realizada para remover líquido pleural direito (*seta reta*) resultou em pneumotórax do mesmo lado. A pleura visceral está delineada pelas *setas curvas*. Observa-se presença de ar no espaço pleural (*setas duplas retas*) entre as pleuras visceral e parietal, ou parede torácica. Como resultado, observa-se o pulmão direito em colapso parcial ou com atelectasia. Observe que a traquéia (*) está na linha média. **B**: Radiografia AP do tórax mostrando pneumotórax direito moderado. Durante ventilação mecânica, este paciente manifestou dor na porção direita do tórax e falta de ar. Observa-se um quadro de pneumotórax direito de dimensões moderadas. O seio ou ângulo costofrênico lateral direito é muito profundo e lucente, comparado ao esquerdo, o que se dá o nome de *sinal dos seios profundos*. Esse sinal deverá sempre provocar a suspeita de pneumotórax. Note que a densidade dupla atrás da silhueta cardíaca (*setas retas*) e a obliteração associada do hemidiafragma esquerdo na porção medial (*seta curva*) representam o lobo inferior esquerdo com atelectasia. **C**: Radiografia AP do tórax. Pneumotórax hipertensivo à direita. Este paciente estava sob ventilação mecânica e apresentou dor no lado direito do tórax e hipotensão. Observa-se um quadro de pneumotórax direito significativo com atelectasia completa do pulmão direito e as *setas retas* indicam a linha da pleura visceral. Note o sinal do seio profundo direito (*seta curva*). O coração está deslocado para a esquerda, o que é compatível com o pneumotórax de tensão.

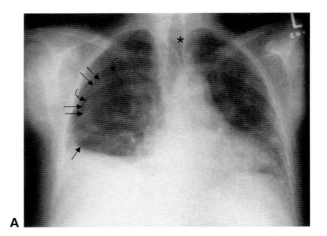

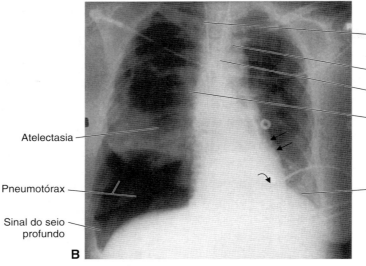

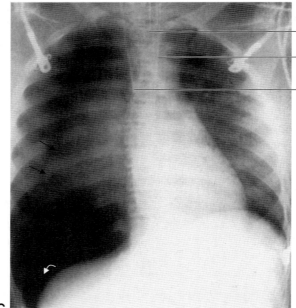

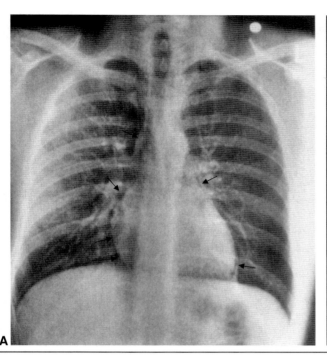 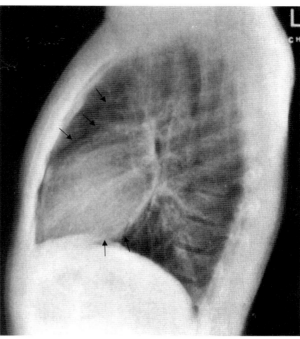

FIGURA 2-41. Radiografias PA (**A**) e lateral (**B**) do tórax. Pneumomediastino. Este paciente foi submetido a radiografias torácicas de rotina por causa de dores torácicas não-definidas e, com surpresa, as investigações revelaram presença de ar no mediastino (*setas retas*). A etiologia nunca foi descoberta e o ar foi eliminado espontaneamente.

quite crônica, enfisema e DPOC. Esta última representa a obstrução das vias aéreas sem fisiopatologia específica conhecida. A Tabela 2-3 mostra algumas das etiologias para essa doença. O enfisema é a dilatação dos espaços aéreos distais aos bronquíolos terminais sem fibrose (1).

Por outro lado, a fibrose pulmonar idiopática (Fig. 2-46C, D) é uma doença caracterizada por insuflação normal ou hipoinsuflação (inferior à ventilação normal) com fibrose pulmonar associada, geralmente periférica. Felizmente essa doença não é comum, pois não se conhece a sua etiologia.

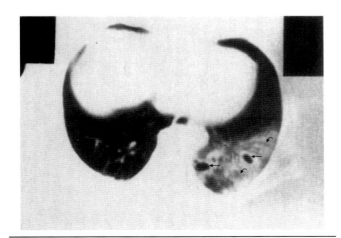

FIGURA 2-42. TC axial do tórax através das bases dos pulmões. Presença de lacerações no parênquima pulmonar (*setas retas*) no lobo inferior esquerdo, cercadas por parênquima pulmonar contundido e com densidade de água (*setas curvas*).

ATELECTASIA, EMBOLIA PULMONAR E INFECÇÕES

É importante lembrar que a maioria das doenças como pneumonia, tumor, infarto e atelectasia aparecerá como densidades de água ou tons de cinza nas radiografias. Assim, mentalize a densidade de água ou tons de cinza ao visibilizar radiografias, concentrando-se menos no preto. Afinal, as densidades em preto nos pulmões representam ar.

Atelectasia

Dá-se o nome de atelectasia (Figs. 2-47 e 2-48) à expansão incompleta ou perda de volume de uma porção do pulmão que varia desde o colapso completo do órgão até um quadro de atelectasia discóide ou em forma de placas. Essa não é uma doença primária, mas um sinal de doença ou de anormalidade (3). A Tabela 2-4 apresenta as etiologias gerais e a Tabela 2-5 mostra os sinais radiográficos neste quadro.

A atelectasia discóide (Fig. 2-47) é, provavelmente, a opacidade linear mais comum encontrada em radiografias do tórax. É crença geral que essa doença resulta de vários fatores, incluindo a redução do movimento do diafragma, fatores de inibição da tosse e acúmulo de secreções. A doença aparece, na radiografia, como uma densidade linear horizontal medindo alguns milímetros de largura e de comprimento variável.

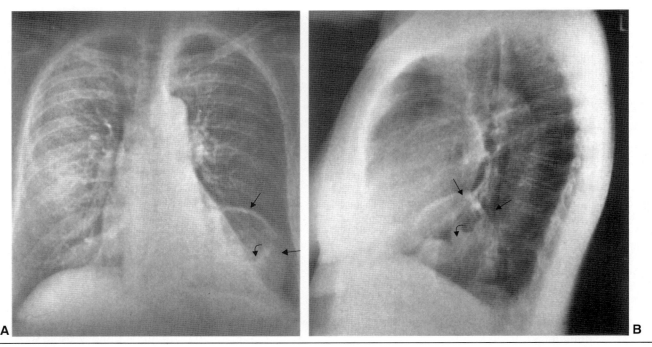

FIGURA 2-43. Radiografias PA (**A**) e lateral (**B**) do tórax. Hérnia hiatal esofagiana. As *setas retas* indicam a hérnia hiatal esofagiana significativa contendo níveis hidroaéreos (*setas curvas*). De outro modo, o tórax mostra-se dentro da normalidade.

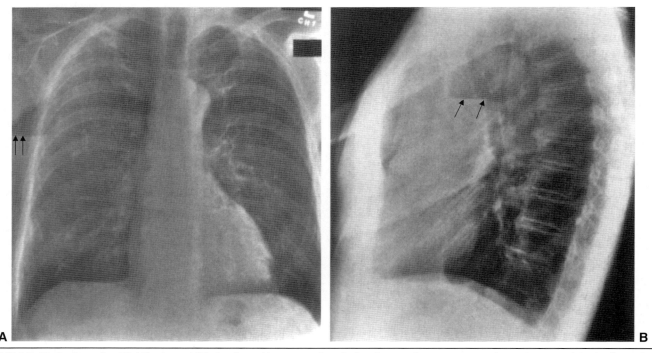

FIGURA 2-44. Radiografias PA (**A**) e lateral (**B**) do tórax. Abscesso axilar direito. Este paciente estava em fase pós-operatória de dissecção de linfonodo na axila direita. Um nível hidroaéreo na axila direita (*setas retas*) é muito bem visibilizado nas duas imagens. O abscesso foi posteriormente drenado.

Atelectasia, Embolia Pulmonar e Infecções 51

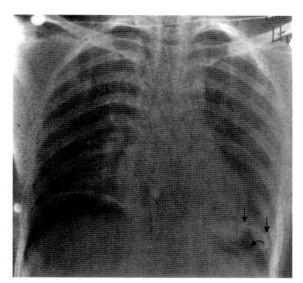

FIGURA 2-45. Radiografia AP do tórax. Quadro de pneumoperitônio. O paciente apresentou início súbito de dores abdominais intensas e o exame físico revelou rigidez abdominal semelhante à de uma tábua de madeira. Na cirurgia descobriu-se uma úlcera duodenal perfurada. As *setas retas* indicam os diafragmas bilateralmente e as *setas curvas* delineiam a presença de ar livre por baixo do diafragma, após a ocorrência da úlcera perfurada. As *setas duplas retas* indicam a abóbada do fígado. De outro modo, o tórax mostra-se dentro da normalidade.

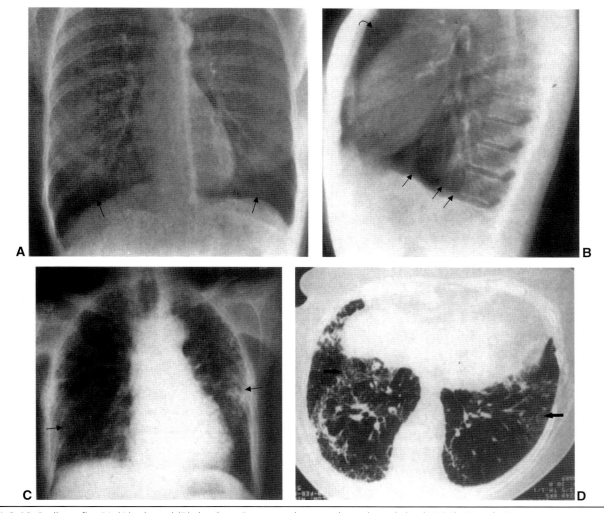

FIGURA 2-46. Radiografias PA (**A**) e lateral (**B**) do tórax. Doença pulmonar obstrutiva crônica (DPOC). Os pulmões mostram-se hiperlucentes e com expansão acentuada. Os diafragmas estão achatados na visibilização lateral e quase achatados nas radiografias PA (*setas retas*). O espaço aéreo retroesternal está significativamente expandido (*seta curva*) e a dimensão AP do tórax é maior que o normal. **C, D**: Radiografia PA do tórax (C) e TC axial do tórax com paciente em posição prona (D). Fibrose pulmonar idiopática. Este paciente de 79 anos apresentava longa história de falta de ar. Na radiografia PA do tórax (C) observam-se estrias lineares brancas periféricas típicas (*setas retas*) que representam fibrose. Os pulmões mostram-se com insuflação normal. Na investigação por TC (D), a fibrose é principalmente periférica (*seta reta*), visibilizando-se uma imagem geral de favo de mel do parênquima pulmonar.

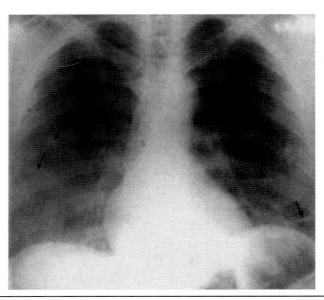

FIGURA 2-47. Radiografia PA do tórax. Atelectasia discóide (semelhante a placas) bilateral. As *setas retas* indicam a aparência típica dessa anormalidade, encontrada com freqüência em pacientes no pós-operatório, após trauma, gravemente enfermos e debilitados.

Embolia Pulmonar

Conforme observado na Tabela 2-6, este quadro tem várias etiologias. Por exemplo, linhas centrais podem-se tornar infectadas, resultando em êmbolos pulmonares com sepse (Fig. 2-49A, B).

O tromboembolismo pulmonar é um problema clínico importante e excessivamente comum em pacientes hospitalizados e inativos. O trombo origina-se normalmente na extremidade inferior e/ou nas veias da pelve. Um êmbolo trombótico pulmonar é a presença de trombo ou fragmento de um trombo na árvore arterial dos pulmões e pode causar infarto, atelectasia, hemorragia ou aumento da pressão arterial pulmonar. Os sinais radiográficos nesses pacientes variam muito, de normais a grosseiramente anormais. Por fim, sempre se observará a presença de uma anormalidade radiográfica. O estudo por TC (Fig. 2-49C) pode fazer o diagnóstico e eliminar a necessidade de uma angiografia pulmonar invasiva. Entretanto, em alguns casos, essa investigação é necessária quando estudos com radionuclídeos e investigações por imagens de TC se mostrem inconclusivos (Fig. 2-49D).

Infecções Pulmonares

As infecções pulmonares têm muitas causas, algumas das quais apresentadas na Tabela 2-7. Esses pacientes geralmente se apresentam com febre e tosse, que pode ser produtiva ou não. Se a tosse for produtiva, o escarro poderá se mostrar colorido e até conter sangue. Pode ocorrer dor torácica geral e pleurítica. Se a pneumonia for leve, o paciente poderá ir até seu consultório, enquanto outras pneumonias podem ser suficientemente graves para causar a morte. As aparências radiográficas da pneumonia variam muito e, com freqüência, é impossível determinar a etiologia de um quadro apenas com base na radiografia. Os achados radiográficos podem variar desde um infiltrado pequeno e mal definido até a opacificação completa, uni- ou bilateral dos pulmões (Figs. 2-50 a 2-54). Alguns quadros progridem resultando em complicações como empiema, derrame pleural e formação de abscesso (Fig. 2-55). As pneumonias podem ser facilmente confundidas com sangue, fluido, atelectasia e até tumor, pois todos esses quadros têm densidade de água.

Muitos pacientes ficam com seus sistemas imunes comprometidos após uma doença ou terapia e são suscetíveis à tuberculose pulmonar (Fig. 2-56). Conseqüentemente, esse tipo de tuberculose continua a representar uma doença problema, apesar das novas terapias e das medidas de saúde pública aperfeiçoadas. A tuberculose deverá ser considerada em muitos diagnósticos diferenciais do parênquima pulmonar (Tabela 2-8).

TABELA 2-4 Etiologias Gerais das Atelectasias

1. Obstrução dos brônquios
   a. Tumor
   b. Corpo estranho
   c. Infecção
2. Pós-operatório
3. Pressão extrínseca
   a. Derrame pleural
   b. Pneumotórax
4. Movimento restritivo
   a. Trauma
   b. Doenças neuromusculares
   c. Infecções

TABELA 2-5 Sinais Radiográficos de Atelectasia

Primários
1. Perda de volume do segmento envolvido, lobo ou pulmão
2. Pulmão sem ar com aparência esbranquiçada
3. Broncogramas aéreos
4. Brônquios e vasos deslocados

Secundários
1. Elevação do hemidiafragma
2. Desvio do mediastino
3. Estreitamento dos espaços entre as costelas
4. Hilo indistinto e deslocamento hilar

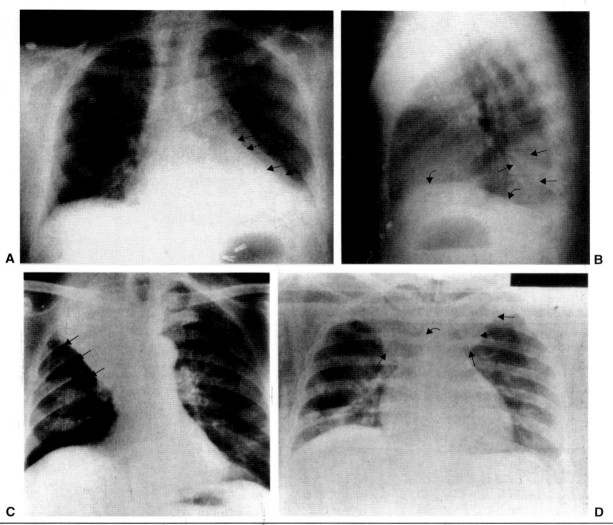

FIGURA 2-48. A: Radiografia PA do tórax. Quadro de atelectasia pós-operatória do lobo inferior esquerdo. Observa-se densidade dupla na silhueta cardíaca e as *setas retas* indicam a borda do lobo inferior esquerdo doente, enquanto as *setas curvas* indicam a borda cardíaca esquerda. O hemidiafragma esquerdo é mal visibilizado, pois o lobo inferior esquerdo doente com densidade de água está em justaposição com o hemidiafragma esquerdo, ou um sinal de silhueta. **B**: Radiografia lateral do tórax. Mesmo paciente que em A. Observa-se sinal da coluna positivo *(setas retas)*. Lembre-se de que na visibilização lateral a coluna deverá aparecer mais escura à medida que você prossegue em orientação caudal, pois a maior parte dos pulmões está na porção inferior do tórax. Quando um processo patológico com densidade de água como o de atelectasia ou pneumonia está presente nos lobos inferiores, a coluna vertebral aparecerá mais clara à medida que você prossegue em sentido caudal, em vez de mais escura (sinal da coluna). O hemidiafragma esquerdo não pode ser visibilizado, pois está marcado pela atelectasia no lobo inferior esquerdo; entretanto, o hemidiafragma direito pode ser visibilizado em sua totalidade *(seta curva)*. **C**: Radiografia AP do tórax. Atelectasia do lobo superior direito. Imagem com densidade de água com relação ao lobo superior direito atelectásico, com a fissura menor elevada *(setas retas)*, a artéria pulmonar direita e a aorta ascendente são demarcadas pela atelectasia com densidade de água e o hemidiafragma direito *(seta curva)* está elevado. **D**: Radiografia AP do tórax. Atelectasia bilateral dos lobos superiores *(setas retas)*. Esta paciente de 30 anos manifestou broncoespasmo na sala de operações. Ambos os lobos superiores mostram-se sem ar e em colapso e o mediastino está delineado. A *seta curva* indica a ponta de um tubo endotraqueal.

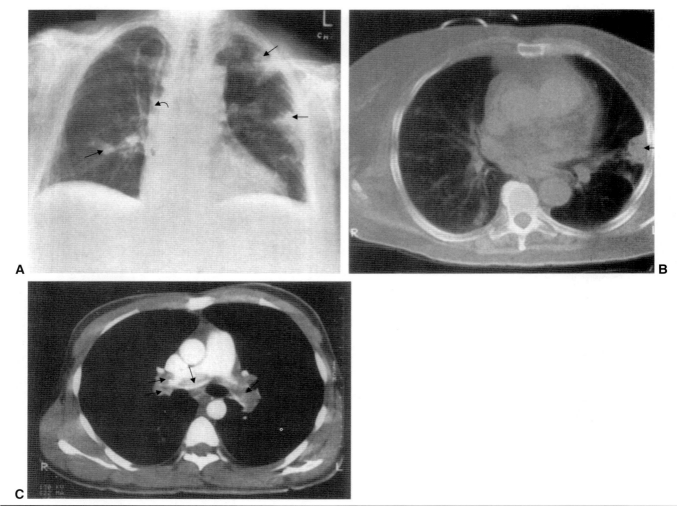

FIGURA 2-49. A: Radiografia PA do tórax. Êmbolos sépticos bilaterais secundários a um quadro de cateter de Hickman infectado. A radiografia do tórax é grosseiramente anormal, com múltiplas densidades de água bilaterais (*setas retas*) após o aparecimento dos êmbolos sépticos, e o diagnóstico diferencial incluiria pneumonia, embolia, atelectasia e hemorragia. A ponta do cateter de Hickman (*seta curva*) está na veia cava superior. **B**: Investigação axial do tórax por TC no nível do átrio esquerdo no mesmo paciente de A. Êmbolos sépticos pulmonares bilaterais resultantes do cateter infectado. Os êmbolos (*setas retas*) são geralmente periféricos, em forma de cunha, com densidade homogênea e alojados na pleura. **C**: TC axial do tórax através das artérias pulmonares em paciente diferente de A e B. Presença de tromboembolia bilateral na artéria pulmonar após flebotrombose venosa profunda da extremidade inferior. Este paciente de 30 anos desenvolveu edema bilateral das extremidades inferiores e falta de ar após uma longa viagem de automóvel. Observam-se falhas de enchimento (*setas retas*) nas artérias pulmonares direita e esquerda secundárias ao tromboembolismo. O tratamento envolveu embolectomia pulmonar, anticoagulação e a colocação de um filtro de Greenfield na veia cava inferior. Como resultado dos êmbolos pulmonares, o paciente evoluiu para hipertensão pulmonar. **D**: Arteriografia pulmonar esquerda. Trombos embólicos múltiplos (*setas retas*) na artéria pulmonar esquerda, no interior da artéria pulmonar principal e em seus ramos, após uma ocorrência de flebotrombose venosa profunda bilateral nas extremidades inferiores. Esta paciente de 72 anos estava em pós-operatório de 72 horas de revascularização da artéria coronária e apresentou falta de ar e hipoxia. Estudos com radionuclídeos mostraram um quadro provável de tromboembolismo. O cateter angiográfico (*setas curvas*) pode ser visibilizado na artéria pulmonar esquerda.

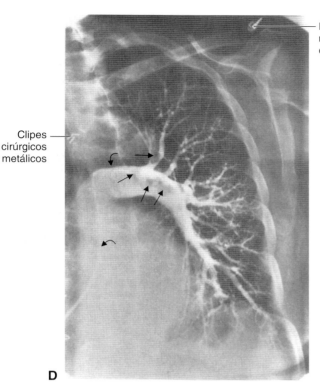

FIGURA 2-49 (Continuação).

Os portadores de tuberculose apresentam-se com uma variedade de sintomas que vão desde fadiga leve até febre, tosse, perda de peso ou hemoptise. Da mesma forma, os achados radiográficos no tórax variam desde um infiltrado muito mal definido até o infiltrado óbvio, com ou sem cavitação. *Lembre-se de que o diagnóstico deve ser confirmado por testes de laboratório.*

TUMORES

As radiografias do tórax podem revelar uma ampla variedade de nódulos pulmonares e/ou massas tumorais. Essas lesões amplamente localizadas podem ser únicas ou múltiplas, calcificadas ou não e mal ou bem definidas. Na abordagem, recomenda-se dividi-las em categorias benigna e maligna (Tabela 2-9).

Granulomas benignos múltiplos normalmente não representam um problema diagnóstico. Os granulomas solitários são fáceis de se diagnosticar se contiverem calcificações densas típicas. Essas calcificações variam em aparência, incluindo um padrão difusamente homogêneo, *nidus* central, focos múltiplos ou laminações. Na presença dessas calcificações, pode-se elaborar um diagnóstico bem confiável de granuloma benigno (Fig. 2-57). Quando não se tem certeza da presença de calcificação, recomenda-se o exame por imagens de TC, para medir a densidade da massa. Quando um nódulo pulmonar medir mais de 200 unidades Hounsfield em um estudo por TC, haverá grande probabilidade de a lesão representar um granuloma benigno calcificado ou hamartoma, e não haverá necessidade de exames minucio-

TABELA 2-6 Etiologias Comuns de Embolia Pulmonar

1. Tromboembolismo venoso
    a. Pós-cirúrgico
    b. Permanência no leito
    c. Trauma
    d. Neoplasia
2. Corpo estranho
    a. Medula óssea após fratura de longa duração
    b. Líquido amniótico
3. Êmbolos sépticos
4. Ar

TABELA 2-7 Algumas Etiologias Gerais de Pneumonia

1. Infecções
    a. Bacterianas
    b. Virais
    c. Fúngicas
    d. Parasitárias
2. Aspiração
3. Radiação
4. Químicos

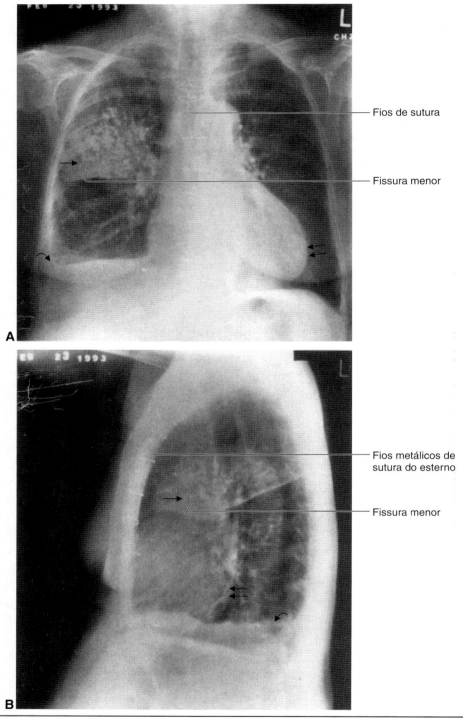

FIGURA 2-50. Radiografias PA (**A**) e lateral (**B**) do tórax. Pneumonia parcialmente confluente do lobo superior direito (*setas retas*). Nas visibilizações PA e lateral observam-se pequena quantidade de líquido pleural direito (*setas curvas*) e dilatação leve do ventrículo esquerdo (*setas duplas*). Observe que a pneumonia está localizada no lobo superior, acima da fissura menor.

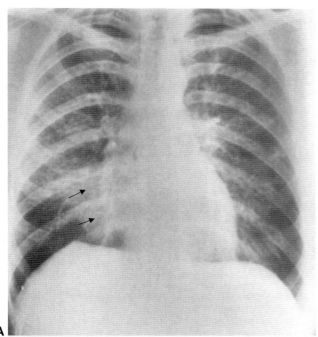

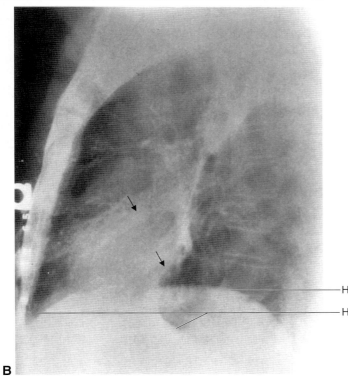

Hemidiafragma esquerdo
Hemidiafragma direito

FIGURA 2-51. Radiografias PA (**A**) e lateral (**B**) do tórax. Pneumonia do lobo médio direito (*setas retas*). Na radiografia PA a borda cardíaca direita não é visível (sinal da silhueta), pois tanto o infiltrado no lobo médio direito como o átrio direito possuem densidade de água e são estruturas anteriores. Da mesma forma, observe que o hemidiafragma direito é nitidamente visível e sem sinal da silhueta na visibilização PA. Na radiografia lateral, a pneumonia projeta-se sobre o coração e faz sinal da silhueta parcialmente com o hemidiafragma anterior direito.

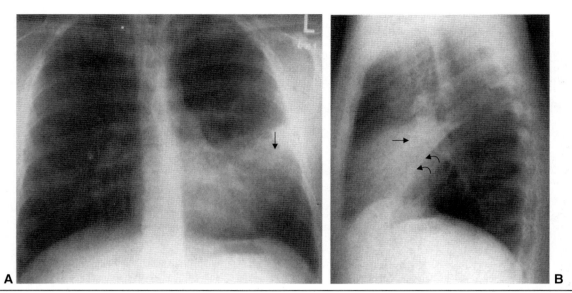

FIGURA 2-52. Radiografias PA (**A**) e lateral (**B**) do tórax. Pneumonia dos segmentos lingulares do lobo superior esquerdo (*setas retas*). Na radiografia PA a borda cardíaca esquerda não é visível (sinal da silhueta), pois tanto o infiltrado lingular no lobo superior esquerdo como o coração possuem densidade de água e são anteriores. Além disso, observe que o hemidiafragma esquerdo é nitidamente visível (sem sinal da silhueta) nessa radiografia. As *setas curvas* na visibilização lateral indicam a fissura esquerda maior. Observe também que a pneumonia se projeta sobre o coração.

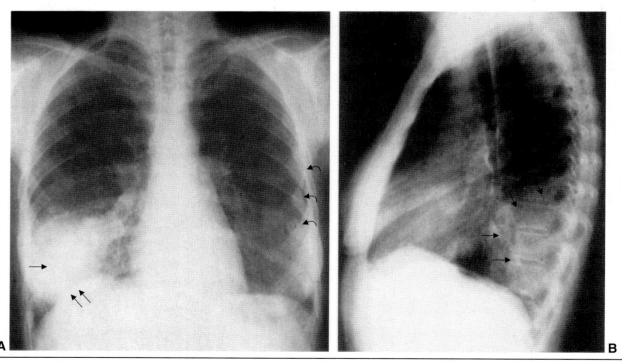

FIGURA 2-53. Radiografias PA (**A**) e lateral (**B**) do tórax. Pneumonia do lobo inferior direito (*setas retas*). Na radiografia PA a borda cardíaca direita é nitidamente visível e o hemidiafragma direito está parcialmente delineado (*setas duplas retas*). Esses achados indicam que o infiltrado é posterior ao no lobo inferior direito ou está nele, como confirmado pela radiografia lateral (*setas retas*). Observa-se sinal da coluna positivo na radiografia lateral, pois a coluna aparece mais clara à medida que você prossegue o exame em sentido descendente. Normalmente, a coluna aparece mais escura à medida que você prossegue em orientação caudal na projeção lateral. Além disso, observa-se a presença de deformidades antigas e seqüelas de fratura nas costelas esquerdas (*setas curvas*).

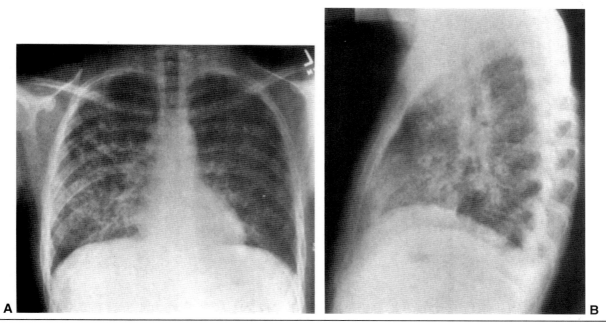

FIGURA 2-54. Radiografias PA (**A**) e lateral (**B**) do tórax. Pneumonia bilateral por varicela (catapora). Observam-se infiltrados nodulares difusos em toda a extensão de ambos os campos pulmonares. Esses pacientes se mostram com doença crítica e as lesões cutâneas ajudam a elaborar o diagnóstico.

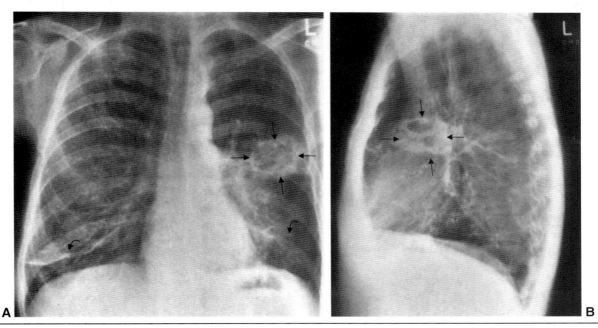

FIGURA 2-55. Radiografias PA (**A**) e lateral (**B**) do tórax. Abscesso lingular no lobo superior esquerdo (*setas retas*). Existe ar no interior da cavidade do abscesso. Infiltrados mínimos estão presentes nos campos pulmonares inferiores (*setas curvas*).

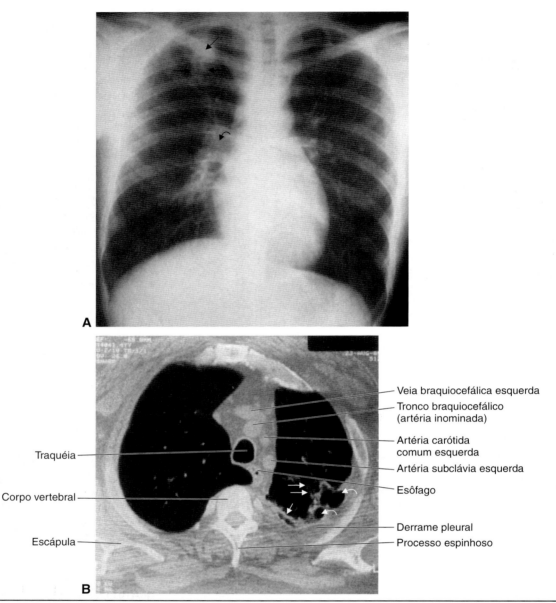

FIGURA 2-56. A: Radiografia PA do tórax. Tuberculose no lobo superior direito. O infiltrado da tuberculose no lobo superior direito (*setas retas*) está parcialmente obscurecido pela clavícula direita. O hilo direito está pronunciado, compatível com linfonodomegalia hilar (*setas curvas*). **B**: TC axial do tórax através do tórax superior em paciente diferente de A. Tuberculose cavitária do lobo superior esquerdo com derrame pleural esquerdo associado. A cavitação (*setas curvas*) está cercada pelo infiltrado tuberculoso (*setas retas*).

TABELA 2-8 Diagnóstico Diferencial de Tuberculose Pulmonar

1. Todas as outras pneumonias
2. Hemorragia
3. Êmbolos
4. Tumor

sos complementares. Por outro lado, a massa não-calcificada exige avaliação complementar e o exame minucioso varia conforme as circunstâncias clínicas. Um nódulo solitário não-calcificado que não se altera em tamanho ou aparência durante dois anos será, provavelmente, benigno. Essa regra deverá ser aplicada com cautela, pois há exceções.

Abordagem do Nódulo Pulmonar Suspeito

Além da ausência de calcificação, uma história de tabagismo de longa duração sugere a possibilidade de tumor maligno. Os outros fatores suspeitos para malignidade são margens mal definidas, padrão de crescimento rápido, presença de derrame pleural, atelectasia e destruição óssea. O exame minucioso dessas massas suspeitas envolve desde a obtenção de radiografias antigas e radiografias de acompanhamento até a investigação por imagens de TC, biópsia percutânea e toracotomia (Fig. 2-58).

A localização da massa pode, às vezes, ajudar na elaboração do diagnóstico, especialmente se for identificada no mediastino. Classicamente, o mediastino pode ser dividido em três áreas gerais. A seguir, fornecemos um método fácil e simplificado para memorização desses compartimentos. O mediastino anterior fica entre o esterno na frente e o aspecto

TABELA 2-9 Lista Parcial para Diagnóstico Diferencial das Massas Pulmonares

Benignas
1. Granuloma (histoplasmoma, tuberculoma)
2. Adenoma
3. Hamartoma
4. Pneumonia redonda
5. Cistos broncogênicos e pericárdicos
6. Malformação arteriovenosa
7. Infarto pulmonar

Malignas
1. Tumores malignos primários
   a. Carcinoma de células escamosas
   b. Adenocarcinoma
   c. Carcinoma de pequenas células
   d. Carcinoma bronquíolo-alveolar
   e. Carcinóide
2. Linfoma
3. Neoplasia metastática

anterior do pericárdio e da aorta. Massas tumorais encontradas nessa área podem ser caracterizadas pela letra *T*, que representa um diagnóstico diferencial de massas tireoidianas, teratoma, massas no timo e vasos tortuosos ou aneurismáticos (Fig. 2-59A, B). O mediastino médio inclui coração, pericárdio, grandes vasos e brônquios proximais (Fig. 2-59C, D). O mediastino médio (Fig. 2-59E, F) estende-se desde o aspecto posterior do pericárdio até os corpos vertebrais da coluna dorsal e inclui os sulcos paravertebrais (1). Pode-se elaborar um diagnóstico diferencial para uma massa radiográfica identificada em cada um desses compartimentos (Tabela 2-10). Novamente, o sinal da silhueta ajudará a localizar a massa, dependendo de quais bordas da estrutura estejam obscurecidas por ela. Observe que linfonodos são encontrados em todas as partes do mediastino, de modo que um linfoma pode ocorrer em qualquer local do tórax (Fig. 2-60).

Embora algumas massas torácicas sejam difíceis de se detectar, a visibilização da maioria delas é muito direta. A massa pode provocar sinais secundários que representam a primeira indicação da presença de anormalidade. Alguns sinais ou complicações secundários que sugeriram a presença de tumor são atelectasia, derrames pleurais malignos, cavitação do tumor, linfonodomegalia hilar e destruição óssea local (Figs. 2-61 a 2-63).

A detecção de doença metastática para os pulmões é extremamente importante nos cuidados com pacientes portadores de neoplasias primárias. Radiografias de rotina do tórax e investigações por imagens de TC são recursos extensivamente usados para detectar metástases (Fig. 2-64).

CORAÇÃO E GRANDES VASOS

Infelizmente, a aparência radiográfica das câmaras cardíacas não está correlacionada com as funções dessas câmaras. As técnicas de ecocardiografia, investigação por ressonância magnética e cine-TC (aquisição rápida de imagens cardiovasculares por TC) permitem não só o aperfeiçoamento da visibilização da anatomia cardíaca mas também a investigação por imagens da fisiologia e dos movimentos, tais como frações de ejeção e movimento das valvas. Entretanto, esta seção está limitada à investigação por imagens de estruturas estáticas.

Aneurismas, Vasos Dilatados e Calcificações Vasculares

Os aneurismas da aorta torácica representam uma anormalidade adquirida significativa. Esses aneurismas podem

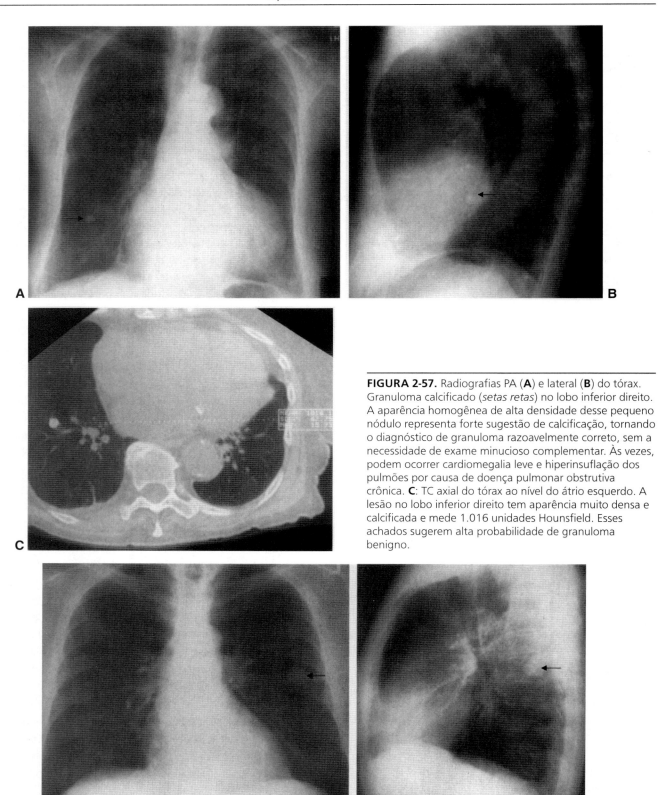

FIGURA 2-57. Radiografias PA (**A**) e lateral (**B**) do tórax. Granuloma calcificado (*setas retas*) no lobo inferior direito. A aparência homogênea de alta densidade desse pequeno nódulo representa forte sugestão de calcificação, tornando o diagnóstico de granuloma razoavelmente correto, sem a necessidade de exame minucioso complementar. Às vezes, podem ocorrer cardiomegalia leve e hiperinsuflação dos pulmões por causa de doença pulmonar obstrutiva crônica. **C**: TC axial do tórax ao nível do átrio esquerdo. A lesão no lobo inferior direito tem aparência muito densa e calcificada e mede 1.016 unidades Hounsfield. Esses achados sugerem alta probabilidade de granuloma benigno.

FIGURA 2-58. Radiografias PA (**A**) e lateral (**B**) do tórax. Histoplasmoma no segmento superior do lobo inferior esquerdo (*setas*). Esse nódulo solitário não-calcificado foi descoberto em uma radiografia torácica de rotina neste paciente assintomático de 58 anos. Foi cogitado um diagnóstico diferencial de nódulo pulmonar isolado e não-calcificado e não foi possível excluir a possibilidade de tumor maligno. A toracotomia e a ressecção da lesão resultaram no diagnóstico de histoplasmoma benigno.

TABELA 2-10 Diagnóstico Diferencial para Massas no Mediastino

Mediastino anterior
1. Massas na tireóide e paratireóide
2. Massas no timo (Fig. 2-59A, B)
3. Teratoma
4. Vasos tortuosos como o aneurisma da aorta ascendente (Fig. 2-59C, D)
5. Linfonodos

Mediastino médio
1. Coxim de gordura pericárdica e cisto pericárdico (Fig. 2-59C, D)
2. Cisto broncogênico e carcinoma broncogênico
3. Linfonodos
4. Hérnia diafragmática (Morgagni)
5. Dilatação dos grandes vasos, incluindo aneurismas

Mediastino posterior
1. Tumores neurogênicos
2. Cistos de duplicação
3. Linfonodos
4. Lesões esofágicas incluindo hérnia de hiato esofagiano (Fig. 2-43A, B)

TABELA 2-11 Diagnóstico Diferencial Parcial para Artérias Pulmonares Dilatadas

Situações de alto volume
1. Derivações esquerdo-direitas
2. Situações de débito cardíaco alto (anemias, tireotoxicose)

Estreitamento e oclusão de artérias periféricas
1. Doença tromboembólica
2. Hipertensão pulmonar idiopática

apresentar-se como massa em qualquer um dos três compartimentos do mediastino, dependendo de sua localização exata (Fig. 2-65). Naturalmente, os aneurismas podem ocorrer nas artérias pulmonares ou em qualquer outra artéria torácica. Às vezes, há situações clínicas nas quais as artérias pulmonares centrais se tornam acentuadamente dilatadas (Fig. 2-66) e alguns diagnósticos diferenciais parciais são apresentados na Tabela 2-11. Além disso, a calcificação de vasos torácicos também ocorre e deverá ser reconhecida como tal em radiografias e imagens de TC (Fig. 2-67).

Edema Pulmonar

O edema pulmonar (Fig. 2-68) é um problema comum e extremamente importante encontrado pelo clínico geral e por quase todos os profissionais de cuidados de saúde. Esse quadro tem muitas etiologias (Tabela 2-12), e a mais comum é a doença cardíaca de câmaras esquerdas, que leva ao aumento da pressão venosa nos pulmões. Esses pacientes podem-se queixar de dispnéia mediante esforço, ortopnéia, angústia respiratória paroxística noturna, ganho de peso, edema nas extremidades inferiores, tosse e, às vezes, hemoptise.

É fundamental que o médico examine e reconheça a ampla variedade de apresentações radiográficas que podem ocorrer envolvendo este problema clínico (Tabela 2-13). Em geral, considera-se como sendo o primeiro sinal radiográfico de edema pulmonar a redistribuição do fluxo sangüíneo para os lobos superiores. Normalmente, os vasos dos lobos inferiores são três vezes maiores que os vasos dos lobos superiores. À medida que a pressão venosa pulmonar aumenta, infiltrados "manchados" aparecem representando fluido nos ácinos. Esses infiltrados podem ter a aparência de asas de morcego ao redor dos hilos e predominam mais nos campos pulmonares inferiores, por causa do efeito da gravidade. Linha B de Kerley ou o espessamento dos septos interlobulares e derrames pleurais podem, por fim, manifestar-se após o aumento das pressões venosa e linfática. À medida que o edema envolve os vasos pulmonares, estes tendem a se tornar indistintos, com manguitos ao redor. Derrames pleurais são comuns em quadros de edema pulmonar e de apresentação variada, como observado na Figura 2-68. Às vezes, na suspeita da presença de derrames ou quando da necessidade de se confirmar que o fluido pleural tem fluxo livre, são obtidas projeções do tórax em decúbito (com o paciente deitado de lado) (Fig. 2-68E).

Na presença de excesso de fluido e de sal em circulação, pode ocorrer dilatação do pedículo vascular, como na sobrecarga de fluidos e no edema pulmonar. A largura do pedículo é medida desde o aspecto lateral da veia cava superior quando esta cruza o tronco principal do brônquio direito até o arco aórtico, aproximadamente no sítio de origem da artéria subclávia. A veia ázigo fica lateral a esse tronco e tende a se dilatar em situações semelhantes. Em quadros caracterizados por aumento da permeabilidade capilar, como ocorre na síndrome da angústia respiratória do adulto, o padrão edematoso é mais difuso e mais "manchado", *com tendência a alterar-se muito lentamente.*

Doença das Válvulas Cardíacas

As doenças das válvulas cardíacas, tanto adquiridas como congênitas, têm o potencial de provocar dilatação das câmaras do coração e edema pulmonar. A doença valvar pode obstruir o fluxo de sangue para fora da câmara (estenose) ou a valva pode permitir fluxo retrógrado (regurgitação). Qualquer uma dessas situações pode resultar em aumento

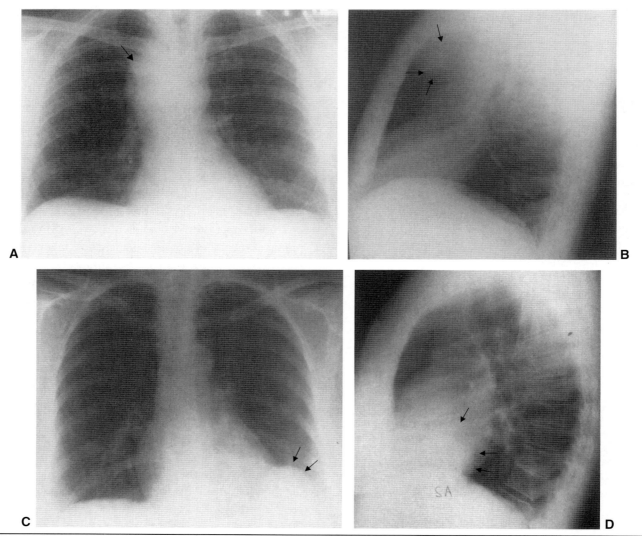

FIGURA 2-59. Radiografias PA (**A**) e lateral (**B**) do tórax. Timoma (*setas retas*). A lesão localiza-se nitidamente no mediastino anterior. **C, D**: Radiografias PA (C) e lateral (D) do tórax. Cisto pericárdico (*setas retas*). Esta lesão foi descoberta em uma radiografia torácica de rotina em paciente assintomática de 54 anos. Essas massas ovais se localizam geralmente no lado direito com relação ao ângulo cárdio-hepático. Este cisto pericárdico no lado esquerdo fica próximo ao ápice da silhueta cardíaca na projeção PA e projeta-se sobre o coração na projeção lateral. Os diagnósticos diferenciais foram aneurisma no ventrículo esquerdo, cisto broncogênico, hérnia de Morgagni e tumor no diafragma. Às vezes, o diagnóstico pode ser feito por imagens de ultra-sonografia ou de TC. Neste caso, o diagnóstico foi feito na toracotomia. **E, F**: Radiografias PA (E) e lateral (F) do tórax. Neuroblastoma. Na projeção PA a massa pode ser visibilizada através da sombra cardíaca (*setas retas*). A projeção lateral mostra massa posterior, pois ocorre perda da distinção dos corpos vertebrais da coluna dorsal inferior, ou um sinal da coluna positivo.

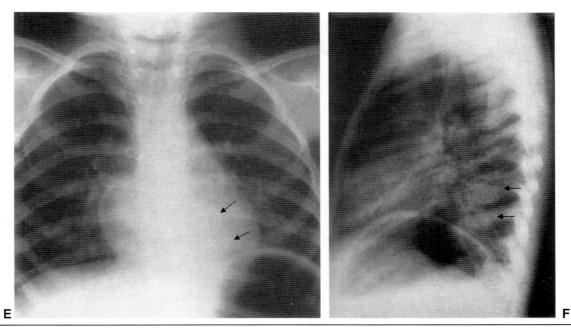

FIGURA 2-59 (Continuação).

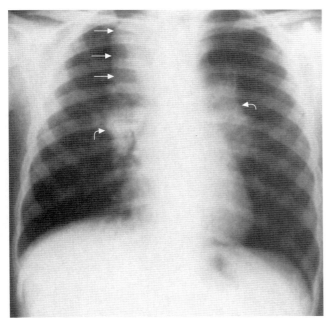

FIGURA 2-60. Radiografia PA do tórax. Linfoma. Este adulto jovem do sexo masculino foi internado por causa de contagem anormal de leucócitos. Observa-se grande massa no mediastino (*setas retas*) com linfonodomegalia hilar bilateral associada (*setas curvas*). A massa localiza-se no mediastino anterior e médio. Esta é uma aparência típica de linfoma no tórax.

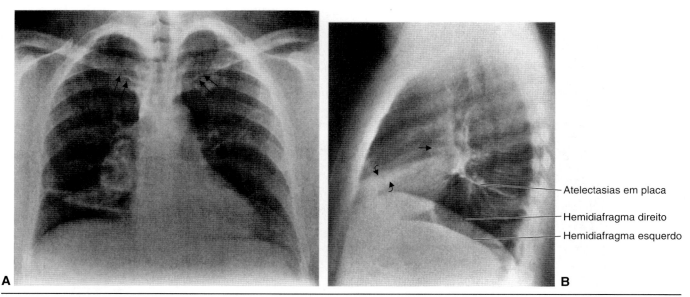

FIGURA 2-61. Radiografias PA (**A**) e lateral (**B**) do tórax. Neoplasia primária infra-hilar direita (*setas retas*) causando atelectasia do lobo médio direito (*setas curvas*). O hemidiafragma direito mostra-se ligeiramente elevado, como conseqüência da atelectasia. Observe na projeção lateral a visibilização nítida dos hemidiafragmas direito e esquerdo. O direito pode ser visibilizado em sua totalidade, enquanto o esquerdo é delineado anteriormente pelo coração. As *setas duplas* indicam a formação de incisuras infraclaviculares bilaterais ou fossas rombóides. Essas fossas representam uma variação do normal e dão origem aos ligamentos costoclaviculares ou rombóides. [1]

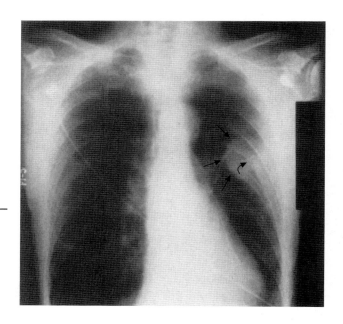

FIGURA 2-62. Radiografia AP do tórax. Carcinoma de pulmão com destruição de costelas. Esse carcinoma primário de tamanho moderado no lobo superior esquerdo (*setas retas*) destruiu parcialmente uma costela esquerda posteriormente (*seta curva*). Observe que os pulmões se mostram superexpandidos, provavelmente por causa de doença pulmonar obstrutiva crônica. Nota-se a presença de um eletrodo de monitorização cruzando o tórax, da esquerda para a direita.

da pressão e do tamanho da câmara cardíaca envolvida. Dois bons exemplos desse tipo de problema são encontrados em doenças da valva mitral (Fig. 2-69) e da valva aórtica (Fig. 2-70).

À medida que o átrio esquerdo aumenta de tamanho, ele pode criar dupla densidade ao longo da borda do coração direito, pois esse átrio dilatado se projeta através do átrio direito. Além disso, o átrio esquerdo em dilatação pode alargar a bifurcação da traquéia e elevar o tronco principal do brônquio esquerdo. À medida que o átrio esquerdo e/ou o apêndice atrial também aumentam, eles criam uma protuberância ao longo da borda superior do coração esquerdo (Fig. 2-69A).

PONTOS-CHAVE

As visibilizações PA e lateral são as radiografias-padrão para exame torácico de rotina.

Pontos-Chave

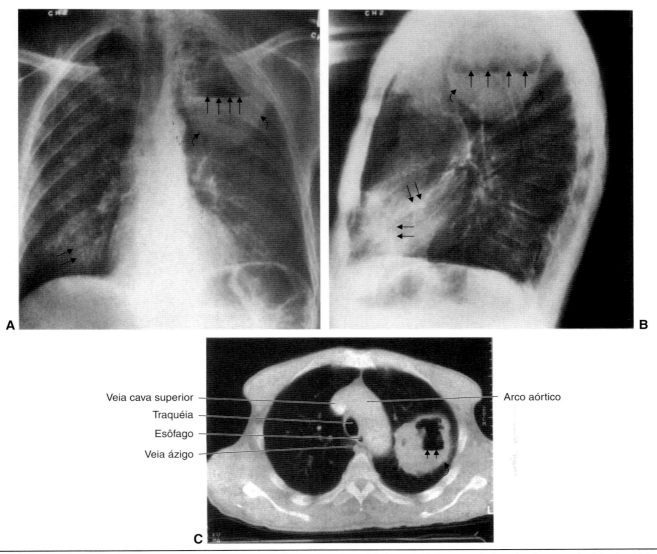

FIGURA 2-63. Radiografias PA (**A**) e lateral (**B**) do tórax e imagem por TC axial (**C**) no nível do arco aórtico. Carcinoma primário de células escamosas com cavitação no lobo superior esquerdo. A grande massa tumoral (*setas curvas*) contém nível hidroaéreo (*seta reta*) causado por tumor necrosado. Observa-se pneumonia parcialmente confluente no lobo médio direito (*setas duplas retas*).

- A radiografia AP do tórax é o exame padronizado para equipamento portátil.

- Em caso de necessidade de exame dos ossos do tórax, é melhor solicitar radiografias específicas, como costelas, ombros ou coluna vertebral.

TABELA 2-12 Etiologias de Edema Pulmonar

1. Cardiogênica
2. Neurogênica
3. Aumento de permeabilidade
    a. Inalação tóxica
    b. Doença das grandes altitudes
    c. Aspiração
    d. Contusão
    e. Embolia gordurosa

TABELA 2-13 Achados Radiográficos em Edema Pulmonar

1. Redistribuição (aumento no tamanho dos vasos para os lobos superiores)
2. Infiltrados "manchados" (em asa de morcego e gravitacionais)
3. Linhas B de Kerley
4. Espessamento da fissura interlobar
5. Derrame pleural
6. Amputação brônquica na zona para-hilar
7. Vasos parahilares menos distintos

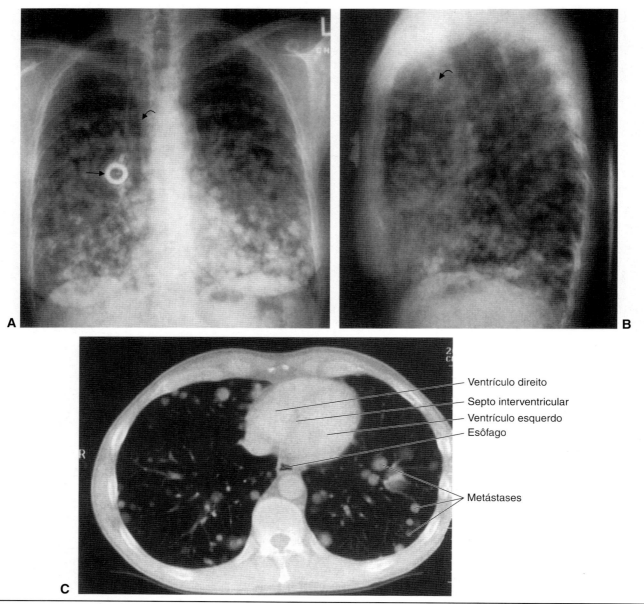

FIGURA 2-64. Radiografias PA (**A**) e lateral (**B**) do tórax. Metástases difusas bilaterais. As lesões metastáticas não são calcificadas e variam tipicamente de tamanho. O *infusaport (seta reta)* é usado para administrar medicamentos. A ponta do cateter desse dispositivo *(setas curvas)* se projeta sobre a veia cava superior nas duas projeções. **C**: Imagem do tórax por TC axial no nível dos ventrículos. As metástases múltiplas e espalhadas apresentam tamanhos variados.

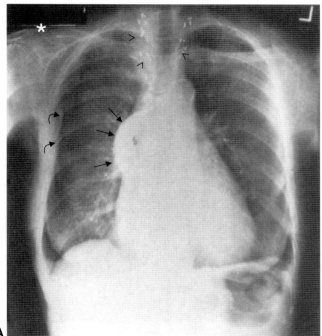
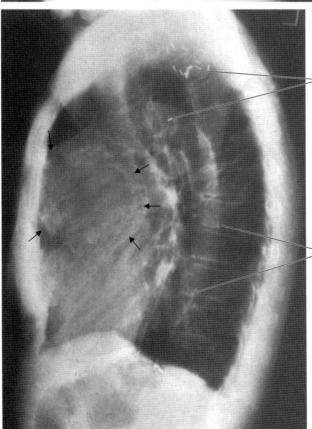

FIGURA 2-65. Radiografias PA (**A**) e lateral (**B**) do tórax. Aneurisma de grande porte na aorta torácica ascendente calcificada (*setas retas*). A calcificação do aneurisma é discreta em ambas as projeções. Na radiografia PA o coração aparece dilatado, mas na projeção lateral ele está dentro dos limites de normalidade. Observe as deformidades de uma fratura antiga cicatrizada de costela direita (*setas curvas*). Os pulmões mostram-se hiperinsuflados. Veja os clipes cirúrgicos (*pontas de setas*) e o artefato (*) que aparece no ombro direito.

Clipes cirúrgicos metálicos

Aorta torácica descendente calcificada

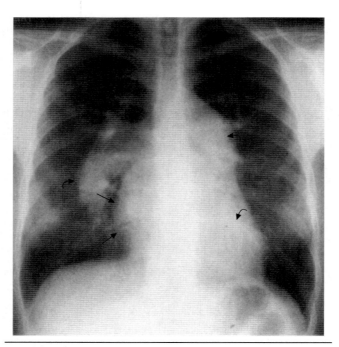

FIGURA 2-66. Radiografia PA do tórax. Dilatação do átrio direito e artérias pulmonares pronunciadas. O átrio direito está se dilatando em direção ao lado direito do paciente (*setas retas*) e as artérias pulmonares são maiores que o normal (*setas curvas*). Quadro de etiologia desconhecida.

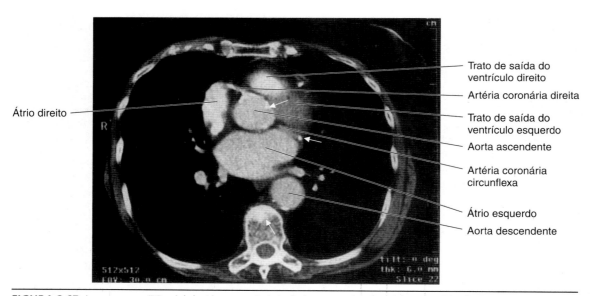

FIGURA 2-67. Imagem por TC axial do tórax no nível do átrio esquerdo. A artéria coronária direita, a artéria coronária circunflexa e as aortas ascendente e descendente contêm calcificações (*setas retas*).

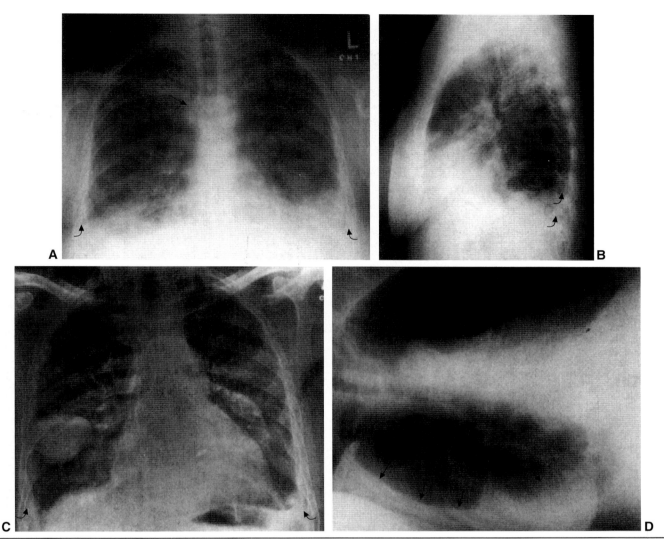

FIGURA 2-68. Radiografias PA (**A**) e lateral (**B**) do tórax. Insuficiência cardíaca congestiva ou edema pulmonar. A veia ázigo (*seta reta*) está dilatada. A vasculatura pulmonar mostra-se aumentada em ambas as projeções, especialmente em direção às bases (gravitacional). Não há distinção entre os vasos pulmonares e observa-se a presença de derrames pleurais (*setas curvas*). É interessante notar que o tamanho do coração está dentro dos limites normais, sugerindo um início súbito de edema pulmonar. **C**: Radiografia PA do tórax. Sinal de pseudotumor e de insuficiência cardíaca congestiva. Presença de cardiomegalia moderada e derrames pleurais bilaterais leves (*setas curvas*). Um pequeno volume de derrame pleural resultante do edema pulmonar fluiu para o interior da fissura menor (*setas retas*) imitando um tumor, daí o termo "pseudotumor". Isso demonstra nitidamente que as fissuras são contíguas ao espaço pleural. **D**: Radiografia lateral direita do tórax em decúbito. Volume moderado de derrame pleural direito com fluxo livre. Esse fluxo (*setas retas*) corre em sentido cefálico no espaço pleural direito dependente. Uma pequena quantidade de derrame pleural flui para o interior da fissura menor (*seta curva*).

FIGURA 2-69. Radiografias PA (**A**) e lateral (**B**) do tórax. Cardiomegalia grave e prótese de valva mitral esquerda (*setas retas*). O paciente apresentava estenose da valva mitral e regurgitação, exigindo a colocação da prótese. Todas as câmaras cardíacas estão dilatadas. Na projeção PA o átrio esquerdo dilatado cria a densidade dupla indicada por *setas curvas* e o apêndice atrial esquerdo mostra-se proeminente ao longo da borda cardíaca esquerda. Além disso, também nessa projeção PA, observa-se dilatação do átrio direito e do ventrículo esquerdo. Na projeção lateral, a dilatação do ventrículo direito resulta em preenchimento total do espaço retroesternal. Além disso, nessa projeção observa-se dilatação do átrio e do ventrículo esquerdos.

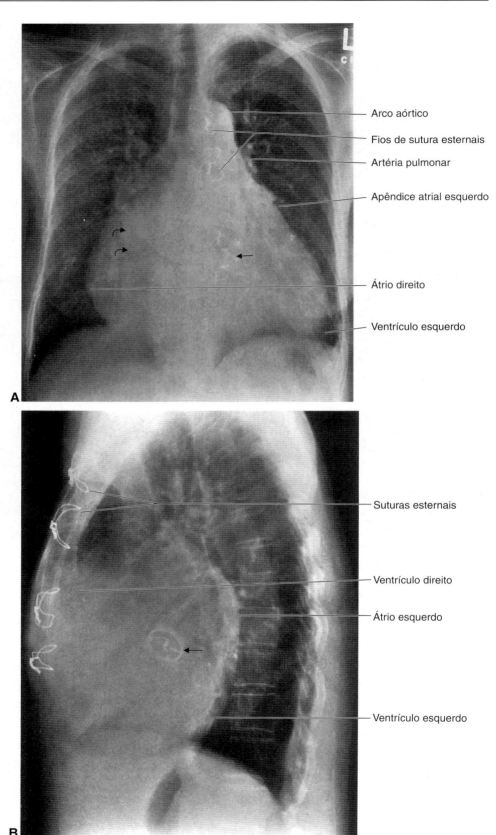

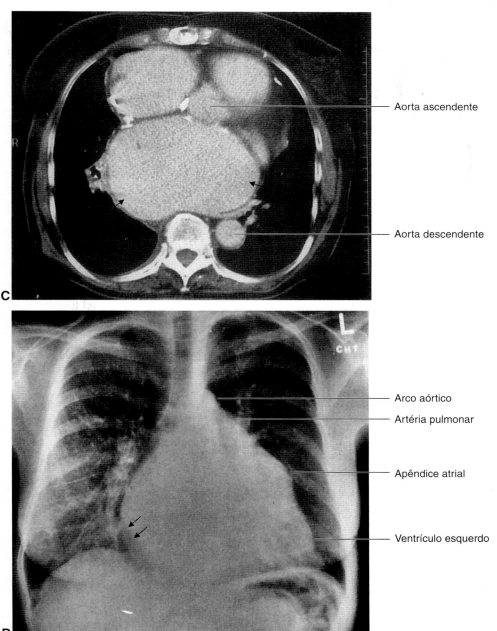

FIGURA 2-69 *(Continuação).*
C: Imagem do tórax por TC axial ao nível do átrio. Dilatação do átrio esquerdo (*setas retas*). Paciente diferente daquele em A e B. Este paciente também tinha estenose mitral resultando em dilatação do átrio esquerdo. **D**: Radiografia PA do tórax. Estenose mitral e cardiomegalia. Demonstração nítida dos montículos clássicos na estenose mitral, visíveis ao longo da borda cardíaca esquerda e consistindo no botão aórtico, artéria pulmonar esquerda proeminente, apêndice atrial esquerdo dilatado e ventrículo esquerdo. Além disso, observa-se a densidade dupla de um átrio esquerdo dilatado (*setas retas*). (*Continua.*)

FIGURA 2-69 *(Continuação).* **E**: Radiografia PA do tórax. Calcificação do anel fibroso mitral (*setas retas*). Este paciente era assintomático e essa calcificação foi um achado incidental em um estudo radiográfico de rotina. Observa-se cardiomegalia leve com pequena dilatação do ventrículo esquerdo.

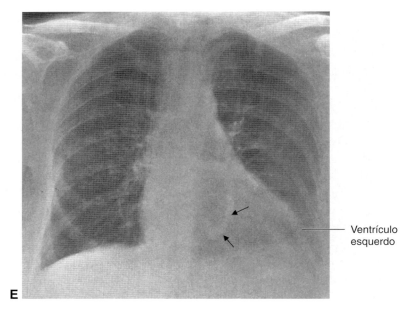

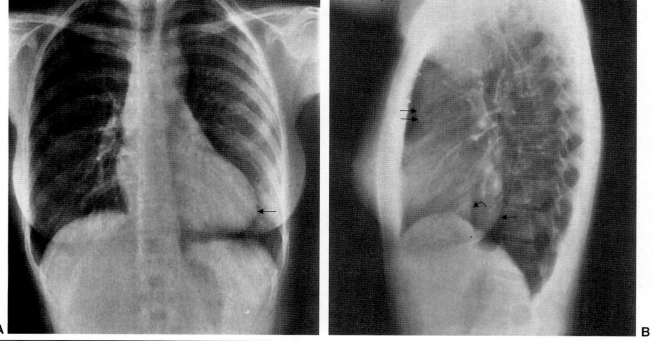

FIGURA 2-70. Radiografias PA (**A**) e lateral (**B**) do tórax. Estenose da valva aórtica e regurgitação. Sopros sistólicos e diastólicos na valva aórtica, descobertos durante exame físico de rotina. Observa-se dilatação do ventrículo esquerdo (*setas retas*) manifestada pelo arredondamento do ápice cardíaco na projeção PA, e na projeção lateral o ventrículo esquerdo dilatado projeta-se mais de 2 cm em sentido posterior à veia cava inferior (*seta curva*). Este último achado é um sinal razoavelmente confiável de dilatação do ventrículo esquerdo. A aorta ascendente mostra dilatação pós-estenótica (*setas retas duplas*), um achado freqüente em quadro de estenose da aorta.

- As radiografias do tórax devem ser posicionadas no negatoscópio com o lado direito do paciente devidamente marcado e em oposição à mão esquerda do examinador; essa norma se aplica praticamente a quase todas as demais radiografias.
- O examinador deve desenvolver uma abordagem sistemática simples para visibilizar radiografias torácicas, a fim de evitar erros de omissão.
- O diâmetro cardíaco transverso não deverá exceder a 50% do diâmetro transverso da caixa torácica. Essa medida é chamada de *índice cardiotorácico*.
- Em geral, a estimativa do tamanho do coração é obtida por um exame visual atento e minucioso e o processo vai ficando mais fácil com a experiência.
- O coração aparece maior na projeção AP que na PA por causa da ampliação.
- O átrio direito forma a borda convexa do coração direito e o ventrículo esquerdo forma o ápice cardíaco nas radiografias AP ou PA.
- Em uma radiografia do tórax, o examinador deve procurar por densidades de água, pois a maioria das doenças identificadas por esse recurso possui essa densidade.
- Densidade excessiva em preto em uma radiografia do tórax é sugestiva de excesso de ar e sua localização ajudará na elaboração do diagnóstico.
- Quando duas densidades similares se tocam, é virtualmente impossível diferenciar suas bordas em uma radiografia. Esse quadro é chamado de *sinal da silhueta*.

REFERÊNCIAS

1. Fraser RS, Pare JA, Fraser RG, Pare PD. *Synopsis of diseases of the chest,* 2nd ed. Philadelphia: WB Saunders, 1994.
2. Edeiken J. *Roentgen diagnosis of diseases of bone,* 4th ed. Baltimore: Williams & Wilkins, 1990.
3. Juhl JH, Crummy AB. *Paul and Juhl's essentials of radiologic imaging,* 7th ed. Philadelphia: JB Lippincott Co, 1993.

LEITURA COMPLEMENTAR SUGERIDA

El-Khoury GY, Bergman RA, Montgomery WJ. *Sectional anatomy by MRI,* 2nd ed. New York: Churchill Livingstone, 1995.

Capítulo 3

Abdome

Edmund A. Franken, Jr.

Visibilização de Radiografias Abdominais 77

Avaliação de Ar Intestinal ou Padrão Gasoso 83
Excesso de Gás no Intestino 83
Escassez de Gás no Intestino 83
Gás em Sítios Impróprios 83

Estudos Gastrintestinais com Contraste 88
Estudos do Trato Gastrintestinal Superior 88
Exame Anterógrado do Intestino Delgado 90
Enteróclise 90
Exame Retrógrado do Intestino Delgado 90
Enema de Bário 90

Estudo da Vesícula e do Trato Biliar 90

Exames do Trato Urinário 91
Urografia Excretora 94
Outros Exames do Trato Urinário 94

Ultra-Sonografia Abdominal 94

Investigação do Abdome por Imagens de Tomografia Computadorizada e Ressonância Magnética 100
Interpretação da TC e da RM do Abdome 101

Angiografia 101

Aspectos de Anormalidades Gastrintestinais em Investigações por Imagens 101

Aspectos de Anormalidades Geniturinárias em Investigações por Imagens 114

Investigação Obstétrica e Ginecológica por Imagens 125

Investigação por Imagens de Órgãos Digestivos Acessórios 136

Problemas Especiais na Investigação Abdominal por Imagens 141
Trauma 141
Hemorragia Gastrintestinal 141
Abdome Agudo 144

Pontos Principais 146

A maioria dos problemas abdominais pode ser diagnosticada com uma história clínica detalhada e um exame físico cuidadoso. Quando o diagnóstico permanece incerto após esses procedimentos, a radiografia do abdome é, com freqüência, o primeiro passo de investigação por imagens a ser tomado. Lembre-se de que em mulheres em idade reprodutiva, deve-se sempre considerar, antes da obtenção da radiografia, a possibilidade de gravidez.

A radiografia ântero-posterior (AP) é o estudo abdominal por imagens mais freqüente, com o paciente na posição supina (Fig. 3-1A). A radiografia com o paciente ereto (Fig. 3-1B) é útil na identificação de ar livre intraperitoneal e/ou níveis hidroaéreos intestinais. Caso o paciente não possa ficar em pé, é feita a radiografia em decúbito, com o paciente deitado sobre um dos lados, de preferência o esquerdo (Fig. 3-1C).

VISIBILIZAÇÃO DE RADIOGRAFIAS ABDOMINAIS

O primeiro passo é posicionar a radiografia corretamente no negatoscópio, com o marcador R (*right*, ou lado direito) no filme em oposição ao lado esquerdo do examinador e a cabeça do paciente no topo da radiografia (Fig. 3-2). Na radiografia AP com o paciente ereto deverá haver um sinal indicando projeção em pé, geralmente uma seta próxima aos marcadores R (*right* ou direito) ou L (*left* ou esquerdo) apontando para a cabeça do paciente. Da mesma forma, as radiografias em decúbito deverão ser nitidamente identificadas como tal e deverão indicar qual lado do paciente está para cima ou para baixo.

O segundo passo é olhar a radiografia por inteiro, de maneira relaxada, para permitir que qualquer anormalidade óbvia salte aos olhos. Ao descobrir qualquer anormalidade, não encerre a busca.

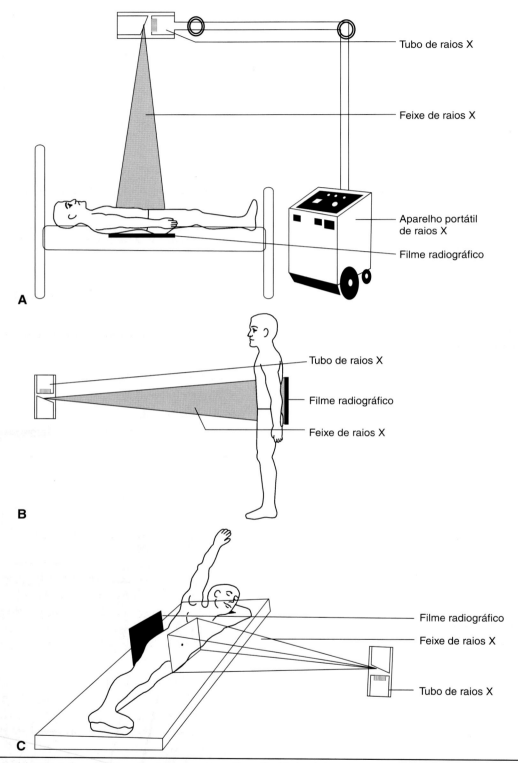

FIGURA 3-1. A: Posicionamento em supino do paciente para radiografia AP do abdome. Esse exame é realizado com o paciente em posição supina, na mesa de exame ou no leito (usando-se então um equipamento portátil de raios X). **B**: Posicionamento do paciente em pé para radiografia AP do abdome. Este exame é geralmente realizado no setor de radiologia, com o paciente em pé. **C**: Posicionamento do paciente em decúbito lateral esquerdo para radiografia do abdome. Os braços do paciente ficam confortavelmente posicionados fora do campo de alcance do feixe de raios X.

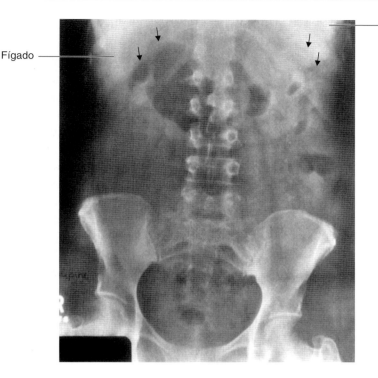

FIGURA 3-2. Radiografia AP do abdome em supino. Fígado e baço em tamanho normal. O gás intestinal (*setas retas*) demarca as margens inferiores desses órgãos.

O terceiro passo é a avaliação da radiografia de maneira sistemática, por meio de qualquer sistema ou lista de verificação. Até que você desenvolva seu próprio sistema, use a Tabela 3-1. Primeiro localize as silhuetas do fígado e baço com densidade de água. Um recurso para a localização dos limites desses órgãos é a presença de gás intestinal nos quadrantes abdominais superiores direito e esquerdo. Esse gás permite uma estimativa indireta da localização das margens hepática e esplênica, pois se localiza nas margens inferiores desses órgãos.

Com um pouco de experiência, você reconhecerá automaticamente um fígado de tamanho normal. Quando a sombra do órgão se estender à crista ilíaca, ele normalmente estará aumentado. Da mesma forma, a experiência permitirá a você detectar um baço aumentado (esplenomegalia, Figura 3-3). A medicina é um aprendizado e exige prática e repetição.

Na radiografia normal, as margens do músculo psoas normalmente estão visíveis (Fig. 3-4). Caso você não consiga visibilizar essas estruturas, isso é um alerta para uma possível anormalidade. Ao passar os olhos pelas sombras renais, avalie tamanho, forma e posição dos rins. As som-

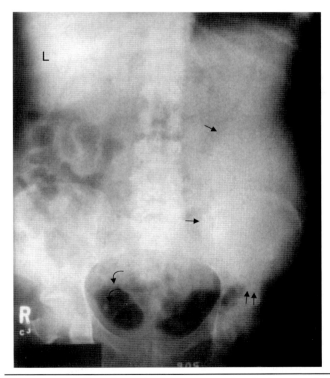

FIGURA 3-3. Radiografia AP do abdome em supino. Esplenomegalia. O baço, com densidade de água mostra-se aumentado (*setas retas*) e a margem inferior projeta-se sobre o quadril esquerdo (*setas duplas retas*). Esse baço dilatado deslocou o gás intestinal para o abdome direito. Fígado de tamanho normal (L, fígado). Visualização incidental de flebólitos (*setas curvas*), pequenos cálculos intravenosos secundários a trombos calcificados.

TABELA 3-1 Rotina para Avaliação de Radiografias Abdominais

1. Olhar primeiro a radiografia como um todo
2. Fígado e baço
3. Sombras do músculo psoas
4. Contornos e posição dos rins
5. Calcificações abdominais
6. Padrão do gás intestinal
7. Ossos

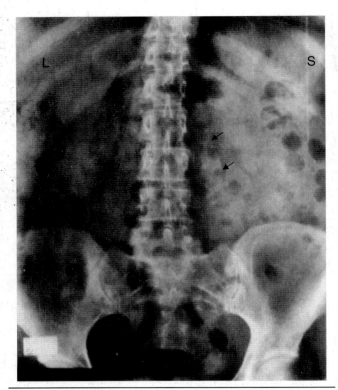

FIGURA 3-4. Radiografia AP do abdome em supino. Normal. O músculo psoas (*setas retas*) e o rim direito (*setas curvas*) estão visíveis. A silhueta do rim esquerdo está obliterada por gás intestinal. Essa obliteração das silhuetas renais por gás e conteúdos intestinais é comum (L, fígado; S, baço).

bras renais são visíveis por se tratarem de estruturas com densidade de água (cinza) cercadas por quantidades variáveis de gordura (preto). A identificação dos contornos renais é quase tão fácil para o principiante quanto visibilizar o fundo lamacento do rio Mississipi. Você deverá tentar localizar os pólos renais superior e inferior, assim como as bordas renais medial e lateral. Se o eixo longo do rim não se mostrar paralelo à margem do músculo psoas, deve-se considerar a possibilidade de massa ou de outra anormalidade com densidade de água no rim ou no retroperitônio. Busque sempre por calcificações (branco) no abdome, especialmente na região dos rins, ureteres, bexiga urinária e vesícula biliar (a ser discutida posteriormente).

O termo "Minnie", criado pelo falecido Dr. Ben Felson, refere-se à aparência inconfundível e inesquecível da Tia Minnie, ou do Tio Al, ou de qualquer outro membro da família. Uma "Minnie" radiológica descreve a apresentação de uma imagem tão clássica que, ao visibilizá-la, você nunca mais vai se esquecer. As radiografias abdominais "Minnie" a seguir (Figs. 3-5 a 3-10) são imagens encontradas com freqüência. Arquive-as em seu computador cerebrovisual e sua habilidade em reconhecê-las fará de você uma estrela diante de seus colegas, professores e pacientes.

Avalie agora o padrão do gás intestinal (veja a seção a seguir). Por último, mas não menos importante, observe os ossos sistematicamente, começando pelas costelas e coluna vertebral visíveis (Fig. 3-11). Estude os pedículos da coluna inferior dorsal e lombar, em sentido da cabeça aos pés. Em uma radiografia AP eles lembram faróis de automóvel: um pedículo faltante indica um processo destrutivo, como doença metastática. Avalie todos os ossos visíveis incluindo pelve, quadris e fêmures quanto à densidade em geral e quaisquer anormalidades.

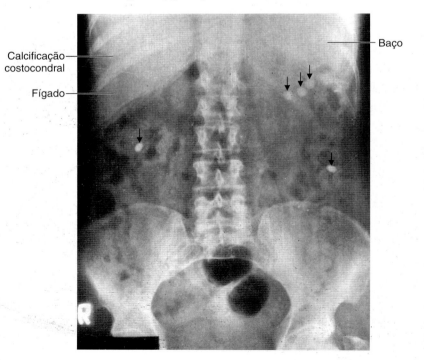

FIGURA 3-5. Radiografia AP do abdome em supino. Aparência clássica de comprimidos ou pílulas (*setas retas*) no trato GI. Todos os comprimidos são do mesmo tamanho e forma, com densidade homogênea (nem todos esses comprimidos ou pílulas podem ser visibilizados em uma radiografia).

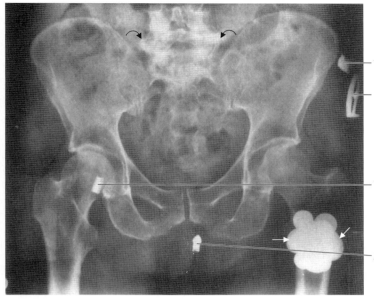

FIGURA 3-6. Radiografia AP do abdome em supino. Moedas de metal (*setas retas*) no bolso esquerdo das calças. O paciente não estava completamente despido antes da obtenção da radiografia. Observe as alterações degenerativas ou osteoartríticas na coluna lombar inferior (*setas curvas*).

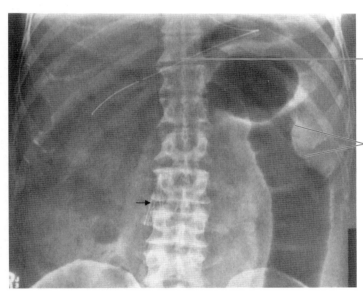

FIGURA 3-7. Radiografia AP do abdome em supino. Filtro de veia cava inferior em forma de guarda-chuva (seta reta) colocado na veia por técnica angiográfica confinando êmbolos trombóticos que aparecem nas extremidades inferiores e na pelve.

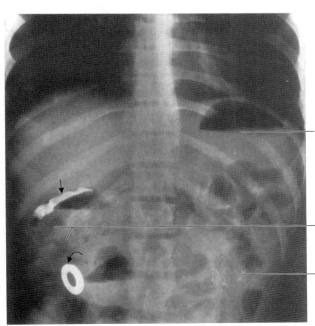

FIGURA 3-8. Radiografia AP do abdome em posição ereta. Compressa cirúrgica de laparotomia no abdome após a operação. A radiografia foi obtida quando o paciente apresentou dor e distensão abdominal intensas após a operação. A *seta reta* indica a tira opaca na compressa e a *seta curva* indica o anel metálico anexo a ela. Observe a aparência escura e mosqueada do ar confinado na compressa de laparotomia. O nível hidroaéreo no fundo gástrico dá a dica para a posição do paciente em pé.

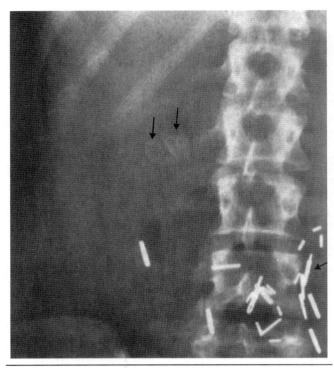

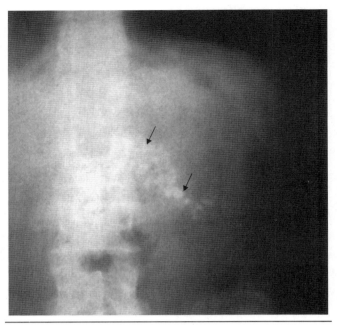

FIGURA 3-10. Radiografia AP do abdome em supino. Calcificações (*setas retas*) no corpo e na cauda do pâncreas, devido a pancreatite crônica.

FIGURA 3-9. Radiografia AP do abdome em supino. Colelitíase (cálculos na vesícula). Os cálculos calcificados (*setas retas*) são facetados. Clipes cirúrgicos metálicos (*setas curvas*) são secundários à cirurgia abdominal anterior.

Use um sistema de busca semelhante para a radiografia AP do abdome com o paciente ereto, ao mesmo tempo, dedique atenção especial à presença de ar livre sob o diafragma. O ar livre intraperitoneal é geralmente visibilizado somente em uma radiografia em pé, pois só essa posição do paciente permite que o ar livre se desloque para as regiões subdiafragmáticas.

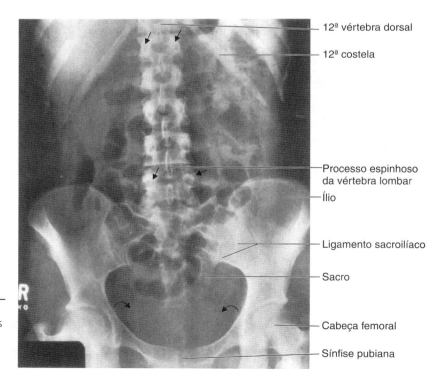

FIGURA 3-11. Radiografia AP do abdome em supino. Normal. Pedículos vertebrais representativos são mostrados por *setas retas*. A bexiga urinária com densidade de água é demonstrada por *setas curvas*.

AVALIAÇÃO DE AR INTESTINAL OU PADRÃO GASOSO

O gás intestinal (preto) constitui um meio de contraste natural que pode ser útil na identificação de doenças abdominais. Ao avaliar o padrão gasoso intestinal você deverá fazer a si mesmo várias perguntas importantes. O padrão de gás intestinal observado é normal? Lembre-se de que é normal a presença de ar ou gás no estômago, intestino delgado, cólon e reto. Com a experiência, você começará a reconhecer volumes anormais de ar no trato gastrintestinal. É o mesmo que reconhecer um coração normal em uma radiografia do tórax. Se o padrão gasoso se mostrar anormal, faça mais perguntas. Existe excesso de ar ou escassez? O ar está localizado em sítio incorreto?

Excesso de Gás no Intestino

Neste quadro, quando o diagnóstico diferencial incluir íleo adinâmico e obstrução intestinal, será necessária uma abordagem sistemática para se chegar ao diagnóstico correto. O quadro de íleo adinâmico (também conhecido como *íleo paralítico* ou apenas *íleo*) apresenta excesso de gás intestinal em todo o trato GI, incluindo os intestinos delgado e grosso (Fig. 3-12A, B). Essa anormalidade pode surgir em casos intra-abdominais ou como um fenômeno de reflexo, a partir de uma doença em qualquer outro sítio. As várias etiologias estão relacionadas na Tabela 3-2. Se você identificar volumes de gás comparáveis nos intestinos delgado e grosso e no reto, esses serão sinais de íleo adinâmico. A presença de ar no reto pode ser um ponto-chave diferencial; entretanto, seja cuidadoso pois pequenos volumes de ar podem ser introduzidos no reto por um termômetro retal, enema ou exame digital.

Na obstrução intestinal, outra razão para o excesso de gás no intestino, observa-se um intestino dilatado e geralmente cheio de gás proximal ao ponto de obstrução e pouco ou nenhum ar distal à obstrução (Fig. 3-13A, B). Tanto no quadro de íleo como de obstrução, os intestinos delgado e grosso com excesso de ar apresentarão, com freqüência, níveis hidroaéreos observados nas radiografias com o paciente em pé ou em decúbito.

Caso o diagnóstico de obstrução *versus* íleo adinâmico não seja imediatamente aparente, pode ser necessária a realização de estudos complementares para se chegar ao diagnóstico correto, como: estudos com bário, TC (Fig. 3-14) ou, às vezes, ultra-sonografia.

Se você diagnosticar obstrução, seu próximo passo será determinar o sítio. A obstrução está no intestino delgado ou grosso? Na obstrução do intestino delgado haverá alças de intestino delgado dilatadas próximo ao sítio de obstrução e ausência de gás no cólon ou no reto. No caso de obstrução do intestino grosso, haverá dilatação do cólon próximo ao sítio da obstrução, mas pouca ou nenhuma distal e um mínimo de ar no reto.

Às vezes é difícil diferenciar entre intestino delgado ou grosso dilatado. Um dos recursos usados é a identificação de válvulas coniventes e das haustras colônicas. As *válvulas coniventes* são pregas mucosas finas, regularmente espaçadas, que se estendem por toda a extensão do lúmen do intestino delgado (Fig. 3-13). Por outro lado, o cólon pode ser geralmente identificado pelas faixas transversas com espaçamento irregular, chamadas de *septos do cólon* ou *pregas haustrais,* que não se estendem completamente pelo lúmen (Fig. 3-12).

Volvo sigmóide é uma ocorrência clínica significativa que atinge predominantemente os idosos com história prolongada de constipação. A constipação crônica resulta em um mesentério sigmóide redundante com o potencial de se torcer sobre si mesmo como uma mangueira de jardim. Essa torção, se ocorrer, resulta em obstrução intestinal parcial ou completa e a radiografia abdominal mostra um cólon sigmóide exageradamente dilatado. O enema de bário confirma o diagnóstico, com obstrução completa do fluxo retrógrado do meio de contraste no sítio da torção (Fig. 3-15). A obstrução pode, com freqüência, ser aliviada com a introdução suave de um sigmoidoscópio até além do ponto da obstrução ou torção.

Escassez de Gás no Intestino

Quando as radiografias abdominais mostram escassez ou ausência de gás intestinal, deve-se considerar um diagnóstico diferencial entre aqueles apresentados na Tabela 3-3.

Gás em Sítios Impróprios

São várias as situações nas quais o ar é encontrado fora do lúmen intestinal (Tabela 3-4). O ar livre localizado na cavi-

---

TABELA 3-2 Íleo Adinâmico – Causas Principais

Intra-abdominal
- Pós-operatório ou pós-traumático
- Pós-inflamatório: pancreatite, enterite, colite
- Relacionado à dor: cólica renal, doença epidural

Extra-abdominal
- Septicemia
- Doença metabólica: hipercalemia, uremia
- Medicamentos (especialmente narcóticos)
- Permanência prolongada no leito

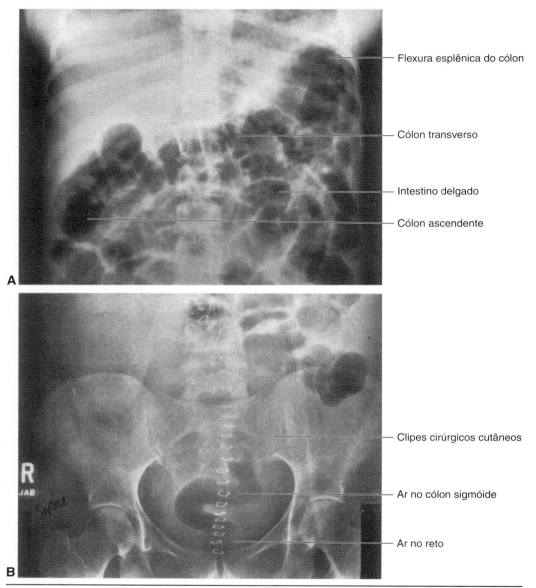

FIGURA 3-12. A: Radiografia AP do abdome em supino. Íleo adinâmico pós-operatório. Observa-se presença de ar em todo o trato GI, incluindo o reto (não-visibilizado). Observe as haustrações no cólon transverso. **B**: Radiografia AP do abdome inferior em supino obtida 24 horas mais tarde no mesmo paciente. Verifica-se que um volume considerável de ar intestinal se movimentou para dentro do reto e do cólon sigmóide, confirmando o diagnóstico de íleo adinâmico.

TABELA 3-3 Escassez de Gás no Intestino

- Órgãos abdominais aumentados
- Tumor intra-abdominal
- Intestinos cheios de líquido
- Gastroenterite
- Déficit neurológico (com deglutição reduzida)

TABELA 3-4 Ar ou Gás Abdominal em Sítios Impróprios

- Pneumoperitônio resultante de intestinos rompidos: úlcera, trauma, câncer, enterite
- Abscesso
- Pneumatose intestinal

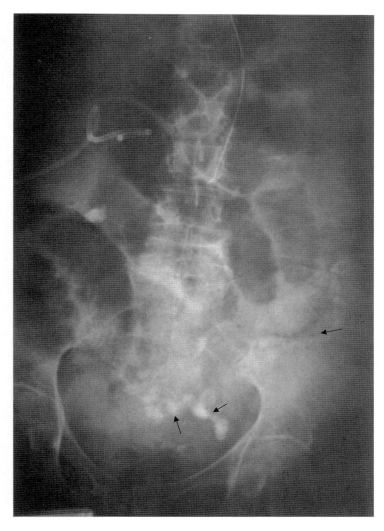

FIGURA 3-13. Radiografia abdominal. Obstrução do intestino delgado. Na porção média do abdome observam-se muitas alças dilatadas de intestino delgado, assim identificadas por causa de sua posição, orientação semi-horizontal e válvulas coniventes cruzando todo o diâmetro transverso. Observa-se um pequeno volume de resíduo de bário em um cólon descendente colapsado (*setas*). A propósito, observam-se os tubos de drenagem abdominal e nasogástrica. (Cortesia do Dr. Bruce Brown, M.D.)

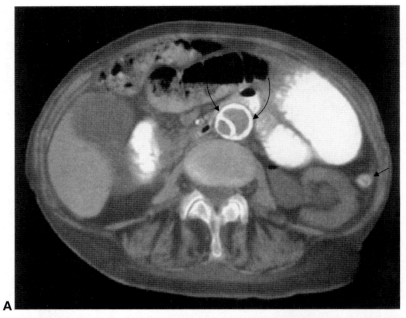
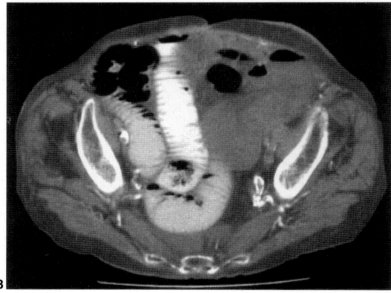

FIGURA 3-14. Tomografia computadorizada (TC) axial do abdome. Obstrução do intestino delgado. **A**: Nessa imagem podem-se observar muitas alças dilatadas de intestino delgado, algumas das quais contendo bário. A única porção do cólon visibilizada (*seta*) está no abdome inferior esquerdo e é muito fina (a imagem da aorta [*setas curvas*] mostra um segmento de íntima calcificado, indicando dissecção anterior da aorta). **B**: TC no nível da pelve confirmando o intestino delgado dilatado estendendo-se à pelve (o reto está cirurgicamente ausente). (Cortesia do Dr. Gerald Decker, M.D.)

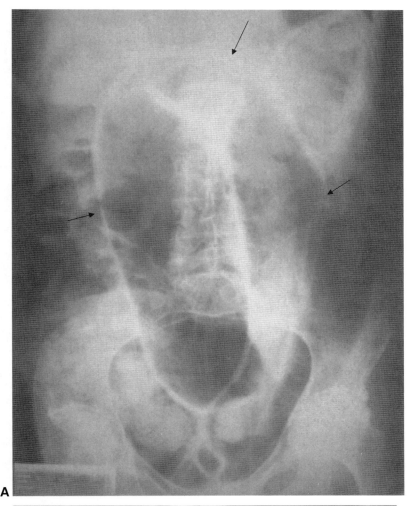

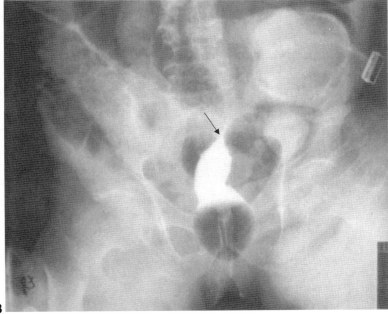

FIGURA 3-15. Volvo sigmóide. **A**: Radiografia do abdome. O cólon sigmóide obstruído e cheio de ar (*setas*) origina-se da pelve. **B**: Enema de bário. O contraste introduzido pelo reto mostra obstrução e uma torção (*seta*) no cólon sigmóide. (Cortesia do Dr. Bruce Brown, M.D.)

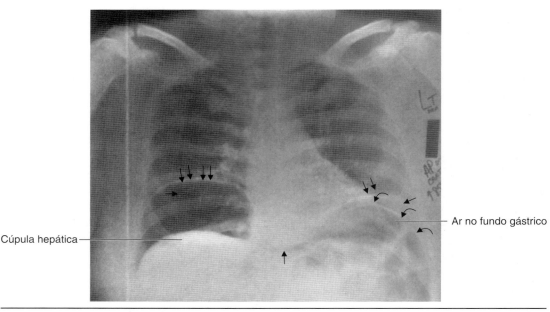

FIGURA 3-16. Radiografia AP do tórax com paciente em pé. Ar livre intraperitoneal. Os hemidiafragmas direito e esquerdo (*setas duplas*) mostram-se elevados, em virtude da presença de ar subdiafragmático bilateral (*setas retas únicas*). A zona negra que aparece entre o hemidiafragma direito e a abóbada do fígado representa ar intraperitoneal. À esquerda, observa-se a presença de ar no fundo gástrico, assim como ar livre cercando esse fundo e permitindo a visibilização dos dois lados da parede do estômago (*setas curvas*). A visibilização de ambos os lados da parede do tubo digestivo representa a existência de ar intraperitoneal (sinal de Rigler).

dade peritoneal resulta de qualquer processo que perfure o trato intestinal. Em caso de suspeita de perfuração do tubo digestivo, devem-se executar radiografias abdominais AP em supino e em pé. A posição em pé permite que o ar intraperitoneal livre se movimente para as regiões subdiafragmáticas do abdome (Fig. 3-16). Se essa projeção não for possível devido às condições do paciente, a radiografia de decúbito será suficiente. Nesse caso, o ar sobe para a porção não-dependente da cavidade peritoneal (Fig. 3-17). Qualquer uma das técnicas tem o potencial de identificar volumes de 2 cc de ar intraperitoneal livre, desde que o paciente permaneça em pé ou em decúbito por cerca de 5 minutos antes da execução da radiografia.

Um outro exemplo de ar em sítio impróprio é o quadro de pneumatose intestinal (Fig. 3-18). A Tabela 3-5 apresenta as causas para essa doença. Abscessos cheios de gás podem ser identificados em qualquer lugar, incluindo o abdome (Fig. 3-19).

ESTUDOS GASTRINTESTINAIS COM CONTRASTE

A endoscopia é o exame mais freqüente para a inspeção da superfície mucosa do esôfago, estômago e duodeno. Os estudos radiológicos tradicionais do trato GI com contraste são precisos, seguros e menos dispendiosos que os estudos endoscópicos, e a aceitação dos pacientes é excelente. Esses exames consistem no uso de fluoroscopia e radiografias obtidas após a introdução de sulfato de bário (branco ou com densidade metálica) e/ou ar (preto) no trato gastrintestinal.

Estudos do Trato Gastrintestinal Superior

Para estudos do trato GI superior, o paciente deve ingerir bário líquido, freqüentemente com cristais produtores de gás, mediante fluoroscopia, para se visibilizar o esôfago, estômago e intestino delgado (Fig. 3-20). Quando bário e ar são usados simultaneamente, o processo é conhecido como *estudo com duplo contraste*. Quando só o bário é usado, teremos um *estudo com contraste único*. A preparação para um exame do GI superior consiste simplesmente em jejum por 8 a 12 horas antes do estudo. Na suspeita de perfuração do trato GI superior, usa-se um meio de contraste solúvel em água.

TABELA 3-5 Pneumatose Intestinal

- Isquemia intestinal
- Terapia esteróide e imunossupressora
- Proximal à obstrução intestinal
- Doenças do colágeno
- Enterocolite neonatal necrosante
- Pneumatose idiopática benigna

Estudos Gastrintestinais com Contraste

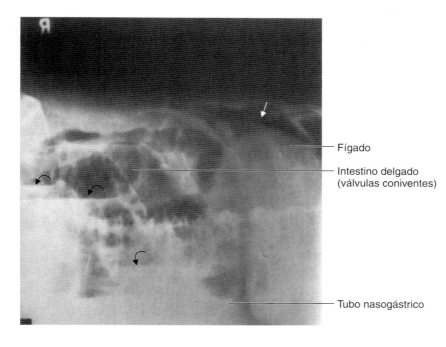

FIGURA 3-17. Radiografia abdominal em decúbito lateral esquerdo (lado esquerdo para baixo). Observa-se presença de ar intraperitoneal em paciente com obstrução e perfuração do intestino delgado. O ar intraperitoneal (*seta reta*) está entre o arcabouço costal e o fígado, no lado direito do paciente. O intestino delgado dilatado contém múltiplos níveis hidroaéreos (*setas curvas*).

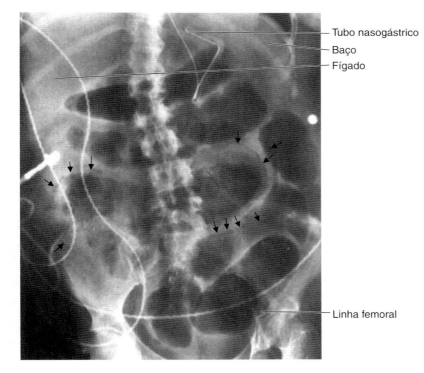

FIGURA 3-18. Radiografia AP do abdome em supino. Pneumatose intestinal (ar na parede intestinal). Observa-se presença de bolhas de ar difusamente nas paredes do intestino delgado (*setas*).

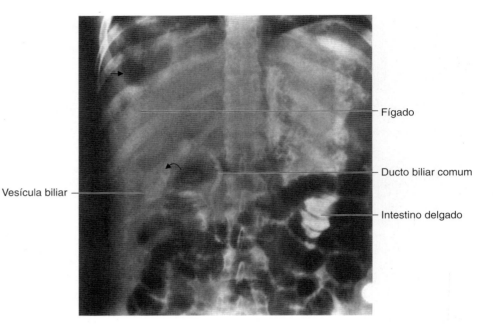

FIGURA 3-19. Radiografia AP do abdome em supino. Abscesso subdiafragmático direito. As áreas pretas ao longo do aspecto lateral direito do fígado representam ar na cavidade do abscesso (*setas retas*). A propósito, observa-se a presença de meio de contraste em ducto biliar, vesícula e intestino delgado, injetado durante o exame de colangiopancreatografia endoscópica retrógrada (CPER). Houve passagem de um pouco do meio de contraste no intestino delgado. A falha de enchimento (*seta curva*) na vesícula é, provavelmente, um cálculo.

Exame Anterógrado do Intestino Delgado

O exame usual do intestino delgado é conduzido após uma série de investigações do trato GI superior administrando-se ao paciente uma quantidade complementar de bário por via oral. As radiografias seriadas do abdome são feitas em intervalos de 15 a 30 minutos daí em diante, para se avaliar o intestino à medida que o meio de contraste passa por ele (Fig. 3-21). É comum o uso da fluoroscopia como complemento para estudar o íleo terminal quando o bário começa a penetrar no cólon, ou ainda para investigar anormalidades observadas nas radiografias seriadas.

Enteróclise

Dá-se o nome de enteróclise ao exame focalizado do intestino delgado enquanto ar e sulfato de bário são introduzidos diretamente no órgão por meio de um tubo nasointestinal. Com o uso do fluoroscópio, a ponta do tubo é posicionada logo além da junção duodenojejunal e o contraste é injetado (Fig. 3-22). Esse procedimento tem a vantagem de permitir a distensão do intestino e o estômago e o duodeno não prejudicam a visibilização. As principais desvantagens são o desconforto associado ao tubo nasal e a exposição à radiação.

Exame Retrógrado do Intestino Delgado

Às vezes, especialmente quando houver suspeita de doença do íleo terminal e os exames prévios não são diagnósticos, pode-se fazer o bário refluir do cólon preenchido para o íleo. Embora o procedimento seja útil, o desconforto para o paciente é considerável, ligeiramente aliviado com o uso de substâncias antiespasmódicas.

Enema de Bário

A introdução de sulfato de bário e/ou de ar no cólon via tubo retal é chamada de série GI inferior ou enema de bário. Para esse estudo é importante que o cólon esteja completamente limpo, o que se obtém com laxativos e ingestão de grande quantidade de fluidos. O bário e, com freqüência, o ar são administrados via um tubo retal, mediante observação fluoroscópica. Quando se usam bário e ar, a técnica é chamada de estudo de duplo contraste (Fig. 3-23), enquanto o uso só do bário compõe um estudo de contraste único. O estudo com bário, quando executado adequadamente, causa desconforto mínimo. O estudo de duplo contraste é preferido para avaliação de doenças intraluminais ou da mucosa, como pequenas úlceras e pólipos. Novamente, na suspeita de perfuração do cólon, deve-se usar um meio de contraste solúvel em água.

A colonoscopia, uma alternativa mais dispendiosa com relação aos estudos com bário, pode visibilizar diretamente a mucosa. Entretanto, exige sedação consciente, em virtude do desconforto ao paciente.

ESTUDO DA VESÍCULA E DO TRATO BILIAR

O colecistografia oral visibiliza a vesícula biliar após a ingestão oral de compostos iodados especiais que são excretados no sistema biliar e, posteriormente, concentrados na vesícula biliar. Esse estudo é raramente executado hoje, por causa da maior precisão da ultra-sonografia. Com este último, pode-se examinar o fígado e o trato biliar, assim como a vesícula. As investigações por TC e RM são neces-

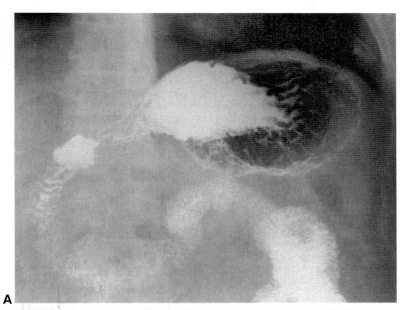
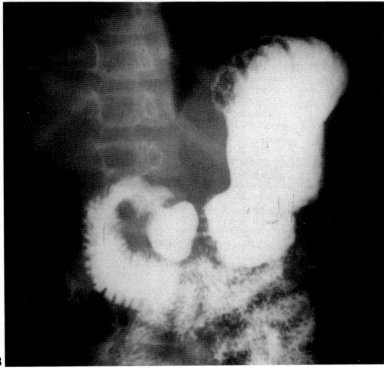

FIGURA 3-20. Série gastrintestinal superior normal. **A**: Bário e ar preenchendo o estômago e o duodeno. A posição transversa do estômago deve-se obesidade do paciente. (Cortesia do Dr. Charles Jacoby, M.D.) **B**: Estômago e duodeno preenchidos com bário em outro paciente.

sárias em certas situações, para complementar a ultra-sonografia.

Na colangiopancreatografia endoscópica retrógrada (CPER), o endoscopista passa um escópio de fibra óptica, mediante controle fluoroscópico, em sentido anterógrado pelo esôfago, estômago e duodeno, e em sentido retrógrado pelo ducto biliar comum. Os ductos pancreáticos também podem receber cânulas. Meios de contraste podem ser injetados em qualquer uma dessas estruturas, para a obtenção de radiografias apropriadas (Fig. 3-24). A CPER é normalmente executada quando estudos menos invasivos (tomografia computadorizada, ultra-sonografia, investigação por ressonância magnética ou estudos com contraste) são indeterminados ou não-diagnósticos, ou como parte de um procedimento endoscópico terapêutico.

EXAMES DO TRATO URINÁRIO

No início do século XX a única metodologia para examinar o trato urinário diretamente era a injeção de material radi-

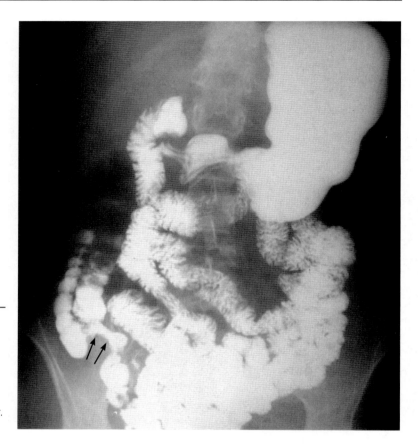

FIGURA 3-21. Exame normal anterógrado do intestino delgado. O bário foi administrado via oral e esta radiografia foi obtida cerca de 30 minutos depois. Observe o estômago e a alça em C do duodeno cheios de bário, o jejuno com aparência emplumada no abdome superior e a mucosa do íleo relativamente amorfa no abdome inferior direito. Pode-se identificar o íleo terminal (*setas*) penetrando no ceco. (Cortesia do Dr. Bruce Brown, M.D.)

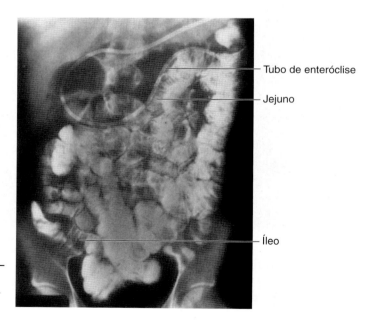

FIGURA 3-22. Enteróclise do intestino delgado. Normal. O tubo nasointestinal foi posicionado logo após a junção duodeno-jejunal. O bário preenche todo o intestino delgado.

opaco diretamente na bexiga ou em outras estruturas urinárias (cistografia retrógrada ou pielografia). Cerca de 70 anos atrás, foi descoberto que um meio de contraste que fosse eliminado pelos rins poderia ser administrado com relativa segurança. Logo depois surgiu a urografia excretora (UE). Com o advento da ultra-sonografia, da TC e da RM hoje dispomos de uma abordagem radiológica de facetas múltiplas para os problemas geniturinários.

A urografia excretora, embora ainda sendo uma técnica útil, é executada com freqüência bem menor na investigação da doença geniturinária que a ultra-sonografia, a TC e a RM. Em geral, a UE é aplicada nas situações

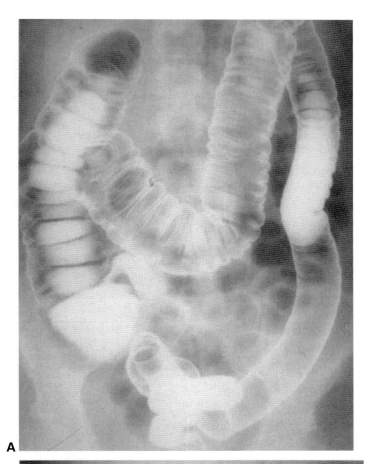

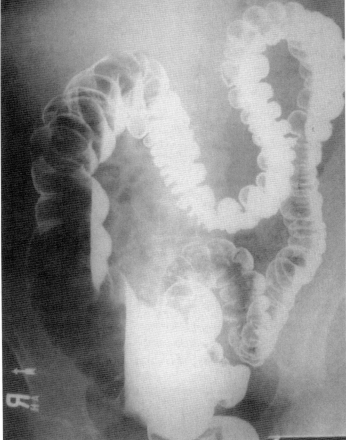

FIGURA 3-23. Exame de cólon com contraste bário-ar. Observe o desvio do bário e do ar no cólon nas radiografias em supino (**A**) e em decúbito lateral esquerdo (**B**), de modo que partes diferentes do cólon são visibilizadas com a técnica de ar-contraste. Para um exame completo são necessárias as posições opostas (prona e em decúbito lateral direito) e várias radiografias complementares. (Cortesia do Dr. Bruce Brown, M.D.)

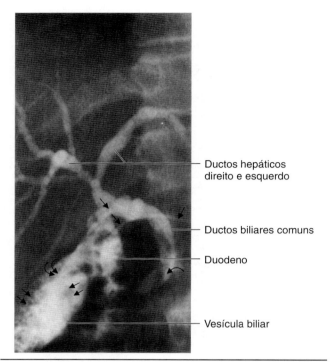

FIGURA 3-24. Colangiopancreatografia endoscópica retrógrada (CPER). Colelitíase e coledocolitíase. A vesícula está preenchida com cálculos (*setas duplas retas*) e existe um cálculo grande no ducto biliar comum distal (*seta curva*). Um dreno nasobiliar (*seta única reta*) está posicionado com a ponta (*setas duplas curvas*) na vesícula.

em que o delineamento dos cálices, da pelve renal e dos ureteres seja considerado muito importante. Os métodos seccionais têm mais valor na avaliação do parênquima renal. A UE recebe outras denominações, como urografia intravenosa e pielografia intravenosa.

Urografia Excretora

A urografia excretora não exige preparação especial do paciente. Este deve abster-se de alimentos e líquidos por várias horas antes da administração do contraste; isso diminui o risco de vômitos.

O tempo certo das radiografias de um estudo de urografia excretora varia, dependendo tanto das práticas locais como dos problemas clínicos do paciente. Imagens retardadas podem ser obtidas durante horas, ou mesmo dias, em situações como obstrução ou insuficiência renal.

Como Examinar uma Urografia Excretora

O estudo de urografia excretora começa com uma radiografia preliminar ou de exploração que inclui todo o abdome. Você pode avaliar essa radiografia preliminar usando o mesmo sistema já descrito neste texto.

As radiografias obtidas imediatamente após a injeção intravenosa do meio de contraste demonstram a fase de nefrografia, na qual o meio de contraste está localizado nos capilares renais, glomérulos e túbulos convolutos proximais (Fig. 3-25). Compare os nefrografias quanto à simetria, pois a discrepância em tamanho pode indicar doença renal unilateral.

A seguir, avalie as radiografias tardias após injeção de contraste, quando o meio de contraste já se encontra normalmente presente nos cálices, nas pelves renais, nos ureteres e na bexiga urinária (Fig. 3-26). Os cálices normais apresentam delineamento nítido, com número e geometria variados. A distância da ponta dos cálices até a borda do rim (distância cálice-córtex: 2,5 a 3 cm) é um bom indicador da espessura do córtex renal. Essa distância diminui com a idade conforme o córtex se afina, de modo que, ao chegar à posição de professor, os córtices renais dessa pessoa podem estar muito mais finos que os de seus alunos. Quando os ureteres estão dilatados, pode haver obstrução distal.

Quando o esvaziamento da bexiga não é completo na radiografia após a micção, pode haver obstrução no colo da bexiga (como alargamento da próstata: Figura 3-27) ou doença neurológica. Às vezes, obtêm-se radiografias oblíquas, em posição prona e por compressão abdominal para melhor se exibirem porções do trato urinário.

Outros Exames do Trato Urinário

A injeção direta do meio de contraste na bexiga ou no ureter (pielografia retrógrada) é valiosa quando for necessária uma projeção detalhada de uma porção do ureter ou do sistema pielocaliciano. Esse recurso é, com freqüência, um adjunto à endoscopia.

O refluxo vesicoureteral, quadro no qual ocorre refluxo retrógrado de urina da bexiga para os ureteres, é um fenômeno comum em crianças e não freqüente em adultos, podendo ser acompanhado de infecção do trato urinário. No procedimento de uretrocistografia miccional, o meio de contraste é introduzido via cateter uretral na bexiga. A filmagem e a fluoroscopia subseqüentes permitem a identificação e quantificação do refluxo vesicoureteral, se presente (Fig. 3-28). Concluído o estudo, o paciente deve urinar e a seqüência da micção é registrada por uma técnica de investigação por imagens. Isso permite a detecção de anormalidades na uretra, que podem produzir obstrução da bexiga e refluxo vesicoureteral secundário. A cistografia e a uretrografia retrógrada são exames normalmente executados para detectar extravasamento urinário em casos de trauma.

ULTRA-SONOGRAFIA ABDOMINAL

Sendo uma modalidade diferente dos raios X, a ultra-sonografia (US) mostra órgãos abdominais de maneira diferente. São três os padrões de ultra-som refletido:

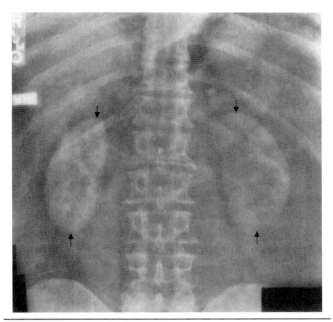

FIGURA 3-25. Urografia excretora do abdome. Normal. Observam-se nefrografias simétricos um minuto após a injeção do meio de contraste. Os contornos renais (*setas retas*) estão claramente definidos, graças à presença do meio de contraste nos rins.

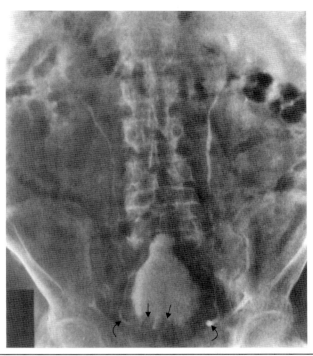

FIGURA 3-27. Urografia excretora do abdome pós-miccional. Obstrução parcial do óstio de saída da bexiga, graças a um quadro de hipertrofia prostática benigna. A próstata aumentada criou uma falha de enchimento e a elevação do assoalho da bexiga (*setas retas*) causando o formato em gancho dos ureteres distais (*setas curvas*).

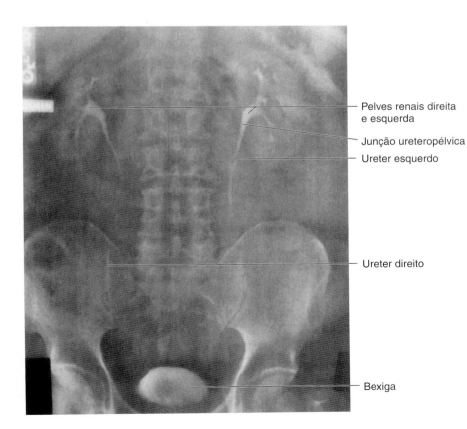

FIGURA 3-26. Urografia excretora do abdome. Normal. Observe que nessa radiografia, 15 minutos após injeção do contraste, é possível visibilizar os cálices, infundíbulos, pelves renais, porções dos ureteres e a bexiga urinária.

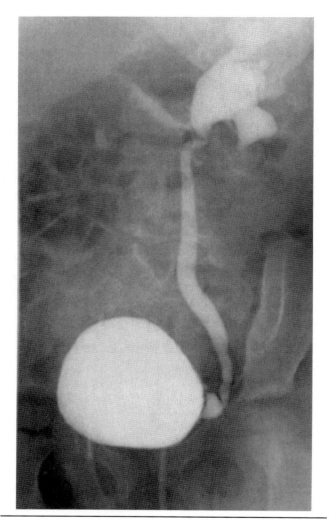

FIGURA 3-28. Uretrocistografia. Refluxo vesicoureteral. O meio de contraste introduzido via cateter uretral na bexiga preenche o órgão e reflui para o ureter esquerdo.

1. Ausência de reflexão das ondas sonoras. Quase todo o som passa através da área examinada. Isto recebe o nome de sonolucente e é visibilizada tradicionalmente em preto nas imagens. Fluidos, como na ascite ou nos cistos abdominais, são sonolucentes.

2. Reflexão e transmissão de um certo volume de som. Órgãos sólidos como rins ou fígado, são exemplos. As ondas de US são refletidas, particularmente nas margens dos órgãos de ecogenicidade diferente, como o limite entre o fígado e o rim.

3. Reflexão total do som. Ossos, outras calcificações e ar no intestino são bons exemplos. Pode-se fazer uso disso observando-se o sombreamento e a ausência de ecos distais a uma lesão, para ajudar no diagnóstico de cálculos da vesícula e anormalidades semelhantes.

No aprendizado da leitura de imagens de ultra-sonografia o técnico encontra dois problemas significativos:

1. É preciso pensar de maneira diferente. Você está visibilizando diferenças em transmissão e reflexão de ultra-som e não de raios X transmitidos.
2. Orientação da imagem. Este é o principal bloqueio. É possível pensar em imagens de US representando uma cunha de tecidos em forma de torta com menos de 1 cm de espessura sob o transdutor de ultra-som.

Até os médicos e radiologistas experientes têm dificuldades consideráveis para elaborar mentalmente a natureza da imagem de ultra-sonografia, caso não tenham eles próprios conduzido o estudo. A orientação deve ser fornecida pela pessoa que executou a exploração. Na maioria das situações, existe um método relativamente fixo de conduzir uma ultra-sonografia abdominal. Em geral, avalia-se cada área de interesse em pelo menos duas dimensões, tipicamente: axial (transversa) e longitudinal (sagital). Por razões técnicas, a direção do feixe de exploração mostra melhor a anatomia se ficar paralela ao órgão de interesse. Uma vez que poucos órgãos abdominais estão 100% orientados em sentido ântero-posterior ou medial-lateral, as imagens obtidas são, até certo ponto, oblíquas.

Provavelmente, o melhor método de apresentação à ultra-sonografia é assistir a uma sessão de investigação por imagens com um mentor devidamente instruído, que discuta a anatomia sendo explorada. Associado a isso, aprenda as rotinas usuais para exploração por US em sua instituição e tente elaborar mentalmente como cada imagem foi obtida. De modo convencional, as imagens são rotuladas de acordo com o método usado; por exemplo: rim – transverso.

A ultra-sonografia tem muitas aplicações abdominais associadas à sua vasta disponibilidade e custo (cerca da metade do custo de uma TC e um terço do preço de uma RM). A ultra-sonografia é valiosa no exame detalhado de doenças envolvendo fígado, trato biliar, rins, aorta abdominal e massas abdominais. Além disso, é especialmente útil na definição de líquido vs. sólido (como cisto vs. massa sólida), assim como na exploração de estruturas cheias de líquido como vesícula biliar, bexiga urinária e pelve renal. Os vários órgãos abdominais e processos patológicos possuem seus próprios padrões de eco característicos, como demonstrado na Figura 3-29.

A ultra-sonografia obstétrica e ginecológica é particularmente importante em virtude da ausência de risco biológico significativo ao feto ou às estruturas genitais maternas. Na ultra-sonografia obstétrica, o feto está envolto em líquido amniótico, facilitando a visibilização

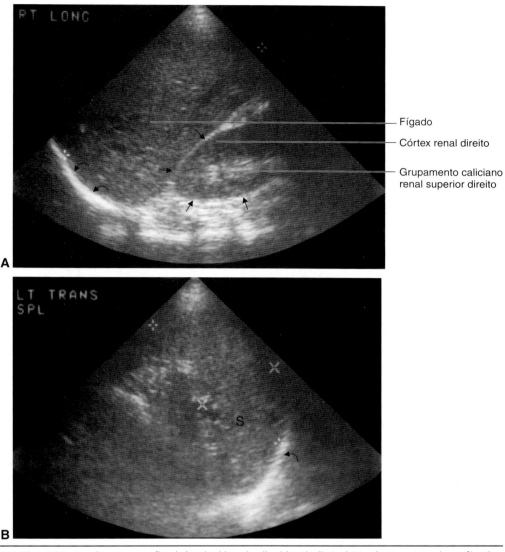

FIGURA 3-29. A: Ultra-sonografia abdominal longitudinal (sagital). Padrões de eco normais no fígado e rim direito. As *marcas em cruz* indicam a dimensão longitudinal (sagital) do fígado. As bordas do rim direito estão demarcadas por *setas retas* e o hemidiafragma direito pelas *setas curvas*.
B: Ultra-sonografia abdominal transversal (axial). Padrão de eco normal no baço. A dimensão de um lado ao outro do baço fica entre as *marcas X* e a dimensão craniocaudal fica entre as *cruzes*. O hemidiafragma esquerdo está indicado pela *seta curva* (S, baço). Observe as identificações nas imagens (A, *Rt long* ou longitudinal direita; B, *Lt trans spl*, ou transversal esquerda, baço). Essas indicações são úteis na orientação das imagens para o observador.

(Fig. 3-30). Além disso, podem-se usar imagens de ultra-sonografia em tempo real para a avaliação dos batimentos cardíacos. Para exames ginecológicos, podem-se usar tanto a técnica transabdominal (Fig. 3-31) como a transvaginal. Esta última tem a vantagem de eliminar os ecos da parede abdominal para longe de área de interesse, permitindo que os órgãos genitais sejam mais bem definidos (Fig. 3-32).

A avaliação da próstata por ultra-sonografia tem causado desapontamento, pois a técnica é relativamente insensível na identificação de anormalidades desse órgão. No escroto, porém, ela é superior, pois localiza o sítio de doença (como testículo *vs.* epidídimo) e, com freqüência, permite o diagnóstico específico da anormalidade presente (Fig. 3-33). Também é possível a elaboração do diagnóstico correto de epididimite *vs.* torção testicular *vs.*, orquite, separando-se os pacientes que precisam de cirurgia daqueles que exigem apenas tratamento médico. Os quadros de hidrocele e de varicocele são facilmente identificados por ultra-sonografia. A identificação de tumores testiculares é satisfatória, embora a identificação do tipo de tumor não seja muito confiável.

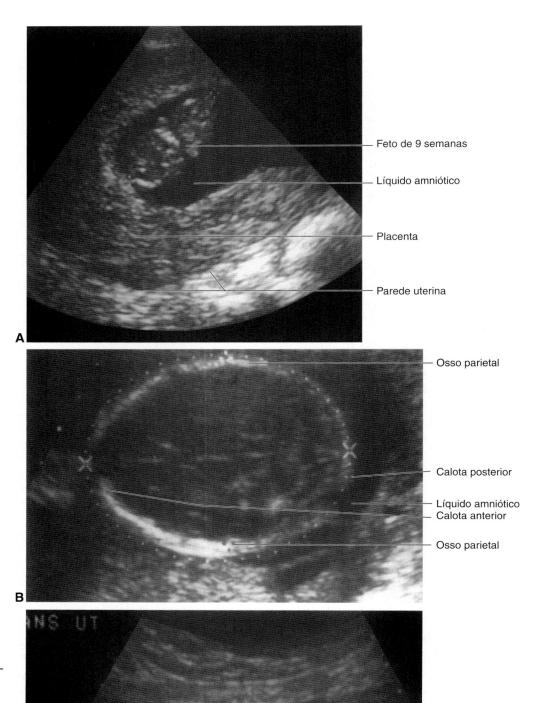

FIGURA 3-30. Ultra-sonografias obstétricas. **A**: Estudo de um feto de 9 semanas. Os *marcadores* indicando o comprimento cabeça-nádega confirmam a gestação de 9 semanas. **B**: Crânio de um feto próximo do termo. As *linhas brancas pontilhadas* delineiam o crânio e o diâmetro biparietal confirma a idade fetal. Os ventrículos cerebrais são vistos vagamente no interior do crânio. **C**: Gestação gemelar. A parede uterina está indicada por *pontas de setas*. Cada feto (*setas retas*) está cercado por líquido amniótico (*setas curvas*). Os fetos estão em sacos separados.

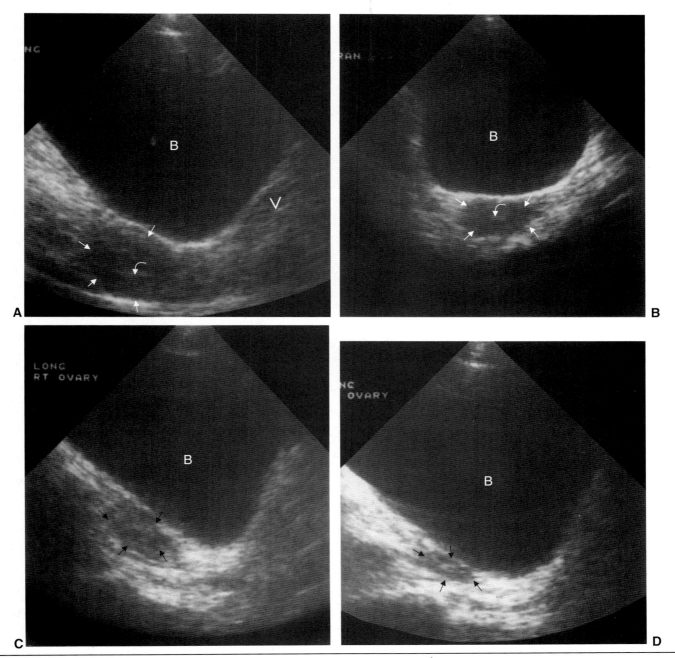

FIGURA 3-31. A: Ultra-sonografia transabdominal longitudinal (sagital) na linha média. Útero normal (*setas retas*). A bexiga cheia de urina é, essencialmente, livre de ecos e, por isso, serve de janela acústica para a pelve. Observe o padrão de eco homogêneo característico do útero normal. A endometrial (*seta curva*) representa as camadas que revestem a cavidade endometrial. A presença dessa faixa indica ausência de gestação intra-uterina ou de qualquer outra massa no útero (B, bexiga urinária; V, vagina). **B**: Ultra-sonografia transabdominal transversal (axial). Útero normal. O fundo uterino é delineado por *setas retas*; a faixa endometrial (*seta curva*) parece menor na imagem transversal. **C**: Ultra-sonografia transabdominal longitudinal (sagital) direita. Ovário direito normal (*setas retas*). **D**: Ultra-sonografia transabdominal longitudinal (sagital) esquerda. Ovário esquerdo normal (*setas retas*).

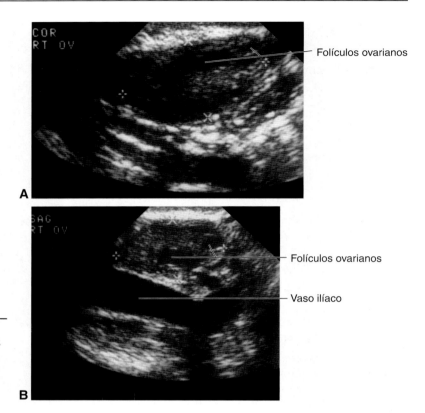

FIGURA 3-32. Ultra-sonografias transvaginais dos ovários direito (**A**) e esquerdo (**B**). As dimensões desses órgãos estão indicadas por *marcas X* e *cruzes*. Observe a definição melhor dos ovários, de modo a se visibilizar os folículos, quando comparado com imagens transabdominais (Fig. 3-31).

INVESTIGAÇÃO DO ABDOME POR IMAGENS DE TOMOGRAFIA COMPUTADORIZADA E RESSONÂNCIA MAGNÉTICA

Tanto a TC como a RM são técnicas úteis no diagnóstico e tratamento da doença abdominal, embora a tomografia computadorizada seja o procedimento mais difundido em virtude da vasta disponibilidade e custo mais baixo.

Na investigação por TC, o movimento do paciente raramente constitui um problema, embora seja ocorrência freqüente no procedimento de RM. Ambas as técnicas possuem a capacidade de executar estudos axiais do abdome. Na verdade, a RM pode produzir imagens em qualquer dimensão (axial, sagital, coronal ou oblíqua).

Exceto em emergências, um paciente a ser submetido a um procedimento de tomografia computadorizada deverá ter ficado em jejum por várias horas. Na maioria dos casos (suspeita de doença renal é a exceção mais comum), um meio de contraste diluído é administrado por via oral antes do início do estudo para demarcar o trato gastrintes-

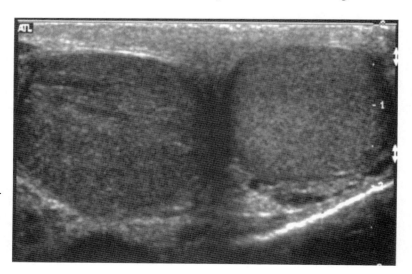

FIGURA 3-33. Ultra-sonografia transversal do escroto. O testículo esquerdo é normal. O direito está aumentado, tem ecogenicidade reduzida e mostra ecodensidades lineares escuras e riscadas. Esses achados indicam orquite. (Cortesia do Dr. Monzer Abu-Yousef, M.D.)

tinal (GI). Isso permite a identificação das alças intestinais, distinguindo-as de massas e de órgãos sólidos.

Imediatamente antes (ou às vezes durante) de um procedimento de TC abdominal, o meio de contraste é injetado por via intravenosa para permitir a identificação de artérias e veias (a TC com contraste). O contraste intravenoso é eliminado pelos rins, de modo que esses órgãos (e posteriormente o sistema urinário e a bexiga) ficarão opacos.

O exame abdominal por RM é adaptado sob medida à anormalidade suspeita e os detalhes técnicos ficam além do escopo deste texto. Meios de contraste intravenosos, como o gadolínio, que pode alterar o sinal de ressonância magnética (RM) em muitos órgãos e doenças, são freqüentemente administrados como parte do estudo por RM.

Interpretação da TC e da RM do Abdome

A compreensão de imagens axiais do abdome não é particularmente difícil para o radiologista novato, se ele possuir o conhecimento anatômico adequado. Você verá que o sistema aqui apresentado é demorado, mas compensador. Primeiro, disponha as imagens em ordem, da cabeça (em direção à cabeça) aos pés. Em muitas circunstâncias, isso já foi feito eletronicamente. A seguir, examine todas as imagens em moldes *Gestalt* [configuração perceptual inteira] para descobrir quaisquer anormalidades óbvias. Examine então cada órgão individualmente, de cima para baixo (ou seja, todas as fatias de TC que contenham o órgão de interesse). Em cada órgão, avalie tamanho e forma de cada área com densidade reduzida ou aumentada. Faça isso para órgãos visíveis como pulmão, fígado, vesícula biliar, baço, pâncreas, glândulas supra-renais, ambos os rins e ureteres, bexiga e genitais. Avalie estômago, duodeno, mesentério do intestino delgado e cólon/apêndice. Estude o retroperitônio da cabeça aos pés – aorta, veia cava e vasos do mesentério, buscando também por qualquer linfonodomegalia ou outras massas. Verifique a cavidade peritoneal quanto à presença de líquido ou massas. Examine as vértebras (e a medula óssea) e a pelve óssea. Por fim, concentre-se na parede abdominal, nos quadris e em partes moles adjacentes. Na leitura de exames abdominais por TC, a meticulosidade leva ao sucesso.

O mesmo sistema pode ser aplicado na RM abdominal, mas – infelizmente, para o observador não-radiologista – há, em geral, muito mais imagens com planos sagital e coronal e várias seqüências de pulso, freqüentemente complementadas depois com meio de contraste magnético intravenoso. A anatomia abdominal normal por TC e RM está ilustrada nas Figuras 3-34 a 3-45.

ANGIOGRAFIA

Às vezes, por razões de diagnóstico, especialmente em casos de trauma ou de hemorragia gastrintestinal, é necessária a execução de uma aortografia (injeção de cateter na aorta abdominal) e de arteriografia seletiva de vasos individuais no abdome. Com a técnica de investigação rápida por imagens de TC a visibilização das artérias e/ou das veias pode ser obtida por meio dessa modalidade após injeção intravenosa de meio de contraste, evitando-se assim a necessidade de colocação de cateter intra-aórtico.

Lembre-se de que partes moles em movimento, como o sangue intravascular, têm menos sinais à RM que o tecido circunjacente. Várias manipulações técnicas são possíveis por meio desse fenômeno, com ou sem a adição de meio de contraste magnético, para permitir a visibilização excelente de quase todos os principais vasos abdominais sem necessidade de cateterização da aorta (Figs. 3-46 e 3-47). A escolha da angiografia por TC ou por RM depende significativamente da prática do radiologista e do tipo de equipamento disponível nas instituições individuais.

A angiografia convencional foi usada no passado para delinear tumores de órgãos sólidos. Hoje, a TC e a RM são métodos mais eficazes e menos invasivos para a caracterização de massas.

ASPECTOS DE ANORMALIDADES GASTRINTESTINAIS EM INVESTIGAÇÕES POR IMAGENS

O tubo digestivo, por ser um órgão oco que se estende desde a boca até o ânus, tem uma estrutura básica e aparência radiográfica completa. Ao se preencher esse tubo com meio de contraste (bário), podem-se obter informações sobre o lúmen e a parede do órgão. A visibilização da superfície mucosa é melhorada pelas técnicas de duplo contraste, pois o bário revestindo a mucosa contrasta com o ar intraluminal. Por isso, existem apenas alguns padrões básicos muito semelhantes no esôfago, estômago e intestinos delgado ou grosso (Fig. 3-48), a saber:

1. Lesão intraluminal, cujos exemplos são: pólipo, corpo estranho ou tumor exofítico.
2. Doenças da mucosa. Os exemplos incluem a inflamação da mucosa e da musculatura adjacente, indicativa de enterite.
3. Lesão mural. A anormalidade localiza-se na parede do intestino (com ou sem envolvimento concomitante da mucosa). Exemplos: tumor, inflamação transmucosa e edema. Quando a anormalidade envolve a parede do intestino (como se observa com freqüência

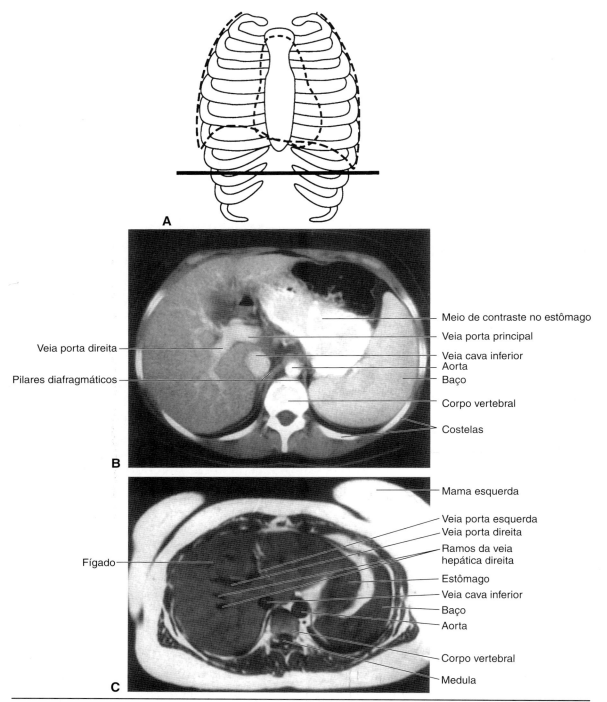

FIGURA 3-34. A: Ilustração do nível anatômico axial aproximado através do fígado e do baço para B e C. **B**: Imagem do abdome por TC axial através do fígado e do baço normal. **C**: Imagem do abdome por RM axial através do fígado e do baço. Normal.

Aspectos de Anormalidades Gastrintestinais em Investigações por Imagens

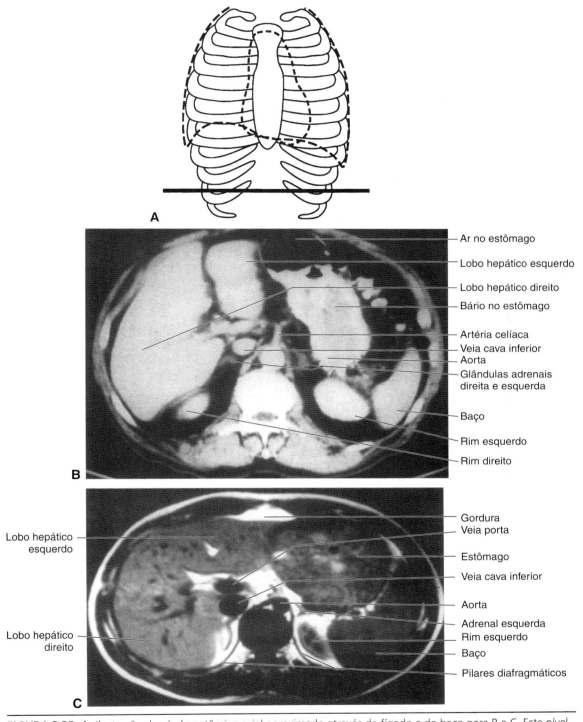

FIGURA 3-35. A: Ilustração do nível anatômico axial aproximado através do fígado e do baço para B e C. Este nível é imediatamente caudal ao nível na Figura 3-34. **B**: Imagem TC do abdome axial através do fígado e do baço. Normal. **C**: Imagem RM do abdome axial através do fígado e do baço. Normal.

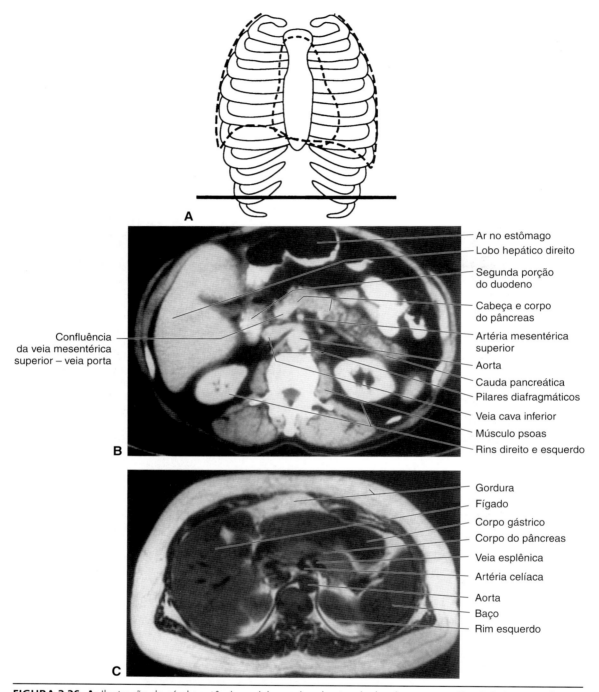

FIGURA 3-36. A: Ilustração do nível anatômico axial aproximado através do pâncreas para B e C. **B**: Imagem do abdome por TC axial através do nível do pâncreas. Normal. **C**: Imagem do abdome por RM axial através do nível do pâncreas. Normal.

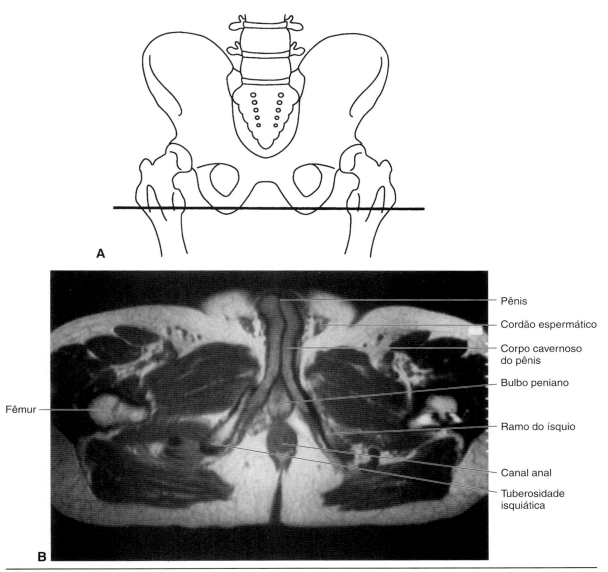

FIGURA 3-39. A: Ilustração do nível anatômico axial aproximado para B. **B**: Imagem de pelve masculina por RM axial em T2 no nível das estruturas do pênis. Normal.

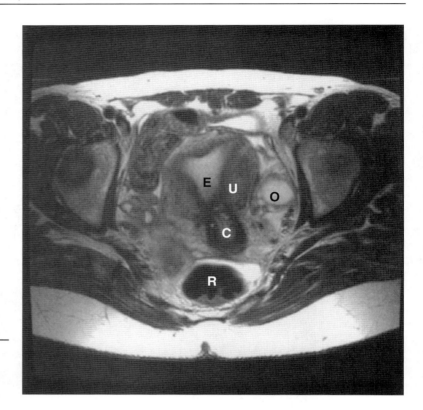

FIGURA 3-40. Imagem de pelve feminina por RM axial em T2. Mesmo nível anatômico da Figura 3-38 (R, reto; U, parede uterina; E, cavidade endometrial; C, colo do útero; O, ovário). (Cortesia do Dr. Alan Stolpen, M.D.)

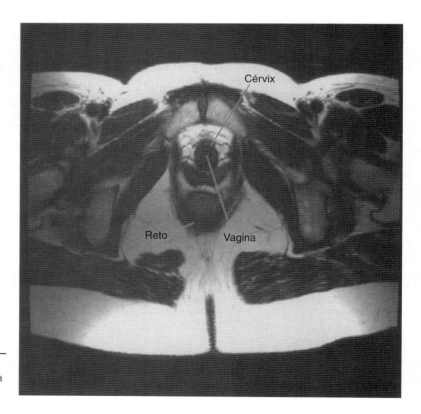

FIGURA 3-41. Imagem de pelve feminina por RM axial em T2. Mesmo nível anatômico da Figura 3-39. (Cortesia do Dr. Alan Stolpen, M.D.)

Aspectos de Anormalidades Gastrintestinais em Investigações por Imagens 109

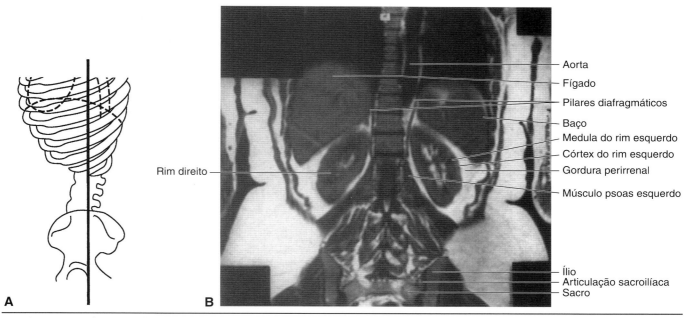

FIGURA 3-42. A: Ilustração do nível anatômico coronal aproximado através dos rins para B. **B**: Imagem do abdome por RM coronal através dos rins. Normal.

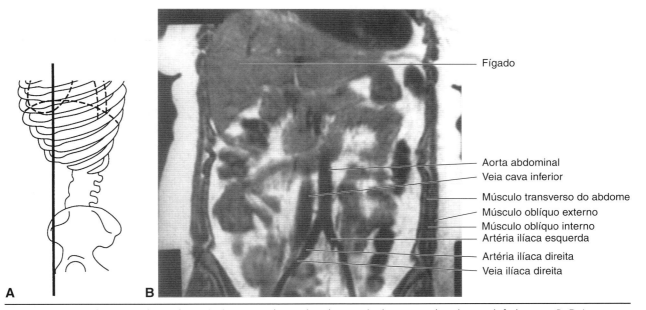

FIGURA 3-43. A: Ilustração do nível anatômico coronal aproximado através da aorta e da veia cava inferior para B. **B**: Imagem do abdome por RM coronal através da aorta abdominal e da veia cava inferior. Normal.

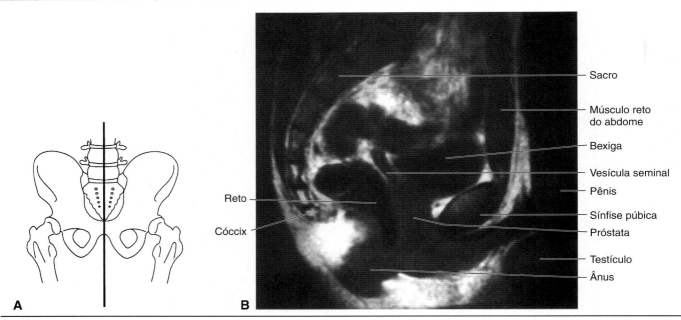

FIGURA 3-44. A: Ilustração do nível anatômico sagital aproximado da linha média para B. **B**: Imagem de pelve masculina na linha média por RM sagital em T2 no nível da bexiga urinária e da sínfise púbica. Normal.

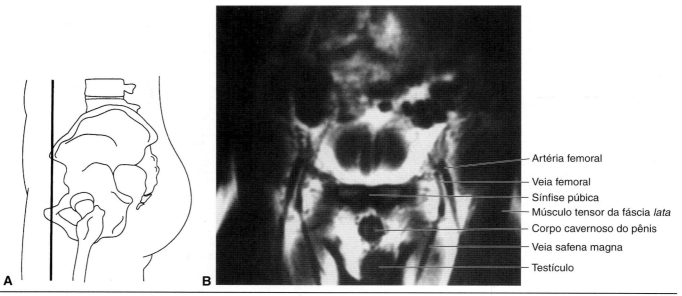

FIGURA 3-45. A: Ilustração do nível anatômico coronal aproximado para B. **B**: Imagem de pelve masculina por RM coronal em T1 através da sínfise púbica. Normal.

no câncer de cólon), observa-se uma imagem em forma de "anel de guardanapo".

4. Lesões extrínsecas. Aqui, tanto a parede como o lúmen do intestino estão deslocados por uma força extrínseca. Os exemplos incluem linfonodos mesentéricos aumentados adjacentes ao tubo digestivo.

5. Projeções extraluminais além do lúmen do intestino. As anormalidades típicas são as ulcerações e os divertículos.

Os sintomas da doença esofágica incluem azia e disfagia (dificuldade de deglutição). Na doença do refluxo esofágico, comum em pacientes idosos, a azia e, mais tarde, a disfagia ocorrem por causa do refluxo de conteúdos gástricos para o esôfago, causando esofagite e, por fim, estenose. As hérnias do hiato geralmente acompanham esse quadro. A esofagografia com bário detecta com facilidade a hérnia e a estenose (Fig. 3-49), embora seja menos sensível no diagnóstico somente da esofagite, quando comparado com a endoscopia. O câncer esofágico apresenta, tipicamente,

Aspectos de Anormalidades Gastrintestinais em Investigações por Imagens **111**

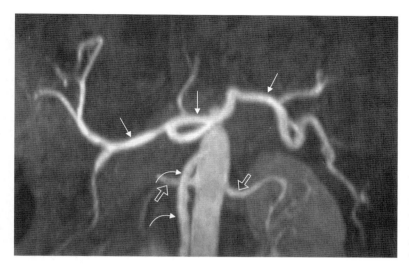

FIGURA 3-46. Angiografia por ressonância magnética do abdome superior. Essa imagem define nitidamente as artérias celíaca (*setas retas*) e mesentérica superior (*setas curvas*) e seus ramos. Observa-se também a origem das artérias renais (*setas abertas*) a partir da aorta. (Cortesia do Dr. Alan Stolpen, M.D.)

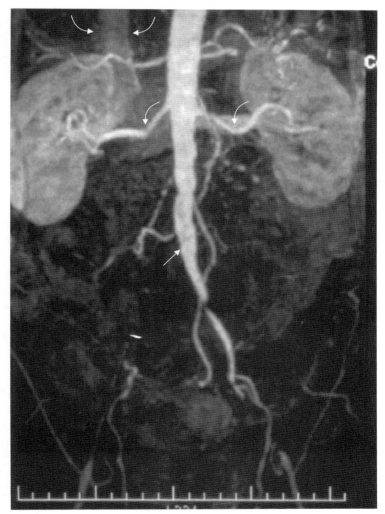

FIGURA 3-47. Angiografia por ressonância magnética da aorta e de seus ramos em paciente com arteriosclerose. A artéria ilíaca direita está obstruída na sua origem (*seta*). As artérias renais (*setas curvas*) estão intactas. Pode-se visibilizar a veia cava inferior (*setas curvas*). (Cortesia do Dr. Alan Stolpen, M.D.)

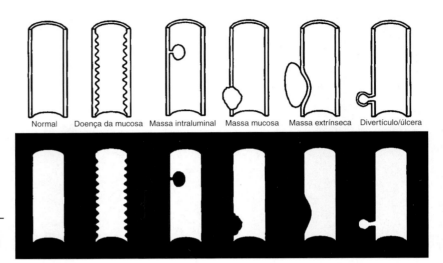

FIGURA 3-48. Tipos de anomalias gastrintestinais (parte superior) e sua aparência radiográfica (parte inferior).

um componente intraluminal e outro intramural, com mucosa anormal e estreitamento do lúmen esofágico (Fig. 3-50). A esofagografia também é útil no estudo de distúrbios da motilidade do esôfago.

A maioria dos estudos do trato GI superior é executada para detectar a doença ulcerosa péptica tanto no estômago como no duodeno. Projetando-se nitidamente a partir do lúmen, as úlceras são mais bem visibilizadas nos exames de duplo contraste (Fig. 3-51). Quando visibilizada de frente, a cratera da úlcera aparece como uma pústula de densidade aumentada à medida que é preenchida pelo bário e o lúmen preenchido com ar (Fig. 3-52). Com freqüência, pregas mucosas irradiam-se em direção à cratera, ajudando na identificação. A recorrência da doença provoca a deformidade do intestino adjacente, especialmente no duodeno.

Os tumores gástricos não são comuns na América do Norte. Pólipos (Fig. 3-53) são observados nos idosos. O câncer de estômago geralmente aparece como massa mucosa ulcerada e irregular, freqüentemente acompanhada por estreitamento concêntrico do estômago adjacente.

Na América do Norte, a doença mais comum localizada do intestino delgado é a doença de Crohn, que causa inflamação, ulcerações da mucosa e espessamento da parede intestinal (Fig. 3-54). Outras lesões localizadas e tumores primários do intestino delgado são raros.

O intestino delgado também pode ser afetado completamente por uma ampla variedade de distúrbios metabólicos, imunes e de outra natureza. Um exemplo clássico é o espru (hipersensibilidade ao glúten) com dilatação associada do intestino delgado. Observa-se também a diluição do bário e a proeminência de pregas da mucosa.

Os estudos com enema de bário são úteis no exame minucioso da doença inflamatória do cólon. A colite ulcerativa inicia-se no reto e estende-se até uma distância variável em sentido proximal (Fig. 3-35). A superfície mucosa mostra ulcerações minúsculas e uniformes por toda a área afetada, freqüentemente acompanhada por perda de haustrações (cólon em cano de chumbo). A doença de Crohn que atinge o cólon (Fig. 3-56) geralmente poupa o reto, lesões salteadas são comuns e ulcerações mais profundas ocorrem.

O enema de bário, especialmente com a técnica de duplo contraste, é valioso na detecção de pólipos colônicos,

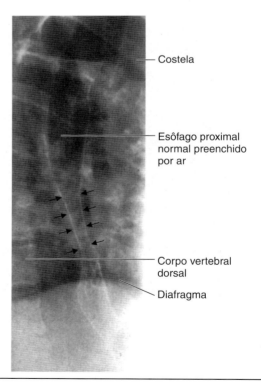

FIGURA 3-49. Esofagografia com duplo contraste. Estenose esofágica distal. A imagem uniforme, longa e afunilada do esôfago distal estreitado (*setas retas*) é típica de uma estenose benigna, em virtude do refluxo do conteúdo gástrico para o esôfago.

Aspectos de Anormalidades Gastrintestinais em Investigações por Imagens

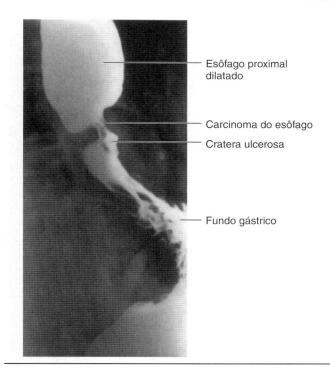

FIGURA 3-50. Esofagografia com bário. Carcinoma do esôfago. O câncer produz um segmento estreitado com mucosa irregular e ulceração. O esôfago proximal está dilatado, mas dentro da normalidade.

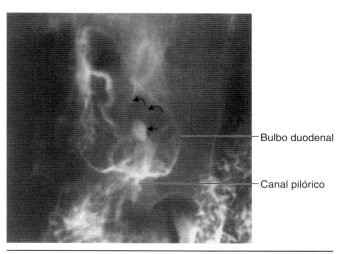

FIGURA 3-52. Estudo do trato GI superior com duplo contraste, demonstrando quadro de úlcera do bulbo duodenal central (*seta*). As pregas de mucosa duodenal (*setas curvas*) irradiam-se em direção à cratera da úlcera.

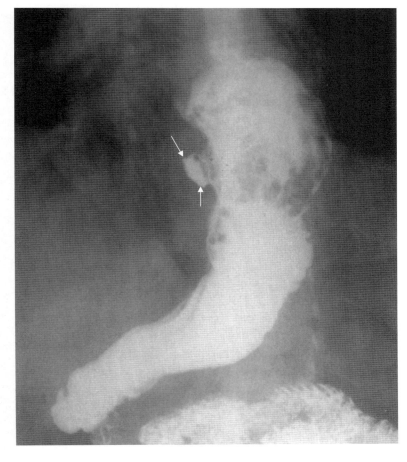

FIGURA 3-51. Estudo do trato GI superior demonstrando quadro de úlcera gástrica. A úlcera com curvatura menor (*setas*) projeta-se a partir do lúmen do estômago.

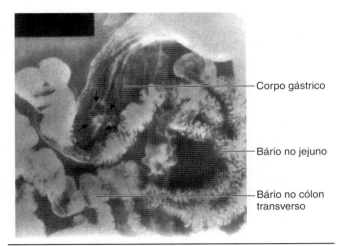

FIGURA 3-53. Estudo do trato GI superior com duplo contraste, mostrando pólipo gástrico. O pedículo (*seta curva*) do pólipo benigno (*setas retas*) é nitidamente visível.

assim como de câncer de cólon. Os pólipos intraluminais (Fig. 3-57) são mais facilmente detectados que aqueles sésseis (ao longo da parede colônica). A evolução de pólipos para câncer de cólon realmente ocorre: quanto maior o pólipo, maior a chance de a histologia demonstrar uma alteração maligna. Existem cerca de 150 mil novos casos de carcinoma no cólon e no reto informados por ano no EUA. A detecção precoce dessa doença aumenta significativamente a sobrevida. À medida que o câncer progride em tamanho, a lesão freqüentemente envolve o lúmen intestinal na forma de "maçã mordida" ou "anel de guardanapo" (Fig. 3-58). As lesões cancerosas grandes e avançadas ficam evidentes em investigações por TC (Fig. 3-59).

Há várias síndromes caracterizadas por pólipos colônicos múltiplos, às vezes com pólipos adicionais do intestino delgado ou do estômago. Entre essas síndromes destaca-se a polipose familiar do cólon, caracterizada por adenomas múltiplos, todos com potencial de malignidade (Fig. 3-60).

A apendicite aguda é a doença cirúrgica mais comum do abdome. Quando a história clínica e o exame físico forem significativamente sugestivos de apendicite, não serão necessárias investigações complementares por imagens, pois a precisão dos achados clínicos chega a 90%. Radiografias simples do abdome não são úteis no diagnóstico dessa doença, a menos que se observe a presença de apendicolito calcificado. As investigações por imagens são mais valiosas nos indivíduos com probabilidade baixa a moderada de um diagnóstico positivo (Fig. 3-61). Nas crianças, geralmente se escolhe o exame cuidadoso por ultra-sonografia; nessa faixa etária, a TC às vezes é dificultada por causa da pequena quantidade de gordura ao redor do

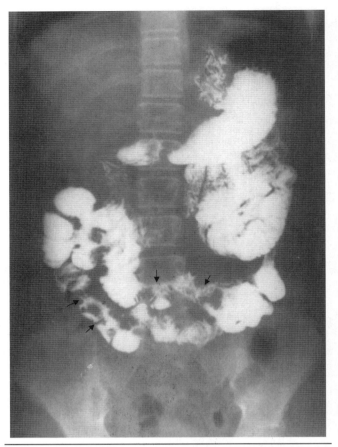

FIGURA 3-54. Íleo com doença de Crohn. Exame anterógrado do intestino delgado. A porção intestinal afetada (*setas*) mostra-se estreitada; o espaço adjacente entre as alças do intestino delgado indica espessamento da parede intestinal.

apêndice. Nos adultos, recomenda-se a TC do quadrante inferior direito, com ou sem o uso de meio de contraste. O apêndice normal pode ser identificado, na maioria dos casos, como uma estrutura tubular pequena com lúmen distendido, espessamento da parede periapendicular e inflamação da gordura adjacente (Fig. 3-62). A perfuração do apêndice pode ser diagnosticada pelas alterações adjacentes ao órgão.

ASPECTOS DE ANORMALIDADES GENITURINÁRIAS EM INVESTIGAÇÕES POR IMAGENS

Certas anormalidades obstruem o fluxo da urina, produzindo obstrução proximal. As obstruções congênitas da junção ureteropélvica (JUP) podem, às vezes, ser diagnosticadas *in utero*; os casos menos graves não se manifestam até mais tarde na vida. A ultra-sonografia é uma técnica excelente para demonstrar a obstrução da junção ureteropélvica, exibindo o volume da dilatação pielocaliciana e seu

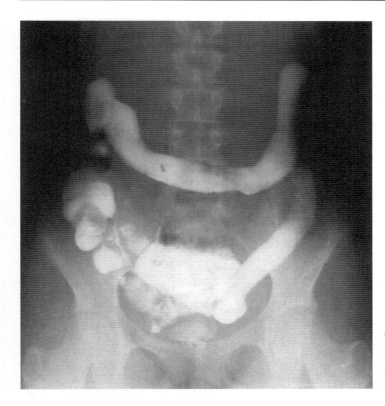

FIGURA 3-55. Colite ulcerativa. Enema de bário. Todo o cólon, exceto o ceco, mostra-se uniformemente estreitado, a superfície mucosa é irregular e a configuração como um todo sugere a aparência de um tubo de chumbo.

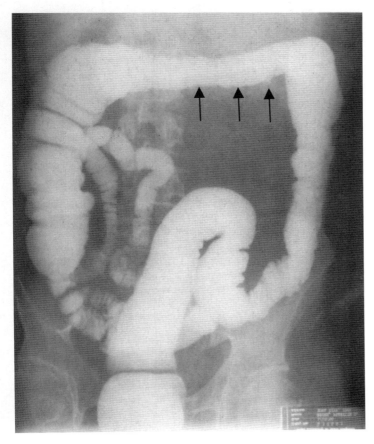

FIGURA 3-56. Doença de Crohn do cólon. Enema de bário. O reto, o sigmóide e o cólon ascendente são normais. As porções colônicas descendente e transversa mostram-se levemente estreitadas e a mucosa é nodular, com pequenas ulcerações (*setas*), estendendo-se a partir do lúmen do cólon.

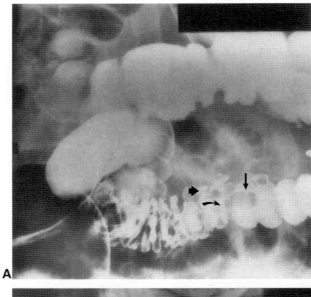

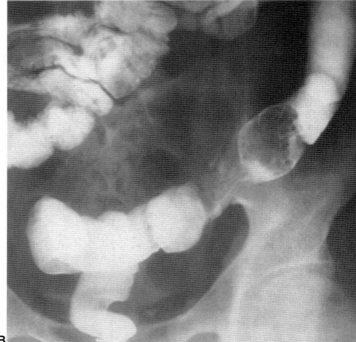

FIGURA 3-57. A: Exame do cólon com duplo contraste. Pólipo benigno do cólon sigmóide. O corpo do pólipo está indicado pela *seta reta longa* e o pedículo (*seta curva*) é claramente visível. Múltiplos divertículos *(ponta de seta)* estão presentes no cólon sigmóide. **B**: Adenoma viloso com carcinoma focal na mucosa do pólipo. Massa grande e lobulada preenchendo o lúmen do cólon sigmóide.

efeito sobre o parênquima renal (Fig. 3-63). A obstrução congênita da junção vesicouretral é menos freqüente, mas geralmente bilateral.

Na fase embrionária, os rins desenvolvem-se na pelve e migram em direção cefálica para o abdome. Na falha desse processo, ocorrerá um quadro denominado de rim pélvico, rim sacral ou simplesmente ectopia (Fig. 3-64). Às vezes, o rim migrará para o lado oposto àquele onde deveria ficar, o que se chama de ectopia cruzada (Fig. 3-65). O rim em forma de ferradura é um quadro no qual os pólos inferiores dos rins direito e esquerdo estão conectados por uma ponte, ou istmo, de tecido renal (Fig. 3-66).

A ureterocele (Fig. 3-67) constitui um segmento ureteral intramural dilatado que se projeta para o interior da bexiga, simulando a cabeça de uma cobra. As ureteroceles resultam de estenoses congênitas ou adquiridas no óstio ureteral e podem causar obstrução parcial do ureter. Os divertículos da bexiga são geralmente adquiridos, mas às vezes podem ser congênitos (Fig. 3-68).

Aspectos de Anormalidades Geniturinárias em Investigações por Imagens

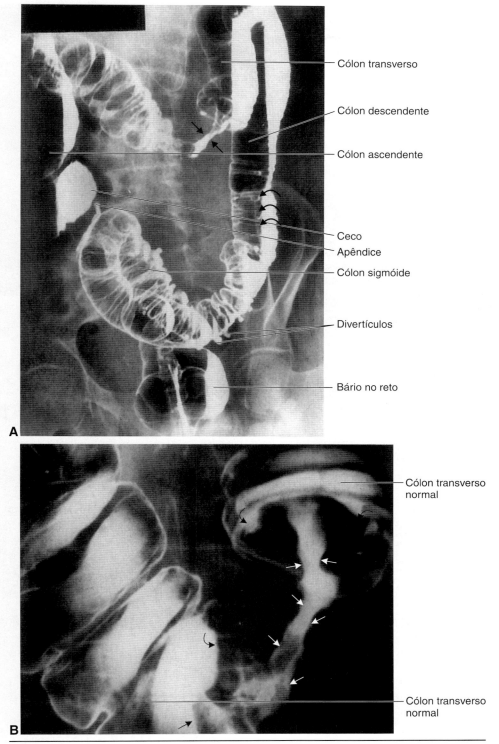

FIGURA 3-58. A: Adenocarcinoma do cólon transverso. Exame do cólon com duplo contraste. Observe a aparência clássica de maçã mordida do câncer de cólon. O núcleo representa a porção patente do lúmen intestinal (*setas retas*). Divertículos do cólon descendente são visibilizados de frente. **B**: Projeção em close da massa tumoral em A. Observe a mucosa irregular do lúmen estreitado da lesão do núcleo em forma de miolo de maçã (*setas retas*). A massa cria uma deformidade em forma de ombro (*setas curvas*) no cólon transverso vizinho, em sentido tanto proximal como distal.

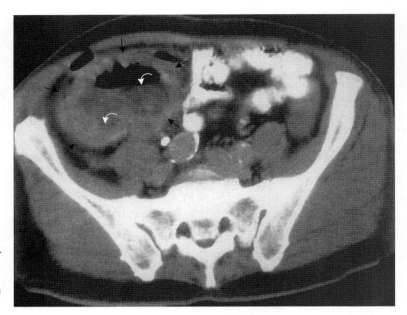

FIGURA 3-59. Imagem do abdome inferior por TC axial. As *setas brancas* delineiam uma grande neoplasia no ceco. As *setas curvas* mostram nível hidroaéreo dentro da massa tumoral secundário à necrose.

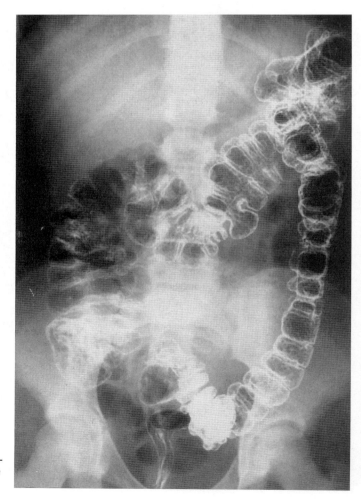

FIGURA 3-60. Polipose familial do cólon. Enema de bário de duplo contraste. Observam-se muitos pólipos finos em todo o cólon.

Aspectos de Anormalidades Geniturinárias em Investigações por Imagens **119**

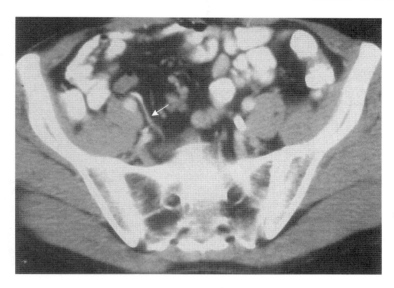

FIGURA 3-61. Apêndice normal. TC do abdome. O apêndice é a densidade vermiforme cheia de bário (*setas*) no quadrante inferior direito. (Cortesia do Dr. Bruce Brown, M.D.)

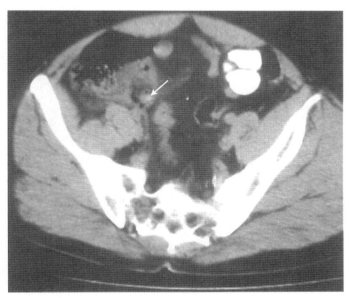

FIGURA 3-62. Projeção transversa do apêndice por TC abdominal. Apendicite com perfuração. Presença de apendicolito calcificado no lúmen do apêndice (*seta*). Gás na parede do apêndice e líquido na região ao redor do apêndice. (Cortesia do Dr. Bruce Brown, M.D.)

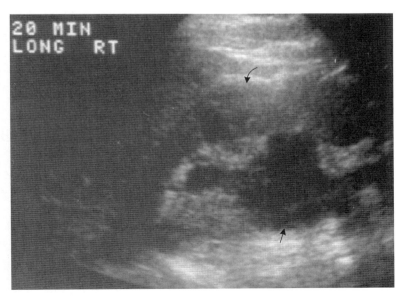

FIGURA 3-63. Ultra-sonografia abdominal. Obstrução da junção ureteropélvica. Dilatação da pelve livre de ecos e dos cálices associados (*setas*). As *setas curvas* indicam as bordas renais-corticais. (Cortesia do Dr. Monzer Abu-Yousef, M.D.).

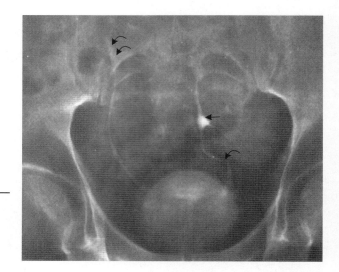

FIGURA 3-64. Urografia excretora AP do abdome. Rim pélvico (ectopia simples). O rim esquerdo está situado na pelve, em posição cefálica à bexiga urinária. O sistema coletor superior do rim pélvico está indicado pela *seta reta*. Observe o ureter esquerdo encurtado (*seta curva*) e o ureter direito normal (*setas curvas duplas*).

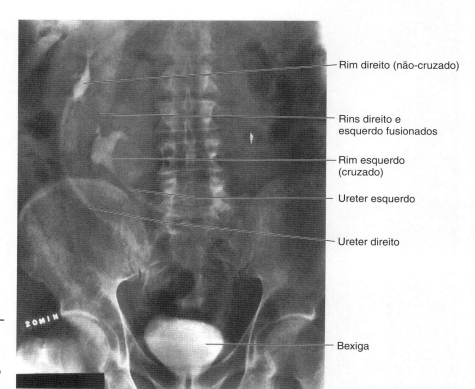

FIGURA 3-65. Urografia excretora AP do abdome de 20 minutos. Ectopia fundida cruzada. Nessa anomalia, o pólo superior do rim cruzado está geralmente fundido ao pólo inferior do rim não-cruzado.

Aspectos de Anormalidades Geniturinárias em Investigações por Imagens 121

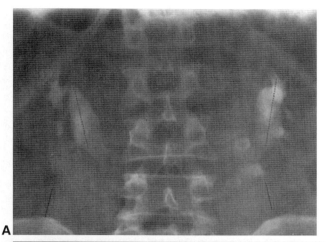

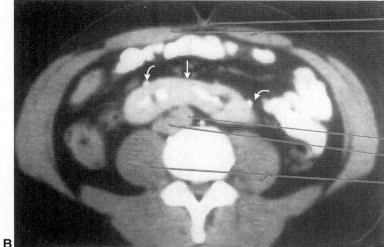

FIGURA 3-66. A: Urografia excretora AP do abdome. Rim em ferradura. Os pólos inferiores dos rins têm orientação medial. Uma dica útil para o diagnóstico é o fato de os eixos renais (*linhas pontilhadas*) não estarem paralelos às margens (*linhas sólidas*) do músculo psoas. **B**: TC axial do abdome inferior com meio de contraste intravenoso. Uma ponte de tecido renal ou istmo (*seta reta*) liga os pólos renais inferiores, que ficam na frente da aorta e da veia cava inferior. Os ureteres cruzam o istmo anteriormente (*setas curvas*) e os sistemas coletores superiores estão indicados por *setas retas duplas*.

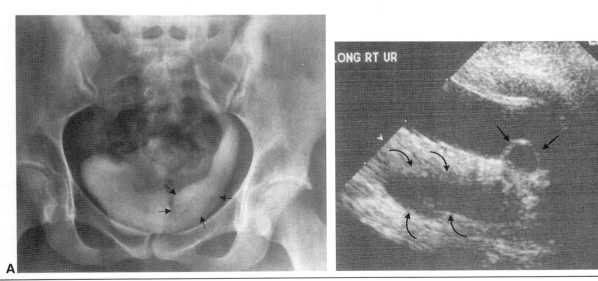

FIGURA 3-67. A: Urografia excretora AP da pelve. Ureterocele. Observe a aparência de cabeça de cobra (*setas retas*) da ureterocele. O ureter esquerdo está moderadamente dilatado. **B**: Ureterocele, em ultra-sonografia da pelve. A parede da ureterocele (*setas*) é visibilizada pela urina sem eco na bexiga e no interior da ureterocele. Observa-se ureter dilatado (*setas curvas*) posterior à bexiga.

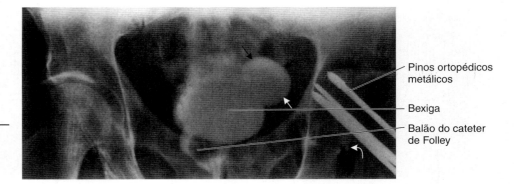

FIGURA 3-68. Cistografia. Divertículo da bexiga (*setas retas*). Observam-se pinos unilaterais atravessando fratura do quadril esquerdo (*seta curva*).

A urolitíase é um dos problemas urológicos mais comuns encontrados na prática médica diária. A maioria dos cálculos ureterais é menor que 1 cm de diâmetro, e cerca de 75% dos cálculos agudamente sintomáticos estão localizados no terço distal do ureter. Cerca de 90% de todos os cálculos geniturinários (GU) se mostram radiopacos na radiografia plana.

Na verdade, alguns cálculos renais radiopacos que preenchem parte ou todo o sistema de coleta superior são chamados de cálculos coraliformes (Fig. 3-69). Quando forem bilaterais, sua aparência não deverá ser confundida com meios de contraste presentes nesses sistemas coletores superiores. Obviamente, os cálculos podem aparecer em qualquer local do trato urinário (Fig. 3-70). O diagnóstico diferencial para uma falha de enchimento (não-radiopaca) da pelve renal é apresentado na Tabela 3-6.

As calcificações renais intersticiais unilaterais ou bilaterais múltiplas são conhecidas como nefrocalcinose. A nefrolitíase, ou calcificação nos túbulos renais, ocorre com anormalidades metabólicas (hipercalcemia) ou com túbulos coletores congenitamente dilatados (rim esponjoso medular). A aparência à radiografia simples (Fig. 3-71) é patognômica – outra "Minnie".

Embora a urografia excretora seja usada com freqüência para o diagnóstico de urolitíase (a técnica é valiosa na quantificação do grau de obstrução ureteral), ela é consideravelmente menos sensível que a TC. O protocolo atual para pacientes com suspeita de cálculos ureterais pede o exame por TC com múltiplos cortes através das regiões dos rins e ureteres, sem o uso de meio de contraste intravenoso (Fig. 3-72).

A ultra-sonografia terapêutica transformou-se em uma ferramenta útil para a fragmentação de cálculos. A técnica recebe o nome de litotripsia extracorpórea por ondas de choque (LEOC) (Fig. 3-73). Os cálculos fragmentados são, em geral, eliminados espontaneamente, sem necessidade de intervenção cirúrgica.

As infecções do trato GU são ocorrências comuns na medicina e, em geral, não exigem procedimentos de diagnóstico por imagens. Nas crianças, especialmente nos meninos, com infecção urinária documentada, recomenda-se o estudo para refluxo vesicoureteral (Fig. 3-28) e

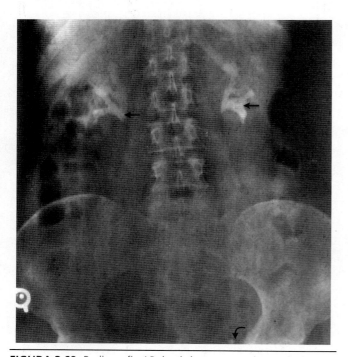

FIGURA 3-69. Radiografia AP do abdome em supino. Cálculos coraliformes renais bilaterais. Os cálculos (*setas retas*) assemelham-se a meio de contraste nos sistemas coletores superiores, demonstrando a importância da radiografia preliminar. Por acaso pode-se observar um flebólito pélvico esquerdo (*seta curva*).

TABELA 3-6 Massas na Pelve Renal

- Cálculos
- Tumor
- Micetoma (bola de fungos)
- Coágulo sangüíneo
- Papilas renais necróticas

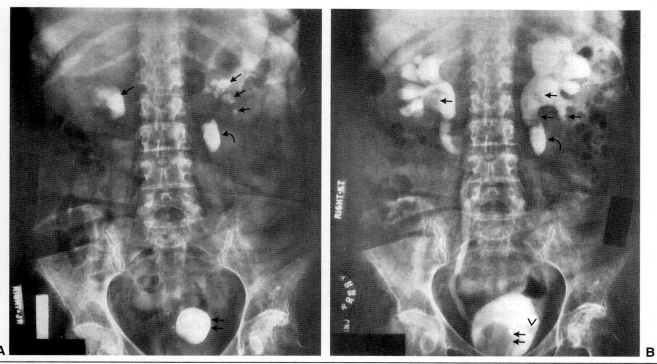

FIGURA 3-70. A: Radiografia preliminar do abdome. Observa-se a presença de cálculos renais bilaterais radiopacos (*setas retas*), um grande cálculo radiopaco no ureter esquerdo proximal (*seta curva*) e outro grande cálculo radiopaco na bexiga urinária (*setas retas duplas*). **B**: Urografia excretora AP de 5 minutos do abdome no mesmo paciente de A. Os sistemas coletores superiores bilaterais dilatados contêm múltiplas falhas de enchimento posteriores aos cálculos (*setas retas*). O ureter esquerdo proximal está obstruído por um grande cálculo (*seta curva*) e toda a extensão do ureter direito está dilatada, sugerindo a presença de cálculo de obstrução na junção ureterovesical. O cálculo opaco da bexiga urinária (*setas retas duplas*) agora aparece não-opaco com relação ao meio de contraste mais denso ao redor. Observe o cateter na bexiga (*ponta de seta*).

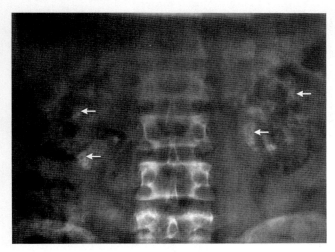

FIGURA 3-71. Nefrolitíase. A radiografia abdominal mostra extensos cálculos bilaterais (*setas*) em distribuição radial.

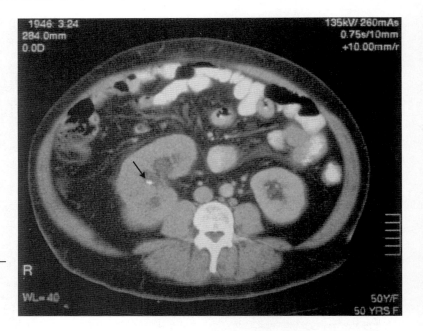

FIGURA 3-72. TC axial do abdome no nível dos rins. Presença de cálculo renal (*seta*) em um cálice do rim direito (que era invisível na radiografia abdominal). (Cortesia do Dr. Rommel Dhadha, M.D.)

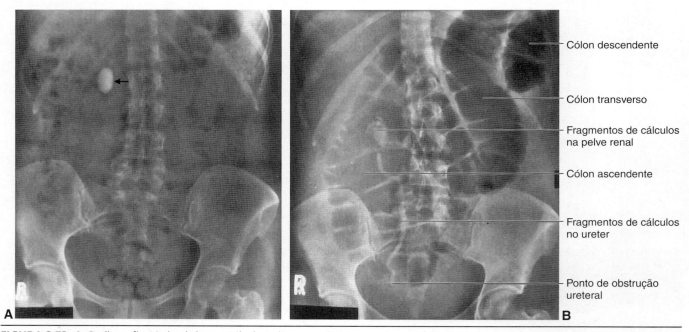

FIGURA 3-73. A: Radiografia AP do abdome. Cálculo radiopaco solitário na pelve renal direita (*seta reta*). **B**: Radiografia AP do abdome 24 horas após litotripsia extracorpórea por ondas de choque – LEOC. O ureter está cheio de múltiplos fragmentos pequenos do cálculo, causando obstrução, fenômeno conhecido como *steinstrasse* (ou *stone street* – rua de cálculos). O cólon está cheio de ar e dilatado (íleo adinâmico), por causa da dor da cólica renal.

o estudo ultra-sonográfico dos rins, que também é valioso. A gravidade da infecção varia de um quadro de cistite leve até o abscesso perinéfrico (Fig. 3-74). A pielonefrite aguda normalmente provoca dilatação renal que pode ser focal (Fig. 3-75); no quadro de pielonefrite atrófica, o rim pode encolher.

Os cistos renais podem ser únicos, múltiplos, unilaterais ou bilaterais. Essas lesões são geralmente assintomáticas e, com freqüência, descobertas por acaso em exames de urografia excretora, ultra-sonografia ou TC conduzidos por outras razões. Embora não tenham nenhum significado clínico, os cistos devem ser avaliados com cuidado

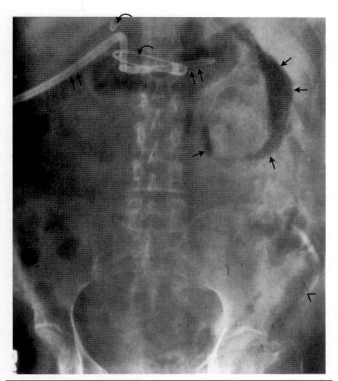

FIGURA 3-74. Radiografia AP do abdome em supino. Abscesso perinéfrico esquerdo. Presença de gás no abscesso ao redor do rim esquerdo *(setas retas)*. Observam-se a presença de um dreno de abscesso *(setas retas duplas)* e pinos comuns de segurança *(setas curvas)* projetando-se sobre o abdome. Presença de gás nos tecidos subcutâneos do flanco esquerdo *(ponta de seta)* formado após a extensão da infecção.

para distingui-los de tumores sólidos. Essa diferenciação é facilmente executada por meio da ultra-sonografia (Fig. 3-76) ou da TC (Fig. 3-77), pois a densidade de água e as bordas nítidas dos cistos são evidentes. Outros tumores renais benignos são raros.

Os tumores renais malignos são constituídos de massas sólidas. Cerca de 90% são carcinomas de células renais. Os pacientes portadores desse tipo de tumor podem-se apresentar com hematúria significativa ou microscópica, dor ou outros sintomas. A ultra-sonografia (Fig. 3-78) determina a natureza sólida da massa. A TC e/ou a RM constituem métodos comprovados de diagnóstico. A urografia excretora é menos sensível e precisa. Os aspectos radiológicos de tumores oncológicos renais primários estão listados na Tabela 3-8 e alguns exemplos são demonstrados nas Figs. 3-79 e 3-80.

Os tumores malignos do urotélio ocorrem na pelve renal, no ureter ou na bexiga, e uma vez que causam obstrução urinária, são mais bem visibilizados com a opacificação ureteral (Figs. 3-81 e 3-82).

As oncologias extrínsecas, como os tumores retroperitoneais, podem deslocar ou obstruir o ureter (Fig. 3-83). As neoplasias primárias e secundárias também podem envolver o ureter e a bexiga (Figs. 3-84 e 3-85).

INVESTIGAÇÃO OBSTÉTRICA E GINECOLÓGICA POR IMAGENS

Hoje em dia é rara a necessidade de radiografias simples do abdome para o diagnóstico de gravidez; entretanto, quando esse estudo é conduzido (por necessidade ou por acidente; Figura 3-86) o risco de dano ao feto em virtude da radiação é extremamente baixo. Aqui está outra "Minnie" – uma radiografia mostrando um dispositivo intra-uterino de contracepção (Fig. 3-87).

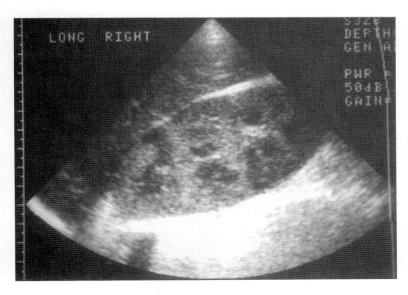

FIGURA 3-75. Ultra-sonografia sagital do rim direito. Pielonefrite segmentar. Observe a ecogenicidade aumentada do pólo superior. Os focos de brilho reduzido em ambos os pólos superior e inferior são as pirâmides renais. (Cortesia do Dr. Monzer Abu-Yousef, M.D.)

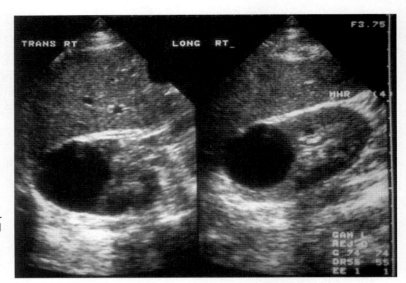

FIGURA 3-76. Ultra-sonografias transversal e longitudinal do rim direito. Cisto renal do pólo superior, ecolucente, com bordas nítidas e apresentando reforço posterior. (Cortesia do Dr. Monzer Abu-Yousef, M.D.)

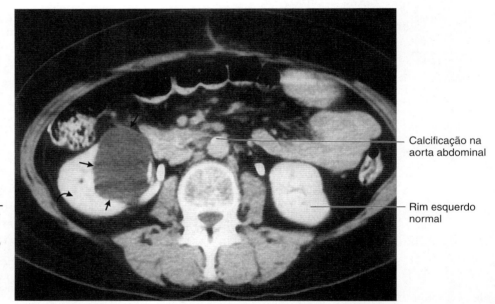

— Calcificação na aorta abdominal

— Rim esquerdo normal

FIGURA 3-77. Imagem do abdome por TC axial através dos rins após injeção de meio de contraste intravenoso. Cisto no rim direito apresentando margens lisas e nítidas (*setas retas*) e densidade de tecido baixa, quando comparada com o restante do órgão (*seta curva*).

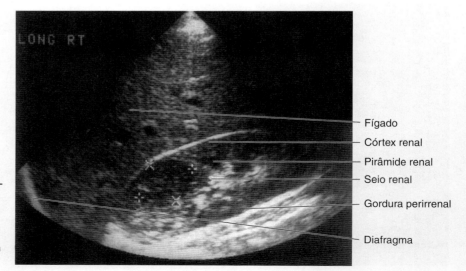

— Fígado
— Córtex renal
— Pirâmide renal
— Seio renal
— Gordura perirrenal
— Diafragma

FIGURA 3-78. Carcinoma de células renais. Ultra-sonografia longitudinal do rim direito. As *marcas X* e as *cruzes* delineiam massa renal no pólo superior. Os numerosos ecos internos (hiperecóicos) dentro da massa indicam massa sólida.

Investigação Obstétrica e Ginecológica por Imagens 127

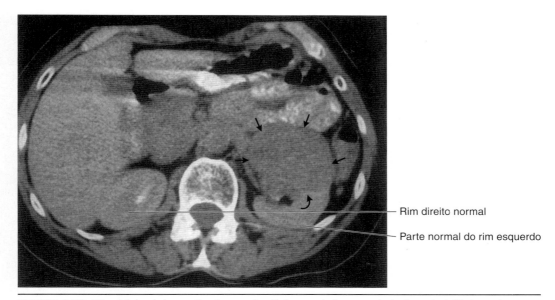

FIGURA 3-79. TC axial do abdome. Carcinoma de células renais à esquerda (*setas retas*). Trata-se de uma massa sólida com margem mal definida com o rim normal (*seta curva*).

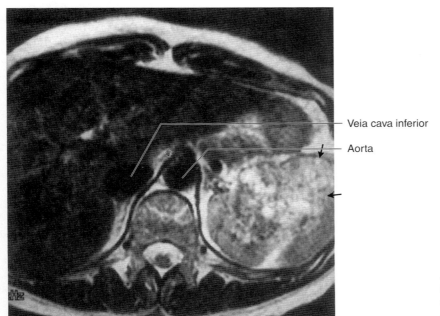

FIGURA 3-80. Imagem do abdome por RM axial em T2. Observa-se carcinoma significativo de células renais no rim esquerdo (*setas*).

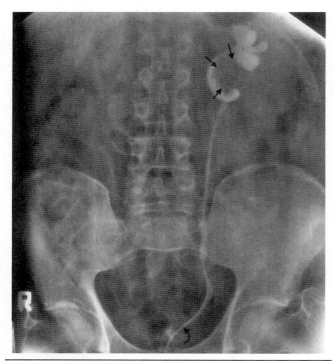

FIGURA 3-81. Pielografia retrógrada esquerda. Carcinoma de células de transição na pelve renal esquerda (*setas retas*). Presença de cateter retrógrado posicionado no ureter esquerdo (*seta curva*).

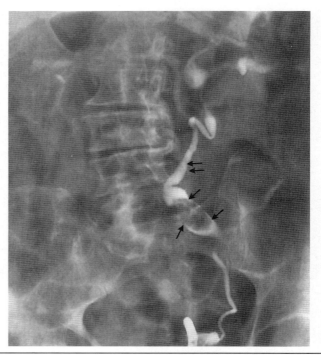

FIGURA 3-82. Pielografia retrógrada esquerda. Carcinoma obstruindo parcialmente o ureter (*setas retas*) resultou em dilatação do ureter proximal (*setas retas duplas*). Presença de cistoscópio na bexiga.

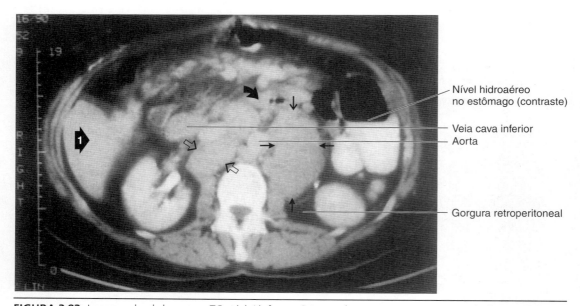

FIGURA 3-83. Imagem do abdome por TC axial. Linfoma. O tumor (*setas pretas pequenas* e *abertas curtas*) envolve linfonodos no retroperitônio e cerca a aorta e a veia cava inferior realçadas. A seta identificada como 1 indica o aspecto inferior do fígado.

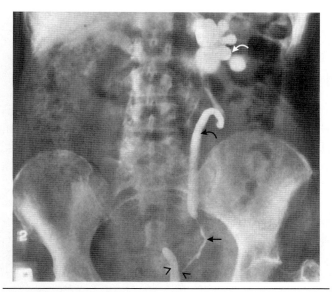

FIGURA 3-84. Pielografia retrógrada esquerda. Confinamento do ureter esquerdo distal por câncer do colo uterino resultou em estenose e obstrução parcial do ureter esquerdo distal (*seta reta*). O ureter esquerdo proximal à estenose está dilatado (*setas curvas*). Podem-se visibilizar o cistoscópio e o cateter retrógrado (*pontas de seta*).

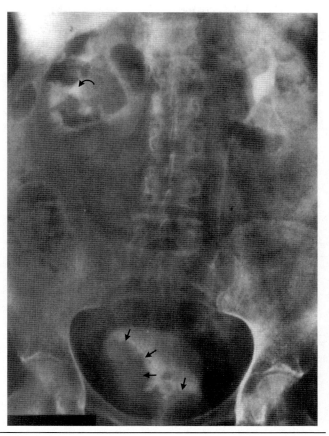

FIGURA 3-85. Urografia excretora AP do abdome. Carcinoma de células de transição da bexiga. A massa na bexiga (*setas retas*) está obstruindo parcialmente o óstio ureteral direito, resultando em um sistema coletor superior direito dilatado (*seta curva*). O rim esquerdo e o ureter são normais.

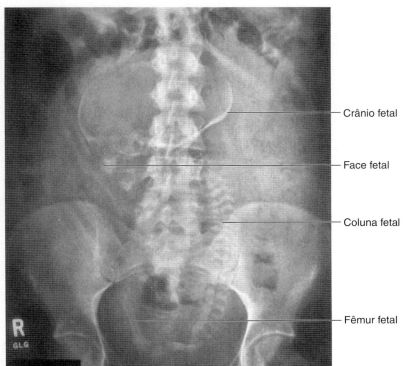

— Crânio fetal

— Face fetal

— Coluna fetal

— Fêmur fetal

FIGURA 3-86. Radiografia AP do abdome. Gestação intra-uterina no terceiro trimestre com apresentação de nádegas.

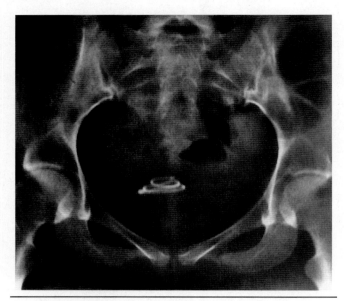

FIGURA 3-87. Radiografia AP da pelve. Presença de dispositivo intra-uterino (DIU). A *seta reta* indica a posição normal e a aparência do DIU.

A avaliação de rotina por ultra-sonografia da gestante e seu feto, prática-padrão no mundo desenvolvido, tem valor considerável na obstetrícia, pois a técnica permite avaliarem-se a maturação do feto, as principais anomalias, a placenta e as várias condições maternas associadas (Figs. 3-88 e 3-89). A gravidez ectópica (tubária) é diagnosticada com rapidez pela ultra-sonografia (Fig. 3-90).

As anomalias uterinas e as doenças tubárias que afetam a fertilidade são freqüentemente estudadas por histe-rossalpingografia. Nesse exame, injeta-se meio de contraste no colo uterino, para delinear a cavidade uterina e as tubas uterinas (Fig. 3-91). Na mulher normal, o contraste passa à cavidade peritoneal. As anomalias do útero podem ser detectadas por ultra-sonografia, TC e RM (Fig. 3-92). As tubas uterinas infectadas ficam tipicamente cheias de pus (piossalpinge) e apresentam aspectos característicos à ultra-sonografia (Fig. 3-93).

Os fibróides uterinos benignos (leiomiomatose), que constituem os tumores ginecológicos mais comuns, podem (se calcificados) ser reconhecidos por sua aparência clássica na radiografia abdominal (Fig. 3-94). Eles são visibilizados freqüentemente em outras investigações por imagens (Figs. 3-95 e 3-96).

A investigação por imagens tem, até hoje, desempenhado um papel menor na avaliação de carcinoma do endométrio. A RM pode ser útil no estadiamento do câncer de colo de útero (Fig. 3-97).

Os estudos de investigação por imagens possuem capacidade muito melhor de detecção de tumores do ovário que o simples exame físico. Raramente esses tumores são diagnosticados em radiografias planas, a menos que sejam enormes ou possuam aspectos típicos (Fig. 3-98). As neoplasias, tanto benignas como malignas, possuem aspectos característicos à ultra-sonografia, TC e RM. Como ocorre nos rins, a ultra-sonografia separa massas sólidas das císticas (geralmente benignas) (Fig. 3-99).

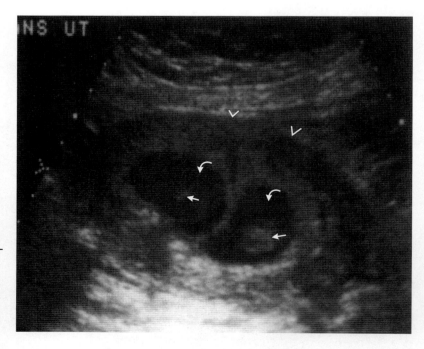

FIGURA 3-88. Ultra-sonografia obstétrica transabdominal transversal. Gestação gemelar. Os fetos gêmeos (*setas retas*) estão localizados em sacos separados e cercados por líquido amniótico (*setas curvas*). A parede uterina está indicada por *pontas de setas*.

Investigação Obstétrica e Ginecológica por Imagens

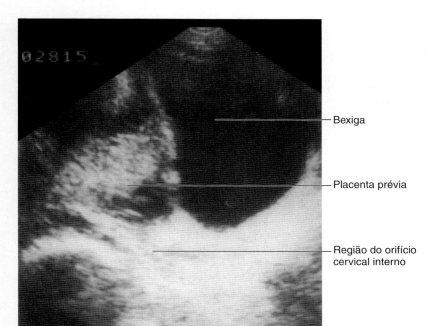

FIGURA 3-89. Ultra-sonografia transabdominal longitudinal (sagital). Placenta prévia. A ultra-sonografia mostra a placenta cobrindo o orifício interno do colo do útero, impedindo assim o parto vaginal.

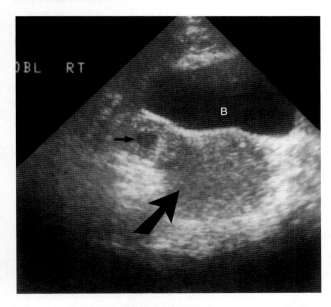

FIGURA 3-90. Ultra-sonografia transabdominal oblíqua. Gestação ectópica. A *seta grande* indica útero hiperecóico, cheio de sangue. A *seta pequena* mostra o saco gestacional na tuba uterina direita (B, bexiga urinária).

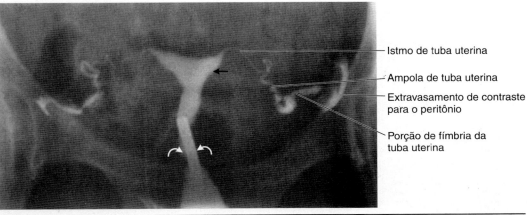

FIGURA 3-91. Histerossalpingografia. Útero normal (*seta reta*) e tubas uterinas. Extravasamento de meio de contraste injetado no útero via cânula cervical (*setas curvas*) no espaço peritoneal, indicando a patência da tuba uterina.

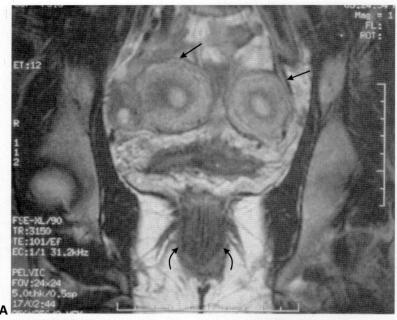
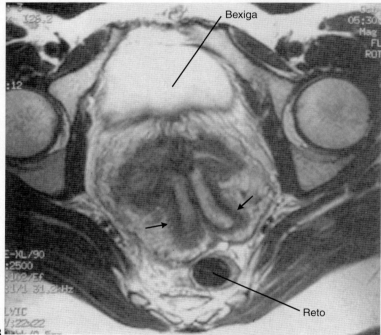

FIGURA 3-92. RM pélvica coronal (**A**) e axial (**B**). Útero didelfo demonstrando dois úteros separados (*setas*) com suas cavidades endometriais, dois colos uterinos e duas vaginas (*setas curvas*). (Cortesia do Dr. Alan Stolpen, M.D.)

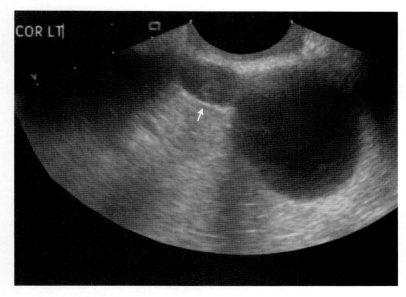

FIGURA 3-93. Ultra-sonografia transvaginal coronal. Hidropiossalpinge. A coleção de fluido apresenta alguns ecos internos; sua configuração é oval, com uma comunicação oval menor (*seta*) no ápice; essa apresentação define a tuba uterina como o local da anormalidade. (Cortesia do Dr. Monzer Abu-Yousef, M.D.)

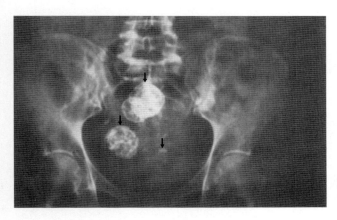

FIGURA 3-94. Radiografia da pelve. Os fibróides uterinos calcificados (*setas*) formam a imagem da "Minnie".

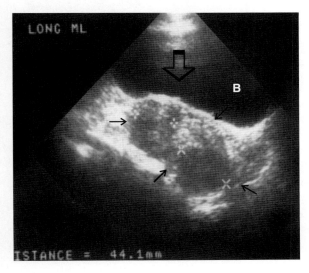

FIGURA 3-95. Ultra-sonografia transabdominal longitudinal (sagital). O útero está delineado por *setas retas pretas*. As *marcas X* e as *cruzes* delineiam dois grandes fibróides. Os numerosos ecos internos no interior das massas indicam que elas são sólidas.

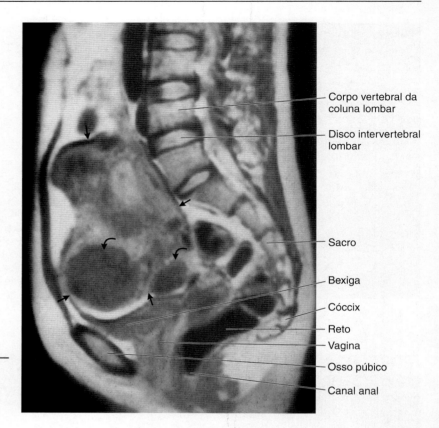

FIGURA 3-96. Imagem da pelve na linha média por RM sagital em T1. O útero aumentado é delineado por *setas retas*. Dois grandes fibróides são indicados por *setas curvas*.

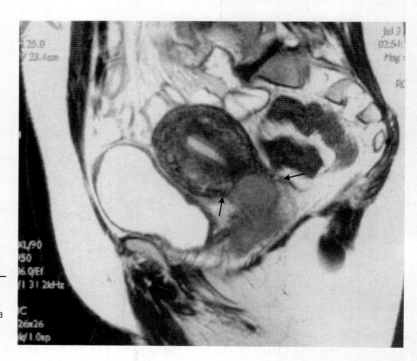

FIGURA 3-97. Imagem da pelve por RM sagital. Carcinoma cervical. Observa-se transição abrupta da mucosa uterina normal na margem do tumor (*setas*). Na porção inferior, o tumor mostra-se mais infiltrativo. (Cortesia do Dr. Alan Stolpen, M.D.)

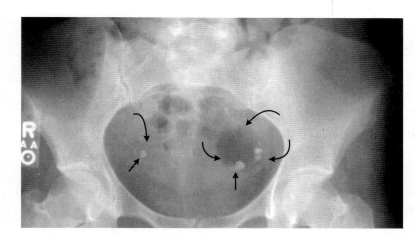

FIGURA 3-98. Radiografia da pelve. Teratoma ovariano bilateral. Cada tumor contém dentes (*setas*) e quantidade substancial de gordura intratumoral (*setas curvas*) permitindo que os tumores sejam mais bem visibilizados. (Cortesia do Dr. Alan Stolpen, M.D.)

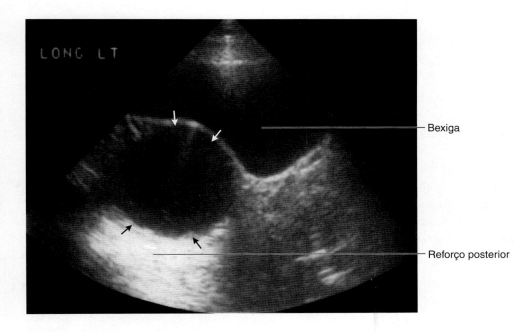

FIGURA 3-99. Ultra-sonografia transabdominal sagital. Cistadenoma mucinoso do ovário esquerdo. A massa ovariana tem apenas alguns poucos ecos internos e demonstra reforço posterior típico de um cisto.

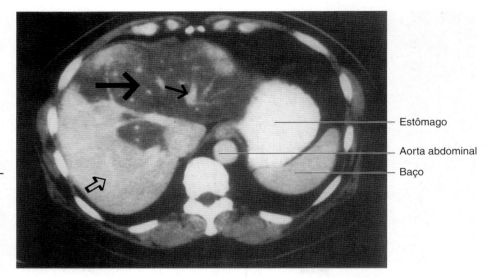

FIGURA 3-100. TC axial do abdome. Gordura no fígado (paciente não-cirrótico). A *seta preta grande* indica as alterações gordurosas. A *seta preta pequena* indica vasos dentro da gordura. A *seta vazada* indica fígado normal com realce.

INVESTIGAÇÃO POR IMAGENS DE ÓRGÃOS DIGESTIVOS ACESSÓRIOS

Quase todas as modalidades de investigação por imagens podem ser usadas para a avaliação das doenças do fígado. Em geral, a radiografia plana é relativamente insensível, embora demonstre calcificações ou gás no órgão. A avaliação de hepatomegalia é provavelmente mais bem executada por TC, embora as explorações da medicina nuclear ou a ultra-sonografia também sejam úteis. A RM da doença do fígado é, normalmente, reservada para circunstâncias nas quais um diagnóstico definitivo não é possível por meio das outras modalidades de investigação.

Na América do Norte, a cirrose está mais freqüentemente associada ao alcoolismo crônico ou como uma complicação da hepatite. A gravidade da cirrose é avaliada primariamente por exame físico e testes de laboratório, mas a investigação por imagens também é muito útil. As alterações precoces incluem a hepatomegalia, com infiltração gordurosa no fígado, facilmente detectada na TC (Fig. 3-100). À medida que a cirrose progride, o fígado diminui de tamanho, com o desenvolvimento de densidade heterogênea do parênquima hepático e superfície irregular relacionadas à formação de cicatrizes (fibrose) e à regeneração dos nódulos hepáticos (Fig. 3-101). As alterações da hipertensão porta (esplenomegalia, ascite e dilatação das veias e tributárias do sistema porta) podem ser encontradas nos quadros de doença grave. O fluxo da veia porta pode-se mostrar reduzido ou mesmo reverso em casos de cirrose grave, podendo evoluir para a posterior oclusão das veias hepáticas. Esses vasos podem ser delineados por meio do exame de ultra-sonografia com Doppler (Fig. 3-102).

O fígado é o sítio mais comum de metástases provenientes dos órgãos do abdome e, com freqüência, de tumores de qualquer parte do corpo (pulmões e mamas). No fígado, os tumores metastáticos são 10 a 20 vezes mais fre-

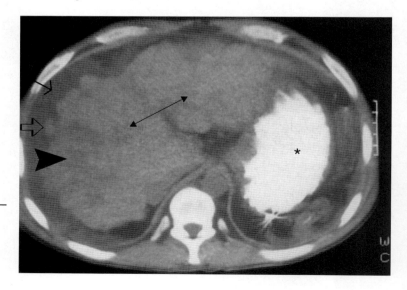

FIGURA 3-101. TC axial do abdome. Cirrose. As margens do fígado (*área aberta*) são nodulares. Observam-se alterações gordurosas espalhadas (*ponta de seta*) e ascite (*seta preta curta*). Ambos os lobos (*seta longa com duas pontas*) estão envolvidos.

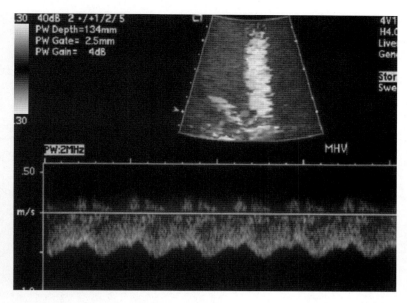

FIGURA 3-102. Ultra-sonografia hepática *versus* com Doppler em paciente com cirrose. O estudo mostra veias hepáticas patentes (*setas*) convergindo. O sinal Doppler para cima e para baixo indica fluxo venoso normal. (Cortesia do Dr. Monzer Abu-Yousef, M.D.)

qüentes que os tumores malignos primários. Com freqüência, a doença hepática metastática é a primeira indicação clínica de tumor. A investigação por imagens de doença hepática metastática é mais bem feita com a técnica da TC usando-se meio de contraste intravenoso. As lesões metastáticas apresentam, com mais freqüência, densidade reduzida, quando comparadas com o parênquima hepático (Fig. 3-103).

Os tumores benignos primários do fígado incluem cistos hepáticos e hemangiomas cavernosos; ambos são achados incidentais e não apresentam significado clínico. Os hemangiomas maiores ou outros com aspectos bizarros podem exigir a investigação por RM para distingui-los de lesões malignas (Fig. 3-104). O hepatoma primário ocorre principalmente em pacientes com doença hepática preexistente. Essa lesão é menos densa que o parênquima hepático normal e apresenta margens mal definidas. As investigações por TC e RM são úteis na definição da anatomia hepática para se determinar a possibilidade de ressecção de tumores.

Há muitos métodos de se investigar as anormalidades do trato biliar por meio de imagens, dentre quais a ultra-sonografia é o "burro de carga". Os cálculos da vesícula são as anormalidades mais comuns da vesícula biliar. Cerca de 10% desses cálculos são calcificados e visíveis nas radiografias simples (Fig. 3-9). A ultra-sonografia também é eficaz na detecção desses cálculos, pois estes são altamente ecogênicos e estão cercados por bile sem ecos. A falha na propagação das ondas sonoras em sentido distal provoca sombreamento (Fig. 3-105). O ducto biliar comum também pode ser estudado durante os exames da vesícula.

A colecistite aguda pode ser confirmada quando a ultra-sonografia mostrar cálculos na vesícula, com o espessamento da parede do órgão e sensibilidade localizada. Em casos ambíguos, executa-se a colecintigrafia com radionuclídeos. Na colecistite aguda ocorre obstrução do ducto cístico, de modo que o material radioativo secretado pelo fígado preenche o trato biliar, incluindo o ducto biliar comum, mas não a vesícula (Fig. 9-12, no Capítulo 9).

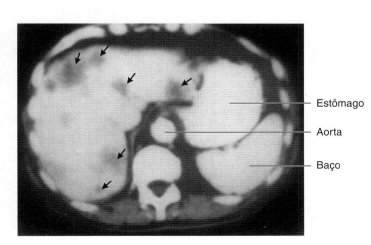

FIGURA 3-103. TC axial do abdome. Metástases (*setas retas*) nos lobos hepáticos direito e esquerdo, que aparecem hipodensas em comparação com o fígado normal em realce. O realce do fígado é obtido por injeção intravenosa de meio de contraste.

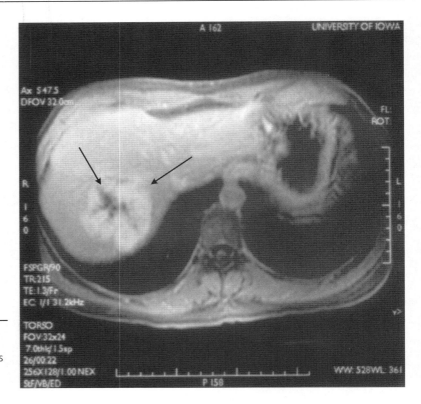

FIGURA 3-104. RM axial. Hemangioma do fígado. Este estudo, conduzido após administração intravenosa de gadolínio, mostra massa com sinal alto (*setas*) e paredes brilhantes, característica de um hemangioma. (Cortesia do Dr. Alan Stolpen, M.D.)

Com a obstrução distal, como ocorre com cálculos do ducto comum ou tumores pancreáticos, o trato biliar proximal dilata-se. Desenvolvimentos técnicos recentes em RM permitem a avaliação do trato biliar e do ducto pancreático de maneira não-invasiva. Essa modalidade oferece uma investigação espetacular da obstrução biliar (Fig. 3-106).

Às vezes, a esplenomegalia mostra-se evidente na radiografia abdominal (Fig. 3-3), mas pode ser avaliada de maneira mais confiável por ultra-sonografia ou TC. Existem medições disponíveis para se separar um baço de dimensões normais daquele dilatado, embora exista superposição considerável. Talvez seja este o momento apropriado de, novamente, repetir as palavras de Ben Felson:

"Um radiologista com uma régua nas mãos torna-se um perigo."

A pancreatite ocorre como complicação do alcoolismo, da doença do trato biliar e, às vezes, de trauma. Embora um pâncreas inflamado possa parecer normal à ultra-sonografia ou na TC (Fig. 3-107A), é mais freqüente a presença de tumefação difusa ou localizada da glândula e falta de homogeneidade do sinal de ultra-sonografia e da TC, assim como de líquido adjacente (Fig. 3-107B). A formação de pseudocistos é uma complicação importante da pancreatite aguda. Os cistos grandes e freqüentemente multiloculados são visíveis tanto na ultra-sonografia como na TC (Fig. 3-108).

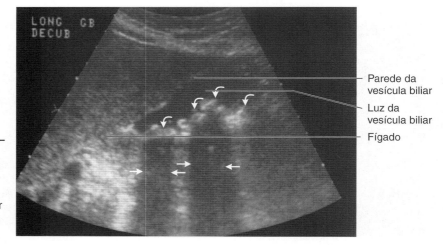

FIGURA 3-105. Ultra-sonografia longitudinal em decúbito. Colelitíase. Observe a densidade dos cálculos da vesícula (cálculos, *setas curvas*) causando sombras acústicas (entre as *setas retas*) porque as ondas sonoras não conseguem penetrar ou atravessar cálculos densos. Isso é semelhante à sombra de uma árvore ou de um edifício.

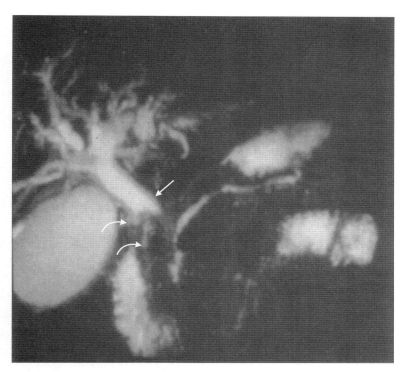

FIGURA 3-106. Colangiopancreatografia por RM. O ducto biliar comum (*seta*) e seus ramos proximais se mostram dilatados por causa da obstrução (*setas curvas*) causada pelo carcinoma pancreático. O ducto pancreático (*setas abertas*), a vesícula biliar e o lúmen do duodeno também são visibilizados. (Cortesia do Dr. E. Scott Pretorius, M.D.)

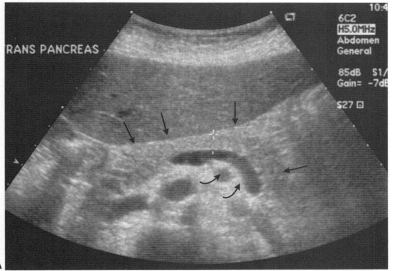

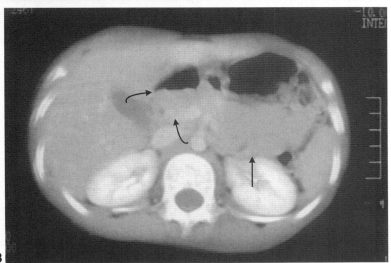

FIGURA 3-107. A: Ultra-sonografia abdominal transversal. Pâncreas normal. O pâncreas (*setas*) fica atrás do fígado (L) e anterior à veia esplênica (*setas curvas*). As *cruzes* estão posicionadas para medir o diâmetro pancreático transverso. (Cortesia do Dr. Monzer Abu-Yousef, M.D.) **B**: TC abdominal. Pancreatite traumática. O corpo e a cauda do pâncreas (*setas*) estão dilatados e apresentam densidade irregular. A massa (*setas curvas*) na região da cabeça do pâncreas é um hematoma.

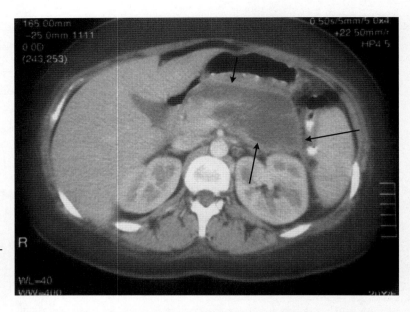

FIGURA 3-108. Pseudocisto pancreático. TC abdominal. O pseudocisto hipodenso (*setas*) substitui o corpo e a cauda do pâncreas. (Cortesia do Dr. Bruce Brown, M.D.)

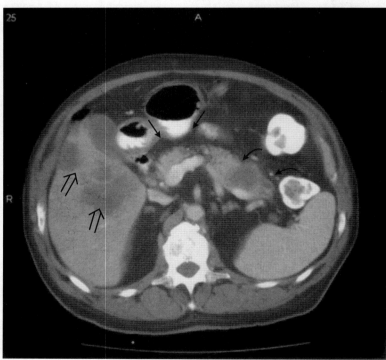

FIGURA 3-109. TC abdominal. Carcinoma pancreático. O corpo e a cabeça (*setas*) do pâncreas são normais. Observa-se massa hipodensa com margens mal definidas (*setas curvas*) na cauda do pâncreas. Várias metástases (*setas abertas*) hipodensas são observadas no fígado.

No carcinoma pancreático, as manifestações clínicas não são freqüentes antes da ocorrência das metástases. Tanto US como TC são técnicas úteis para a detecção de neoplasias pancreáticas, assim como para estadiamento da extensão da doença metastática. O envolvimento dos vasos do mesentério celíaco ou superior pelo tumor torna impossível a ressecção (Fig. 3-109).

Abscessos podem ocorrer em qualquer sítio do abdome – em um órgão sólido como o fígado ou loculado em qualquer sítio na cavidade peritoneal (Fig. 3-19). A TC é, talvez, a melhor modalidade para detectar e localizar um abscesso intra-abdominal. Com freqüência, também é possível a drenagem percutânea com orientação por TC.

O aneurisma aórtico abdominal é uma doença comum, especialmente em idosos. A calcificação da parede do aneurisma pode, às vezes, ser visibilizada em radiografias planas (Fig. 3-110). Com freqüência, a ultra-sonografia abdominal detecta os aneurismas quando eles ainda são relativamente pequenos. Nessas circunstâncias, exames seriados por ultra-sonografia para avaliar a progressão da doença podem, por fim, determinar a necessidade de reparo. Nos aneurismas maiores, ocorre trombose extensa

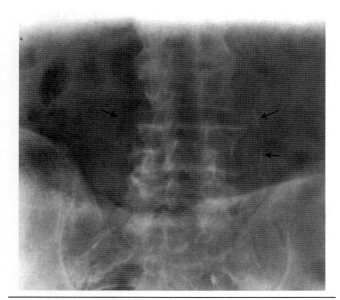

FIGURA 3-110. Radiografia AP abdominal. Aneurisma da aorta. As *setas retas* indicam a parede do aneurisma calcificado.

(Fig. 3-111). A dissecção de um aneurisma ocorre como complicação da aterosclerose ou de outra doença da parede da aorta. Aqui, o sangue disseca pela camada média do vaso, produzindo um canal falso e comprometendo o lúmen verdadeiro. À medida que a dissecção progride, ocorre hemorragia no retroperitônio, com choque e mortalidade significativa. A TC é um método valioso de diagnóstico e estadiamento dessa doença.

PROBLEMAS ESPECIAIS NA INVESTIGAÇÃO ABDOMINAL POR IMAGENS

Trauma

Em todos os grupos etários, o trauma é a causa mais comum de doença passível de prevenção. Os tipos principais de traumas abdominais são os acidentes com veículos automotivos, quedas e assaltos. Os estudos por imagem são importantes na avaliação de traumas abdominais, pois a avaliação clínica não é confiável.

Ao tratar de uma vítima de trauma, a primeira decisão é: "Existe evidência clínica de anormalidade abdominal?" A menos que haja pelo menos uma suspeita clínica (ou seja, dor, contusão ou reação de defesa) a probabilidade de encontrar doença significativa com estudos especiais é muito baixa.

Se houver suspeita de lesão abdominal, o exame mínimo por imagens inclui a radiografia simples com radiografia simples complementar com o feixe na horizontal (em pé, em decúbito e lateral). Embora esse não seja um exame particularmente sensível, ele é útil para a orientação em estudos subseqüentes e permite o diagnóstico de pneumoperitônio, líquido intraperitoneal significativo ou de grandes massas de partes moles. Os estudos do tubo digestivo com contraste, especialmente com bário, são menos sensíveis que outras modalidades de investigação por imagens, podem causar artefatos significativos e não exercem papel importante nos casos de trauma agudo. A urografia excretora é raramente realizada, pois é consideravelmente menos sensível que as demais modalidades de exame. A US, embora útil no diagnóstico de grandes volumes de líquido intraperitoneal, é menos sensível que a TC. A angiografia tem papel menos destacado, a menos que haja forte suspeita de lesão vascular (como a perna fria após trauma pélvico); essa técnica pode ter papel terapêutico em pacientes de trauma, como aqueles com embolização de um baço hemorrágico.

A TC, especialmente com o equipamento *multislice*, é o estudo escolhido para avaliação de trauma abdominal. Com o equipamento atual, o exame pode ser concluído em menos de um minuto. Antigamente, a maioria dos radiologistas considerava necessária a estabilidade hemodinâmica do paciente antes da execução do exame. Hoje, com a disponibilidade de um exame rápido, pode-se permitir um certo comprometimento no grau dessa estabilidade. A maioria dos exames é feita com a administração de contraste intravenoso. O contraste oral normalmente não é administrado, por causa do tempo que leva para esse material passar pelo tubo digestivo e por seu menor valor diagnóstico, a menos que haja suspeita de lesão do intestino ou do pâncreas.

A TC pode identificar um quadro de hemoperitônio de qualquer fonte, podendo inclusive quantificar o volume de sangue (Fig. 3-112). As lesões a múltiplos órgãos são comuns: fígado, baço e rim são afetados mais que as outras estruturas. As lesões a esses órgãos são diagnosticadas com precisão de mais de 95%. A TC detecta tanto o tipo como a gravidade da lesão, o que constitui uma ajuda valiosa na determinação de pacientes que exijam cirurgia imediata *vs.* aqueles que precisam de tratamento não-operatório (Figs. 3-112 a 3-114).

Hemorragia Gastrintestinal

Na hemorragia gastrintestinal aguda, uma preocupação significativa é a decisão sobre se a perda sanguínea é proveniente do trato GI superior ou inferior. Em termos estatísticos, cerca de dois terços dos pacientes apresentam sangramento do trato superior e algumas causas comuns estão listadas na Tabela 3-7. As indicações clínicas são a hematê-

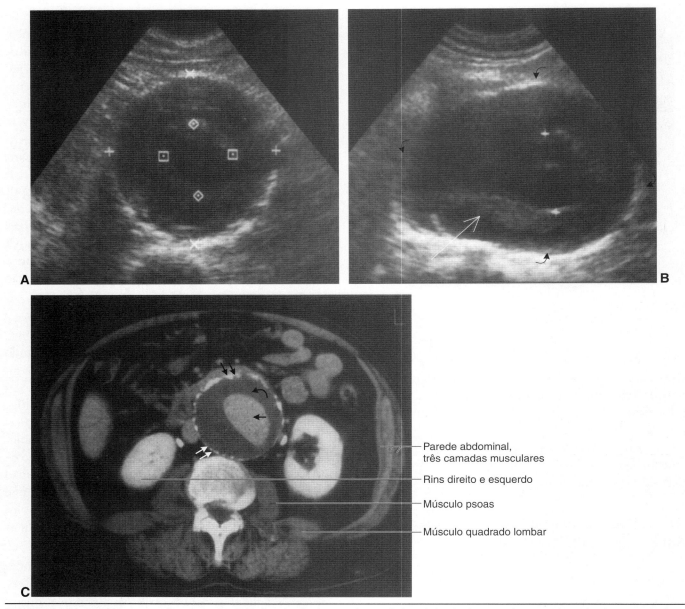

FIGURA 3-111. A: Ultra-sonografias transversal e **B**: longitudinal. Aneurisma aórtico abdominal. O trombo estende-se desde a parede da aorta, restringindo o fluxo de sangue para a porção média (delineada por *marcadores*) da aorta. **C**: TC axial do abdome. A *seta reta* indica o lúmen central patente com trombo (*seta curva*) na periferia. A parede da aorta (*setas retas duplas*) está parcialmente calcificada.

mese, observada em sangramentos do trato GI superior, e a hematoquezia, proveniente do cólon. A melena pode ocorrer em qualquer grupo, mas está mais freqüentemente associada ao sangramento do trato GI superior.

A endoscopia é o procedimento escolhido para a avaliação de sangramento do trato GI superior, pois permite melhor localização que os exames por imagens e o trata-mento endoscópico do sítio hemorrágico. As investigações por imagens são usadas quando o sangramento é tão significativo que impede a realização da endoscopia. Nessas circunstâncias, a angiografia é freqüentemente diagnóstica, podendo ser usada terapeuticamente para ocluir sítios de sangramento (Fig. 3-115). A TC tem menos valor em casos de sangramento agudo, sendo rara a indicação de

Problemas Especiais na Investigação Abdominal por Imagens 143

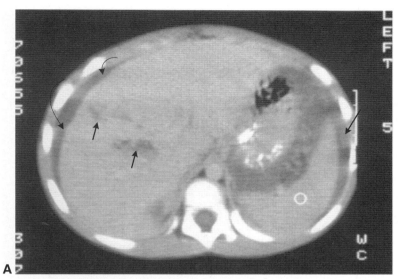

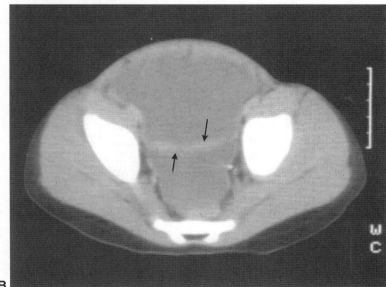

FIGURA 3-112. TC Abdominal. Hemoperitônio, em virtude de laceração do fígado em uma criança. **A**: Observa-se laceração irregular (*setas*) no parênquima hepático. As bordas do fígado e do baço estão cercadas de sangue (*setas curvas*). **B**: Na pelve, o sangue preenche a cavidade peritoneal, delineando o útero infantil (*setas*).

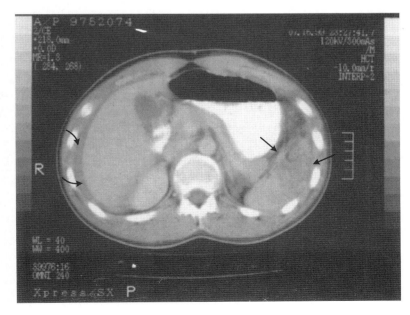

FIGURA 3-113. TC abdominal após injeção intravenosa de material de contraste. Laceração do baço. A porção anterior do baço (*setas*) apresenta densidade irregular sem opacidade. O hemoperitônio é evidente por causa do líquido hipodenso nas margens do fígado (*setas curvas*).

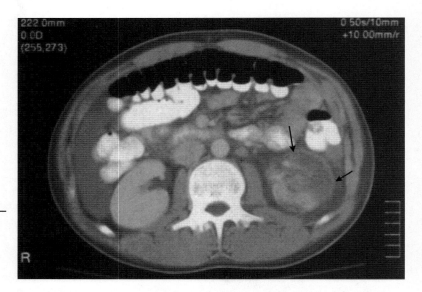

FIGURA 3-114. TC abdominal após injeção intravenosa de meio de contraste. Laceração traumática no rim esquerdo. A densidade renal é irregular na porção anterior (*setas*), indicando parênquima renal misturado com sangue.

bário. Para sangramento agudo do trato GI inferior, o primeiro procedimento a ser executado é a proctossigmoidoscopia, seguida de angiografia, se necessário.

No sangramento gastrintestinal crônico, os estudos de medicina nuclear são mais sensíveis que outros estudos de investigação por imagens. Tanto podem ser usados o ^{99m}Tc, enxofre coloidal ou glóbulos vermelhos. Esses exames permitem a detecção de sangramentos ativos tão baixos quanto de 0,05 a 0,1 cc/min, e o exame pode ser feito em menos de uma hora. Razões de ordem técnica favorecem uma técnica sobre a outra em situações específicas.

Abdome Agudo

O quadro de abdome agudo pode ser definido de modo rudimentar como uma situação envolvendo um paciente com dor abdominal aguda e sinais relacionados, na qual se está considerando uma cirurgia de emergência. Algumas causas comuns estão listadas na Tabela 3-8. Antigamente, a cirurgia exploratória no abdome agudo era freqüentemente necessária, causando morbidade considerável e, quase sempre, a cirurgia desnecessária. A investigação por imagens permite a discriminação de doenças não-cirúrgicas (como a enterite regional aguda) *vs.* doenças que exigem a intervenção operatória. Além disso, essa técnica é consideravelmente valiosa para delinear o tipo de doença cirúrgica – por exemplo, uma apendicite *vs.* uma gravidez ectópica.

Tradicionalmente, são obtidas a radiografia simples e a radiografia com feixe horizontal do abdome em todos os casos de doença abdominal, exceto os casos mais urgentes. A avaliação do padrão de gás e a detecção de um pneumoperitônio são os pontos fortes dessa investigação. A ultrasonografia tem valor em certas situações, especialmente para diagnóstico ginecológico; a TC é, em geral, mais precisa em outras áreas.

TABELA 3-7 Etiologia de Sangramento Gastrintestinal

Esôfago, estômago, duodeno
- Varizes com hipertensão porta
- Úlcera péptica

Intestino delgado
- Duplicação
- Doença vascular mesentérica
- Divertículo de Meckel

Cólon
- Angiodisplasia
- Pólipo ou tumor
- Colite

TABELA 3-8 Causas Comuns de Abdome Agudo

Clínicas	*Cirúrgicas*
Doença do tórax – pneumonia, infarto, pleurisia	Apendicite Colecistite
Doença cardíaca – infarto do miocárdio, pericardite	Perfuração intestinal Obstrução intestinal
Adenite mesentérica	Pancreatite
Ileíte, colite	Isquemia vascular mesentérica
Cólica renal	Salpingite
Drogas	Gravidez ectópica
Doença metabólica	Aneurisma abdominal com extravasamento

Problemas Especiais na Investigação Abdominal por Imagens

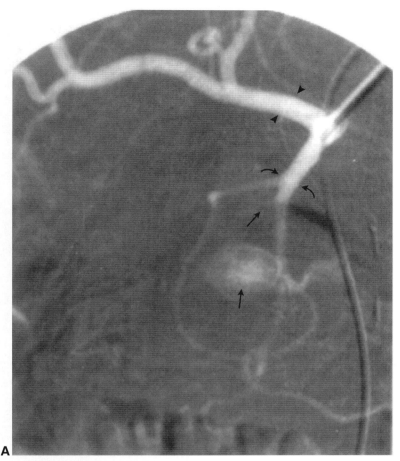

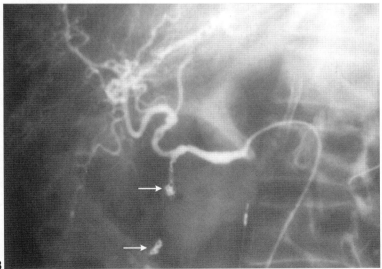

FIGURA 3-115. A: Opacificação das artérias hepática (*pontas de setas*) e gastroduodenal (*setas curvas*) visibilizadas em angiografia seletiva. Úlcera hemorrágica do duodeno. O meio de contraste (*setas retas*) extravasa para o lúmen do duodeno, indicando úlcera hemorrágica ativa. **B**: Espirais introduzidas na artéria gastroduodenal. A angiografia de acompanhamento mostra as espirais (*setas*) posicionadas com oclusão da artéria. A cessação do sangramento gastrintestinal foi imediata. (Cortesia do Dr. Shiliang Sun, M.D.)

A TC *multislice* é conduzida na maioria dos pacientes com abdome agudo, exceto naqueles para os quais o diagnóstico é positivo sem a investigação por imagens. Esses casos são tratados com contraste intravenoso (exceção: suspeita de urolitíase). O uso de contrastes oral e retal tem defensores para pacientes com abdome agudo, mas outros apontam suas desvantagens, especialmente o tempo maior envolvido no estudo.

A técnica de exame por TC pode ser modificada até certo ponto pelo diagnóstico provavelmente suspeito. Algumas causas cirúrgicas comuns de abdome agudo diagnosticáveis por TC incluem: apendicite, obstrução intestinal, urolitíase, perfuração intestinal (mais freqüentemente a úlcera péptica), doença ginecológica, pancreatite e aneurisma da aorta. As causas menos freqüentes incluem a doença do cólon e do intestino delgado, a doença isquêmica do tubo digestivo e as infecções de órgãos sólidos.

PONTOS PRINCIPAIS

- A avaliação do abdome por imagens geralmente começa com a radiografia AP abdominal em supino. Isso é especialmente útil na avaliação do padrão de gás intestinal.
- A obstrução do intestino delgado se caracteriza por dilatação do intestino na porção proximal, com cólon colabado e presença mínima de gás no reto.
- No quadro de íleo dinâmico, existe dilatação proporcional de ambos os intestinos grosso e delgado, com presença de gás em todo o tubo digestivo.
- Se houver suspeita de perfuração intestinal, será fundamental a execução de radiografias com feixe horizontal (em pé, decúbito ou lateral e transversal à mesa de exame), visto que se pode identificar até 2 cc de ar intraperitoneal livre.
- Os estudos do tubo digestivo com contraste continuam a representar um método valioso para detectar doenças intraluminais e murais, como tumores, doença da mucosa e ulcerações. Eles são particularmente úteis no intestino delgado, onde a endoscopia é tecnicamente difícil.
- A ultra-sonografia é a principal modalidade de investigação por imagens para a obstetrícia, sendo também útil na detecção de cálculos da vesícula biliar, doença renal e ginecológica e anormalidades da aorta abdominal.
- A TC abdominal é a técnica de escolha para a detecção, localização e caracterização de tumores.
- O diagnóstico de apendicite por TC é muito confiável, com visibilização direta do apêndice inflamado na maioria dos casos.
- A TC sem o uso de meio de contraste intravenoso é o método inicialmente preferido para avaliação de suspeita de cálculos renais e ureterais.
- A TC é o estudo escolhido para avaliação de paciente vítima de trauma.
- A RM é útil em várias situações especiais no abdome.

REFERÊNCIAS

1. Brant WE, Helms CA. *Fundamentals of diagnostic radiology,* 2nd ed. Philadelphia: Lippincott Williams & Wilkins, 1999.
2. Gore RM, Levine MS. *Textbook of gastrointestinal radiology,* 2nd ed. Philadelphia: WB Saunders, 2000.
3. Kim SH. *Radiology illustrated: uroradiology.* Philadelphia: WB Saunders, 2003.

LEITURA SUGERIDA

Haaga JR, Lanzieri CV, Gilkeson RC, eds. *CT and MR imaging of the whole body, 4th* ed. St. Louis, MO: Mosby, 2003.

Capítulo 4

Pediatria

Wilbur L. Smith

Normal 147
Tórax Neonatal 151
Doença da Membrana Hialina 153
Condições Cirúrgicas 153
Atresia Esofágica 156
Anormalidades Congênitas do Intestino 157
   Atresia Intestinal 157
   Íleo Meconial 157
   Hérnias 160
   Má Rotação 161
Doença Cardíaca Congênita 161

Massas Mediastinais 164
Estenose do Piloro 169
Quadros Anormais em Crianças mais Velhas 169
Fibrose Cística 169
Intussuscepção 170
Apendicite 171
Resumo 172
Pontos Principais – Tórax 174
Pontos Principais – Abdome 174

NORMAL

As crianças não são simplesmente adultos pequenos. Certamente, as partes do corpo (coração, olhos, nariz) são as mesmas, mas o fato de crescerem e mudarem sujeita-as a diferentes doenças, bem como a diferentes aspectos estruturais. As radiografias de tórax de crianças jovens, por exemplo, retratam uma massa ubíqua, porém muitas vezes diagnosticada erroneamente como massa do mediastino anterior, o timo (Fig. 4-1). Esse órgão, importante na resposta imunológica, normalmente se torna imperceptível aproximadamente aos 5 anos; contudo, sua involução é extremamente variável e não é raro encontrar remanescentes tímicos em TC do tórax até os 20 anos. (Figs. 4-2 e 4-3). O timo é uma peça viva de tecido que altera sua configuração de várias maneiras. Em resposta a uma condição de estresse, pode-se contrair. Quando indentado pelas costelas, pode formar uma borda ondulada; em condições patológicas, como no pneumomediastino, pode também se deslocar para cima ou para os lados sobre os campos pulmonares (Figs. 4-4 a 4-6). A primeira regra a seguir quando se examinam radiografias de crianças é esperar por uma modificação ou variação e considerar esses fatores antes de criar uma doença que não é real.

Em geral, as anomalias congênitas apresentam-se mais provavelmente como problemas clínicos muito mais em recém-nascidos que nos adultos. Outra maneira de se considerar isso é aceitar que se alguém chegou à idade adulta sem que nenhuma anomalia congênita o incomodasse, provavelmente essa pessoa carregará essa anomalia para o túmulo. Quando lidamos com um abdome anormal em um recém-nascido, é muito provável que encontremos uma anomalia congênita; em uma criança de 4 anos essa probabilidade já é relativa e, aos 15 anos, é quase improvável. Se nos deixarmos guiar pela regra dos 99%, muito provavelmente em um adulto de 80 anos nem sequer pensaremos em anomalias congênitas como sendo a causa de um abdome agudo. Isso posto, sabemos que cada um de vocês terá condições de descobrir um caso raro de defeito congênito provocando dor em uma pessoa de 80 anos, mas, lembrem-se, essa é a zebra, não o cavalo!

As radiografias abdominais dos recém-nascidos são muito diferentes das dos adultos, considerando-se que as radiografias de crianças maiores e adolescentes começam a apresentar várias semelhanças com relação às dos adultos. As radiografias abdominais dos recém-nascidos são especialmente discrepantes devido a uma série de fatores fisio-

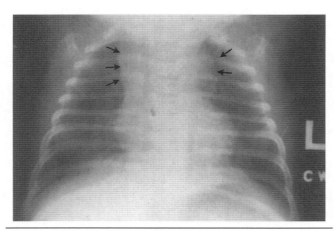

FIGURA 4-1. Nesta criança normal de 3 meses, uma grande massa na porção superior do mediastino, projetando-se tanto para a direita quanto para a esquerda, é o timo.

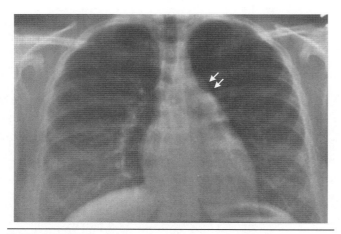

FIGURA 4-2. Este adolescente tem uma margem tímica nitidamente visível *(setas)* na radiografia do tórax. A visibilização do timo em adolescentes normais é um achado pouco usual, mas não raro.

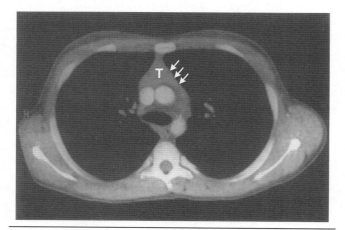

FIGURA 4-3. A TC do tórax de um paciente de 16 anos mostra um timo de grandes proporções anterior aos vasos opacificados. Observe como o lobo esquerdo do timo (T) se estende para a frente e fica em contato com o pulmão *(setas)*.

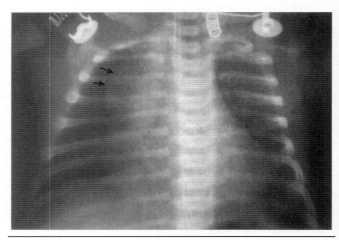

FIGURA 4-4. A grande massa mediastinal anterior com margens irregulares *(setas)* é o timo. O sinal da onda tímica, ou borda tímica ondulada ocorre porque as cartilagens costais são feitas de um tecido mais firme que o do timo; conseqüentemente, o próprio timo é indentado. Este é um achado normal.

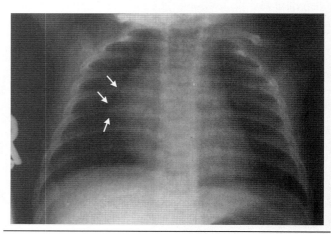

FIGURA 4-5. O chamado de sinal da vela tímica mostra a margem pronunciada do timo, em formato semelhante à vela de um barco e projetada contra o pulmão.

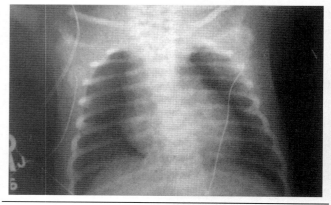

FIGURA 4-6. A grande massa mediastinal superior neste recém-nascido a termo é o timo. Se você der o nome de timo a qualquer outra coisa no mediastino superior anterior de um recém-nascido normal, você estará certo em 99% das vezes.

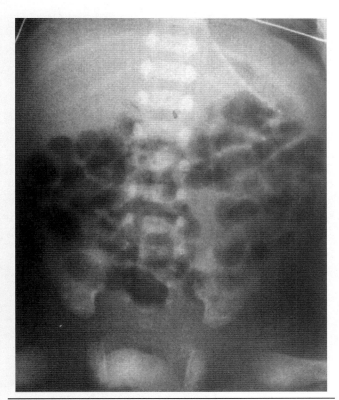

FIGURA 4-7. Esta radiografia abdominal mostra o padrão de gás no intestino em um bebê recém-nascido normal. Observe que há várias alças intestinais não-distendidas, com bastante gás dentro do intestino delgado. As alças ficam próximas umas às outras e suas paredes são finas. Esta é uma boa visibilização para lembrar o aspecto normal do gás intestinal em um recém-nascido. Crianças mais velhas não têm tanto gás e os adultos têm muito pouco gás intestinal visível em radiografias simples. Compare esta imagem com a Figura 4-9, de um bebê com septicemia e edema na parede intestinal.

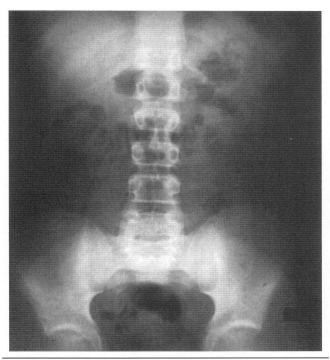

FIGURA 4-8. Esta radiografia simples do abdome foi obtida em uma criança normal com constipação. Há gás no colón e no estômago e volume bem menor de gás no intestino delgado. Compare com a imagem da Figura 4-7, do recém-nascido, em que se observa um volume de gás no intestino delgado normalmente substancial.

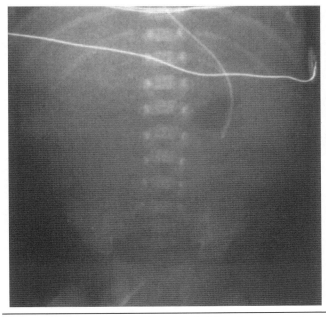

FIGURA 4-9. Abdome sem gás em um bebê muito doente. Quase sempre há algum gás no estômago e muito pouco gás distal. Isto não é normal e pode ocorrer como resultado de um bebê muito doente para engolir ou com uma doença sistêmica. Neste caso, o bebê foi imobilizado para que não reagisse ao ventilador, resultando neste abdome sem gás. Normalmente os bebês devem ter gás tanto no intestino grosso como no delgado.

lógicos. Primeiramente, os recém-nascidos engolem uma enorme quantidade de ar durante o processo, relativamente ineficiente, de respirar e comer. Assim sendo, não é de todo incomum encontrar alças do intestino delgado na radiografia plana de um recém-nascido normal (Fig. 4-7), enquanto é rara a presença de gases no intestino delgado de crianças maiores ou em adolescentes (Fig. 4-8). De fato não é normal a visibilização de um abdome de recém-nascido sem gases! Esse achado normalmente significa que a criança ou está tão enfraquecida que não consegue engolir ar, que existe uma descontinuidade no trato gastrintestinal (GI) impedindo a entrada do ar no intestino ou que a criança está séptica ou, de alguma maneira, criticamente doente (Fig. 4-9). Todo esse volume de ar no intestino delgado torna difícil a interpretação da radiografia em termos de determinação da distensão intestinal. A melhor regra a lembrar é a de que as alças do intestino de um recém-nascido normal têm paredes finas e ficam muito próximas umas das outras. A imagem de um intestino com paredes espessas ou com separação nítida das alças sugere um pro-

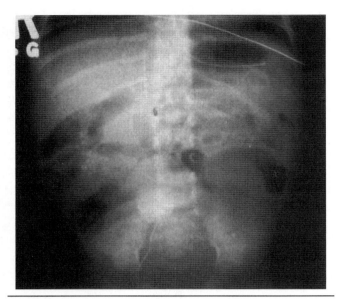

FIGURA 4-10. Compare a radiografia simples abdominal deste recém-nascido criticamente doente e com septicemia com o padrão normal gasoso de gás intestinal na Figura 4-7. As alças do intestino estão separadas e partes do intestino mostram indícios de um grau moderado de dilatação. Esses achados são não-específicos e podem ser observados em qualquer criança gravemente doente. Neste caso, a septicemia provocou mobilidade anormal do intestino nesta radiografia com aparência anormal.

TABELA 4-1 Causas de Obstrução Intestinal em Recém-nascidos

Atresia
Má rotação
Hérnia
Íleo meconial
Doença de Hirschsprung
Duplicações do intestino

cesso intra-abdominal anormal (Fig. 4-10). As comparações entre as Figuras 4-7 e 4-10 ilustram essa questão.

As haustras do cólon são notoriamente variáveis em seu desenvolvimento e não se tornam proeminentes até os seis meses de idade. Por esta razão, tentar diferenciar o intestino grosso do intestino delgado em radiografias simples do abdome de um recém-nascido é bastante difícil.

Ocasionalmente, você pode ter sorte e estar razoavelmente certo quanto à diferenciação; entretanto, na maioria das vezes não vale a pena adivinhar, o que torna a determinação sobre se o gás é retal ou não ainda mais crítica. A maioria dos recém-nascidos terá gases em todo o percurso do trato GI durante 24 horas após o nascimento. Se houver alguma dúvida com relação ao que a criança tem, se é gás retal ou obstrução, a radiografia lateral transversal à mesa e em posição prona é inestimável para fazer esta distinção (Fig. 4-11). Lembre-se: se você estiver procurando pela presença de gás distal em uma criança que você acredita ter obstrução intestinal, vá direto ao reto! (Tabela 4-1).

Outra grande diferença entre recém-nascidos e crianças maiores ou adultos é a presença do umbigo. Essa estrutura necessária e seus anexos geram sombras nas radiografias abdominais dos bebês. Muitas vezes, um médico que não suspeitava de nada classificou a pinça umbilical como osso ou corpo estranho (Fig. 4-12). O umbigo projeta-se, por si só, mais em um recém-nascido que em um adulto. Qualquer lesão em forma de moeda na porção média inferior do abdome de um recém-nascido deve ser considerada como remanescente de cordão umbilical, até que se prove o contrário. Uma boa indicação é o fato de que, em virtude do ar que envolve o coto umbilical projetado, as margens do umbigo apresentam formas bem definidas, especialmente a margem inferior (Fig. 4-13).

Neste capítulo, discutiremos alguns dos diagnósticos radiográficos comuns em crianças: primeiro nos recém-nascidos e depois em crianças maiores. O intuito é não ser abrangente, visto que existem tomos de milhares de páginas sobre o assunto; em vez disso, pretendemos mostrar

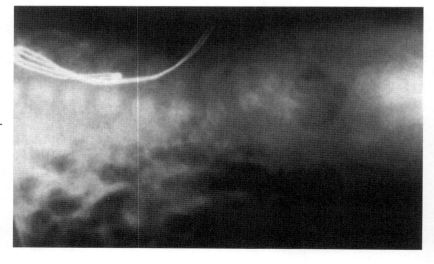

FIGURA 4-11. A projeção inclinada lateral cruzada do abdome pode muitas vezes ser útil para mostrar a presença ou a ausência de gás no reto. Lembre-se de que como não se pode diferenciar o intestino grosso do delgado nos recém-nascidos, é importante identificar o reto quando se está tentando achar o gás distal. O gás retal normalmente pode ser identificado na cavidade do sacro, como nesta criança.

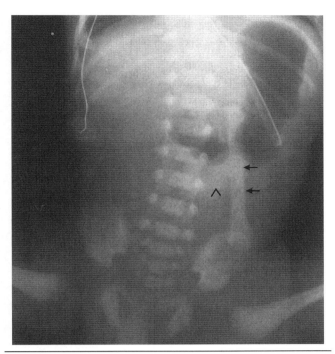

FIGURA 4-12. Uma criança recém-nascida que está começando a engolir ar. Observe o tubo nasogástrico marcando o estômago. A estrutura oblonga, à esquerda da coluna vertebral *(setas)*, parece-se com algum tipo de osso; entretanto, ela está claramente anexa ao coto umbilical *(ponta de seta)* e, de fato, representa um grampo de cordão umbilical sobreposto na radiografia abdominal.

abordagens práticas de geração de imagens para diagnósticos comuns.

TÓRAX NEONATAL

A radiografia de tórax de um recém-nascido é um estudo complexo com uma quantidade substancial de diferenças com relação à de um adulto (Fig. 4-14). Todos os bebês têm de se adaptar à mudança de um ambiente intra-uterino, com que seus pulmões estão cheios de líquido, para um ambiente em que respiram oxigênio. Essa transformação, que deve ocorrer no momento do nascimento, envolve a interação do sistema linfático pulmonar, vasos capilares e compressão do tórax, e esse processo biológico normal nem sempre é suave. De fato, muitos bebês, se não todos, apresentam taquipnéia de curta duração no primeiro ou segundo minuto após o nascimento, devido à necessidade de eliminar seu fluido pulmonar normal *in utero*. O fenômeno fisiológico é refletido como derrames pleurais e densidades em faixas vistas nos pulmões em radiografias tiradas logo após o nascimento.

Em um número bem menos significativo de crianças, demora mais que alguns momentos para eliminar todo o fluido pulmonar *in utero*. Esse quadro foi muito bem denominado de *taquipnéia transitória do recém-nascido*

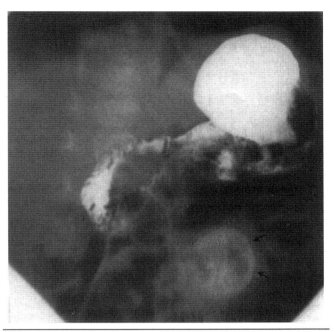

FIGURA 4-13. Este bebê sendo submetido a uma radiografia GI superior apresenta massa circular cheia de intestino na parte inferior da porção média do abdome. A massa projeta-se levemente à esquerda, pois o bebê está em posição oblíqua *(setas)*. Observe a margem bem pronunciada indicando que a massa se projeta para fora da parede abdominal. Sempre que se visibiliza uma borda extremamente nítida em uma radiografia plana do abdome, deve haver ar ou gordura ao redor da estrutura. Neste caso, o ar envolve a estrutura porque o umbigo se projeta para fora da parede abdominal. Este é um quadro típico de hérnia umbilical.

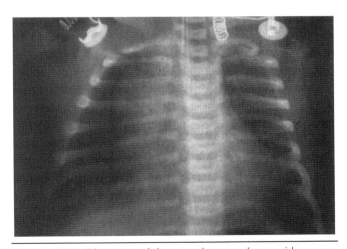

FIGURA 4-14. Tórax normal de uma criança recém-nascida. Observe o aspecto bem diferente com relação ao tórax de um adulto. Primeiro, o coração e o timo são muito maiores que a silhueta cardiomediastinal de um adulto. Se medirmos o coração e o timo (estruturas cardiotímicas) e as compararmos com o diâmetro do tórax, normalmente a proporção cardiotímica do bebê será superior a 60% do diâmetro do tórax. Isto é normal. Observe também que os ossos são muito diferentes, com várias placas de crescimento e outras variantes em virtude do desenvolvimento da criança.

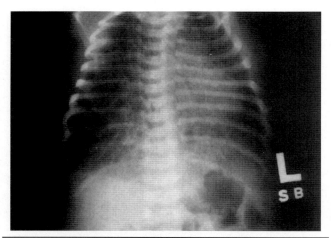

FIGURA 4-15. Radiografia de tórax de um bebê com 4 horas de vida mostrando densidades variadas bilaterais, com distribuição assimétrica. Observe que os pulmões também estão muito hiperinsuflados. Este quadro se resolveu em 24 horas e os achados deveram-se à taquipnéia transitória do recém-nascido. Contudo, só com esta radiografia não se pode descartar a possibilidade de pneumonia. É necessária uma radiografia de acompanhamento para confirmar o diagnóstico de taquipnéia transitória.

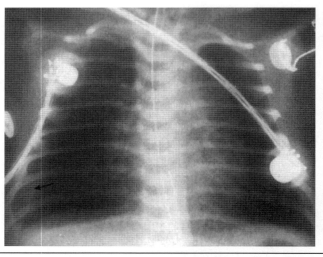

FIGURA 4-16. Recém-nascido muito doente, com padrão de densidade variada em ambos os pulmões e um grande derrame pleural *(seta)* à direita. Pneumonia e derrame pleural concomitante normalmente significam infecção por *Streptococcus* do grupo B em recém-nascidos.

(TTRN; Figura 4-15), a qual deve ser solucionada por exame clínico e radiográfico em até 24 horas, com a apresentação de um tórax normal. Entretanto, nas primeiras horas de vida esse quadro leva a um dilema clínico sério porque não se pode diferenciar a radiografia de um recém-nascido com TTRN daquela que mostra um quadro de pneumonia neonatal precoce.

Há alguns poucos indícios, como a presença de derrame pleural significativo, que favorecem o diagnóstico de pneumonia; entretanto, é impossível fazer uma diferenciação definitiva. Temos aqui um enigma clássico de cuidados de saúde. A TTRN é muito mais comum que a pneumonia neonatal; contudo, os testes convencionais de diagnóstico não conseguem diferenciar uma da outra. O resultado de uma pneumonia neonatal não-tratada é terrível; então, o que fazer? A maioria dos médicos prudentes enfrenta a situação com coragem e trata, sabendo que em boa parte das situações os antibióticos são desnecessários. Esta situação demonstra o princípio de que, se a gravidade percebida de um possível resultado for significativa, essa percepção alterará a escolha do tratamento quando o diagnóstico for ambíguo. Em outras palavras, se não for possível garantir, mas houver risco de fatalidade para o paciente se ele não for tratado, o tratamento em excesso normalmente será aceitável.

Existem outras doenças pulmonares neonatais cujas radiografias mostram densidades variáveis bilaterais. A taquipnéia transitória do recém-nascido é o protótipo dessa apresentação; contudo, pode ocorrer mimetização de quadros como pneumonia neonatal, estase venosa neonatal e insuficiência cardíaca congestiva neonatal. Existem, porém, alguns pontos de diferenciação. Derrame pleural significativo normalmente favorece a pneumonia e especificamente a pneumonia reacional, devido a uma infecção por estreptococos do grupo B (Fig. 4-16). A maioria das pneumonias neonatais é adquirida durante o parto, com sintomas iniciais leves e tendendo a piorar dramaticamente ao longo dos primeiros dias de vida. Se as densidades variáveis estiverem associadas à acentuada aeração excessiva dos pulmões, pode-se considerar um quadro de aspiração do mecônio. Essa desordem ocorre quando os recém-nascidos soltam o esfíncter, despejando mecônio no líquido amniótico. Essa liberação do esfíncter, que é uma resposta à angústia respiratória, normalmente ocorre *in utero* e a criança aspira o material quando começa a respirar. Esse tipo de pneumonia é particularmente desagradável porque o mecônio é um material irritante e viscoso, podendo tanto obstruir as vias aéreas como provocar a pneumonia reacional. Uma das indicações de aspiração de mecônio é a hiperinsuflação volumosa dos pulmões, geralmente observada na radiografia do tórax (Fig. 4-17).

As crianças podem adquirir insuficiência cardíaca congestiva por inúmeras razões, algumas das quais envolvendo doenças cardíacas intrínsecas e outras não (Fig. 4-18). As arritmias, anemia e desvios arteriovenosos podem provocar insuficiência de alto débito (cardíaco), não diferenciada em radiografias do tórax da insuficiência provocada por lesões cardíacas intrínsecas como a hipoplasia de câmaras esquerdas. O melhor indício de que o modelo de densidade instável sendo observado na radiografia do tórax se deve a uma doença cardíaca é a cardiomegalia.

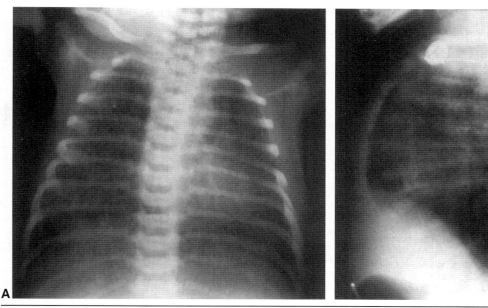

FIGURA 4-17. Radiografias ântero-posterior (**A**) e lateral (**B**) de um bebê de um dia de vida com quadro grave de aspiração de mecônio, mostrando hiperinsuflação evidente dos pulmões e densidades bilaterais variadas em ambos os campos pulmonares, compatíveis com a aspiração de mecônio. Na projeção lateral (B) observe o nivelamento dos diafragmas e o diâmetro ântero-posterior do tórax pronunciado. A aspiração de mecônio está altamente associada ao fenômeno de bloqueio de ar.

Mais que isso, é difícil ser mais preciso. O mais importante é considerar o quadro de insuficiência cardíaca em seu diagnóstico diferencial.

DOENÇA DA MEMBRANA HIALINA

Uma desordem comum nos recém-nascidos é a doença da membrana hialina. Neste caso, as informações clínicas ajudam muito, visto que a maioria das crianças é prematura e não sofre de angústia respiratória imediatamente após o parto. A outra boa notícia é o fato de que as radiografias são virtualmente diagnósticas na maioria dos casos (Fig. 4-19). A radiografia de DMH mostra quatro aspectos característicos: (a) nódulos difusos; (b) doença uniforme; (c) broncografias aéreos; e (d) volume pulmonar relativamente pequeno. Nem todas as radiografias mostrarão todos esses aspectos, mas a maioria mostrará pelo menos três deles.

A DMH ocorre por causa da insuficiência do surfactante químico lipídico que é sintetizado pelas células de revestimento alveolar das crianças nascidas a termo. Essas células de revestimento alveolar do tipo 2 se desenvolvem e amadurecem durante o terceiro trimestre da gestação; conseqüentemente, são deficientes entre as crianças prematuras. O surfactante opera diminuindo a tensão da superfície dos alvéolos e permitindo que estes permaneçam expandidos. Uma analogia simples é o brinquedo infantil de bolinhas de sabão, no qual é preciso colocar sabão na água para mudar a tensão da superfície, caso contrário não se conseguirá estourar muitas bolhas! Se não houver surfactante nos pulmões do recém-nascido, as bolhas (alvéolos) entrarão em colapso. Temos então que a radiologia da DMH é, predominantemente, de uma atelectasia profunda, mais em nível alveolar que segmentar. De fato, alguns dos médicos com visão mais de vanguarda propõem mudar o nome dessa doença para "desordem da deficiência de surfactante."

CONDIÇÕES CIRÚRGICAS

As doenças cirúrgicas pediátricas do tórax dos recém-nascidos podem ser definidas aproximadamente como algo que precisa de intervenção rápida (Tabela 4-2). De acordo com essa definição, um pneumotórax de tensão que precisa de tratamento com um dreno torácico é, por exemplo, uma doença cirúrgica. Ao se avaliar a radiografia de tórax de um recém-nascido, se houver suspeita de doença cirúrgica, deve-se tomar duas providências. Primeiro, identificar qual dos dois lados é mais anormal (a maioria das condições

TABELA 4-2 Condições Torácicas Cirúrgicas Comuns em Recém-Nascidos

Pneumotórax
Hérnia diafragmática
Enfisema lobar
Malformação adenomatóide cística
Derrames pleurais (grandes)

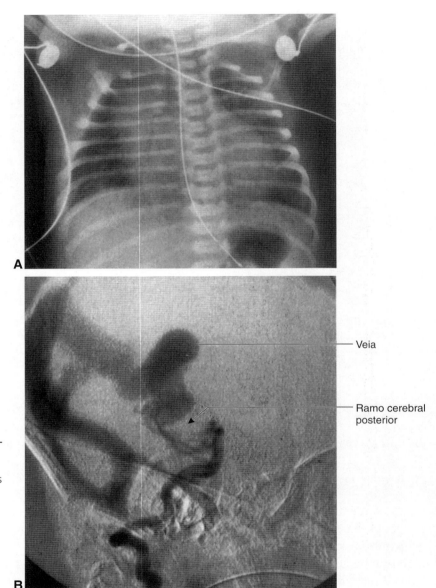

FIGURA 4-18. A: Cardiomegalia com congestão pulmonar em uma criança com insuficiência cardíaca congestiva. Os achados são não-específicos e a insuficiência pode ocorrer devido a inúmeras causas. **B**: A arteriografia lateral da cabeça do bebê mostrado em A evidencia os ramos da artéria carótida *(setas)* conectando-se a um grande seio venoso e criando uma fístula arteriovenosa. Esse quadro é chamado de aneurisma da veia de Galeno. O bebê está com insuficiência congestiva com débito cardíaco elevado.

cirúrgicas é unilateral). Segundo, determinar a direção do deslocamento do mediastino. Isto pode ser mais bem realizado examinando-se a traquéia, mas a posição do coração e do timo também podem representar indícios secundários (Fig. 4-20). Como regra geral (99%), a condição cirúrgica mostrará o mediastino deslocado para *longe* do lado mais anormal. Por exemplo, em caso de hérnia diafragmática (defeito *in utero* que permite que o conteúdo abdominal se projete para o interior do tórax), o coração e o mediastino mostram-se claramente deslocados para longe do lado da hérnia, pela massa dos intestinos em projeção (Fig. 4-21). Assim, se você examinar a radiografia e decidir que o lado com o intestino no tórax é o lado anormal, e depois examinar a posição do mediastino, poderá rapidamente deduzir que esta é uma condição cirúrgica de emergência.

Enquanto decide sobre qual é o pulmão mais anormal no recém-nascido, lembre-se de que o nascimento é um tempo de transição. Em nosso exemplo de hérnia diafragmática *in utero*, o intestino está cheio de fluido. Ele só assume sua condição pós-natal cheio de ar depois que a criança começa a respirar e a engolir. Conseqüentemente, a primeira radiografia realizada em um recém-nascido pode mostrar densidade de fluido preenchendo o tórax, porém, após alguns instantes, o ato de engolir ar resulta na substituição dessa densidade de fluido pelo aspecto de bolha do intestino cheio de ar.

Em algumas circunstâncias, essa transição para massa cheia de ar pode demorar um pouco mais, até o segundo ou terceiro dia após o nascimento. Isso geralmente ocorre quando a conexão entre o pulmão e a árvore traqueobrôn-

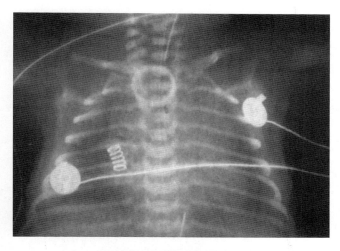

FIGURA 4-19. Radiografia clássica de um paciente com doença da membrana hialina. Observe que os pulmões são relativamente pequenos em termos de volume.

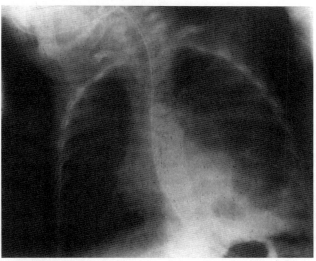

FIGURA 4-20. Um recém-nascido muito doente. Observe que a massa bolhosa na base do pulmão esquerdo provoca um desvio da esquerda para a direita do coração e do mediastino. Primeiro é preciso decidir qual dos pulmões é anormal (neste caso, claramente é o esquerdo). Se o coração e o mediastino estiverem desviados para longe do pulmão anormal, teremos, quase sempre, um quadro de doença cirúrgica do tórax. Incidentalmente, neste caso, a massa é uma má-formação adenomatóide cística, um tumor benigno do pulmão, provocado por brotamento anormal do intestino anterior.

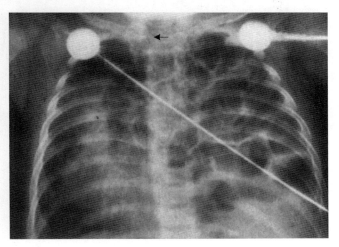

FIGURA 4-21. Material bolhoso preenchendo o hemitórax esquerdo, deslocando o coração e o mediastino bastante à direita. De fato, essas bolhas são intestino cheio de ar. Observe a área da traquéia. A posição da traquéia é o melhor, e único, indicador de deslocamento do mediastino.

quica é anormal e pode demorar um período de tempo considerável, até vários dias, para que o líquido do pulmão *in utero* saia e o ar encha a anomalia pulmonar. Um bom exemplo desse quadro é o enfisema lobar, no qual a via aérea traqueobrônquica se conecta de forma anormal ao lobo do pulmão, permitindo a entrada do ar, mas não a saída. Assim, o lobo fica superinsuflado, transformando-se em um tumor no tórax. Os bebês não respiram ar *in utero*; seus pulmões estão cheios de líquido. Logo após o nascimento, o lobo conectado de forma anormal está cheio de líquido pulmonar, como o resto do pulmão. A mesma mecânica que não permite a saída livre do ar, tampouco per-

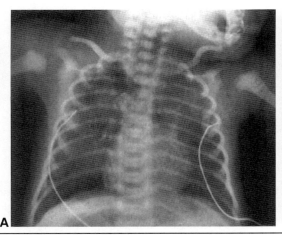
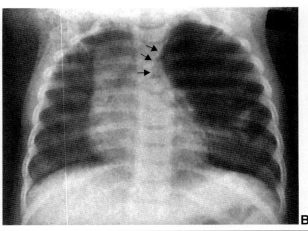

FIGURA 4-22. A: Radiografia de um tórax neonatal mostrando desvio esquerdo-direito do mediastino e densidade fluida parcialmente opaca no lobo superior esquerdo. Este é um paciente com enfisema lobar congênito e esvaziamento parcial do líquido do lobo enfisematoso. **B**: Radiografia do mesmo paciente, agora com 11 meses, comprovando a presença de enfisema lobar mais típico, com o lobo superior notadamente hiperinsuflado e herniado através da linha média *(setas)*. O princípio para doença cirúrgica permanece válido: o desvio do mediastino para longe do lado anormal exige intervenção rápida.

mite a saída do líquido; conseqüentemente, demora um certo tempo para que ocorra a saída do líquido e a radiografia inicial do tórax apresenta-se como uma massa de densidade sólida (água) com deslocamento do mediastino (Fig. 4-22). Em certo sentido, isso não faz nenhuma diferença, uma vez que os critérios 1 e 2 de diagnóstico de uma condição cirúrgica são cumpridos, não importa qual seja o estado da massa; contudo, é sempre conveniente fazer um diagnóstico preciso.

ATRESIA ESOFÁGICA

Até agora, nossa discussão se concentrou na doença pulmonar, mas é obvio que há outros órgãos significativos no tórax pediátrico, incluindo o coração e o esôfago. As anomalias esofágicas, que são extremamente importantes nas crianças, normalmente estão associadas à atresia esofágica. A forma mais comum de atresia esofágica é o esôfago proximal de terminação cega, com uma fístula se estendendo da traquéia ou base principal do brônquio esquerdo até um esôfago distal cego. O ar inalado corre através da fístula e para dentro do trato GI remanescente; assim, as radiografias iniciais podem-se apresentar superficialmente normais. Os indícios são: o trato GI está mais distendido pelo ar que o normal e a bolsa esofágica proximal está muito dilatada. Os médicos tomam ciência desse quadro quando a criança se sufoca nas mamadas e o pediatra não consegue passar o tubo nasogástrico para o estômago (Fig. 4-23).

Há outras duas variantes, menos prevalentes, porém ainda freqüentes, de anomalia esofágica. A primeira é a atresia esofágica sem fístula, na qual o abdome não tem gás porque a criança não consegue engolir nenhum ar para deslocar o líquido *in utero* que está dentro do abdome (Fig. 4-24). Essas crianças normalmente se mostram muito doentes e precisam de cirurgia de emergência. A segunda variante é a fístula traqueoesofágica sem atresia esofágica. Este tipo de fístula, também chamado de fístula tipo H, pode ser um diagnóstico difícil. O teste do tubo nasogástrico é normal, de forma que o diagnóstico não se mostra rapida-

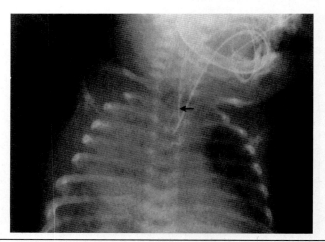

FIGURA 4-23. Esta criança muito doente ficou sufocada quando se alimentava com a primeira mamadeira. A radiografia do tórax mostra um infiltrado muito denso no lobo superior direito por causa da pneumonia de aspiração. Observe que o tubo nasogástrico não poderá ir além do esôfago superior *(setas)*. Foi colocado um grampo cirúrgico para identificar o local da fístula traqueoesofágica porque esta criança estava muito doente para ser submetida a um reparo primário da atresia esofágica; o primeiro procedimento, de ligação e divisão da fístula, foi realizado para proteger os pulmões. A sobrevivência da criança com fístula traqueoesofágica é diretamente proporcional à intensidade da doença pulmonar provocada pela aspiração.

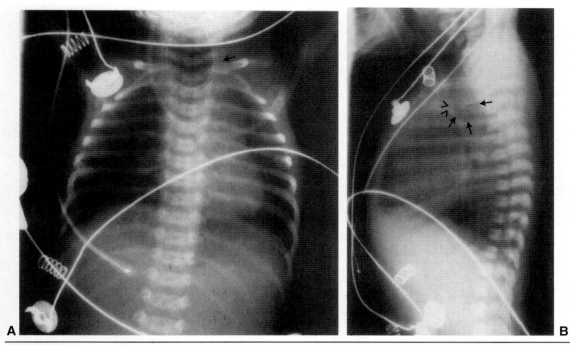

FIGURA 4-24. A: Radiografia típica de uma criança com atresia esofágica. Observe o tubo nasogástrico *(seta)* espiralado no esôfago superior. Há duas diferenças principais entre esta imagem e a da criança mostrada na Figura 4-23. Primeiro, esta criança não teve pneumonia por aspiração porque sua deficiência foi identificada antes, e a criança não foi alimentada. Segundo, observe a ausência de gás no abdome. Os pacientes com fístula traqueoesofágica sempre apresentam estômago muito distendido porque cada respiração bomba o ar para o interior do órgão. A ausência de gás no abdome gera um diagnóstico de atresia esofágica sem fístula. **B**: Projeção lateral do mesmo paciente mostrando esôfago proximal muito dilatado *(setas)*. Observe que a bolsa esofágica dilatada desloca a via aérea para frente *(pontas de setas)*. Essas crianças muitas vezes apresentarão anomalias nas vias aéreas que acompanham as anomalias do esôfago.

mente aparente ao médico. A criança normalmente se apresenta com pneumonias freqüentes porque cada vez que se alimenta, parte do material vai para o pulmão. Sempre que você tiver uma criança com pneumonia freqüente e recorrente, é preciso considerar essa entidade junto com a fibrose cística (Fig. 4-25). Para confirmar este diagnóstico é necessário realizar uma esofagografia de bário.

ANORMALIDADES CONGÊNITAS DO INTESTINO

Atresia Intestinal

Nos bebês, a causa mais comum de obstrução intestinal é a atresia do intestino, que ocorre em função de vários processos intra-uterinos complexos, a maioria dos quais envolvendo o suprimento vascular à parede intestinal. As radiografias da atresia variam consideravelmente, de acordo com o nível em que ocorre a doença, mas apresentam características comuns. Primeiro, não há gás distal ao nível da atresia e segundo, o intestino proximal à atresia está desproporcionalmente dilatado. Fora isso, é só uma questão de examinar a radiografia e tentar adivinhar até onde se pode ir em sentido descendente para encontrar a atresia (Figs. 4-26 a 4-28). Como regra geral de ajuda na determinação desse nível, lembre-se de que o bulbo duodenal está localizado no quadrante superior direito do abdome; assim, se você visibilizar um estômago dilatado e alças somente no quadrante superior direito, é provável que esteja diante de um quadro de atresia duodenal. O jejuno localiza-se predominantemente no abdome superior e, com freqüência do lado esquerdo, enquanto o íleo está no quadrante inferior direito. Se você visibilizar várias alças do intestino dilatado e especialmente alças grandes predominantemente à direita da coluna vertebral, provavelmente você estará diante de um quadro de atresia ileal; se as alças estiverem confinadas no abdome superior e predominantemente à esquerda, teremos provavelmente um quadro de atresia jejunal. Essas regras têm uma proporção de 70:30; portanto, não se preocupe muito com elas; entretanto, elas podem ser muito úteis.

Íleo Meconial

O íleo meconial é o quadro que mimetiza a atresia do intestino distal e que merece atenção especial por sua prevalência na população branca. Nesse quadro, o conteúdo do intestino (mecônio) é anormal, tornando-se espesso e vis-

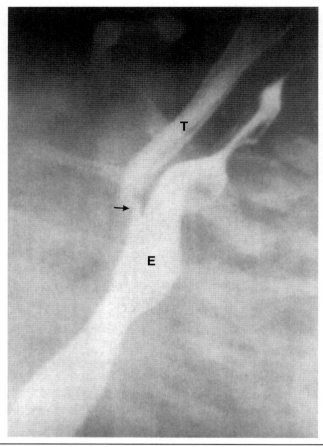

FIGURA 4-25. Esofagrafia com bário em um bebê com pneumonia recorrente mostrando a conexão entre o esôfago (E) e a traquéia (T), a também chamada fístula traqueoesofágica do tipo H. Às vezes, esta anomalia pode ser extremamente difícil de se identificar.

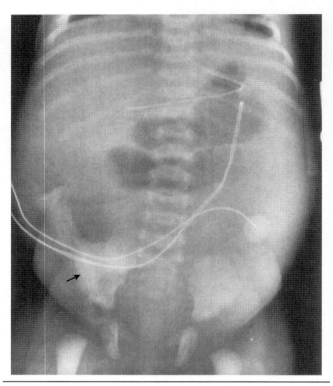

FIGURA 4-27. Esta criança apresentou grau moderado de distensão abdominal ao nascer, que progrediu, em seis horas, para uma distensão abdominal grave. Observe que não há gás no reto e que podem ser identificadas somente duas alças dilatadas do intestino, predominantemente no abdome superior e à esquerda da coluna vertebral. Essas radiografias são muito coerentes com a obstrução abdominal muito alta no intestino, mas distal ao duodeno. Este é um exemplo de atresia jejunal demonstrada cirurgicamente.

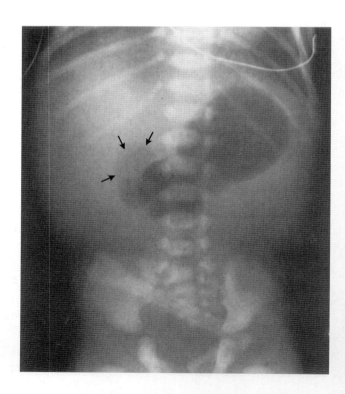

FIGURA 4-26. Criança recém-nascida com distensão abdominal acentuada. Observe que o gás não passa além do bulbo duodenal extremamente dilatado *(seta)*. Isto é característico do chamado sinal da dupla bolha da atresia duodenal. Sempre que se tratar de um paciente com atresia duodenal, lembre-se das freqüentes associações à síndrome de Down e à insuficiência cardíaca congênita, e da menos freqüente associação à atresia esofágica.

Anormalidades Congênitas do Intestino

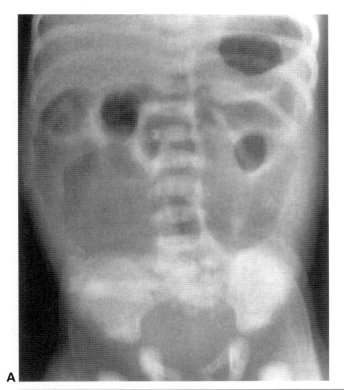

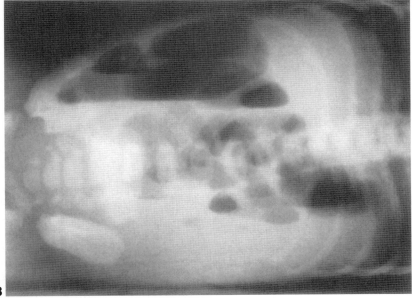

FIGURA 4-28. A: Radiografia abdominal de um bebê de um dia de vida e com distensão abdominal, mostrando indícios de alças múltiplas em um intestino dilatado e nenhum gás no reto. Os achados estão em conformidade com uma atresia do íleo. **B**: Projeção em decúbito da mesma criança mostrada em A, evidenciando níveis hidroaéreos múltiplos. A presença desses níveis hidroaéreos às vezes é valiosa para distinguir entre atresia do íleo e íleo meconial. Os níveis hidroaéreos favorecem a atresia do íleo. Eventualmente, observe nosso velho amigo, o grampo do cordão.

coso devido à falta de enzimas digestivas. Esse material se compacta no íleo e causa uma obstrução completa. Seria o mesmo que encher um tubo com alcatrão. Tecnicamente, não se trata de atresia, mas o quadro imita essa situação porque o intestino está completamente obstruído pelo conteúdo intraluminal. São poucos os sinais que podem ser usados para diferenciar o íleo meconial da atresia do íleo. O íleo meconial normalmente confina um pouco de ar, de maneira que é possível observar um aspecto de bolha no nível do intestino cheio de mecônio (Fig. 4-29). Além disso, o mecônio é tão espesso e parecido com alcatrão que não forma níveis hidroaéreos com o gás intestinal engolido. Essa característica contradiz um quadro de atresia intestinal (do íleo), no qual o líquido intraluminal contido no intestino interage com o gás engolido para formar múltiplos níveis hidroaéreos.

160 | Capítulo 4 ■ Pediatria

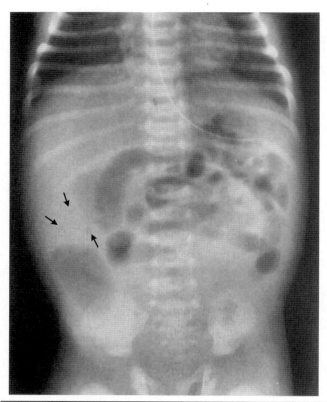

FIGURA 4-29. Uma criança recém-nascida com abdome extremamente distendido. Observe o aspecto bolhoso *(setas)* no quadrante inferior direito do abdome. Essas bolhas, junto com a insuficiência de gás no reto, são características do quadro de íleo meconial. A maioria dos bebês com íleo meconial também apresentará fibrose cística.

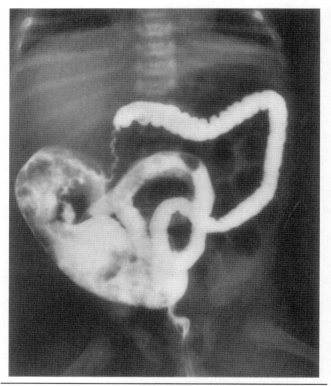

FIGURA 4-30. Um enema de contraste realizado no paciente mostrado na Figura 4-29, mostrando cólon muito pequeno (micro) levando a um íleo muito dilatado e distendido com múltiplas falhas de enchimento. Essas falhas representam mecônio comprimido, o que dá nome ao íleo meconial. Lembre-se que microcólon significa obstrução distal.

Nenhuma discussão sobre a obstrução intestinal em recém-nascidos estaria completa se não se mencionasse o *microcólon*, um outro termo para o quadro de cólon de lúmen delgado, encontrado em bebês com obstrução intestinal distal, geralmente por íleo meconial ou atresia do íleo. O cólon dos bebês se dilata em função da presença de conteúdo intraluminal, ou seja, o mecônio. Esse material se forma *in utero*, pelas células e muco que se desprendem do trato GI. Se houver intestino suficiente em sentido descendente a partir da obstrução (por exemplo, no quadro de atresia duodenal), haverá células e muco suficientes para formar o mecônio e o cólon terá conteúdo meconial. Se, entretanto, a obstrução for baixa, de modo a não haver intestino distal à obstrução e suficiente para formar o mecônio, teremos um quadro de microcólon, ou cólon não usado. O microcólon é, conseqüentemente, um sinal comum de obstrução intestinal distal (Fig. 4-30). Obviamente, você poderá "fazer papel de bobo" pois doenças como a de Hirschsprung, na qual o lúmen está intacto, mas o cólon não transporta o mecônio normalmente, podem, às vezes, mimetizar um quadro de microcólon. De novo, prevalece a regra dos 99%, na qual microcólon significa obstrução distal.

Hérnias

Duas outras anomalias congênitas merecem discussão, como causa de catástrofes abdominais em recém-nascidos ou em crianças um pouco mais velhas. A primeira é a hérnia, a causa mais comum de obstrução intestinal em crianças. As hérnias pediátricas são, em geral, defeitos congênitos que permitem que o intestino se projete para um espaço indevido. Assim, a porção projetada fica confinada e dilata-se, resultando em complicações. O sítio mais comum para a hérnia é a área inguinal (Fig. 4-31), mas as hérnias internas, especialmente em áreas nas quais intestino passa de um sítio retroperitoneal para outro intraperitoneal, também são possíveis (Fig. 4-32). Se o intestino não ficar comprometido, as hérnias poderão perdurar por muito tempo, mas em quadros de prejuízo intestinal elas podem-se tornar rápida e significativamente sintomáticas (Fig. 4-33). Algumas anormalidades no recém-nascido podem aumentar a possibilidade de formação de hérnias, especialmente aquelas envolvendo ascite crônica, prematuridade ou pre-

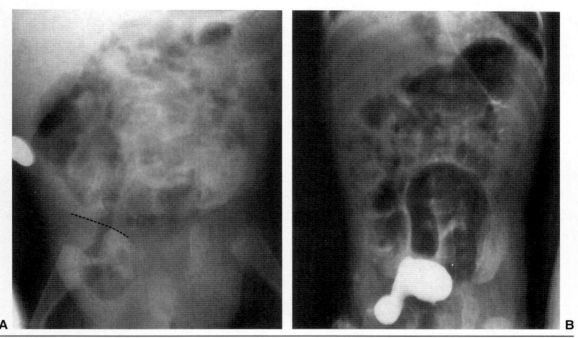

FIGURA 4-31. A: Radiografia simples do abdome mostrando o intestino localizado abaixo do ligamento inguinal (*linha pontilhada*). Em uma radiografia simples, esse ligamento é definido como o espaço entre a sínfise púbica e a espinha ilíaca ântero-superior. Neste caso, a criança apresentou hérnia inguinal grande e cheia de intestino. **B**: Este bebê, submetido a um estudo renal com contraste, apresentou protrusão na margem lateral da bexiga projetando-se para o interior do canal inguinal direito. Uma protrusão pequena pode ser considerada normal; contudo, esta protuberância significativa da bexiga está associada à hérnia inguinal.

sença de desvio peritonioventricular, em quadros de hidrocefalia (Fig. 4-34).

Má Rotação

Outra anomalia congênita que merece especial atenção é a má rotação. Esse quadro ocorre devido a uma anomalia congênita de fixação do intestino. Lembre-se de que o intestino se forma perto do eixo da artéria mesentérica superior (aposto que você nunca pensou que precisaria conhecer um pouco de embriologia) e que forma uma hérnia fora do corpo através do umbigo, retornando a seguir à cavidade abdominal. Se nesse retorno o intestino não girar corretamente, ele se fixará em posições anormais. Esse erro de fixação do intestino cria o ambiente para a torção e a obstrução intestinal, provocando o que se chama de vólvulo do intestino médio (Figs. 4-35 e 4-36). Essa é, de fato, uma emergência cirúrgica e deve ser considerada sempre que se visibilizar uma radiografia sugerindo obstrução, ou diante de uma criança que vomita bile. Como o intestino se torce perto da artéria e da veia mesentérica superior, a principal complicação é o comprometimento vascular do intestino. Se a torção intestinal não for desfeita, o intestino necrosará, deixando a criança com incapacidade nutricional. Embora a má rotação seja discutida junto com as doenças neonatais, tome cuidado porque essa é uma doença que pode apresentar-se em qualquer estágio da vida. A maior parte dos pacientes com má rotação apresenta esse quadro antes dos dois anos de idade; entretanto, as crianças maiores e os adultos podem, ocasionalmente, ter problemas relacionados à má rotação.

DOENÇA CARDÍACA CONGÊNITA

As doenças cardíacas congênitas graves têm incidência de aproximadamente 1 por 1.000 bebês nascidos vivos e, conseqüentemente, são quadros que provavelmente você encontrará ao cuidar de crianças. Pode-se argumentar que isso faz parte da seção neonatal, mas muitas doenças cardíacas congênitas graves só se apresentam mais tarde. Por essa razão mantivemos esse tópico nesta seção. Afinal, a vida não é perfeita!

Embora as radiografias simples sejam valiosas na triagem para doenças cardíacas congênitas, é necessário ter bastante experiência (e sorte) antes que se possa ser específico com relação ao tipo de doença cardíaca congênita. Vários princípios são muito importantes. Primeiro, é mais difícil avaliar o tamanho do coração nos bebês e em crianças do que nos adultos. O método empírico de índice cardiotorácico de 50% não se aplica para as crianças. Quando se está diante de um quadro de cardiomegalia em uma

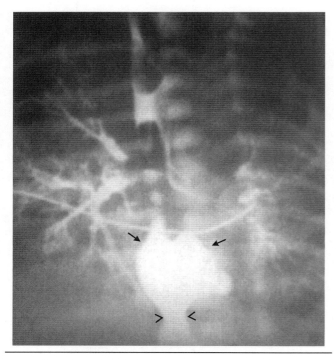

FIGURA 4-32. Este recém-nascido tem uma grande hérnia de hiato, ou protrusão do estômago, acima do diafragma. A bolsa herniária *(setas)* aparece no tórax, enquanto o estreitamento do hiato esofágico *(pontas de setas)* mostra a área onde o estômago se hernia através do hiato periesofágico. Observe a presença de contraste nos pulmões. Esta hérnia era tão grande que provocou refluxo do contraste do estômago para o esôfago e depois a aspiração. Diferentemente deste caso, a maioria das hérnias de hiato é relativamente benigna.

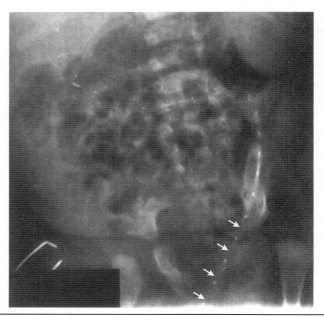

FIGURA 4-34. Este bebê portador de hidrocefalia tinha um desvio peritonioventricular. Os marcadores radiopacos *(setas)* mostram o curso do desvio. Observe que o mesmo se estende para o interior da hérnia inguinal. Como esses bebês têm ascite crônica devido à drenagem do líquido cefalorraquidiano para dentro do abdome, eles são muito mais propensos a terem hérnias inguinais. Aproximadamente um terço dos bebês com desvio peritoneoventricular desenvolve essas hérnias.

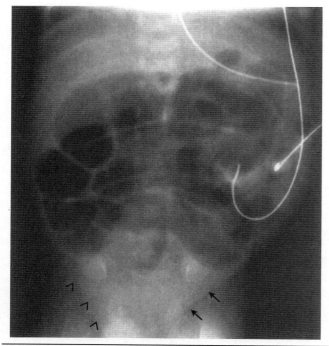

FIGURA 4-33. Esta criança prematura desenvolveu sinais de obstrução do intestino. Observe as alças bem dilatadas do intestino delgado. O achado mais importante é a assimetria das pregas inguinais, o abaulamento direito em formato côncavo *(pontas de setas)* enquanto o esquerdo é reto *(setas)*. O aumento de volume na virilha direita deve-se a uma hérnia inguinal confinada, um achado que o médico não identificou até remover a fralda.

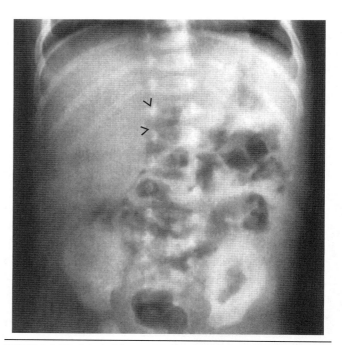

FIGURA 4-35. Este bebê com 36 dias de vida começou a vomitar material bilioso e adoeceu gravemente. A radiografia abdominal simples não é diagnóstica; entretanto, observe o bulbo duodenal cheio de gás *(pontas de setas)*. É muito raro observar gás em um bulbo duodenal normal. A radiografia GI superior subseqüente mostrou que este paciente teve vólvulo no intestino médio. Nesse quadro, os achados na radiografia simples variam entre um intestino normal e um intestino completamente obstruído. Na dúvida diante de um bebê vomitando bile, observe que uma radiografia do trato GI superior é sempre indicada.

Doença Cardíaca Congênita 163

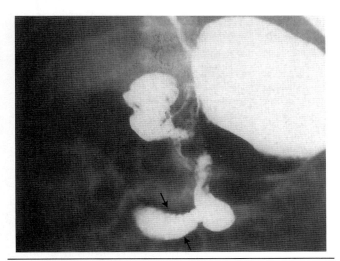

FIGURA 4-36. Radiografia GI superior em um bebê com 27 dias de vida que, de repente, começou a vomitar material bilioso. Observe que o duodeno desce na linha média, passa distante à direita da junção duodenojejunal *(setas)*, jamais vindo para a esquerda da coluna vertebral e atrás do estômago, como seria o normal. Isto é característico de má rotação, uma anomalia que ocorre por causa da má fixação do intestino *in utero*. O maior perigo nessas crianças é o vólvulo do intestino médio e infarto do intestino delgado, em função de uma rotação próxima ao pedículo vascular na raiz do mesentério.

criança, é preciso ter certeza de *que não estamos visibilizando o timo, de que a radiografia foi realizada com boa respiração e de que projeções laterais foram extensivamente realizadas*. Se o coração se projetar significativamente para além das vias respiratórias visíveis na projeção lateral, é sinal de que o órgão estará dilatado. Se, em uma projeção ântero-posterior (AP) o coração mostrar-se muito grande, ao mesmo tempo em que aparecer normal na projeção lateral, o quadro será de grande timo (Fig. 4-37).

Segunda regra: as crianças podem ter doenças cardíacas graves e um coração de tamanho normal. Isso é especialmente verdadeiro em quadros de insuficiência de fluxo sangüíneo para os pulmões por causa de um desvio direito-esquerdo, ou invertido. Como boa regra geral, o coração infantil, sendo elástico, tende a se dilatar mais por causa do volume que da sobrecarga de pressão. As condições que causam esse desvio, como a tetralogia de Fallot, não mostram um coração aumentado porque, de fato, o volume de sangue que atravessa o coração está, na verdade, reduzido (Fig. 4-38). Um recém-nascido verdadeiramente cianótico e com radiografia torácica normal (incluindo o tamanho do coração) normalmente tem uma variante da tetralogia de Fallot.

Regra número três: se você achar que a vascularização pulmonar está aumentada em um paciente com suspeita de doença cardíaca congênita, provavelmente você estará certo; mas é possível que esteja errado se achar que a vascularização está diminuída. Por alguma razão, é muito mais fácil para os seres humanos perceberem o aumento da vascularização torácica que sua diminuição em uma radiografia, provavelmente em função de como nossos cérebros estão conectados. Um coração dilatado e um aumento da vascularização em uma criança mais velha e não cianótica normalmente significa alguma forma de desvio esquerdo-direito como, por exemplo, um defeito septal ventricular (Fig. 4-39).

A regra número quatro aplica-se aos recém-nascidos. Nós já falamos sobre o fato de que nascer é o passo definitivo da transição. Na vida *in utero*, o fluxo sangüíneo que passa pelo circuito arterial pulmonar do bebê é muito

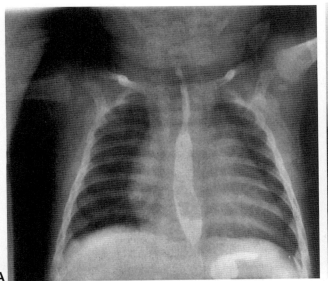 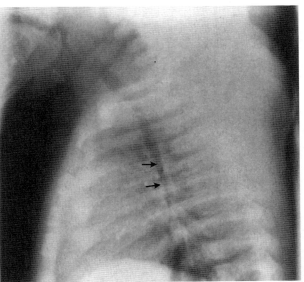

FIGURA 4-37. A: Na radiografia, o coração desta criança ocupa mais que 60% do diâmetro transverso do tórax. Em um adulto, isto seria indicativo de um coração aumentado; contudo, esta é uma criança normal com um timo grande simulando um quadro de cardiomegalia. **B**: Observe que na projeção lateral o coração não se projeta em sentido posterior às vias aéreas *(setas)*.

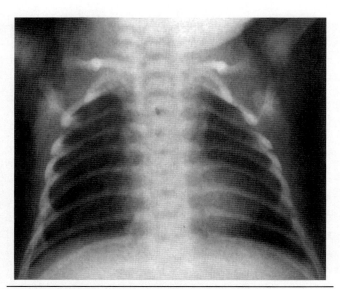

FIGURA 4-38. Esta criança cianótica, extremamente doente, apresenta um coração relativamente pequeno em forma de bota. A vascularização pulmonar é normal por causa da presença de um canal arterial patente. Os achados são característicos de uma variante da tetralogia de Fallot.

pequeno. Para entender esse quadro, pense na fisiologia. *In utero*, o bebê não respira ar; assim, o sangue não precisa trazer oxigênio dos pulmões para o bebê. Imediatamente após o parto, o bebê respira ar e a situação muda dramaticamente. Demora um certo tempo para que o fluxo arterial pulmonar alcance os níveis adultos de fluxo sanguíneo pelos pulmões. Conseqüentemente, todos os recém-nascidos apresentam um estado relativo de hipertensão pulmonar. De início, as lesões que podem ter vascularização aumentada, como a transposição dos grandes vasos, não são reveladas por radiografia (Fig. 4-40). A mesma lógica explica porque a maioria das lesões de desvio esquerdo-direito não se manifesta até aproximadamente 6 semanas de idade (veja a regra número três), quando a pressão da artéria pulmonar já diminuiu significativamente.

Com todas essas regras a considerar, é possível definir uma abordagem sistemática para a visibilização da radiografia do tórax de um recém-nascido com doença cardíaca congênita. Primeiro, observe se o coração está aumentado e se é possível determinar qual câmara está aumentada. Depois, determine se a vascularização é normal ou se está aumentada, tendo em mente que quanto mais novo for o bebê, menos confiança você terá para confirmar vascularização aumentada. Finalmente, é preciso discutir com seus colegas médicos e descobrir se o bebê é verdadeiramente cianótico, como definido pela saturação de oxigênio arterial inferior a 80% com saturação normal do CO_2 arterial. Com todas essas informações será possível examinar as Figuras 4-41 e 4-42 e elaborar uma avaliação aproximada sobre o tipo de doença cardíaca congênita que o bebê pode ter (Figs. 4-43 a 4-45).

MASSAS MEDIASTINAIS

Além do timo e dos brônquios, as demais estruturas do mediastino pediátrico são relativamente imperceptíveis, a menos que haja alguma anormalidade. Essas anomalias (massas) do mediastino pediátrico obedecem a um esquema de compartimentos.

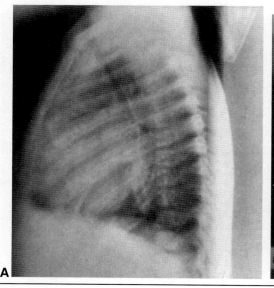
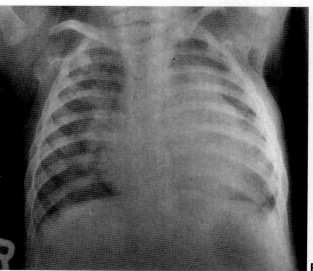

FIGURA 4-39. Radiografias AP (**A**) e lateral (**B**) de uma criança de 2 meses de vida com dificuldades respiratórias durante a amamentação, mas sem sinais de cianose, mostrando vascularização pulmonar notadamente aumentada e um coração grande. Na criança, esta combinação é característica de desvio congênito esquerdo-direito. O desvio esquerdo-direito mais comum é o defeito septal ventricular ou uma comunicação entre os ventrículos esquerdo e direito.

Massas Mediastinais

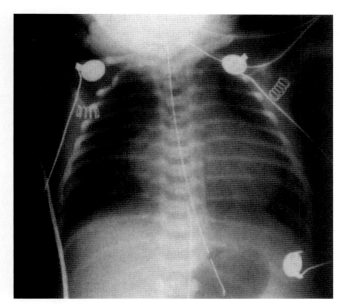

FIGURA 4-40. Radiografia de tórax de paciente extremamente cianótico mostrando coração grande, mediastino superior estreito e vascularização pulmonar ligeiramente aumentada, mas não extrema. O paciente é uma criança de três dias de vida com transposição dos grandes vasos; a vascularização fica em transição entre a resistência vascular muito elevada *in utero* e a resistência vascular mais baixa em um bebê que respira ar. No dias subseqüentes, a resistência vascular cairá mais ainda e os pulmões ficarão encharcados.

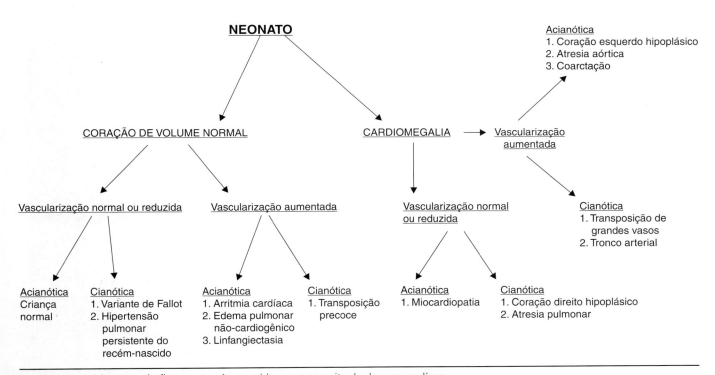

FIGURA 4-41. Diagrama do fluxo em recém-nascidos com suspeita de doença cardíaca.

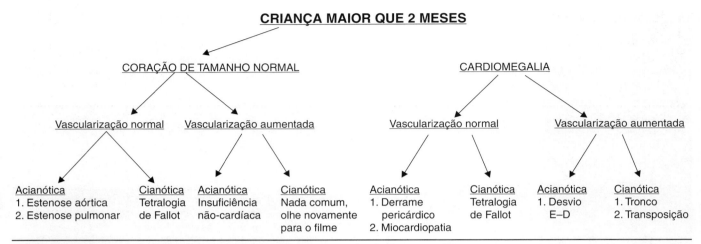

FIGURA 4-42. Diagrama do fluxo para crianças mais velhas com suspeita de doença cardíaca.

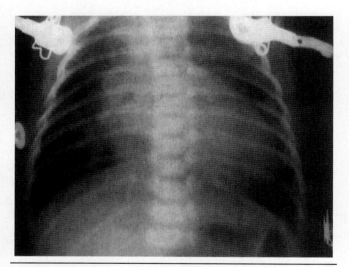

FIGURA 4-43. Esta criança tem um coração enorme. Observe que o mediastino superior tem uma sombra grande à direita da traquéia, um arco aórtico direito. Os vasos são grandes, encharcando os pulmões. Se nós adicionarmos a informação de que a criança é cianótica, teremos um quadro característico de *truncus arteriosus* (ou tronco arterial). Aproximadamente 40% dos pacientes com esse quadro apresentam arco direito.

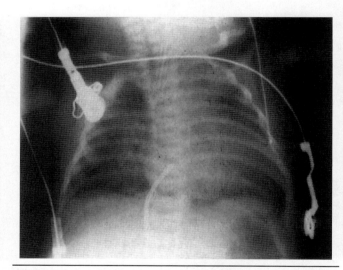

FIGURA 4-44. Coração grande e vascularização aumentada; desta vez, entretanto, a criança não é cianótica. Isto normalmente significa ou uma lesão obstrutiva no coração esquerdo ou uma insuficiência por algum outro motivo. A criança tem hipoplasia de câmaras esquerdas.

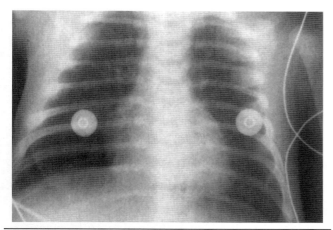

FIGURA 4-45. Coração grande e vascularização aumentada, observados em um bebê de 2 semanas de vida – achados típicos de transposição dos grandes vasos. Observe o mediastino muito fino, pois a artéria pulmonar está diretamente em frente da aorta, quando deveria estar ligeiramente à sua esquerda. Quadro característico de transposição dos grandes vasos.

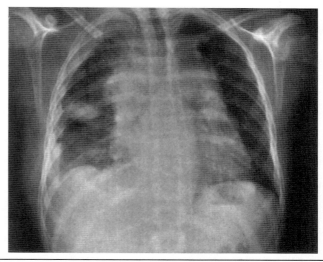

FIGURA 4-47. Este linfoma mediastinal anterior pára bem na superfície inferior das clavículas. Lembre-se de que a porção anterior do tórax fica fisicamente mais baixa que a porção posterior; assim, qualquer massa que tenha a clavícula como margem superior deve representar massa mediastinal anterior.

Se for possível identificar com precisão o compartimento onde a massa está localizada, será possível oferecer um diagnóstico diferencial e inteligente. Na projeção lateral, o mediastino anterior é definido como parte do mediastino visível na frente das vias aéreas, e o mediastino posterior é definido como a porção do mediastino imediatamente posterior à margem anterior dos corpos vertebrais. O restante da estrutura forma o compartimento do mediastino médio (Fig. 4-46). O truque está em se saber diferenciar esses compartimentos e, para isso, há algumas regras:

1. *Sinal do "cutoff" da clavícula:* o tórax anterior está em posição anatomicamente mais baixa que o tórax posterior; por isso, se na radiografia PA do tórax for visibilizada uma massa que termina na margem inferior da clavícula, ela deve estar no mediastino anterior (Fig. 4-47).
2. *Sinal de sobreposição do hilo:* as estruturas do mediastino anterior distal se sobrepõem aos vasos no hilo pulmonar; conseqüentemente, os vasos normalmente são visibilizados através dessas estruturas (Fig. 4-48).
3. *Obliteração da costela posterior:* as massas do mediastino posterior normalmente "se espalham" pelas costelas posteriores; conseqüentemente a distorção ou assimetria das costelas posteriores é um bom sinal de que a massa é posterior (Fig. 4-49).
4. *Sinal de distorção das vias aéreas:* as massas que distorcem o esôfago ou comprimem as vias aéreas estão localizadas, quase com certeza, no mediastino médio (Fig. 4-50).

Uma vez aplicadas essas regras e decidido qual compartimento a ser visibilizado, os processos patológicos tendem a se categorizar por si só com facilidade. As massas do mediastino anterior quase sempre indicam um linfoma, ou timo relacionado a uma massa ocasional na tireóide ou ainda um teratoma. Aqui vale a regra da "Minnie": se a massa medias-

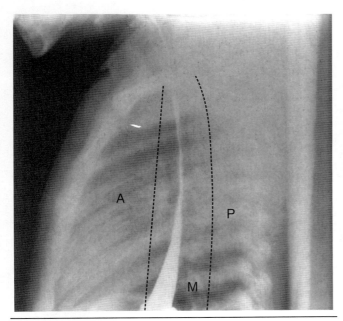

FIGURA 4-46. Projeção lateral normal do tórax, com bário no esôfago, delineando os limites do mediastino anterior (A), médio (M) e posterior (P). Na consideração de massas mediastinais, é importante dividir mentalmente o mediastino nesses componentes, o que ajudará a localizar o diagnóstico provável para a causa da massa.

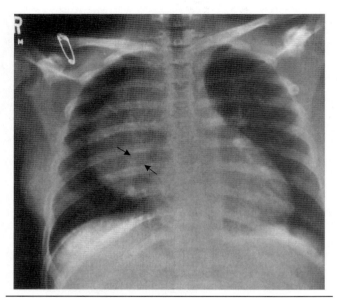

FIGURA 4-48. Este adolescente apresenta massa mediastinal anterior. Observe que o ramo descendente da artéria pulmonar direita *(setas)* é visível através da massa, documentando que o tumor não está no mesmo plano do vaso; caso contrário, o sinal de silhueta impediria a visibilização do vaso. Este quadro é chamado de sinal de superposição do hilo, no qual massas fora do plano do hilo (normalmente massas mediastinais anteriores) permitem que as estruturas do hilo sejam visibilizadas.

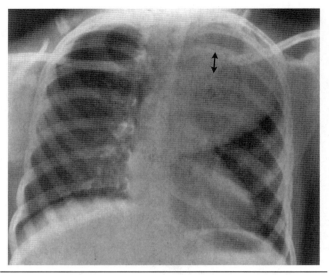

FIGURA 4-49. Esta criança apresenta massa mediastinal posterior enorme, à esquerda. Observe como a massa se espalhou sobre as costelas em orientação posterior. As massas que distorcem as costelas posteriores têm, quase sempre, origem nas critas neurais, neste caso um ganglioneuroblastoma.

tinal anterior contém cálcio, sempre opte pelo teratoma (Fig. 4-51). As massas mediastinais médias geralmente são linfonodos ou vasos anômalos relacionados com o arco aórtico. As duplicações esofágicas e brônquicas são menos freqüentes, mas também ocorrem no mediastino médio. As massas do mediastino posterior são de origem neurogênica, geralmente neuroblastomas ou ganglioneuroblastomas. Na suspeita de massa mediastinal pediátrica, a primeira regra é situá-la no compartimento apropriado; depois basta dar seqüência ao diagnóstico diferencial.

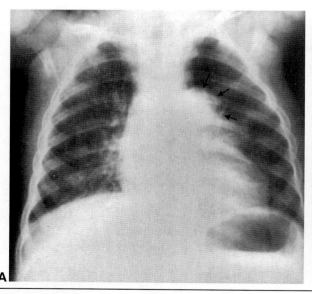
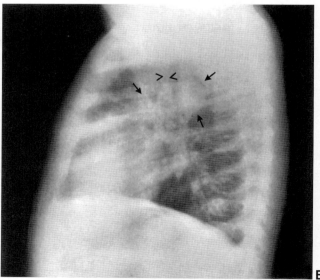

FIGURA 4-50. A: A grande massa *(setas)* perto do mediastino está deslocando o brônquio do lobo superior à esquerda. Observe que o pulmão esquerdo é mais escuro que o direito porque a massa está provocando obstrução parcial do tronco brônquico principal esquerdo, permitindo que o ar entre, mas não escape com facilidade. O efeito sobre os brônquios ou os vasos sanguíneos é característico de uma massa mediastinal média, neste caso, um cisto broncogênico. **B**: A projeção lateral mostra a massa arredondada *(seta)* do cisto broncogênico no mesmo plano das vias aéreas *(setas)*.

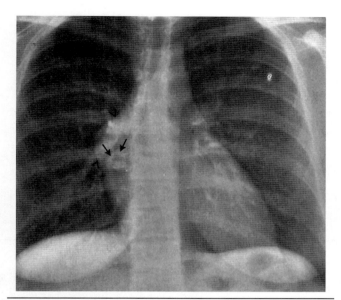

FIGURA 4-51. A massa localizada anterior ao hilo direito (*pontas de setas*) contém um grande foco cálcico com alta densidade. Lembre-se: massa mediastinal anterior mais cálcio é igual a teratoma.

ESTENOSE DO PILORO

Um quadro intra-abdominal comum nos bebês (não recém-nascidos, mas já com 4 a 6 semanas de idade) que merece ser discutido é a estenose do piloro, que não é uma anomalia congênita. Esse quadro é provocado pela hipertrofia do músculo pilórico, induzida por um erro hereditário do metabolismo. Devido à natureza hereditária dessa anomalia, ela pode, de alguma forma, ser considerada como defeito congênito, mas nem sempre se apresenta logo após o nascimento, pois demora um pouco para que a química anormal provoque a hipertrofia do músculo pilórico a ponto de obstruir a saída do fluxo gástrico. A doença é preponderante no sexo masculino e normalmente se apresenta com vômitos não-biliares e perda de peso em bebês de 6 semanas. A radiografia abdominal simples sugere uma obstrução parcial com um estômago muito dilatado. O trato GI superior mostrará o alongamento e o estreitamento do canal pilórico. A investigação por imagens de ultra-sonografia é o método atual mais favorável para se obter um diagnóstico definitivo, pois as imagens mostram um grande tumor no músculo pilórico, com riqueza de detalhes (Figs. 4-52 a 4-54).

QUADROS ANORMAIS EM CRIANÇAS MAIS VELHAS

FIBROSE CÍSTICA

Ao estudar pacientes pediátricos, é sempre importante lembrar que a prevalência de anomalias congênitas ou hereditárias é maior entre a população pediátrica que entre

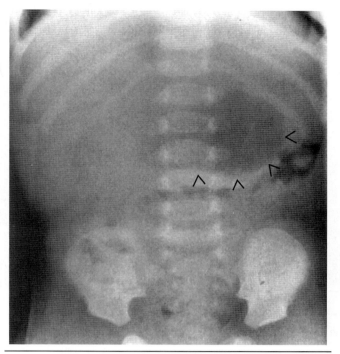

FIGURA 4-52. Esta criança de 6 semanas de vida tem vômitos graves e prejudiciais que foram piorando progressivamente no decorrer da semana. O impacto sobre sua alimentação foi tão grave que ele chegou a perder peso. Observe o estômago distendido (*pontas de setas*). A presença de gás distal no reto indica obstrução parcial, mas a radiografia sugere obstrução parcial significativa da saída gástrica. Cerca de 90% dos casos de estenose do piloro apresentarão radiografias com imagens semelhantes a esta.

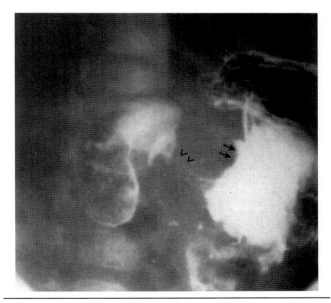

FIGURA 4-53. Neste bebê de 6 semanas de vida, o trato GI superior mostra alongamento e estreitamento do canal pilórico (*ponta de seta*). Ao lado do estômago, observe a indentação arredondada (*setas*) provocada por um músculo pilórico com hipertrofia significativa. Este quadro é chamado de sinal do ombro. Junto com esta combinação de sinais o diagnóstico é de estenose pilórica.

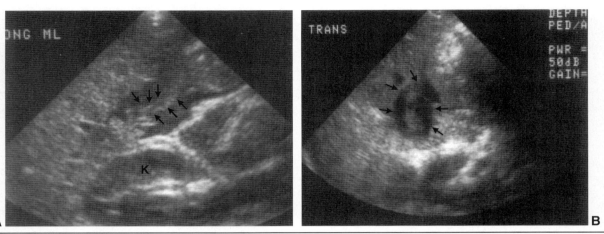

FIGURA 4-54. A: Projeção longitudinal por ultra-sonografia do piloro de um menino com seis semanas de vida, com vômitos. O músculo pilórico aparece preto, enquanto a mucosa do lúmen central aparece branca (setas). Durante todo o período de observação, a configuração do músculo pilórico não mudou e sua medição revelou espessamento de 6 mm (o normal é até 4 mm). Isto é diagnóstico de estenose do piloro. Observe o estreito relacionamento do piloro com o rim direito (K). **B**: Projeção transversal por ultra-sonografia do piloro do mesmo bebê mostrado em A. Novamente, o músculo preto ou hipoecóico envolve a mucosa extremamente ecogênica. As setas identificam a projeção transversal do piloro. Na estenose pilórica o músculo é espesso e não muda durante todo o exame.

a população adulta. Assim, ao examinar a radiografia de uma criança com pneumonia recorrente, deve-se pensar em condições hereditárias que predisponham a criança à pneumonia como, por exemplo, a fibrose cística. Essa doença, considerada como a doença genética mais predominantemente letal na população branca, começa com pneumonias recorrentes, mas também apresenta várias características que permitem seu diagnóstico específico a partir de radiografias (Fig. 4-55). Normalmente, os pulmões mostram-se hiperexpandidos, por causa do bloqueio de vários pequenos brônquios por tampões mucosos. A presença de compressões mucóides e acúmulos de muco intrabrônquico em forma de ramificação é bastante sugestiva de fibrose cística. Geralmente, as crianças exibem hilos muito proeminentes, devido à combinação dos linfonodos inflamados e alargamento da artéria pulmonar resultante da hipertensão pulmonar provocada pela destruição do pulmão. A descoberta menos comum da fibrose cística é a formação de um bordo peribrônquico, ou espessamento das paredes dos brônquios, em função da intensa mudança inflamatória induzida pela doença (Fig. 4-56). Nenhum desses sinais é patognomônico para fibrose cística; mas a combinação de todos eles aumenta significativamente a probabilidade da presença dessa doença.

INTUSSUSCEPÇÃO

A intussuscepção, doença na qual um segmento do intestino se encaixa no outro, tem sua prevalência máxima entre os 6 meses e os 2 anos de idade. O intestino está constantemente em movimento em virtude da atividade peristáltica normal. Teoricamente, um linfonodo intramural ou outra estrutura qualquer inflamada pode alterar esta atividade peristáltica, de tal modo que um segmento do intestino começa a se projetar em índices diferenciados, levando ao prolapso de um dos segmentos (intususcepto) dentro da próxima porção contígua do intestino (intussuscepiente). A intussuscepção se torna edematosa porque o sangue que passa pelo intestino com prolapso está comprometido e a intussuscepção começa a aumentar, formando o problema

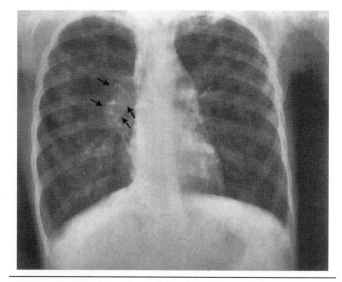

FIGURA 4-55. Radiografia torácica típica de uma criança com fibrose cística. Presença de infiltrados em ambos os campos pulmonares. O hilo direito é muito grande e irregular, como resultado da combinação do aumento da artéria pulmonar e dos linfonodos (setas). Observe também que o coração é muito pequeno por causa da expansão excessiva dos pulmões. As artérias pulmonares são grandes em função da hipertensão pulmonar. Esta é uma imagem muito típica de fibrose cística.

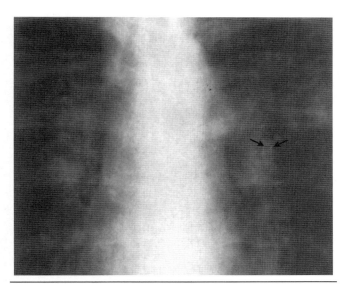

FIGURA 4-56. Imagem em close de um pulmão mostrando o espessamento peribronquiolar. Observe que o brônquio aparece como um ponto preto no meio de um infiltrado branco. Esse infiltrado é edema e ninho inflamatório na parede do brônquio.

e levando à extensão adicional da anormalidade. A extensão final é a protrusão do intussuscepto a partir do reto! De fato, nos textos do século XIX, o diagnóstico diferencial de intussuscepção era o prolapso retal. A área anatômica mais comumente envolvida na intussuscepção é o íleo terminal e a maioria das intussuscepções é ileocecal.

A radiologia tem um papel fundamental no diagnóstico, visto que as crianças normalmente se apresentam com abdome agudo. A radiografia simples mostra evidências de obstrução parcial do intestino e a intussuscepção normalmente é visível nessa radiografia como uma densidade arredondada próxima ao ponto de obstrução (Fig. 4-57). O diagnóstico pode ser confirmado tanto por ultra-sonografia como por enema de bário (Figs. 4-58 e 4-59). A radiologia muitas vezes tem papel terapêutico e de diagnóstico para a intussuscepção. Entre 50% e 80% das intussuscepções podem ser reduzidas sem cirurgia por meio tanto de um enema de ar ou um enema de contraste. Essas técnicas são muito específicas e devem ser realizadas somente por pessoal treinado. Entretanto, fazem parte do *armamentarium* padrão de qualquer radiologista certificado.

APENDICITE

Apendicite é a emergência cirúrgica mais comum no final da infância. A apendicite é uma das grandes mímicas, pois seus sintomas podem ser multiformes e o diagnóstico, em muitos casos, é obscuro (Tabela 4-3). Há um velho adágio que diz que a certeza clínica da apendicite deve ser de aproximadamente 85%, significando que 15% dos apêndices

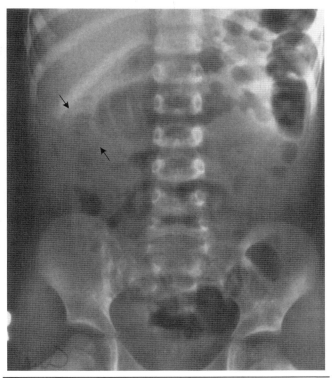

FIGURA 4-57. Observe a densidade arredondada e o padrão de gás espiralado localizados no quadrante superior direito nesta criança de 2 anos de idade, com cãibras recorrentes, dor abdominal e hematoquezia *(setas)*. Só esta radiografia simples, se não for diagnóstica, já é, com certeza, uma forte suspeita de intussuscepção. Em cerca de 80% das vezes é possível diagnosticar intussuscepção em uma radiografia simples buscando-se por uma massa arredondada e pelo padrão de ar em espiral que é tão característico do quadro.

removidos deverão ser normais ou o cirurgião vai começar a perder alguns casos verdadeiramente positivos do quadro. Várias técnicas de radiologia por imagem podem, de alguma maneira, estreitar esse índice falso-positivo, mas, na verdade, o valor da investigação por imagens está nos casos em que o diagnóstico é uma dúvida séria. Veja isto por outro ângulo. Se os testes por imagem lhe dão 95% de sensibilidade, enquanto os testes clínicos lhe dão 85%, a investigação por imagens não soma muito em uma situação de certeza suficiente de que se está diante de um quadro de apendicite. Por outro lado, quando não existe essa certeza ou, digamos, há 30% de certeza, um teste de 95% de

TABELA 4-3 Sinais Clássicos de Apendicite

1. Dor no quadrante inferior direito
2. Leucocitose
3. Anorexia e vômitos

Obs.: Somente a metade dos pacientes com apendicite e idade inferior a 5 anos ou superior a 50 mostra esses sinais.

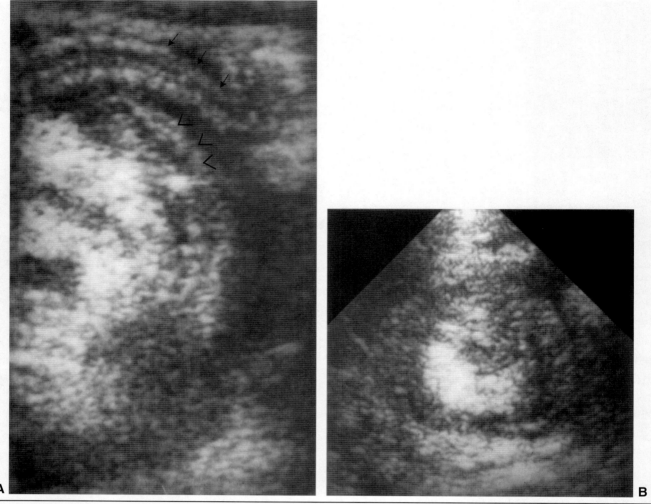

FIGURA 4-58. A: Projeção longitudinal por ultra-sonografia de uma intussuscepção. Observe que o intussuscepto *(pontas de setas)* se encaixa dentro do intussuscepiente. Com um pouco de imaginação, quase se pode observar o sinal da espiral quando o intestino se encolhe, com uma alça do intestino prolapsando dentro da outra. **B**: Projeção transversal de uma intussuscepção mostrando o sinal-alvo. O material brilhantemente ecogênico é a mucosa edematosa, enquanto o material menos ecogênico é a parede do intussuscepto.

sensibilidade é crucial para decidir adequadamente o tratamento do paciente. Com os preços atuais dos hospitais, é mais barato fazer um teste do que internar o paciente para ficar em observação por uma noite.

A apendicite é discutida em detalhes no Capítulo 3, por isso aqui será simplesmente mencionada.

RESUMO

Neste capítulo, discutimos sobre radiografias em crianças, com ênfase especial nos quadros que são comuns e únicos para a pediatria. Como em qualquer geração de imagens, sempre haverá exceções, mas umas poucas regras são a chave. Lembre-se sempre de que o timo é um impostor na avaliação de radiografias torácicas em crianças, especialmente nas mais novas. Qualquer massa mediastinal anterior é o timo, timo e timo! As doenças clínicas e cirúrgicas do tórax neonatal podem ser facilmente diferenciadas lembrando as regras do desvio mediastinal e da anomalia unilateral. Se as regras de se examinar a doença cardíaca congênita e as massas do mediastino forem aplicadas com cuidado, você terá condições de chegar a uma estimativa preliminar em cerca de 80% das vezes para elaborar um diagnóstico preciso da lesão correta. Isso é muito mais do que Babe Ruth fez quando rebateu, e veja só como ele é famoso.

Em resumo, lembre-se que é normal que os recémnascidos tenham quantidades consideráveis de gás dentro do intestino delgado. Contanto que as paredes sejam finas e as alças do intestino aproximem-se umas das outras, não se preocupe. Lembre-se também que até os 6 meses de

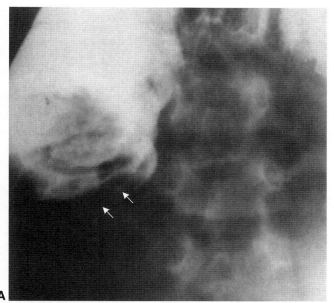
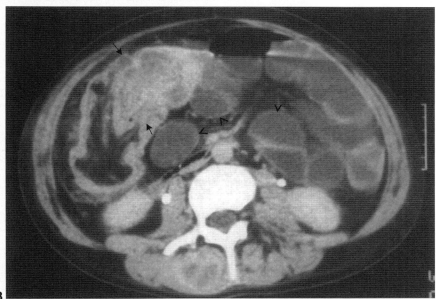

FIGURA 4-59. A: O enema de bário nesta criança de 2 anos mostra uma falha redonda na área do ceco. Observe como o bário se infiltra em forma de espiral à medida que abre caminho entre o intussuscepto e o intussuscepiente. Este quadro, também chamado de mola espiralada *(setas)*, é característico da intussuscepção. **B**: Investigação por TC de uma criança com um tumor reconhecido afetando a parede do intestino. A criança se apresentou com dor abdominal devido à intussuscepção *(setas)* provocada pela metástase a um linfonodo próximo à válvula ileocecal. Observe nesta TC como você pode ver os mesmos sinais: o intussuscepto de extremidade cega e a gordura esticada do mesentério, à medida que o intussuscepto se projeta em direção ao intussuscepiente. Observe também as múltiplas alças do intestino cheias de líquido *(pontas de setas)* e provenientes do intestino delgado dilatado, secundárias à obstrução parcial desse intestino pela intussuscepção.

idade é muito difícil diferenciar o intestino grosso do intestino delgado, e as conjecturas para saber se uma alça representa o intestino grosso ou o delgado, numa radiografia plana, são exatamente isso – estimativas educadas. Em bebês com barriga distendida, sempre procure o reto para determinar a presença de gás distal e conseqüentemente a obstrução.

PONTOS PRINCIPAIS – TÓRAX

- Em alguns bebês, o líquido dos pulmões *in utero* demora mais que alguns minutos para se liberar, resultando em taquipnéia transitória do recém-nascido. Nas radiografias isso se apresenta como derrames pleurais e densidades variáveis. A TTRN deve-se resolver dentro das primeiras 24 horas após o nascimento.
- A TTRN não pode ser diferenciada da pneumonia neonatal precoce nas radiografias.
- A melhor evidência para diagnosticar a insuficiência cardíaca congestiva nos bebês é uma radiografia exibindo um modelo de densidade irregular nos pulmões e a cardiomegalia. Se, numa radiografia lateral, o coração projetar-se significativamente além das vias aéreas visíveis, geralmente ele estará dilatado.
- A doença da membrana hialina apresenta quatro aspectos radiográficos característicos: nodularidade difusa, doença uniforme, broncografias aéreas e um volume pulmonar relativamente pequeno.
- Em geral, as condições cirúrgicas são unilaterais e deslocarão o mediastino para longe do lado mais anormal.
- Os aspectos radiográficos da fibrose cística incluem pulmões hiperexpandidos, compressões mucóides, hilos muito proeminentes e formação de halo peribrônquico.

PONTOS PRINCIPAIS – ABDOME

- Em resumo, as regras para avaliar o abdome de uma criança são diferentes das regras aplicadas nos adultos.
- Quanto mais nova a criança, mais discrepantes as regras.
- Os bebês têm muito ar e é difícil diferenciar o intestino delgado do grosso em uma radiografia simples.
- As crianças novas geralmente apresentam anomalias congênitas ou atresias; crianças um pouco mais velhas apresentam manifestações tanto de anomalias congênitas como hereditárias, como a estenose do piloro e a má rotação.
- Em crianças com mais de 6 meses, a intussuscepção e a apendicite são as principais entidades clínicas.
- Ao examinar uma radiografia abdominal de uma criança, lembre-se de que suas probabilidades são melhores no diagnóstico de uma manifestação incomum de uma doença comum (como apendicite) do que para diagnosticar uma manifestação comum de uma doença rara.
- Se você se prender ao diagnóstico e às regras deste capítulo, na maioria das vezes você estará mais certo que errado.

REFERÊNCIAS

1. Silverman FN, Kuhn JP. *Caffey's pediatric x-ray diagnosis: an integrated imaging approach,* 9th ed., vols. 1 and 2. St. Louis, MO: Mosby, 1993.
2. Franken EA Jr, Smith WL. *Gastrointestinal imaging in pediatrics,* 2nd ed. New York: Harper & Row, 1982.

LEITURAS SUGERIDAS

Strife JL, Bissett GS, Burrows PE. Cardiovascular system. In: Kirks DR, Griscom NT, eds. *Practical pediatric imaging: diagnostic radiology of infants and children.* Philadelphia: Lippincott-Raven Publishers, 1998.

Hedlund GL, Griscom NT, Cleveland RH, Kirks DR. Respiratory system. In: Kirks DR, Griscom NT, eds. *Practical pediatric imaging: diagnostic radiology of infants and children.* Philadelphia: Lippincott-Raven Publishers, 1998.

Capítulo 5

Sistema Musculoesquelético

William E. Erkonen e Carol A. Boles

Imagens de Membros 175
Membro Superior 175
Membro Inferior 183

Variantes do Normal 188

Anomalias Congênitas e do Desenvolvimento 193

Trauma 197
Fraturas e Luxações 197
Cicatrização de Fraturas 202
Membro Superior 202
Membro Inferior 218
Lesões das Partes Moles 230

Artrites 241
Osteoartrite 241
Artrite Reumatóide 241

Gota, Pseudogota e Artrite Hemofílica 247
Articulações Neuropáticas 247
Outras 248

Tumores 250
Benignos 250
Malignos 255

Doenças Metabólicas 258
Doença de Paget 258
Osteoporose e Osteomalacia 258
Raquitismo 259

Infecção 259

Abordagem de Problemas Clínicos Comuns 263

Pontos Principais 263

IMAGENS DE MEMBROS

Pensando bem, os ossos são visíveis em praticamente todas as radiografias. Portanto, a anatomia radiológica do sistema musculoesquelético é extremamente importante, mas o aprendizado é demorado. A literatura dispõe de textos inteiros dedicados a articulações isoladas e não há atalhos para o domínio desse material detalhado. Como sempre, o conhecimento sólido da anatomia das imagens normais é um pré-requisito para a avaliação inteligente dessas imagens. Lembre-se de que as estruturas anatômicas são sempre as mesmas – nós as estamos visibilizando meramente de maneira diferente. Vamos iniciar com a anatomia das imagens normais da mão e prosseguir sistematicamente em direção ascendente até a cintura escapular. A seguir, passaremos para a anatomia das imagens normais do membro inferior, desde o pé até o quadril.

Membro Superior

As lesões dos membros são comuns, pois as pessoas enfrentam ativamente o meio ambiente com seus braços e pernas.

Conseqüentemente, serão muitas as radiografias das extremidades a serem solicitadas em sua prática clínica. Por isso, faz-se necessário um sistema de avaliação das imagens dos membros superiores e inferiores (Tabela 5-1). Em uma imagem, cada osso deve ser cuidadosamente avaliado quanto à densidade, variações do normal e existência de fraturas. Da mesma forma, cada articulação deve ser avaliada quanto à largura, regularidade das superfícies articulares, luxações, artrite, fratura e presença de corpos estranhos. As partes moles deverão ser avaliadas quanto a edema, hemorragia, massas, calcificações e corpos estranhos.

A mão é uma estrutura tão complexa que se transformou em uma subespecialidade tanto na ortopedia quanto na cirurgia plástica, de modo que não espere conquistar o conhecimento dessa anatomia da noite para o dia. Quando solicitar radiografias da mão, o estudo padrão normalmente consistirá em projeções póstero-anterior (PA), oblíqua e lateral (Fig. 5-1). *Lembre-se de que um dos aspectos mais difíceis da medicina é aprender os jargões e as rotinas, de modo que é preciso dispor da terminologia correta desde o começo.* Cada um dos dedos da mão deve ser adequada-

TABELA 5-1 Lista de Verificação para Radiografias dos Ossos
Cada osso deverá ser avaliado quanto a: Densidade   Anomalias   Fratura   Tumor   Corpos estranhos   Infecção   ***Cada articulação deverá ser avaliada quanto a:***   Regularidade da superfície articular   Simetria   Fratura   Luxações   Artrite   Corpos estranhos   ***As partes moles deverão ser avaliadas quanto a:***   Edema   Hemorragia   Calcificações   Massas   Corpos estranhos

mente nomeado para descrever e documentar as informações com precisão. A Figura 5-1A traz a terminologia adequada para cada dedo e o sistema de numeração para os metacarpos. A simples numeração dos dígitos não é suficiente, especialmente em situações nas quais haja falta de dedos. Você faria referência ao dedo indicador como o primeiro ou o segundo dedo na ausência do polegar? Portanto, começando pelo lado radial da mão, o polegar será sempre o polegar e não o primeiro dedo. A seguir vem o indicador (não o segundo dedo e também não o primeiro dedo, pois alguns dizem que existem quatro dedos e um polegar). Depois temos o dedo longo (não o terceiro ou o médio), o dedo anelar (não o quarto) e o dedo mínimo (não o quinto).

Os metacarpos (Fig. 5-1A) são numerados de maneira lógica: o polegar articulando-se com o primeiro metacarpo, o indicador com o segundo metacarpo e assim por diante. Como regra geral, cada dedo da mão tem três falanges, exceto o polegar que só tem duas. As falanges recebem as denominações de proximal, média e distal. A articulação da falange proximal com o metacarpo é chamada de articulação metacarpofalangiana (MCF) (Fig. 5-1A). A articulação das falanges proximal e média é a articulação interfalangiana proximal (IFP). A articulação das falanges distal e média é a articulação interfalangiana distal (IFD). O polegar só tem duas falanges e uma articulação interfalangiana (IF). O aspecto mais distal dos metacarpos e das falanges é a cabeça, enquanto as porções proximais representam as bases. Os aspectos centrais desses ossos são as diáfises, ou corpos.

A terminologia óssea normalmente usada, como fise, epífise, metáfise e diáfise, pode ser confusa para o principiante, mas na verdade ela é muito simples. A Figura 5-1C mostra a localização dessas estruturas. A fise (placa fisária ou epifisária) é a placa de crescimento, pois a formação do

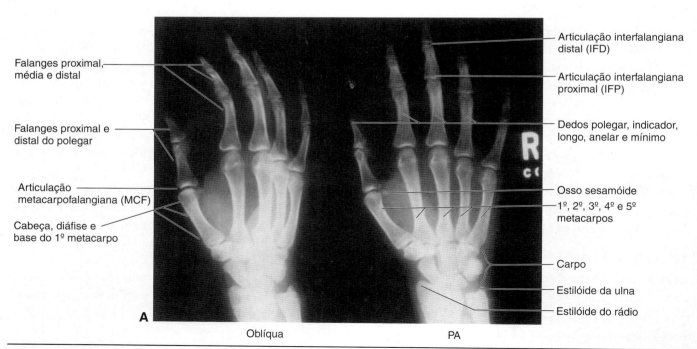

FIGURA 5-1. A: Radiografias: oblíqua e póstero-anterior (PA) de mão direita. Normais (*continua*).

Imagens de Membros

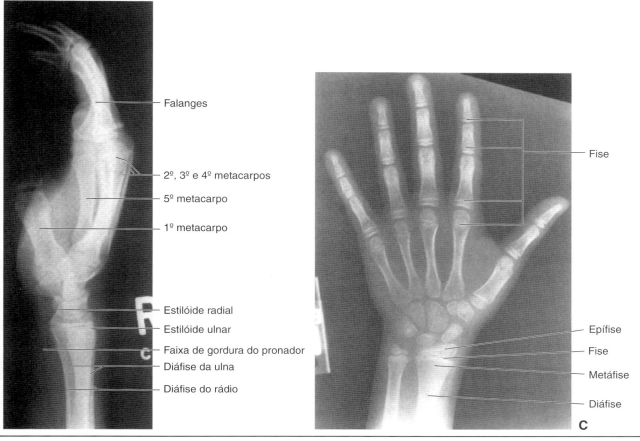

FIGURA 5-1 *(Continuação).* **B**: Radiografia lateral da mão direita. Normal. **C**: Radiografia PA da mão esquerda. Fise, epífise, metáfise e diáfise dentro da normalidade. Na radiografia, a fise cartilaginosa é uma área radiolucente.

osso ocorre nos dois lados (epífise e metáfise) da fise. Essa placa é a parte mais fraca de um osso em crescimento. A epífise é o centro secundário de ossificação na extremidade do osso, a metáfise fica proximal à fise e a diáfise (corpo do osso) é a porção entre as metáfises proximal e distal. Por fim, à medida que a fise se fecha, ocorre a fusão da epífise com a metáfise. O termo "apófise" cria confusão e refere-se simplesmente a uma epífise que não se articula com outro osso e não contribui para o crescimento do comprimento do osso, mas sim para o contorno ósseo. Um exemplo típico é o trocânter maior, visibilizado na Figura 5-23.

Punho e antebraço são sítios comuns de fratura, especialmente em crianças. Para a compreensão e tratamento inteligentes de fraturas nessas áreas, é necessário um conhecimento abrangente da anatomia do punho e do antebraço. A aparência, localização e nomes de cada osso carpal devem ser memorizados, assim como sua relação com as porções distais do rádio e da ulna. As projeções PA, lateral e oblíqua padrão para o punho (Fig. 5-2) mostram essas relações de maneira muito satisfatória.

Em geral, o antebraço é examinado com projeções ântero-posteriores (AP) e laterais em crianças e adultos (Fig. 5-3). As radiografias de rotina do cotovelo consistem em projeções AP e laterais (Fig. 5-4), mas as projeções oblíquas com rotação externa dessa articulação também podem ser, às vezes, necessárias (Fig. 5-5A). As radiografias do úmero consistem, normalmente, em projeções AP (Fig. 5-5A) e laterais. Para avaliação do ombro obtém-se, em geral, uma radiografia AP (Fig. 5-5B) complementada por uma projeção axilar ou lateral, dependendo da prática local. A anatomia e a doença musculoesqueléticas podem ser muito bem demonstradas na investigação por imagens

TABELA 5-2 Indicações para TC e RM do Sistema Musculoesquelético

Tomografia computadorizada
Detalhes ósseos
Avaliação de fragmentos de fraturas
Exame minucioso de tumores ósseos

Investigação por ressonância magnética
Investigação da medula óssea quanto à presença de fratura oculta ou metástase
Avaliação de partes moles: ligamentos, tendões, cartilagens e vasos
Exame minucioso de tumores ósseos

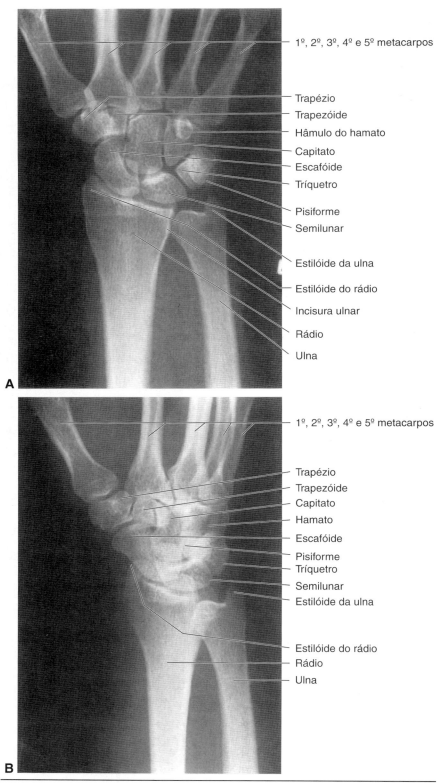

FIGURA 5-2. Radiografias PA (**A**), oblíqua (**B**) e lateral (**C**) do punho direito. Normais. Observe que a ponta do processo estilóide do rádio é distal à ponta do processo estilóide da ulna e o rádio articula-se distalmente com os ossos carpais escafóide e semilunar e lateralmente com a ulna (incisura ulnar ou sigmóide). A superfície articular radial distal inclina-se no sentido da ulna e para frente (palmar). A ulna distal articula-se com o rádio lateralmente e com a fibrocartilagem do punho distalmente. A ulna não se articula diretamente com um osso do carpo.

Imagens de Membros

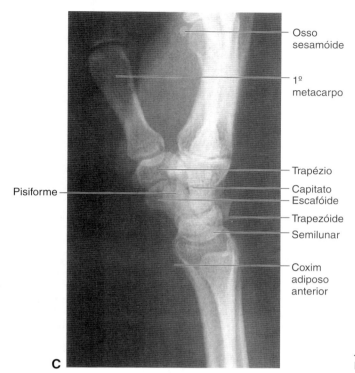

FIGURA 5-2 (Continuação).

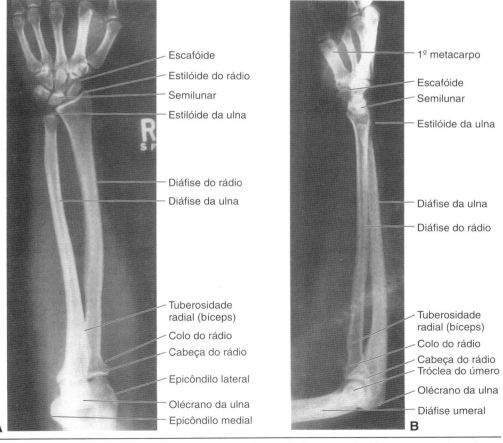

FIGURA 5-3. Radiografias AP (**A**) e lateral (**B**) do antebraço direito. Normais. Observe que na lateral correta do antebraço, tanto o cotovelo como o punho estão em posição lateral. O rádio distal é grande e o rádio proximal é pequeno, enquanto a ulna distal é pequena e a ulna proximal é grande. O rádio é muito mais importante que a ulna na articulação do punho, enquanto a ulna é mais importante que o rádio na articulação do cotovelo.

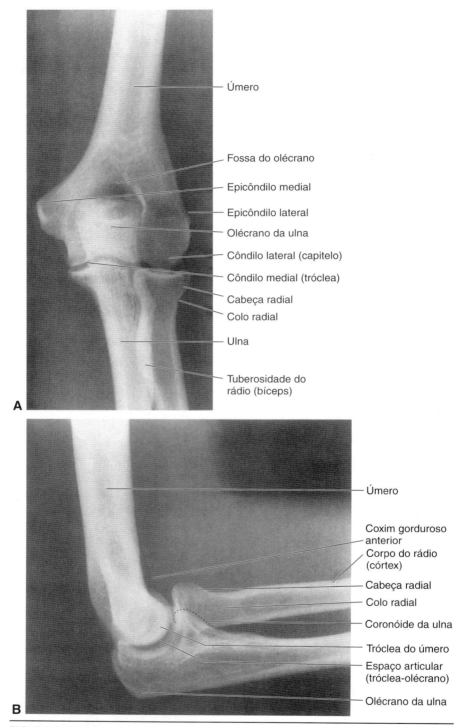

FIGURA 5-4. Radiografias AP (**A**) e lateral (**B**) do cotovelo esquerdo. Normais. Normalmente, o cotovelo fica flexionado a 90 graus para minimizar o aparecimento dos coxins gordurosos anterior e posterior. A *linha pontilhada* em B indica processo coronóide da ulna.

Imagens de Membros

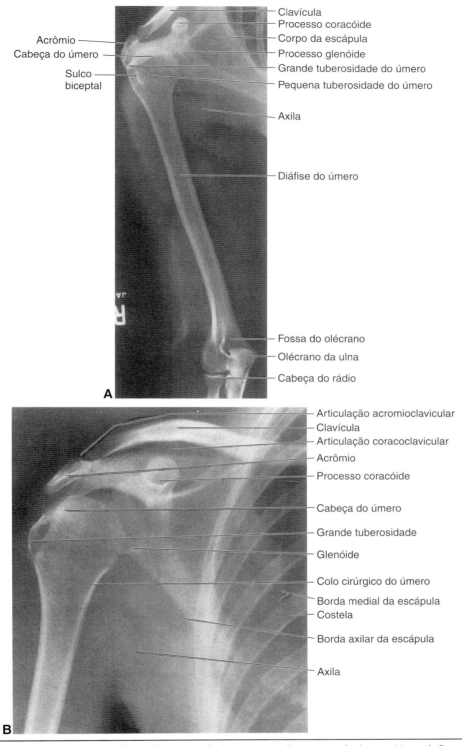

FIGURA 5-5. A: Radiografia AP do úmero direito com rotação externa do úmero. Normal. O cotovelo direito está em posição oblíqua. **B**: Radiografia AP do ombro direito com rotação externa do úmero. Normal. Observe a proeminência da tuberosidade maior.

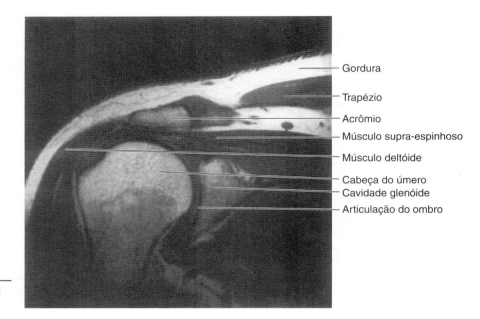

FIGURA 5-6. Imagem de RM coronal em T1 do ombro direito. Normal.

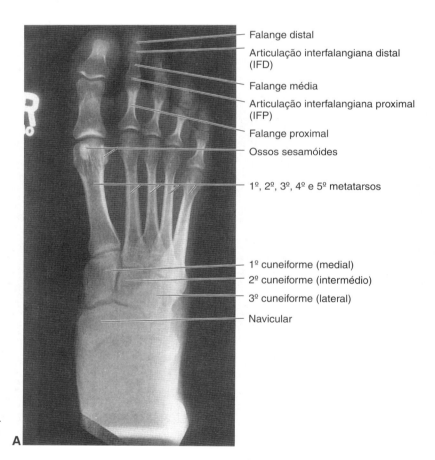

FIGURA 5-7. Radiografias AP (**A**), oblíqua (**B**) e lateral (**C**) do pé direito. Normal (*continua*).

de tomografia computadorizada (TC) e de ressonância magnética (RM). (Tabela 5-2). A investigação por TC é especialmente adequada para os detalhes ósseos, enquanto a RM é melhor para a investigação de partes moles e medula óssea, pois pode revelar a presença de edema causado por contusões ou fraturas sutis não percebidas nas radiografias comuns. A RM é especialmente útil na avaliação das estruturas de partes moles ao redor das articulações como a anatomia do manguito rotador do ombro (Fig. 5-6).

Imagens de Membros

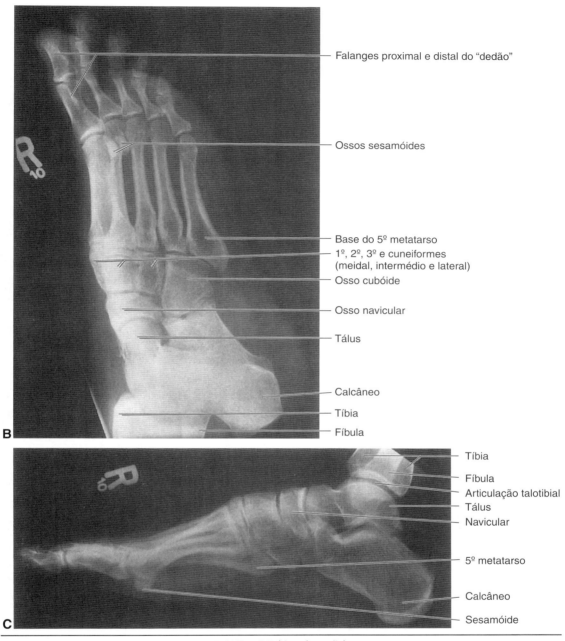

FIGURA 5-7 (Continuação).

Membro Inferior

Vamos agora abordar a investigação por imagens radiológicas do membro inferior, começando pelo pé e subindo até o quadril. As projeções-padrão do pé são as radiografias AP, lateral e oblíqua (Fig. 5-7). A denominação dos dedos do pé é bem mais fácil que a dos dedos da mão. O dedão, ou maior, também pode ser chamado de primeiro dedo e os demais são numerados seqüencialmente, terminando com o dedo mínimo ou quinto dedo. Da mesma forma, os metatarsos são numerados em seqüência, com o dedo grande articulando-se com o primeiro metatarso, o segundo dedo com o segundo metatarso, e assim por diante. O tornozelo é normalmente investigado por radiografias de projeções AP, lateral e ou oblíqua ou projeção com rotação interna (Fig. 5-8). A RM pode ser usada para investigar o tornozelo em busca das lesões das partes moles (Fig. 5-9). As radiografias da tíbia e da fíbula consistem, geralmente, em projeções AP e lateral (Fig. 5-10).

As radiografias de rotina do joelho consistem em projeções AP e lateral, podendo ser complementadas com radiografias AP com o paciente em pé (Fig. 5-11A, B, C) e/ou projeções oblíquas. As imagens axial, coronal e sagital

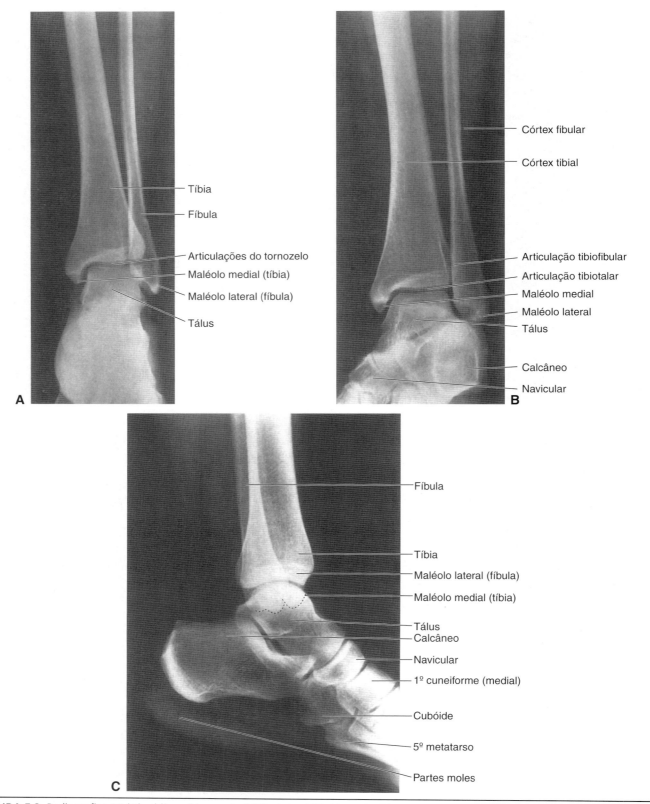

FIGURA 5-8. Radiografias AP (**A**), oblíqua "de encaixe" (**B**) e lateral (**C**). Normais. Observe como a projeção "de encaixe" (B) permite melhor visibilização da articulação tibiofibular distal.

Imagens de Membros

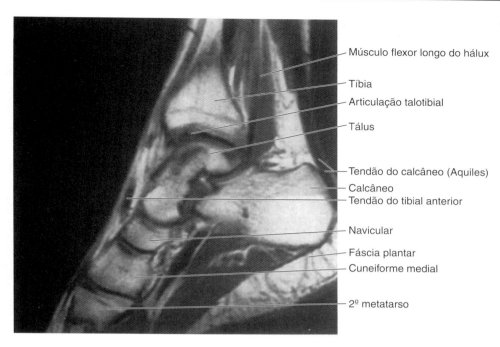

FIGURA 5-9. Imagem sagital de RM em T1 do tornozelo direito. Normal. Observe que o tendão do calcâneo (tendão de Aquiles) mostra sinal homogêneo de baixa intensidade (preto).

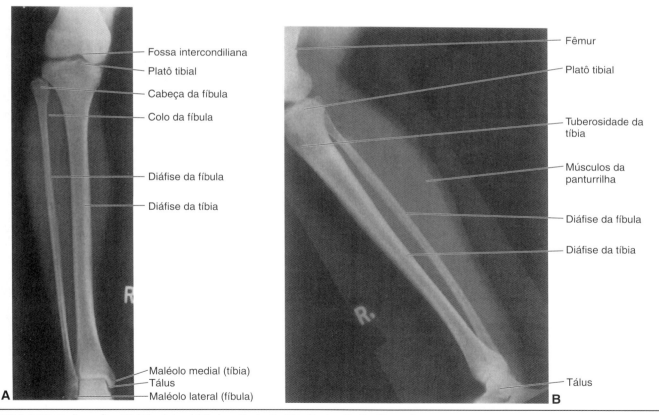

FIGURA 5-10. Radiografias AP (**A**) e lateral (**B**) de articulação tibiofibular direita. Normais.

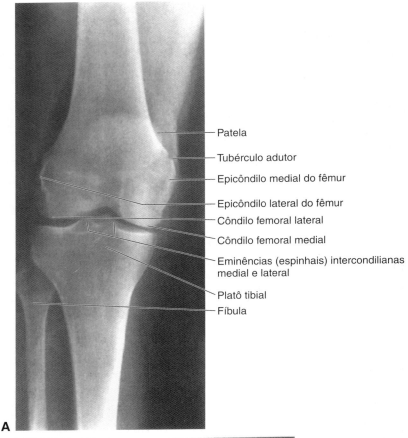
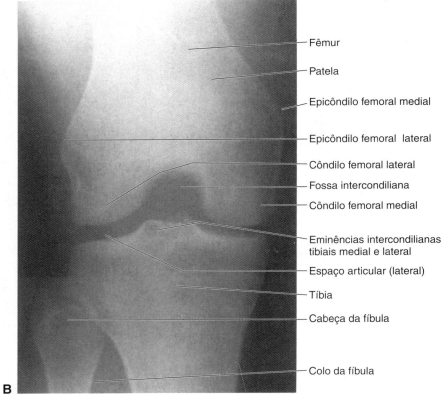

FIGURA 5-11. Radiografias AP (**A**), AP em pé (**B**) e lateral (**C**) do joelho direito. Normais.

Imagens de Membros

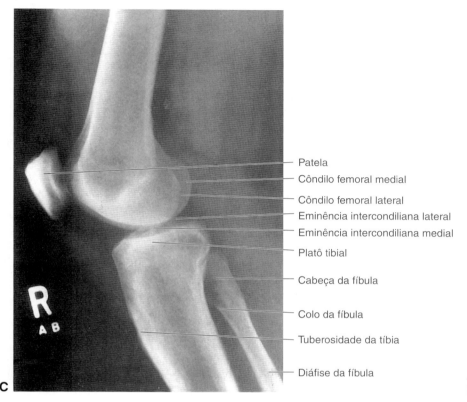

FIGURA 5-11 (*Continuação*).

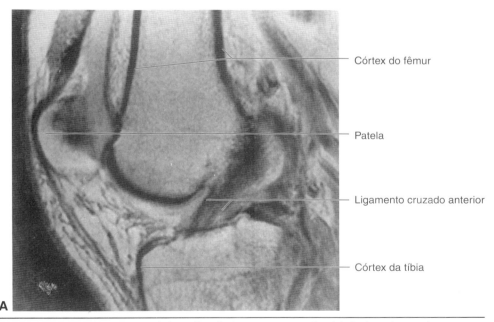

FIGURA 5-12: A: Imagem sagital do joelho direito em RM com densidade de prótons. Ligamento cruzado anterior normal em paciente de 36 anos. **B**: Imagem sagital do joelho direito em RM com densidade de prótons no mesmo paciente. Ligamento cruzado posterior normal. Este último ligamento (*seta*) é mais homogêneo e apresenta sinal de intensidade mais baixo (mais escuro) que o sinal do ligamento cruzado anterior. **C**: Imagem médio-sagital de joelho direito em RM com densidade de prótons em paciente de 32 anos. Cornos posterior (*seta reta*) e anterior (*seta curva*) do menisco medial normais. *(Continua.)*

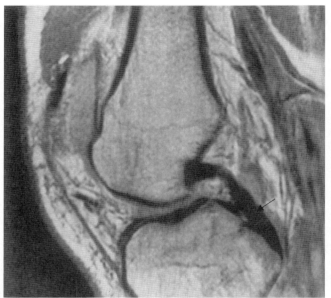
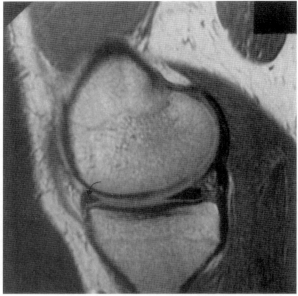

FIGURA 5-12 (*Continuação*).

do joelho por RM (Fig. 5-12) são normalmente solicitadas para avaliar lesões do joelho, especialmente das estruturas não-ósseas, incluindo os meniscos medial e lateral, a cartilagem articular, os ligamentos, os tendões e os músculos. *Lembre-se de que ligamentos, tendões e vasos exibem sinais de baixa intensidade ou aparecem escuros nas imagens de RM.*

O fêmur e a articulação do quadril são radiografados nas projeções AP e lateral (Fig. 5-13). Uma projeção lateral do quadril é obtida com freqüência em casos de trauma, como visto na Figura 5-68B.

VARIANTES DO NORMAL

São muitas as variantes do normal observadas no esqueleto e que podem causar confusão para os principiantes (Tabela 5-3). Entre elas está o *osso sesamóide* (*os peroneum*), que é meramente um osso a mais que o normal, geralmente no interior de um tendão. Os ossos sesamóides ocorrem em vários sítios e são encontrados, com freqüência, na face plantar do pé, próximo à cabeça do primeiro metatarso (Fig. 5-7) e na face palmar da mão, perto da cabeça do primeiro metacarpo (Figs. 5-1A e 5-14A-C), onde ficam localizados na verdade na placa volar, em vez de em um tendão.

TABELA 5-3 Variantes Ósseas Normais

Ossos sesamóides (localizados no interior de um tendão, como na patela)
Ossículos (ossos extrapequenos)
Epífises supranumerárias
Coalisões/fusões
Ilhotas ósseas

Pensando bem, a patela é, na verdade, um osso sesamóide ou um osso dentro de um tendão. Os ossos sesamóides funcionam para diminuir o braço de momento e, assim, o trabalho de um músculo. O grupo de músculos do quadrí-

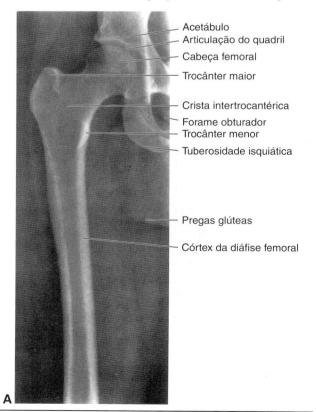

FIGURA 5-13. A: Radiografia AP do quadril direito e fêmur proximal. Normal. Radiografias AP (**B**) e lateral em posição de rã (**C**) do quadril esquerdo. Normais. Veja a Figura 68-B para uma projeção lateral verdadeira do quadril. (*continua*).

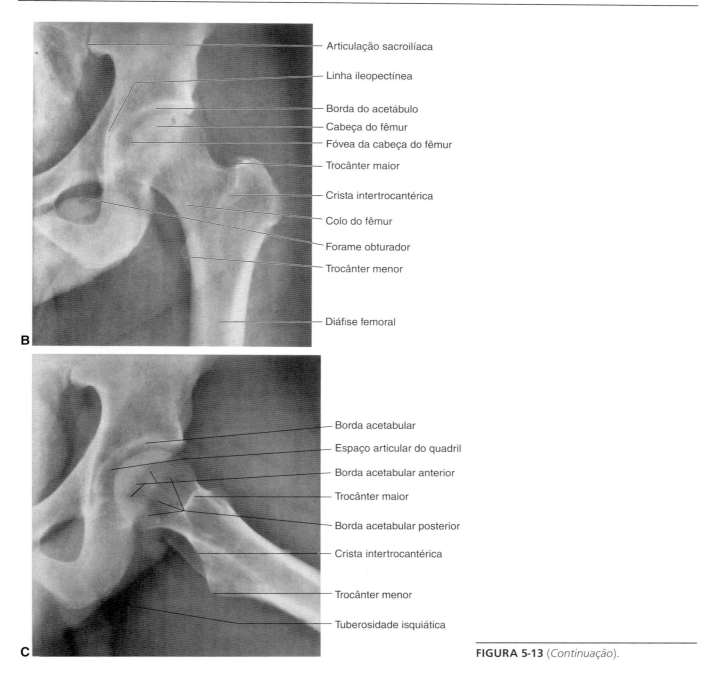

FIGURA 5-13 (*Continuação*).

FIGURA 5-14. Radiografias: PA (**A**) do punho esquerdo e oblíqua (**B**) e lateral (**C**) da mão esquerda. Sesamóides múltiplos (*setas curvas*) presentes na cabeça do 5º metacarpo e no capitato, sem significado clínico. **D**: Radiografia AP do pé esquerdo. *Os tibialis externum (seta reta)* e *os peroneum (seta curva)*. Radiografia anterior (**E**) do joelho direito, **F**: radiografia tangencial de patela direita e imagem de RM (**G**) axial com supressão da gordura. Patela bipartite. Observe que a patela tem duas partes e o osso acessório (*setas curvas*) fica normalmente em posição superior e lateral ao corpo principal da patela. A imagem axial (G) mostra a cartilagem contínua sobre o centro de ossificação (*setas retas*), diferenciando-a de uma fratura, que é rara nessa posição súpero-lateral. **H**: Radiografia PA de punho direito. Esporão da epífise radial direita distal normal. Essa paciente de 21 anos sofreu uma queda e ficou com o punho dolorido. Esse esporão (*seta*) é uma variante do normal e não deve ser confundido com uma fratura. **I**: Radiografia AP do tornozelo direito. Epífise acessória próxima à ponta da epífise da tíbia distal na região do maléolo medial (*seta*). Essa é uma variante do normal. (*Continua.*)

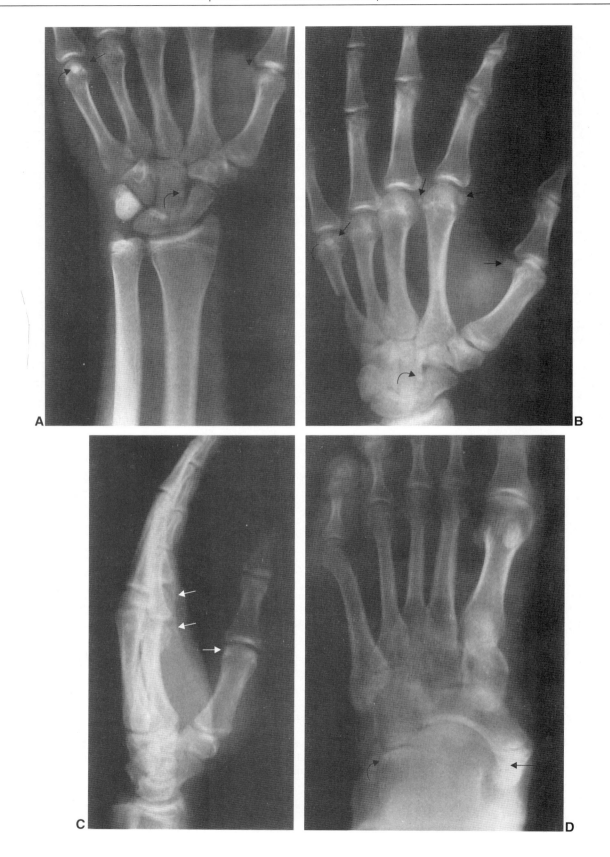

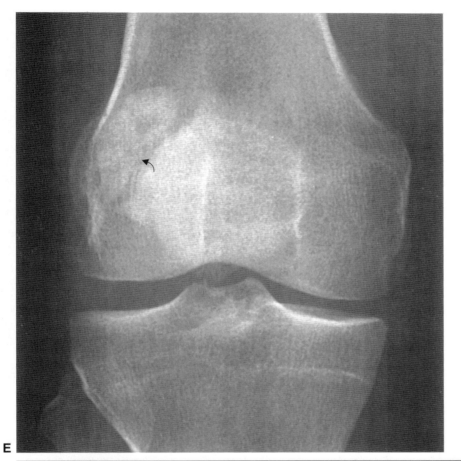

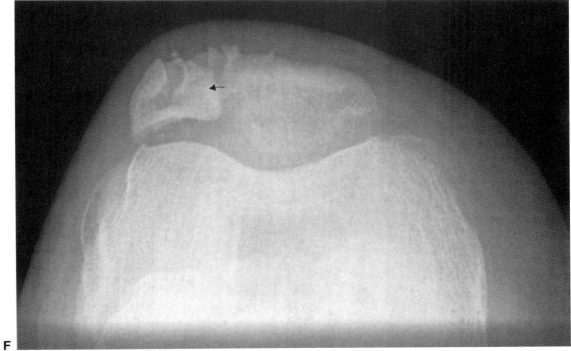

FIGURA 5-14 (Continuação.)

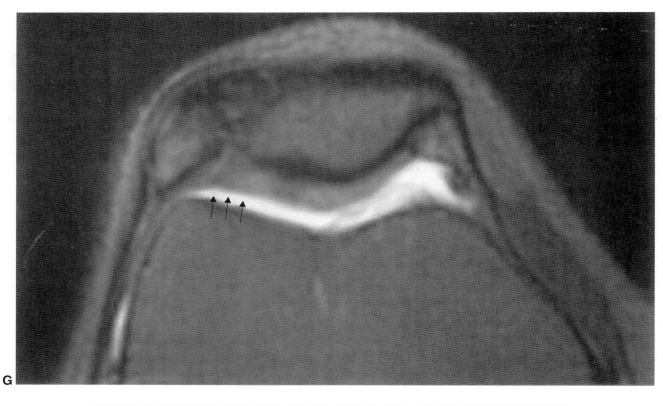
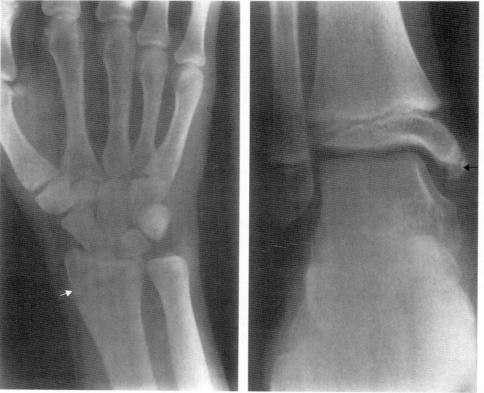

FIGURA 5-14 (*Continuação*).

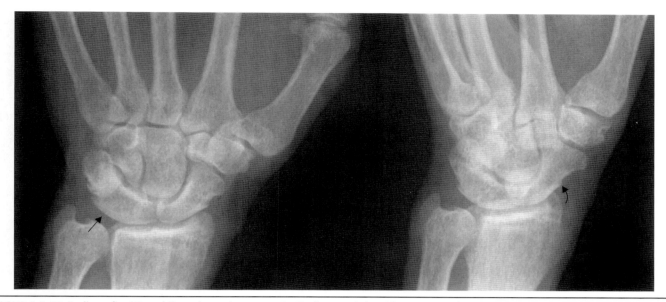

FIGURA 5-15. Radiografias PA e oblíqua do punho esquerdo. Fusão congênita. Observa-se coalescência dos ossos semilunar e piramidal (*seta*) e um tubérculo escafóide proeminente (*seta curva*). Esse tubérculo não deverá ser confundido com uma fratura. Compare com os ossos carpais normais na Figura 5-2.

ceps torna-se hipertrofiado para compensar o aumento do trabalho após a remoção da patela.

Os *ossículos* são outra variante do normal. Tratam-se de ossos pequenos supranumerários ou a mais, encontrados em vários sítios em justaposição ao sistema esquelético e normalmente nomeados após o osso vizinho (Figs. 5-14D e 6-16). A patela bipartite ou multipartite (Fig. 5-14E, F, G) é outro exemplo de osso acessório que não deverá ser confundido com uma fratura. O quadro resulta da falha de um ou mais centros de ossificação patelar em fundirem-se com o corpo principal da patela. Como resultado, a patela mostra uma ou mais seções e essa variante ocorre em sentido súpero-lateral em 75% das vezes, com predominância significativa no sexo masculino.

As epífises podem variar na aparência e número de centros de ossificação e ainda assim se apresentarem dentro da normalidade (Fig. 5-14H, I). Uma variante que às vezes causa confusão é um tubérculo escafóide proeminente. Essa proeminência pode ser confundida com uma fratura até pelos clínicos mais experientes (Fig. 5-15).

ANOMALIAS CONGÊNITAS E DO DESENVOLVIMENTO

As anomalias congênitas ósseas são comuns e algumas das muitas variações estão ilustradas nas Figuras 5-16 a 5-19 e relacionadas na Tabela 5-4.

Chamamos de coalescência a falha de segmentação de ossos durante o desenvolvimento, resultando em uma fusão congênita. Essa fusão pode ser óssea ou fibrosa, e os sítios comuns envolvem o osso semilunar e o piramidal no punho (Fig. 5-15) e o calcâneo e navicular ou calcâneo e tálus no pé (Fig. 5-16).

A osteogênese imperfeita é uma anormalidade hereditária congênita que ocorre em ambos os sexos e cujo defeito primário é a síntese do colágeno causando matriz óssea deficiente. Esses pacientes apresentam ossos anormais (Fig. 5-20) que são frágeis, fraturando-se com facilidade e freqüentemente deformados. A acondroplasia é uma anomalia autossômica dominante, freqüentemente esporá-

---

TABELA 5-4 Algumas Anomalias Ósseas

Membro superior
Dedos supranumerários ou polidactilismo
Ossos faltosos (dedos, rádio)
Coalescência (carpais)
Dedos grandes ou macrodactilia
Processo supracondilar

Membro inferior
Polidactilismo
Coalescência (calcâneo com tálus ou navicular)
Displasia de desenvolvimento do quadril
Deslizamento epifisário da cabeça do fêmur
Doença de Legg-Calvé-Perthes (necrose avascular)
Talipes equinovarus (pé torto)
Pes planus (pé chato)

Generalizadas
Osteogênese imperfeita
Acondroplasia

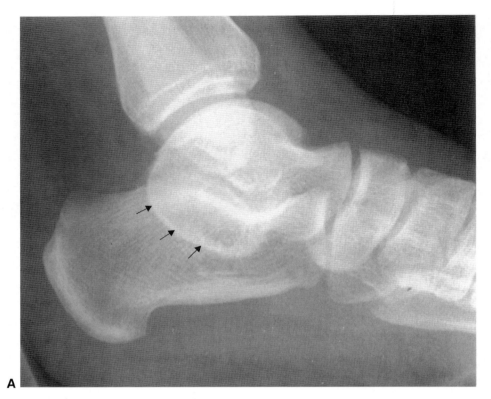

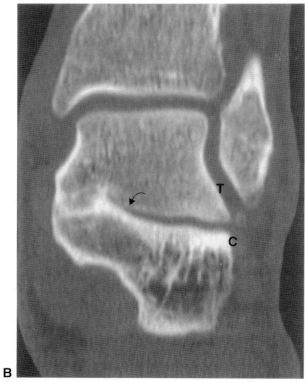

FIGURA 5-16. Radiografia lateral do tornozelo esquerdo (**A**) e imagem coronal por TC do mesmo paciente (**B**). Observa-se um C proeminente na radiografia (*setas*). Compare com a radiografia lateral normal na Figura 5-8. A TC coronal mostra claramente a formação contínua de uma ponte óssea (*seta curva*) entre o tálus (T) e o calcâneo (C).

Anomalias Congênitas e do Desenvolvimento 195

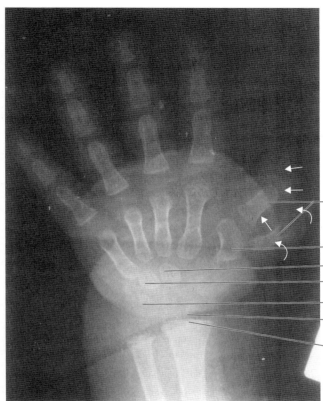

FIGURA 5-17. Radiografia PA da mão esquerda de uma criança. Polidactilismo. Presença de dois polegares e um primeiro metacarpo. Um dos polegares possui três falanges (*setas retas*) e o outro tem duas falanges (*setas curvas*).

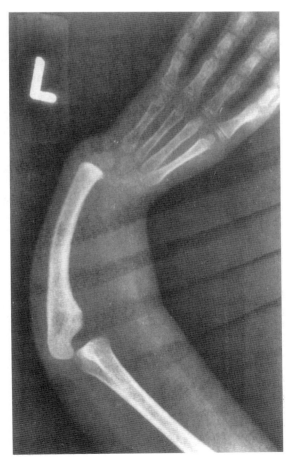

FIGURA 5-18. Radiografia oblíqua de antebraço esquerdo em pronação. Ausência do rádio, do primeiro metacarpo e do polegar. Esta criança de 6 anos apresentou deformidade no braço e na mão esquerda ao nascer.

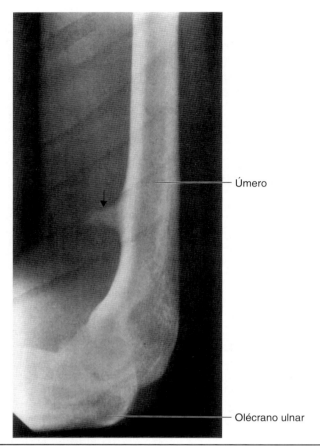

FIGURA 5-19. Radiografia lateral do úmero direito. Esporão ou processo supracondilar (*seta*), localizado normalmente no aspecto ântero-medial do úmero distal.

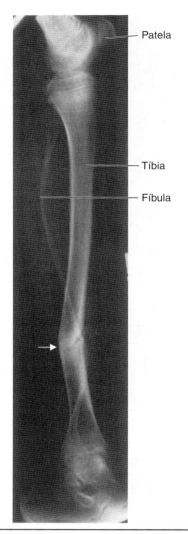

FIGURA 5-20. Radiografia lateral da tíbia e fíbula esquerdas. Osteogênese imperfeita. Verifica-se fratura no ápice posterior da tíbia, em cicatrização (*seta*). Observe a aparência de serpentina fina da fíbula e a osteoporose generalizada.

dica e manifestada por ossos longos encurtados que resultam na forma mais comum de nanismo (Fig. 5-21).

A articulação do quadril é o sítio mais comum de luxação congênita, com predominância significativa no sexo feminino. A displasia de desenvolvimento do quadril (DDQ) era conhecida anteriormente como luxação congênita do quadril ou displasia congênita do quadril. Essa displasia, mostrada na Figura 5-22, é normalmente diagnosticada na infância. A DDQ representa um desenvolvimento anormal dessa articulação que resulta em anormalidade do acetábulo e da cabeça do fêmur. Observa-se luxação da cabeça do fêmur com relação à cartilagem acetabular. Normalmente, a cabeça femoral desloca-se para cima, mas também pode ocorrer o movimento para trás. O acetábulo torna-se raso e o ângulo entre a cabeça e o corpo do fêmur amplia-se.

No quadril há dois problemas que podem causar confusão: o deslizamento epifisário da cabeça femoral e a doença de Legg-Calvé-Perthes (Tabela 5-5). O primeiro problema (Fig. 5-23) ocorre durante a adolescência e está geralmente associado à dor na articulação. A etiologia ainda não está totalmente esclarecida, mas pode estar relacionada com um trauma. Aparentemente, a fise torna-se enfraquecida durante o surto rápido de crescimento na puberdade. Os achados radiográficos mostram a cabeça do fêmur deslizando ou deslocando-se em sentido posterior, medial e inferior com relação ao colo do osso, com alargamento da epífise proximal. Os casos moderados passam despercebidos e apresentam-se com início precoce de osteoartrite.

A doença de Legg-Calvé-Perthes (Fig. 5-24A) é uma forma de necrose avascular e a etiologia é desconhecida. Essa anormalidade também é conhecida como osteocondrose ou coxa plana e afeta, tipicamente, meninos entre 5 e 10 anos que se queixam de dor no quadril e caminham com claudicação. A doença é menos comum entre as meninas. A dor pode-se estender para o joelho ipsilateral, (o joelho do mesmo lado). Os achados radiográficos variam, mas podem incluir aumento na densidade da epífise da

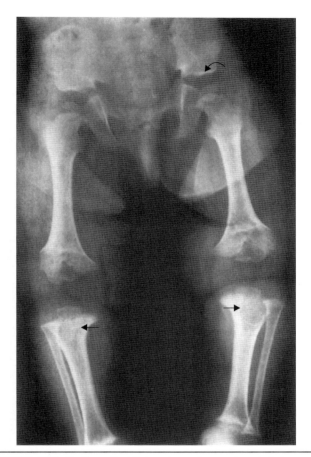

FIGURA 5-21. Radiografia AP da pelve e de membros inferiores. Acondroplasia. Os ossos longos proximais são mais curtos e largos que o normal, especialmente as tíbias proximais (*setas retas*). Os ossos ilíacos são arredondados (*setas duplas*) e os acetábulos mostram-se achatados (*seta curva*).

TABELA 5-6 Lista Parcial de Etiologias de Necrose Avascular
Medicamentos esteróides e antiinflamatórios
Traumas, incluindo fraturas e luxações
Anemia falciforme
Hemofilia
Alcoolismo
Lúpus eritematoso sistêmico
Transplante renal
Infecção
Diabetes

cabeça do fêmur, achatamento dessa cabeça, rarefação (desmineralização óssea) da metáfise e estreitamento do espaço medial da articulação. Em geral, a necrose avascular ou necrose asséptica pode ocorrer em qualquer articulação (Fig. 5-24 B, C) e ser o resultado de várias outras etiologias.

A Tabela 5-6 mostra algumas das outras causas de necrose avascular. Os achados típicos incluem alterações escleróticas ósseas em um lado de uma articulação que podem evoluir até a fragmentação e, por fim, ao colapso ou fratura do osso envolvido. A RM (Fig. 5-24C) mostrou-se especialmente útil para o diagnóstico desse tipo de necrose antes das alterações observadas por radiografias.

TRAUMA

Fraturas e Luxações

As fraturas dos membros são muito comuns, de modo que chegou a hora de discutirmos as fraturas em geral. *Uma vez que uma fratura ou outra anormalidade óssea podem ser visíveis em apenas uma das radiografias, devemos obter pelo menos duas projeções de um osso ou articulação que estejam a 90 graus uma da outra.* Permita-se dispor de todas as oportunidades para a detecção de uma fratura ou outra anormalidade solicitando tantas projeções de um sítio quantas forem práticas. *Nunca aceite somente uma projeção radiográfica de um osso ou articulação.*

Em geral, as fraturas podem ser convenientemente divididas em duas categorias clínicas principais:

1. Fratura simples ou fechada significa a presença de fragmentação óssea, mas com a pele intacta.
2. Fratura composta ou aberta significa que a pele próxima à fratura não está intacta. A pele foi invadida por um ou mais fragmentos ósseos ou por um corpo estranho penetrante.

TABELA 5-5 Comparação entre Deslizamento da Epífise da Cabeça do Fêmur (DECF) e Doença de Legg-Calvé-Perthes (LCP)

Característica	*DECF*	*LCP*
Idade	Adolescência	4 a 10 anos
Sexo	Predominante nos meninos (normalmente em obesos)	Predominante nos meninos
Etiologia	Desconhecida (geralmente durante surto de crescimento)	Desconhecida
Sintomas	Dor no quadril e/ou joelho	Dor no quadril ou joelho e claudicação
Radiografia da cabeça do fêmur	A epífise capital desliza em sentido posterior, medial e inferior ao colo do fêmur	Epífise esclerótica e com tecido adiposo

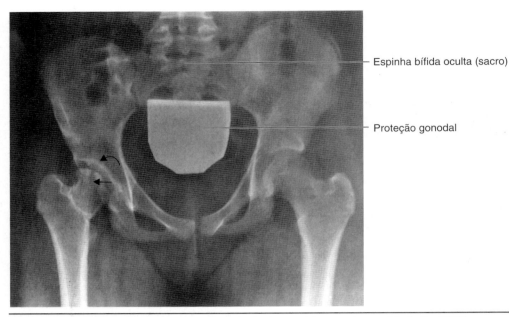

FIGURA 5-22. Radiografia AP da pelve. Displasia de desenvolvimento do quadril direito (DDQ) em adolescente de 14 anos. O quadril direito mostra-se anormal com cabeça femoral achatada (*seta única*) e acetábulo malformado (*seta curva*). Compare esse quadril com o quadril esquerdo normal e observe como as cabeças femorais se remodelam para se adaptarem ao formato dos acetábulos correspondentes.

Muitos dos termos aplicados às fraturas são bastante descritivos e suficientemente específicos (Fig. 5-25A, B). Entre os termos comuns e diretos para a descrição de fraturas citamos:

1. Espiral, transversa, oblíqua.
2. Sem desvio.
3. Superposta.
4. Separada.
5. Angulada.
6. Compensação, ou deslocamento, normalmente descrita pela porcentagem de fragmentos da fratura que se tocam uns com os outros.

Alguns termos relacionados com a fratura (Fig. 5-25C) e não tão óbvios incluem:

1. Fratura em toro do rádio distal, que se assemelha à expansão na base de uma coluna grega e não tem nada a ver com um touro. Esta é uma fratura incompleta que ocorre em crianças. A expansão é criada por um "empenamento" do córtex sem uma linha óbvia de fratura.
2. Fratura em galho verde, que descreve um osso que não se fratura completamente, inclinando-se como um galho verde.
3. Fratura cominutiva ou complexa, que indica a presença de mais de dois fragmentos ósseos resultantes da fratura.

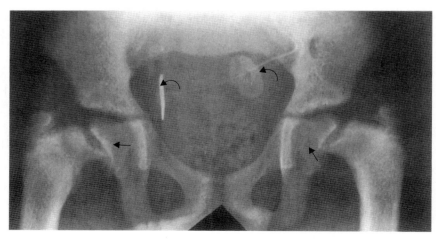

FIGURA 5-23. Radiografia AP da pelve. Deslizamento epifisário bilateral da cabeça do fêmur (DECF) em adolescente de 15 anos com insuficiência renal crônica e submetido à diálise. As epífises da cabeça do fêmur (proximal) (*setas retas*) mostram-se deslocadas de sua posição anatômica normal. Geralmente, elas se deslocam para baixo em sentido póstero-medial. Observa-se a presença de eletrodos de monitorização projetando-se sobre a pelve (*setas curvas*).

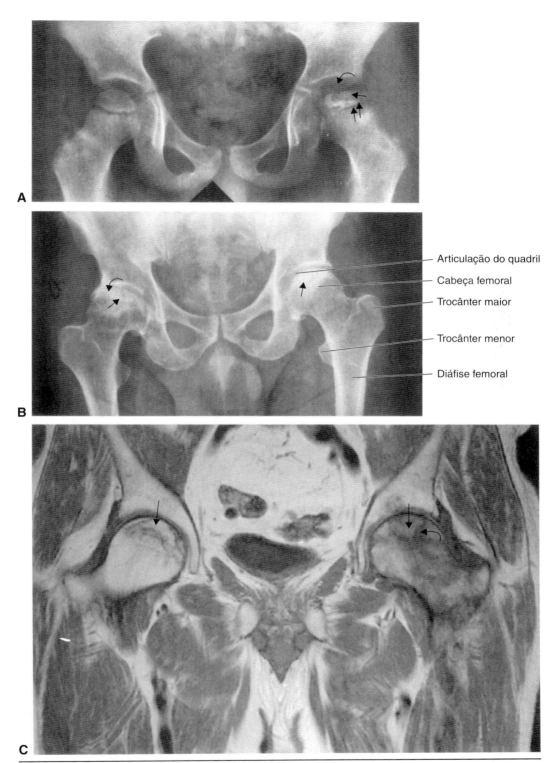

FIGURA 5-24. A: Radiografia AP da pelve. Doença de Legg-Calvé-Perthes. A cabeça femoral direita é normal. Observe o contorno irregular, a superfície articular achatada e o aumento na densidade da cabeça femoral esquerda (*seta reta*). O espaço articular do quadril esquerdo está alargado (*seta curva*). A epífise femoral proximal esquerda está alargada (*setas duplas*) e a metáfise é irregular. Observe que o acetábulo é normal. **B**: Radiografia AP da pelve. Necrose avascular bilateral da cabeça femoral de etiologia desconhecida em paciente masculino de 42 anos. Ambas as cabeças femorais (*setas retas*) mostram-se escleróticas e a cabeça direita está deformada devido a um colapso moderado ou fratura. A articulação do quadril direito está estreitada lateralmente (*seta curva*). **C**: RM coronal em T1. Osteonecrose da cabeça do fêmur em paciente sob tratamento crônico com esteróides. A área em crescente formada por linhas de sinal baixo (*setas retas*) representa as regiões de infarto. O quadril esquerdo apresenta área extensa de edema com sinal baixo (*setas curvas*), sugerindo infarto mais agudo.

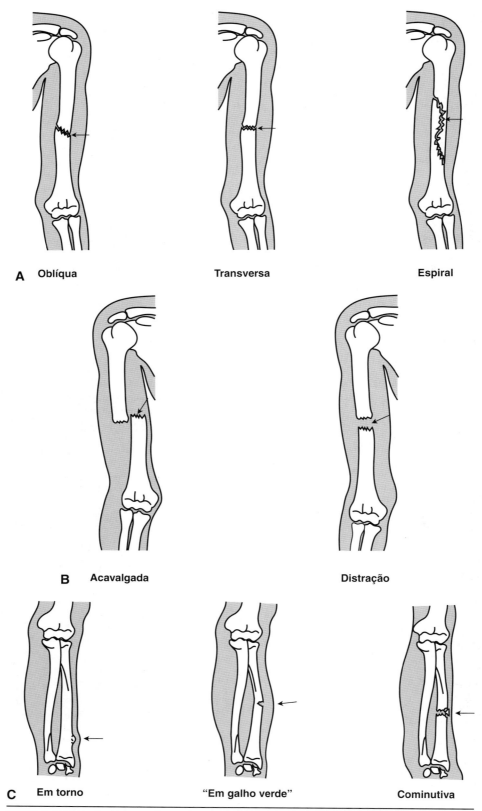

FIGURA 5-25. A, **B**: Algumas fraturas comuns (*setas*) e os termos usados para descrever essas ocorrências e seu alinhamento. **C**: Outros termos comuns usados para a descrição de fraturas (*setas*).

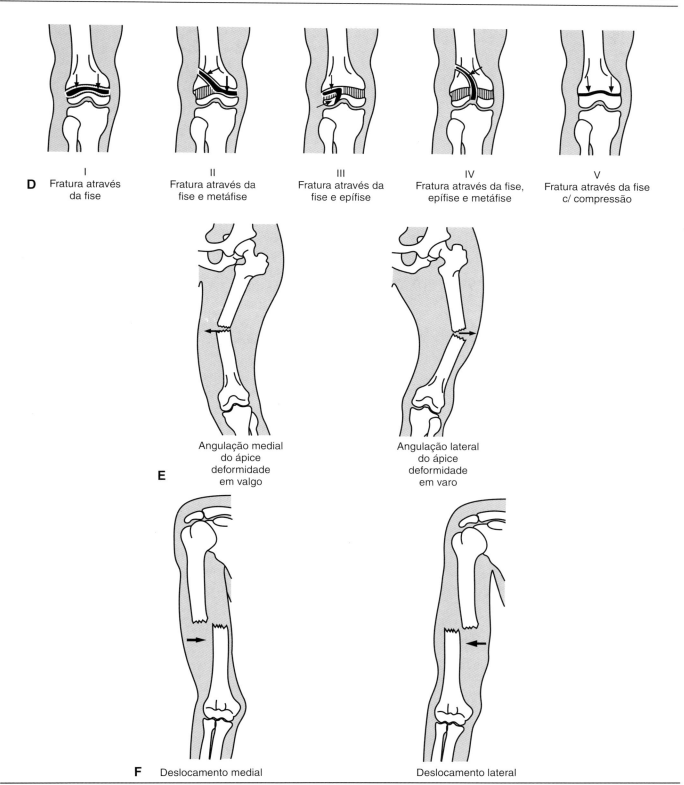

FIGURA 5-25 *(Continuação)*. **D**: Classificação de Salter-Harris para fraturas da fise. A linha sólida preta indica a fratura (*setas*), enquanto a fise é indicada pelas linhas verticais pretas e brancas. **E**: Ilustrações da nomenclatura usada para descrever a angulação da fratura.
F: Nomenclatura usada para descrever a direção ou o deslocamento dos fragmentos de fraturas distais.

4. A fratura patológica é aquela que passa através de um osso anormal como uma metástase, um tumor ósseo primário ou um cisto ósseo.
5. As fraturas de estresse são as que ocorrem após um desgaste incomum ou excessivo, como as fraturas da tíbia em atletas de corridas que se esforçam demasiadamente.
6. As fraturas por insuficiência são aquelas que atingem ossos com força reduzida, como as causadas pela osteoporose. Esse tipo de fratura pode resultar de um desgaste normal, como de uma simples caminhada em casa.
7. A fratura por avulsão é normalmente aquela que ocorre no sítio de uma inserção tendinosa. Essa fratura resulta quando o tendão e o músculo permanecem intactos enquanto o osso sofre avulsão violenta no sítio da inserção tendinosa.

A classificação de Salter-Harris para fraturas (Fig. 5-25D) é útil para descrever e compreender as fraturas que ocorrem ao redor de uma fise. *Lembre-se de que a fise é a porção mais fraca de um osso.*

Tipo I: Fratura que envolve só a fise.
Tipo II: Fratura envolvendo a fise e a metáfise.
Tipo III: Fratura que envolve a fise e a epífise.
Tipo IV: Fratura envolvendo a fise, a metáfise e a epífise.
Tipo V: Fratura que envolve somente a fise, mas com compressão. Esse tipo é mais grave que o Tipo I, pois existe alto risco de a fise se fundir à medida que a fratura cicatriza. Como resultado, o osso pára de crescer e fica mais curto que o correspondente do outro lado.

Ao descrever a posição dos fragmentos deslocados das fraturas, usamos outro conjunto de termos. Infelizmente, a nomenclatura pode criar muita confusão. Tradicionalmente, o fragmento distal é descrito com relação ao fragmento proximal. A nomenclatura alternativa usa o ápice do ângulo criado pelos fragmentos da fratura como a chave. Se o ápice desses fragmentos apontar para a lateral, a fratura será descrita como angulação de ápice lateral. (Essa mesma fratura é descrita como angulada medial por outra nomenclatura. Observe onde pode surgir confusão.) Preferimos usar a palavra "ápice" na descrição, de modo que todos entendam qual sistema é usado. Se o ápice dos fragmentos da fratura aponta para o meio, então teremos "angulação de ápice medial" (Fig. 5-25E). Podemos substituir "medial" por volar, dorsal, radial, ulnar ou por qualquer outra direção de angulação apropriada. A angulação vara ou valga é outro termo comum usado e ilustrado na Figura 5-25E. Outra regra útil para descrição de alinhamento de fraturas é a direção na qual o fragmento distal da fratura está deslocado (Fig. 5-25F).

Cicatrização de Fraturas

A taxa de evolução da cicatrização de uma fratura depende do sítio, tipo, idade do paciente, adequação da imobilização, nutrição e da presença ou ausência de infecção. Quando ocorre uma fratura, geralmente há hemorragia no sítio da lesão, com formação subseqüente de hematoma ao redor e entre os fragmentos. Em um hematoma, a fibrina atua como estrutura para fibroblastos, osteoblastos e para uma reação inflamatória geral. A matriz óssea ou osteóide aparece no processo de reparo após alguns dias, a que chamamos de calo mole ou calo provisório e que não aparece na radiografia. À medida que sais de cálcio se precipitam nesse calo e ocorre o crescimento de osso novo, este passa a se chamar de calo. À medida que esse calo se torna mais denso, ele passa a ser visível na radiografia. Por fim, ele se torna sólido e é estabelecida a união entre os fragmentos da fratura.

Poucos dias após a ocorrência da fratura, observa-se alguma absorção ou remoção óssea como parte do processo de reparo próximo às extremidades dos fragmentos. Em virtude dessa absorção, a linha da fratura torna-se mais visível nas radiografias subseqüentes. Isso explica por que algumas fraturas sutis podem não aparecer em projeções obtidas imediatamente após a ocorrência da lesão, mas se tornam visíveis cerca de 7 a 10 dias após a fratura.

Os termos auto-explicativos usados para descrever problemas no processo de cicatrização de fraturas incluem os seguintes:

1. Não-união ou não-cicatrização.
2. União retardada.
3. Má união.

Membro Superior

As fraturas das mãos resultam de uma ampla variedade de atividades (Tabela 5-7). Algumas fraturas e lesões são tão óbvias que um cidadão mais esclarecido poderá apontá-las na radiografia (Fig. 5-26). As mais sutis podem envolver qualquer osso e são comuns nas falanges da mão (Figuras 5-27 e 5-28). As luxações articulares ocorrem em quase

TABELA 5-7 Causas Comuns de Fraturas de Membro Superior

Lesões ocupacionais (no trabalho)
Quedas domésticas
Atividades recreativas
Prática de esportes
Acidentes com veículos automotivos
Pugilismo

Trauma 203

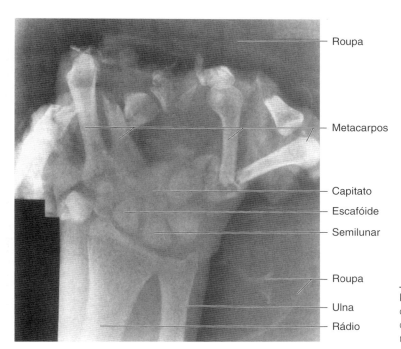

FIGURA 5-26. Radiografia AP da mão esquerda. Lesões obviamente graves após acidente em colhedeira mecânica de milho. As falanges estão faltando e há fraturas dos metacarpos e dos carpos.

todas as articulações e os sítios mais comuns são as articulações falangianas, notadamente relacionadas com a prática de esportes (Fig. 5-29). As fraturas dos metacarpos também são comuns e aquelas ocorrendo no quinto metacarpo resultam do golpe contra um objeto sólido. Essas fraturas são apropriadamente chamadas de fraturas do boxeador, embora demonstrem claramente a condição de amadores, pois os profissionais usariam o segundo e o terceiro metacarpos para golpear o adversário (Fig. 5-30).

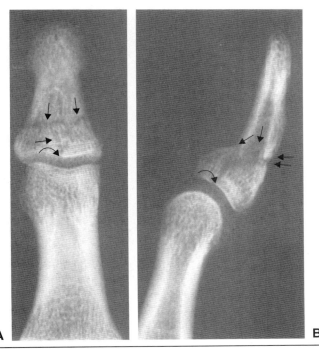

FIGURA 5-27. Radiografias PA (**A**) e lateral (**B**) do polegar da mão esquerda. Fratura cominutiva (*setas retas*) que se estende para a superfície articular da articulação interfalangiana (*seta curva*). Existe angulação palmar moderada do ápice no sítio da fratura (*setas duplas*).

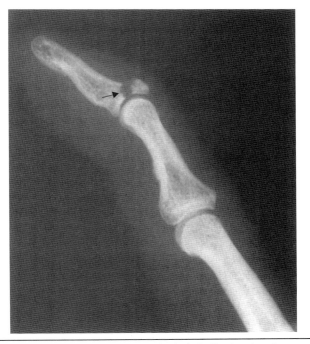

FIGURA 5-28. Radiografia lateral de dedo indicador da mão direita. Dedo em martelo. A falange distal demonstra atitude levemente flexionada em virtude de fratura (*seta*) no sítio da inserção do mecanismo do músculo extensor do dedo. A perda da continuidade desse mecanismo extensor com a falange distal permite que essa falange assuma a posição flexionada, ou dedo em martelo.

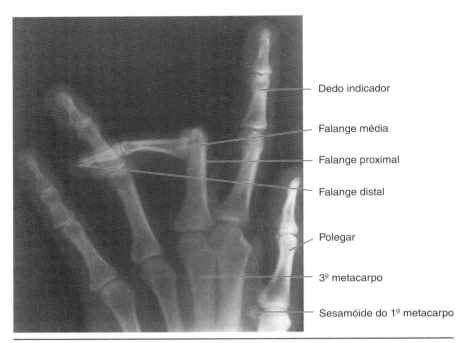

FIGURA 5-29. Radiografia PA de mão esquerda. Luxação na articulação interfalangiana proximal do dedo longo. As falanges distal e medial estão completamente deslocadas com relação à falange proximal. Não há fratura.

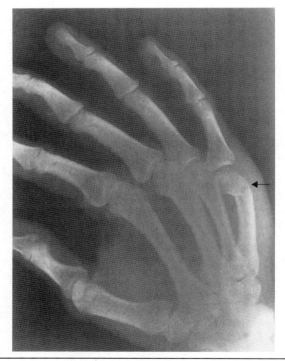

FIGURA 5-30. Radiografia oblíqua PA da mão direita. Fratura do boxeador ou "do sábado à noite". A fratura angulada de ápice dorsal (*seta*) passa pelo colo do 5º metacarpo.

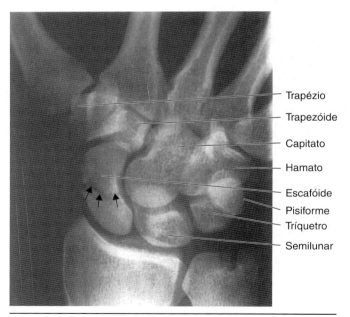

FIGURA 5-31. Radiografia PA de punho direito. Fratura essencialmente não-deslocada (*setas*) da cintura do processo escafóide.

O osso do carpo que sofre fratura com mais freqüência é o escafóide (Fig. 5-31). Às vezes, esse osso é chamado de navicular (um termo arcaico) pelos médicos, mas os anatomistas o denominam corretamente de escafóide. Para aumentar a confusão, existe um navicular do tarso. As fraturas do escafóide resultam da transmissão das linhas de força da lesão ao longo do eixo longo do polegar e a maioria dessas fraturas está localizada na cintura do osso. Em virtude da localização do suprimento sangüíneo e dos vários ramos arteriais, as fraturas do escafóide podem evoluir para complicações como não-união e necrose avascular, que podem resultar em desenvolvimento posterior de artrite. Essas complicações são mais propensas a ocorrer se o diagnóstico for tardio e se o tratamento for tardio ou inadequado. Na suspeita de fratura do escafóide mesmo com radiografias iniciais negativas, recomendam-se solicitar radiografias adicionais e investigação por TC ou RM.

O uso dos braços e das mãos esticadas para frente a fim de amortecer as quedas resulta, com freqüência, em fraturas nos punhos. Enquanto os adultos jovens tipicamente apresentam fraturas do escafóide, as crianças e os idosos têm mais probabilidade de fraturar o rádio distal e a

TABELA 5-8 Relações Anatômicas Importantes do Rádio Distal

A ponta do processo estilóide do rádio fica cerca de 1 a 1,5 cm distal à ponta do processo estilóide ulnar
A superfície articular do rádio distal inclina-se cerca de 15° a 25° em direção à ulna (inclinação)
A superfície articular do rádio distal inclina-se cerca de 10° a 25° em sentido anterior (inclinação volar)

ulna. Uma dessas fraturas comuns é conhecida como fratura de Colles (Fig. 5-32). É imperativo que essas fraturas sejam reduzidas para o mais próximo possível de seu alinhamento anatômico normal, ou "pôr no lugar", como diriam nossas avós. Qualquer outro procedimento menor que o realinhamento anatômico pode resultar em um punho doloroso e/ou com função insatisfatória. Portanto, é importante saber que a ponta do processo estilóide do rádio está cerca de 1 a 1,5 cm distal à ponta do processo estilóide da ulna e que a superfície articular do rádio distal se inclina em cerca de 15° a 25° em direção à ulna e de 10° a 25° em sentido volar ou anterior. A Tabela 5-8 resume essas relações importantes. Entretanto, as crianças pos-

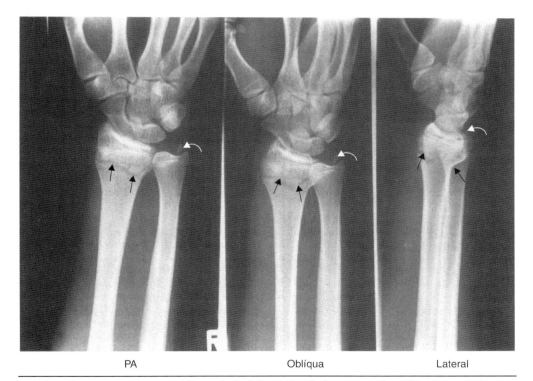

FIGURA 5-32. Radiografias PA, oblíqua e lateral do punho direito. Fratura de Colles. Presença de fraturas do rádio distal (*setas retas*) e do processo estilóide da ulna (*setas curvas*) com inclinação dorsal do fragmento da fratura do rádio distal. A faixa de gordura do músculo pronador redondo está obliterada quando comparada àquela visibilizada na Figura 5-1B. O processo estilóide da ulna apresenta deslocamento radial mínimo. Observe que a extensão radial é mantida e a superfície articular do rádio distal inclina-se em direção à ulna na projeção PA; entretanto, essa mesma superfície agora se inclina para trás na projeção lateral; a redução tentará trazer essa estrutura para a posição neutra ou restaurar a inclinação volar (anterior).

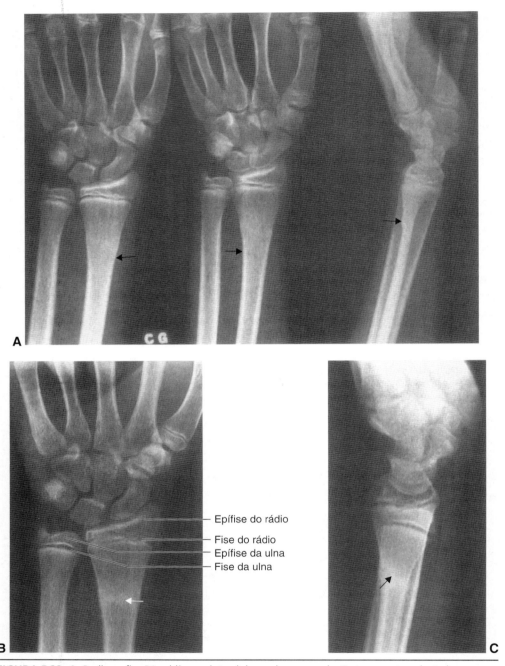

FIGURA 5-33. A: Radiografias PA, oblíqua e lateral do punho esquerdo. Fratura em toro (*setas*) ou fratura do rádio distal esquerdo sem deslocamento. Radiografias PA (**B**) e lateral (**C**) de punho esquerdo. Fratura em toro do rádio esquerdo em processo de cicatrização 6 semanas após a radiografia mostrada em A. A densa zona branca (*seta*) é a aparência típica de uma fratura em cicatrização.

suem uma habilidade notável de remodelação e o realinhamento anatômico normalmente não é necessário, dependendo da idade do paciente. De fato, para se evitar discrepância de comprimento do membro no futuro, esse realinhamento pode ser evitado de propósito.

Uma fratura sutil que ocorre no antebraço distal das crianças é a fratura em toro (Fig. 5-33). O termo *torus* não se refere ao touro, mas sim à projeção/moldagem (toro) convexa localizada na base de uma coluna clássica. Na radiografia, a fratura em toro normalmente aparece como uma expansão mínima no osso sem linha de fratura visível, representando um "empenamento" do córtex ósseo. Entretanto, a maioria das fraturas do rádio e da ulna encontradas na prática é muito mais óbvia (Fig. 5-34).

As fraturas do cotovelo (Figs. 5-35 a 5-37) e as luxações (Fig. 5-38 A-D) podem ocorrer quando crianças e

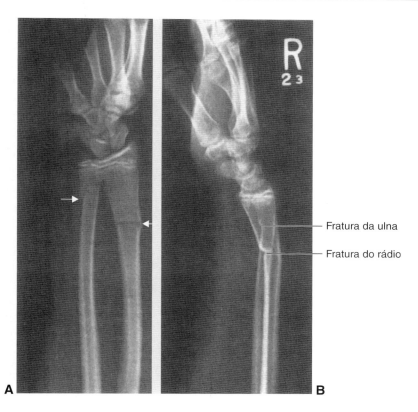

— Fratura da ulna
— Fratura do rádio

FIGURA 5-34. Radiografias AP (**A**) e lateral (**B**) do antebraço direito. Fraturas em galho verde (*setas retas*) do rádio e da ulna distais. A fratura simula um galho verde ou ramo quebrado na qual o galho se inclina ou se quebra, mas não se separa. Na radiografia lateral, as linhas da fratura parecem envolver somente o córtex anterior de ambos os ossos. Observa-se angulação moderada do ápice dorsal. Essa fratura provavelmente não será reduzida por causa da grande capacidade de remodelação óssea em uma criança. Radiografias AP (**C**) e lateral (**D**) do antebraço direito. Fraturas transversas completas (*setas*) dos corpos distais do rádio e da ulna em adolescente de 15 anos. Observa-se angulação moderada do ápice ou do ápice anterior no sítio da fratura radial. Os fragmentos da fratura na ulna estão moderadamente compensados. **E**: Radiografia AP de antebraço direito. Fraturas do rádio e da ulna em criança, (*setas retas*) em processo de cicatrização. As fraturas estão se remodelando para o alinhamento quase anatômico e as *setas curvas* indicam reação periosteal e formação de osso novo. As linhas da fratura não estão visíveis, sugerindo união óssea precoce.

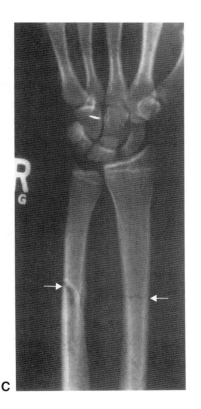
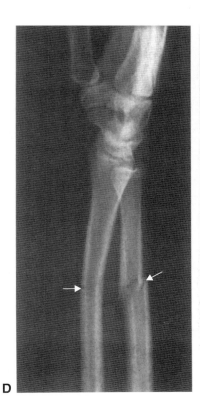
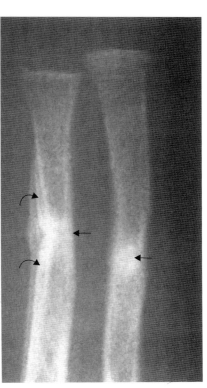

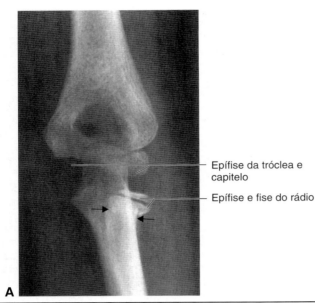
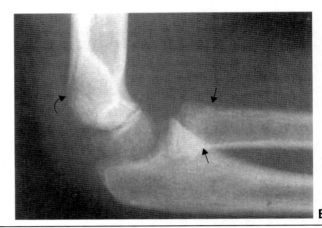

FIGURA 5-35. Radiografias AP (**A**) e lateral (**B**) do cotovelo esquerdo. Fratura do colo radial. As setas retas indicam o sítio da fratura e a cabeça do rádio está em inclinação lateral na projeção AP. Na radiografia lateral é difícil de se visibilizar a fratura (*setas retas*). Observa-se um sinal positivo do coxim gorduroso fracamente visível e posterior ao úmero distal (*seta curva*) na projeção lateral e isso sempre significa que a avaliação deve ser cuidadosa quanto à fratura. Um coxim gorduroso visível anterior ao úmero distal é normal, contanto que não se mostre demasiadamente proeminente (veja Figura 5-4).

adultos sofrem quedas diretamente sobre essa estrutura ou com um braço ou mão em extensão.

Em geral, as crianças são mais propensas à fratura supracondilar do úmero distal e os adultos, à fratura da cabeça radial. As luxações do cotovelo recebem os nomes conforme a direção em que o rádio e a ulna se deslocam com relação ao úmero. Quando o rádio e a ulna se deslocam para frente do úmero, trata-se de uma luxação anterior.

A anatomia radiográfica do cotovelo é complicada e isso é especialmente verdadeiro entre as crianças, em virtude da presença ou ausência de múltiplos centros de ossificação. *Na dúvida sobre uma fratura ou luxação de cotovelo, o cotovelo não envolvido poderá ser útil para fins de comparação, como visto* na Figura 5-37A e B. Esse princípio de comparação de projeções se aplica a todas as áreas de anatomia difícil. Entretanto, o conhecimento da anatomia e do desenvolvimento ordenado do processo de ossificação e fusão das fises é fundamentalmente mais importante. Observe que as fraturas e as luxações do cotovelo podem representar uma ameaça para a artéria braquial, por causa de sua proximidade ao úmero distal (Fig. 5-38E).

Uma lesão muito comum ao ombro ocorre quando os idosos tropeçam no tapete ou nos degraus de uma escada. Se eles caírem sobre as mãos estendidas e não fraturarem o punho, eles poderão sofrer uma fratura no colo cirúrgico do úmero (Fig. 5-39). Em geral, essa lesão é facilmente tratada com uma tipóia ou molde suspenso leve, mas pode exigir mais tempo para a cicatrização devido à idade e aos esforços menores, se comparado a um osso que suporta peso. Fratura semelhante pode ocorrer através da fise do úmero proximal nas crianças (Fig. 5-40).

A luxação do ombro é outra lesão comum que atinge todas as faixas etárias. Na luxação anterior do ombro, a cabeça do úmero se posiciona em orientação ascendente ou inferior à cavidade glenóide em uma radiografia AP, podendo resultar em uma fratura impactada da tuberosidade maior, a deformidade de Hill-Sachs (Fig. 5-41A-C). Alternativamente, a tuberosidade maior pode-se fraturar durante a luxação (Fig. 5-41D). Em uma luxação posterior, a cabeça do úmero mostra-se, com freqüência, ligeiramente em orientação cefálica à cavidade glenóide. Entretanto, é difícil diagnosticar uma luxação em uma simples projeção anterior, sendo necessária a obtenção de outra projeção axilar ou escapular em Y (Fig. 5-41E). A luxação anterior do ombro é muito mais comum que a posterior. Podem também ocorrer fraturas associadas do úmero ou da escápula e lacerações do manguito rotador. As lesões neurológicas e vasculares são muito menos freqüentes.

Às vezes, uma fratura grave ou outro processo patológico do úmero proximal precisa de uma prótese de ombro (Fig. 5-42). As fraturas da escápula não são comuns e normalmente resultam de uma lesão potente, como a que ocorre em acidentes com veículos automotivos (Fig. 5-43). Essas lesões são freqüentemente avaliadas por imagens de TC para se determinar se a fratura envolve a cavidade glenóide ou a incisura supra-escapular por onde

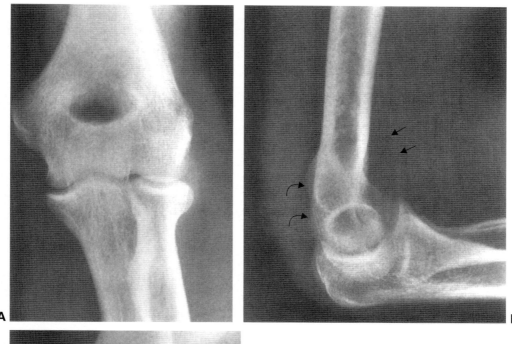
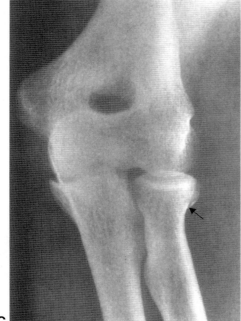

FIGURA 5-36. Radiografias AP (**A**), lateral (**B**) e oblíqua (**C**) do cotovelo esquerdo. Fratura do colo do rádio. O paciente caiu da bicicleta e queixou-se de dores no cotovelo. A fratura não é completamente visível nas radiografias AP e lateral; entretanto, a suspeita deve ser forte, pois o coxim gorduroso anterior (*setas únicas*) é mais proeminente que o normal e existe um coxim posterior (*seta curva*). A fratura (*seta reta*) pode ser nitidamente visibilizada na radiografia oblíqua. Isso demonstra a importância de se obter projeções múltiplas de um sítio com suspeita de fratura e reitera o significado de um sinal positivo do coxim gorduroso posterior e de um coxim anterior proeminente.

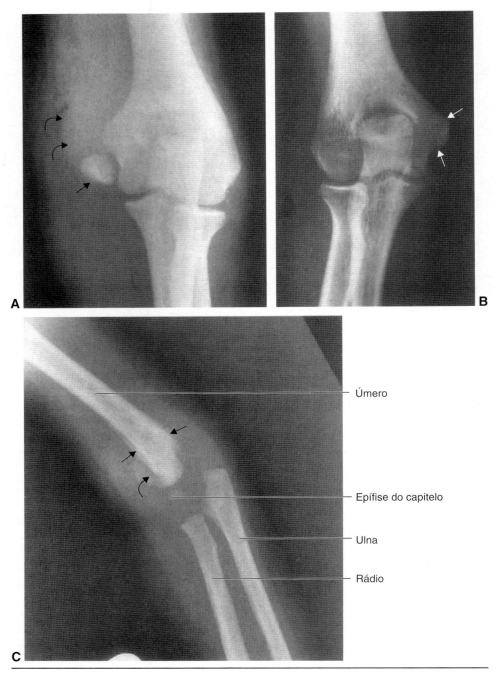

FIGURA 5-37. A: Radiografia AP do cotovelo esquerdo. Fratura por avulsão da epífise do epicôndilo medial (*seta reta*) em adolescente de 13 anos. Observa-se proeminência considerável de partes moles (*setas curvas*), provavelmente devida a edema e hemorragia secundários à fratura por avulsão. Lembre-se de que os músculos pronadores e flexores do antebraço inserem-se no epicôndilo medial e os músculos extensores e supinadores inserem-se no epicôndilo lateral. **B**: Radiografia AP do cotovelo direito para comparação. Normal. A epífise do epicôndilo medial é normal (*setas retas*). **C**: Radiografia oblíqua do cotovelo direito. Fratura em alça-de-balde do úmero distal (*seta curva*) em criança de 14 meses de idade. As fraturas desse tipo podem ser encontradas em crianças vítimas de abuso. As setas retas indicam reação periosteal, que ocorre como parte do processo de cicatrização.

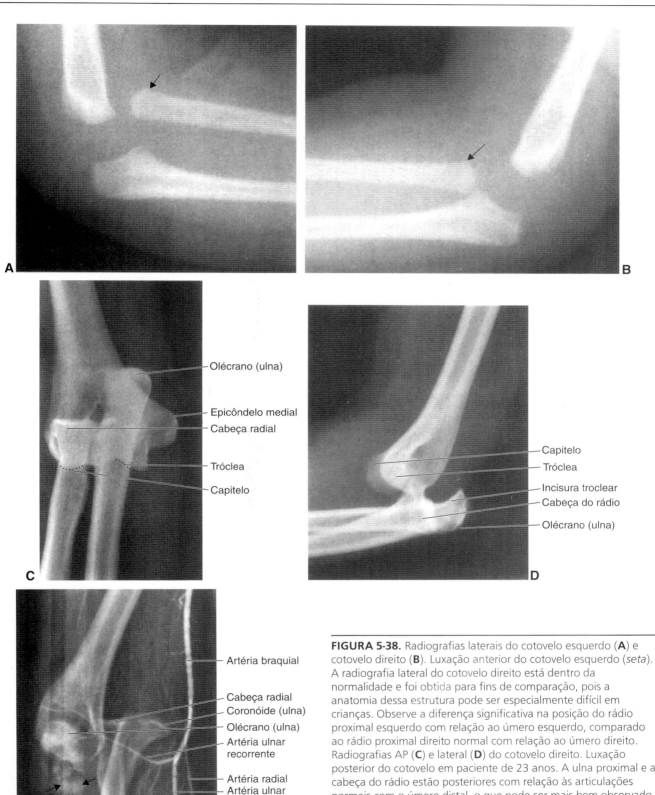

FIGURA 5-38. Radiografias laterais do cotovelo esquerdo (**A**) e cotovelo direito (**B**). Luxação anterior do cotovelo esquerdo (*seta*). A radiografia lateral do cotovelo direito está dentro da normalidade e foi obtida para fins de comparação, pois a anatomia dessa estrutura pode ser especialmente difícil em crianças. Observe a diferença significativa na posição do rádio proximal esquerdo com relação ao úmero esquerdo, comparado ao rádio proximal direito normal com relação ao úmero direito. Radiografias AP (**C**) e lateral (**D**) do cotovelo direito. Luxação posterior do cotovelo em paciente de 23 anos. A ulna proximal e a cabeça do rádio estão posteriores com relação às articulações normais com o úmero distal, o que pode ser mais bem observado na projeção lateral. Não há fraturas. **E**: Angiografia lateral do cotovelo esquerdo. Luxação do cotovelo esquerdo anterior à fratura em outro paciente. O rádio e a ulna estão deslocados anteriormente com relação ao úmero e existe uma fratura cominutiva do olécrano da ulna (*setas retas*). A artéria braquial está deslocada anteriormente por luxação, edema e hemorragia de partes moles associados.

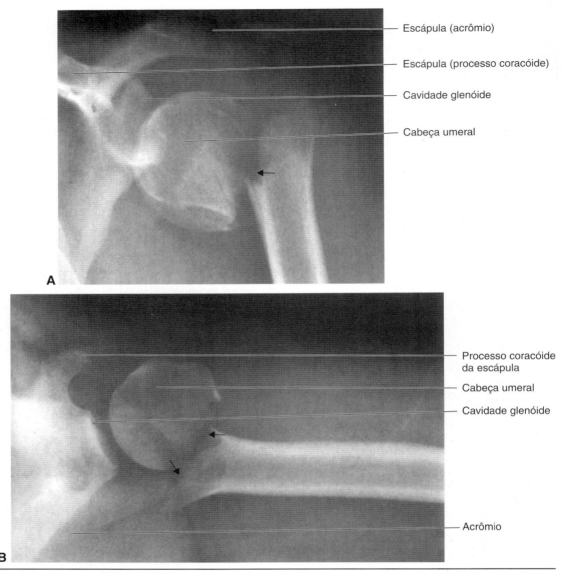

FIGURA 5-39. A: Radiografia AP do ombro esquerdo. Fratura (*seta reta*) do colo cirúrgico do úmero com desalinhamento dos fragmentos em paciente de 19 anos. A cabeça do úmero está rodada e subluxada medialmente na projeção AP, resultando com relação anormal entre a cabeça do úmero e a cavidade glenóide da escápula. **B**: Radiografia axilar do ombro esquerdo do mesmo paciente de A. O feixe de raios X central passa através da axila para demonstrar satisfatoriamente os fragmentos separados (*setas*). Observe que a cabeça do úmero agora apresenta relação normal com a escápula. Nessa projeção, o processo coracóide da escápula projeta-se anteriormente e a base do acrômio escapular projeta-se posterior com relação à cavidade glenóide. O tratamento é cirúrgico com fixação interna.

passa o nervo que alimenta os músculos supra e infra-espinhal (Fig. 5-44). As fraturas da clavícula são muito comuns, especialmente em crianças que sofrem quedas (Fig. 5-45) e o sítio mais comum dessas fraturas é a junção dos terços médio e distal.

A RM é uma ferramenta poderosa para avaliar a integridade do manguito rotador do ombro. A Figura 5-46 mostra um quadro de interrupção completa dessa estrutura. A artrografia é feita distendendo-se a articulação, normalmente com líquido que fornecerá contraste às estruturas de interesse. As artrografias por ressonância magnética são especialmente úteis para avaliação de lacerações do lábio da cavidade glenóide (Fig. 5-47). Lembre-se de que a RM é excelente para demonstrar detalhes da medula óssea e das partes moles, enquanto a investigação por TC é melhor para detalhes trabeculares e corticais.

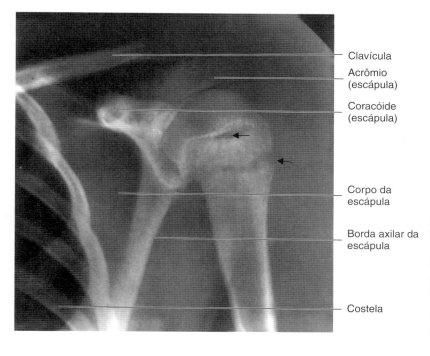

FIGURA 5-40. Radiografia AP do ombro esquerdo. Fratura de Salter tipo I (*setas retas*) através da fise proximal do úmero esquerdo em adolescente de 15 anos. O paciente caiu sobre o braço esticado. A principal dica para a presença de uma fratura é o fato de a fise mostrar-se mais alargada que o normal. Cuidado para não superestimar a fise normal como fratura – veja Figuras 5-41D e 5-45.

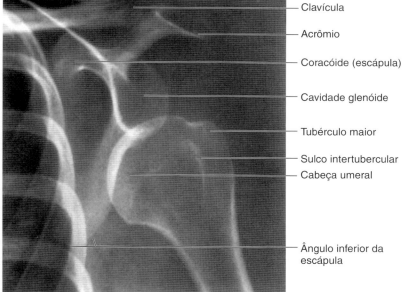
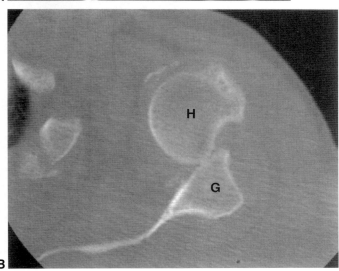

FIGURA 5-41. A: Radiografia AP do ombro esquerdo. Luxação anterior do ombro sem fratura. A cabeça do úmero está abaixo da cavidade glenóide e essa é a posição clássica da cabeça nesse quadro. O sulco intertubercular (bicipital) é bem visibilizado e dentro dele está o tendão da cabeça longa do bíceps braquial. **B**: TC axial de luxação anterior do ombro esquerdo. Observe como a cabeça do úmero (H) pode impactar a cavidade glenóide (G). **C**: Radiografia AP do ombro direito. O estudo pós-redução demonstra uma deformidade de Hill-Sachs (*seta*) resultante de fratura impactada. **D**: Radiografia AP do ombro esquerdo. Luxação anterior com fratura da tuberosidade maior (*seta reta*). Observe o nível líquido-gordura (*seta curva*) nesse estudo com o paciente em pé. A gordura da medula bóia no sangue. **E**: Incidência escapular em Y. Luxação anterior. O processo coracóide, o acrômio e corpo da escápula formam os membros do Y. A cavidade glenóide (*círculo pontilhado*) está localizada na interseção. A cabeça do úmero deverá fazer contato com essa interseção. (*Continua.*)

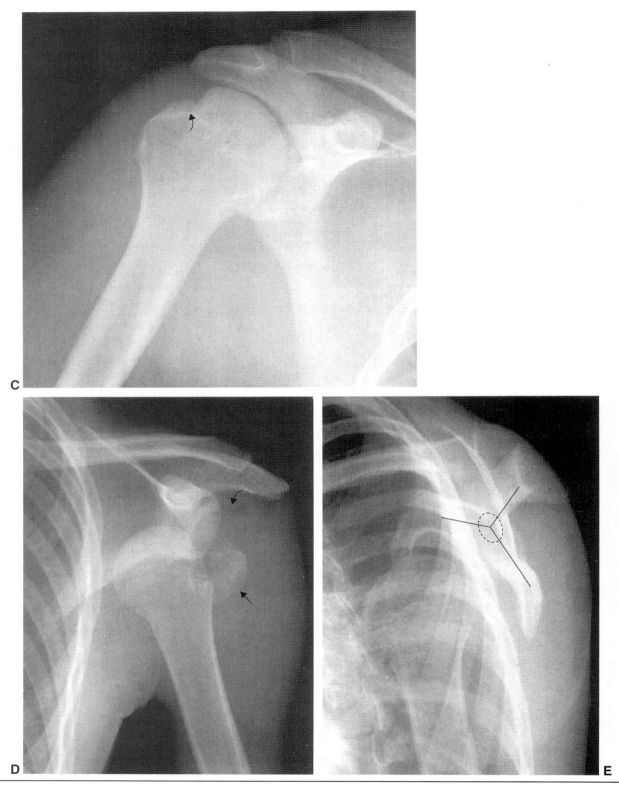

FIGURA 5-41 (*Continuação*).

Trauma

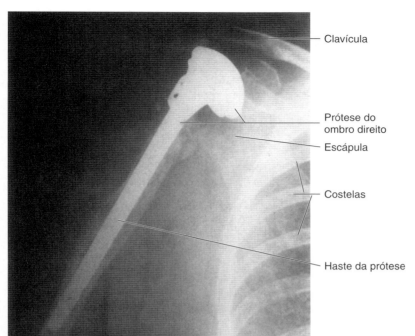

Clavícula

Prótese do ombro direito

Escápula

Costelas

Haste da prótese

FIGURA 5-42. Radiografia AP do ombro direito. Prótese de ombro direito. A prótese foi necessária devido à deformidade grave resultante de fratura antiga do úmero proximal.

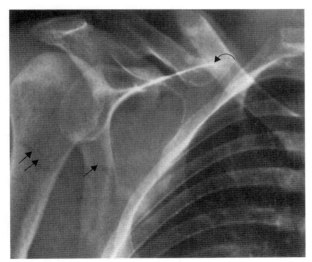

FIGURA 5-43. Radiografia AP do ombro direito. Fratura aguda (*seta reta*) do corpo da escápula e fratura antiga cicatrizada (*seta curva*) do terço médio da clavícula direita com deformidade (má união). A linha radiolucente, ou pseudofratura (*setas duplas*) no úmero proximal direito é secundária à sobreposição das partes moles.

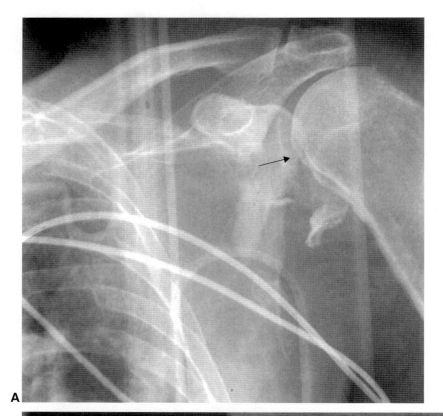
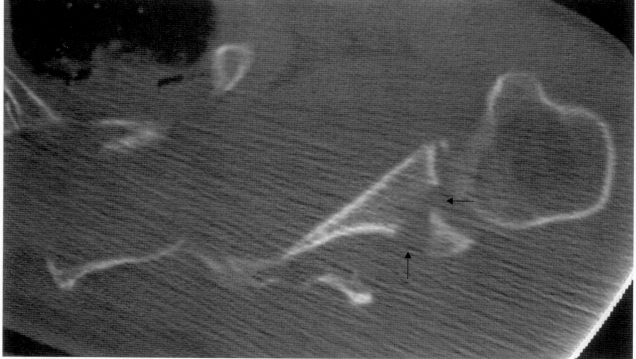

FIGURA 5-44. Radiografias AP (**A**) e TC axial (**B**) do ombro esquerdo. Fratura da escápula. O achado mais importante é o envolvimento da cavidade glenóide (*setas*), que pode levar à artrite.

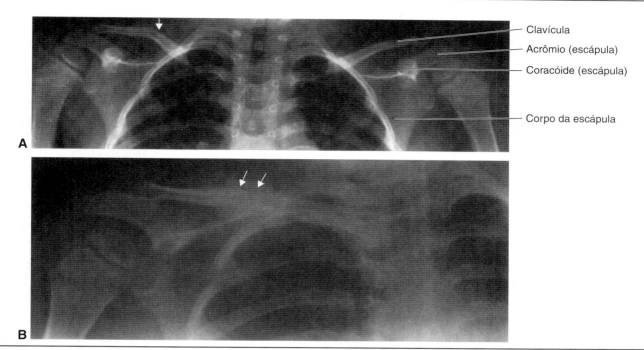

FIGURA 5-45. A: Radiografia AP das clavículas direita e esquerda. Fratura em galho verde sutil do terço médio da clavícula direita (*seta*) em criança de 3 anos. Observa-se angulação mínima do ápice em sentido cefálico no sítio da fratura. A lesão é mais aparente quando comparada com a clavícula esquerda normal. **B**: Radiografia AP no mesmo paciente 4 semanas depois. Fratura em processo de cicatrização. O material branco ao redor do sítio da fratura no terço médio da clavícula direita (*setas*) é o calo. O osso remodelou a angulação e o alinhamento da clavícula é normal.

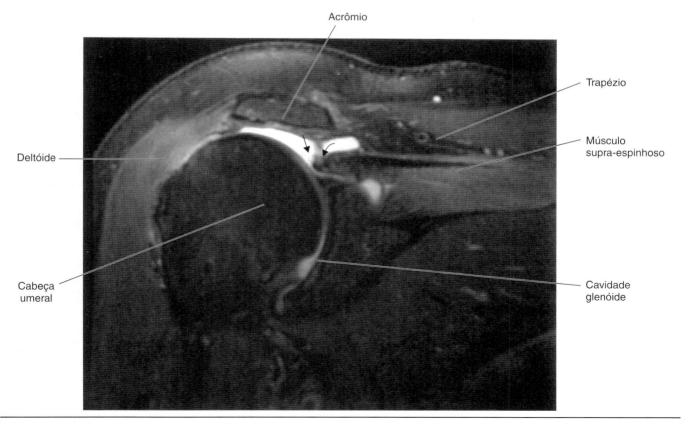

FIGURA 5-46. Imagem coronal de RM em T2 com supressão de gordura do ombro direito. Laceração completa do manguito rotador em paciente masculino de 55 anos. A área de alta intensidade ou sinal branco (*seta reta*) representa sangue, edema e derrame articular na laceração do tendão do supra-espinhoso. A margem livre desse tendão lacerado está indicada pela seta curva. Observe que o córtex ósseo aparece em preto na imagem de RM. Observe o edema (sinal mais brilhante) no músculo supra-espinhoso.

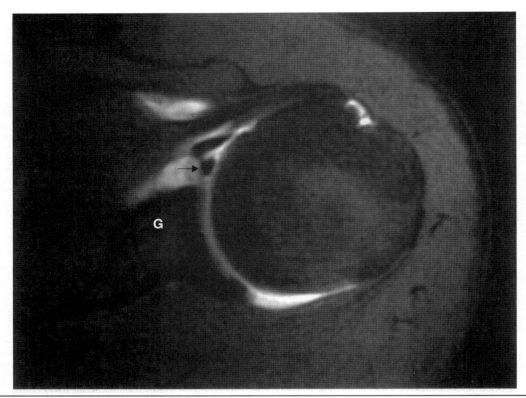

FIGURA 5-47. Artrografia axial de ombro por RM em T1 com supressão de gordura. Laceração do lábio. O contraste da ressonância magnética (RM) é brilhante na seqüência ponderada em T1 (o líquido articular normal é preto na mesma seqüência). O lábio anterior (*seta*) está separado da cavidade glenóide (G).

A atrofia de Sudeck, ou distrofia simpática reflexa, ou ainda síndrome da dor regional crônica (Fig. 5-48) é um fenômeno ainda mal-compreendido que pode ser o resultado de uma fratura ou de quase todos os tipos de lesão moderada ou grave e está freqüentemente associado a dor, edema e rigidez.

Membro Inferior

As etiologias das lesões do membro inferior são semelhantes às que atingem o membro superior (Tabela 5-7). As lesões nos pés são muito comuns, pois esse é o sítio de encontro de nosso corpo com a Mãe Natureza (Figuras 5-49 a 5-54 para uma galeria de lesões comuns aos pés). Em geral, aplica-se a investigação por TC para a avaliação de fraturas complexas do tornozelo e do calcâneo (Fig. 5-54). Lembre-se de que a linha lateral radiolucente próxima à base do quinto metatarso e que corre paralela ao eixo longo do metatarso em uma pessoa em fase de crescimento representa uma apófise normal (Fig. 5-50C), enquanto *uma linha lucente transversa na base do quinto metatarso sempre representa uma fratura* (Fig. 5-50D). A apófise é um centro de crescimento (como a epífise) que não contribui para a extensão do osso. Ela altera o contorno do osso e normalmente não está localizada em uma articulação, mas sim apresenta tendões anexos a ela.

As lesões do tornozelo também são comuns e variam desde torções menores até luxações e fraturas graves trimaleolares (Figs. 5-55 a 5-58). As fraturas dos corpos da tíbia e da fíbula também são comuns em praticantes de atividades esportivas, especialmente nos esportes de contato e esquis. Uma fratura que falha em cicatrizar e mantém movimento persistente é chamada de fratura com não-união. Essas lesões têm várias causas, algumas das quais apresentadas na Tabela 5-9. As não-uniões são encontradas com freqüência nas porções medial e distal da tíbia, onde o suprimento sanguíneo pode representar um problema (Fig. 5-59). As fraturas graves da tíbia podem exigir fixação interna para facilitar a imobilização e a cicatrização (Fig. 5-60). A tíbia também é um sítio para fraturas de fadiga em todos os grupos etários, especialmente nos que praticam corridas (Fig. 5-61).

TABELA 5-9 Causas da Não-União de Fraturas

Infecção e osteomielite
Imobilização inadequada
Suprimento sanguíneo insatisfatório
Interposição de músculos ou de outras estruturas entre os fragmentos da fratura
Combinações dos quadros anteriores

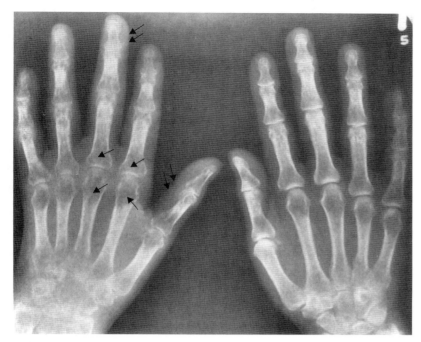

FIGURA 5-48. Radiografias AP das mãos direita e esquerda. Atrofia de Sudeck da mão esquerda comparada com a mão direita normal. O membro superior esquerdo desse paciente ficou imobilizado em gesso por 3 semanas. A atrofia de Sudeck mostra, tipicamente, a osteoporose "manchada" (*setas únicas*) acompanhada por edema de partes moles (*setas duplas*) e esse edema é mínimo neste paciente de 58 anos. O não uso de imobilização também pode levar à osteoporose, sendo necessárias as informações clínicas neste caso.

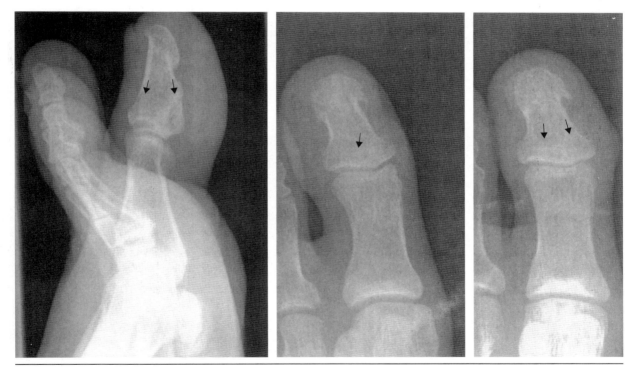

FIGURA 5-49. Radiografias lateral, oblíqua e AP do hálux. Fratura não-deslocada (*seta*) da falange distal. Como é comum, esse paciente deixou cair um objeto pesado no dedo grande.

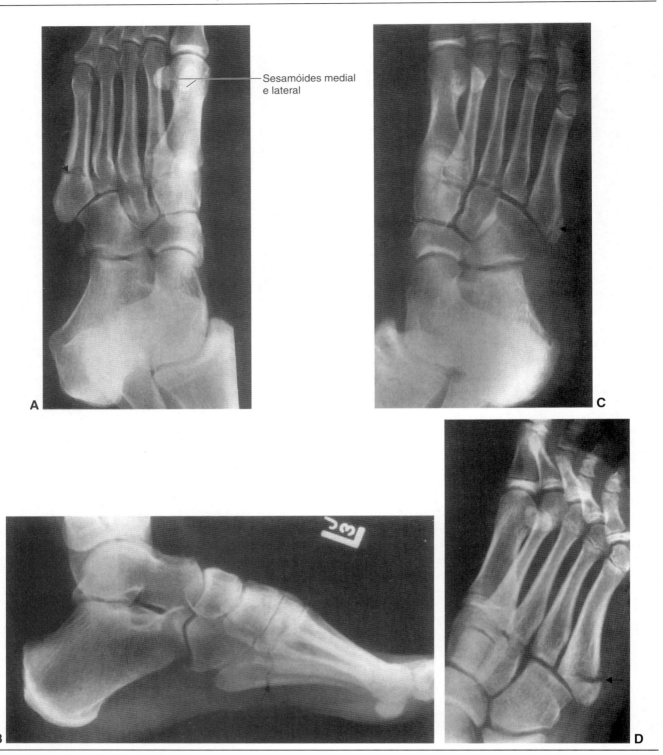

FIGURA 5-50. Radiografia: oblíqua (**A**) e lateral (**B**) do pé. Fratura transversa não-deslocada do corpo do quinto metatarso proximal esquerdo (*setas*). **C**: Radiografia AP do pé direito normal em adolescente de 14 anos. A apófise normal (*seta*), na base do quinto metatarso, aparece como uma linha longitudinal radiolucente ou escura e não deverá ser confundida com uma fratura. **D**: Radiografia oblíqua do pé direito. Fratura transversa não-deslocada (*seta reta*) envolvendo a base do quinto metatarso. Essa lesão normalmente resulta de um esforço de inversão sobre o músculo fibular curto que se insere na base do 5º metatarso.

Trauma

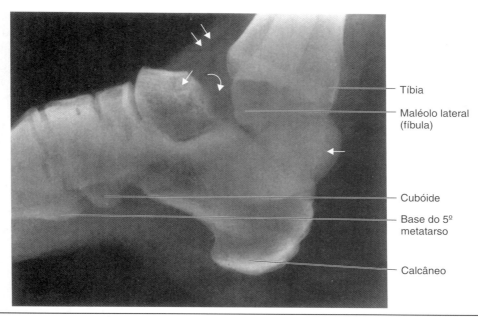

FIGURA 5-51. Radiografia lateral do tornozelo direito. Fratura com afastamento do tálus medial (*seta curva*). Os fragmentos da fratura estão nitidamente separados e o edema de partes moles e/ou sangue são indicados pelas setas duplas. A fratura resultou de uma lesão por dorsiflexão.

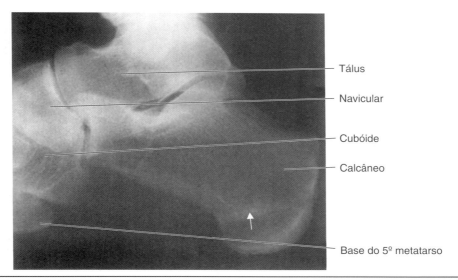

FIGURA 5-52. Radiografia lateral do calcâneo direito. Fratura por insuficiência do calcâneo em paciente feminina de 53 anos. A linha branca (*seta*) indica fratura impactada em processo moderado de cicatrização e que não era visível em radiografias obtidas 2 meses antes. A forma e a altura do calcâneo mostram-se razoavelmente bem mantidas. A paciente estava sob terapia esteróide para doença inflamatória intestinal e os esteróides causaram a osteoporose. Como conseqüência, o osso não estava suficientemente forte para prevenir a fratura.

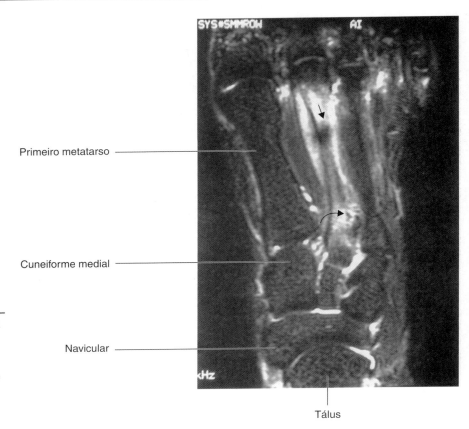

FIGURA 5-53. RM em T2 com supressão de gordura do eixo longo do pé direito em um praticante de corridas. Fratura de fadiga. Fratura de fadiga do segundo metatarso com algum calo que aparece em preto (*seta reta*) e grande quantidade de edema no osso e nas partes moles, em branco (*seta curva*).

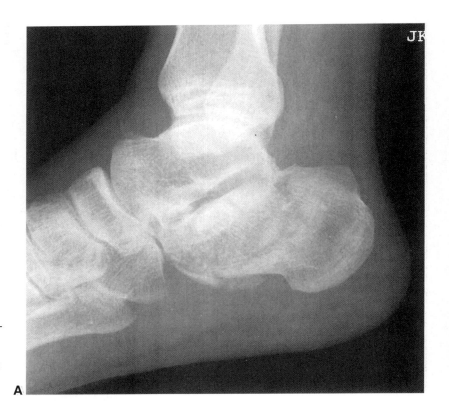

FIGURA 5-54. Radiografia lateral de calcâneo direito. Fratura do calcâneo (*seta*) com impactação e colapso da altura vertical do calcâneo. Compare a forma do calcâneo neste paciente com o calcâneo da Figura 5-52.

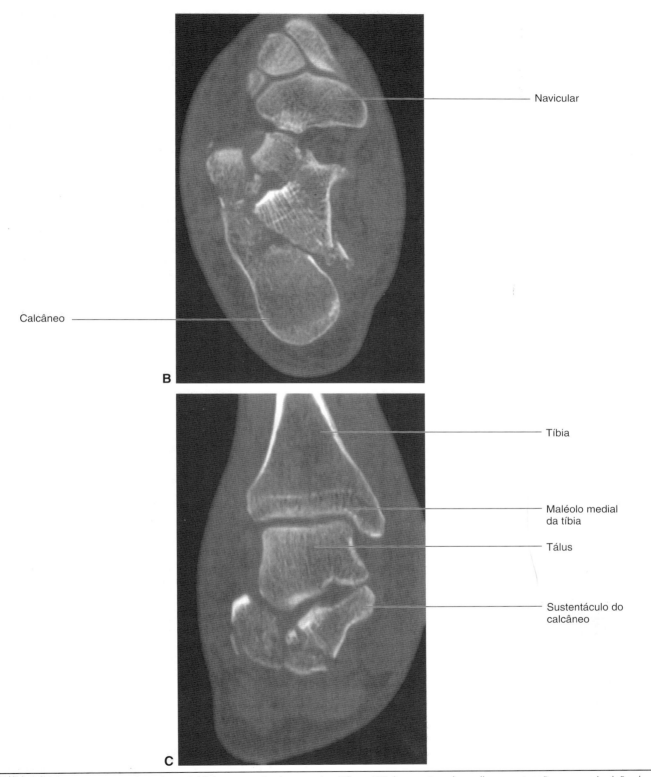

FIGURA 5-54 *(Continuação)*. Imagens: axial (**B**) e coronal reformatadas (**C**) por TC demonstrando melhor a extensão e a cominuição da fratura.

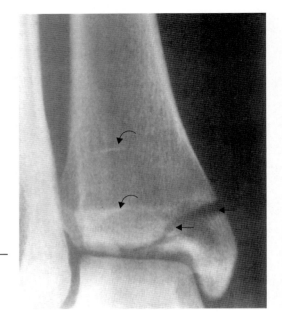

FIGURA 5-55. Radiografia oblíqua do tornozelo direito. Fratura moderadamente separada (*setas retas*) através da base do maléolo medial em um adulto. A fratura estende-se pela superfície articular da tíbia distal. As linhas brancas (*setas curvas*) representam a localização anterior da fise e as linhas de crescimento confinadas.

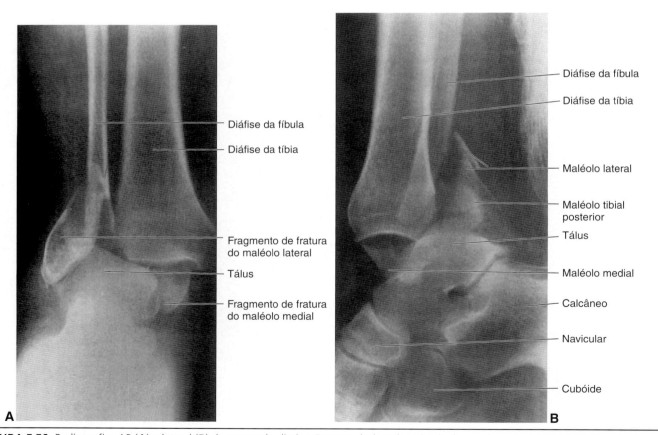

FIGURA 5-56. Radiografias AP (**A**) e lateral (**B**) do tornozelo direito. Fraturas deslocadas trimaleolares e luxação talotibial. Os fragmentos da fratura dos maléolos medial e posterior da tíbia e os fragmentos da fratura do maléolo lateral da fíbula estão separados. O tálus está gravemente deslocado em orientação lateral e posterior com relação à tíbia. Esta é uma lesão por eversão.

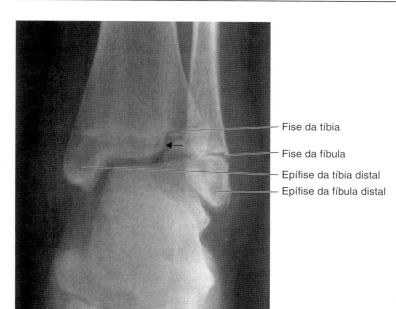

FIGURA 5-57. Radiografia AP do tornozelo esquerdo. Fratura de Salter tipo III da tíbia distal esquerda em adolescente de 12 anos. A linha da fratura (*seta*) estende-se desde a fise passando pela epífise tibial distal até a superfície articular.

O joelho e arredores também representam sítios de várias fraturas, cujos exemplos são demonstrados nas Figuras 5-62 a 5-64. Essas figuras mostram que nem todas as fraturas são visíveis nas radiografias iniciais à época da ocorrência da lesão. Sempre que os sintomas persistirem após uma lesão e as radiografias iniciais forem negativas, deve-se considerar uma investigação de acompanhamento por imagens que pode incluir radiografias, RM e TC ou radionuclídeos. As investigações por TC são usadas com freqüência para avaliação de fraturas óbvias do platô da tíbia (Fig. 5-63) para mais bem demonstrar o número e a posição dos fragmentos e a profundidade da depressão da superfície articular.

Embora 90% dos casos fatais de abuso infantil sejam secundários a lesões cranianas, o abuso infantil pode envolver todas as partes do sistema esquelético. As fraturas de metáfise demonstradas na Figura 5-65A são típicas de achados em alguns casos desse abuso e devem-se, provavelmente, a um mecanismo de torção. A hemorragia subperiosteal em uma radiografia é outro tipo de lesão por torção altamente indicativa de suspeita de abuso infantil (Fig. 5-65B). As fraturas em alça-de-balde (Fig. 5-37C) também estão associadas a essa prática. A Tabela 5-10 resume as lesões e fraturas no sistema esquelético altamente suspeitas de casos de abuso infantil e a Tabela 5-11 mostra os sítios comuns de fraturas fora do crânio em crianças vítimas de abuso.

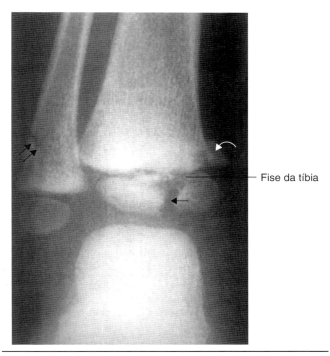

FIGURA 5-58. Radiografia AP de tornozelo direito. Fratura de Salter tipo IV da tíbia distal. A linha da fratura (*seta reta*) estende-se desde a fise tibial distal passando pela epífise até a superfície articular tibial. A fratura também envolve a metáfise medial da tíbia (*seta curva*). Observa-se fratura associada da fíbula distal (*setas duplas*).

226　　Capítulo 5 ■ Sistema Musculoesquelético

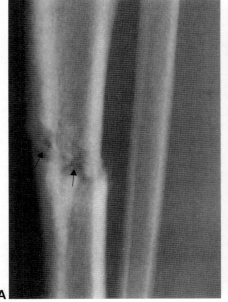
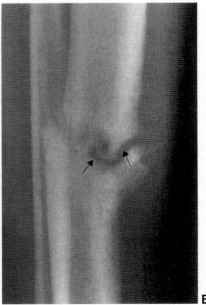

FIGURA 5-59. Radiografias AP (**A**) e lateral (**B**) da tíbia e da fíbula esquerdas. Osteomielite e não-união de uma fratura da tíbia. A linha da fratura (*seta*) está nitidamente visível 3 meses após a lesão e isso indica uma não-união ou não-cicatrização da fratura, causadas por infecção no sítio da lesão.

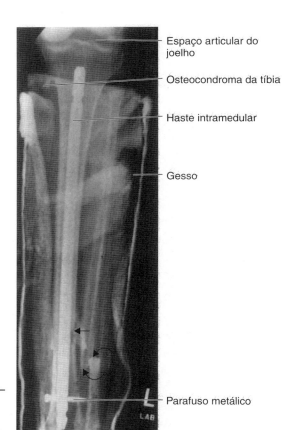

— Espaço articular do joelho
— Osteocondroma da tíbia
— Haste intramedular
— Gesso
— Parafuso metálico
— Espaço articular do joelho

FIGURA 5-60. Radiografia AP da tíbia e da fíbula esquerdas. Haste intramedular de fixação interna para fratura transversa no terço distal da tíbia esquerda (*seta reta*). Fratura transversa com superposição no terço distal da fíbula (*setas curvas*). A fíbula não suporta peso e, portanto, seu deslocamento não é importante para um resultado funcional satisfatório.

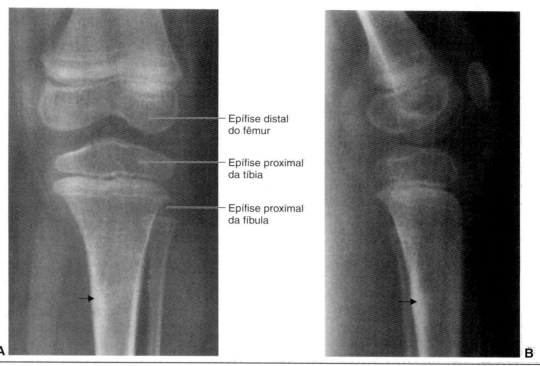

FIGURA 5-61. Radiografias AP (**A**) e lateral (**B**) do joelho esquerdo. Fratura de estresse em processo de cicatrização em criança de 5 anos, indicada pela zona de densidade aumentada na tíbia proximal póstero-medial (setas). A fratura resultou de excesso de uso ou de estresse.

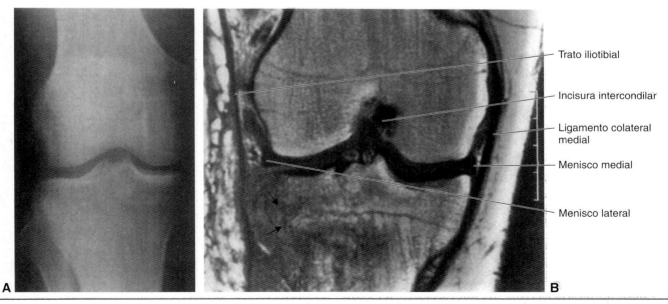

FIGURA 5-62. A: Radiografia AP do joelho direito. Essa radiografia AP e a radiografia lateral (não mostrada) foram interpretadas como normais. As investigações foram obtidas por causa de dor no joelho direito imediatamente após trauma em paciente masculino de 31 anos. **B**: Imagem coronal de RM em T1 de joelho direito. Fratura do platô lateral da tíbia. Esse estudo foi obtido duas semanas após a radiografia inicial em A, devido à persistência da dor e da suspeita clínica de lesão anterior ao ligamento cruzado. As setas indicam uma área de sinal de baixa intensidade (escura) causado por sangue e edema substituindo a gordura da medula óssea (branca) no sítio da fratura do platô tibial. O ligamento cruzado anterior estava intacto. Por fim, a fratura tornou-se visível em radiografias subseqüentes.

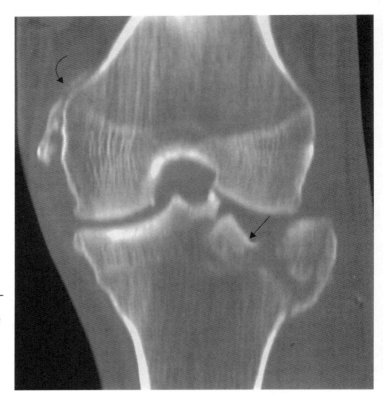

FIGURA 5-63. TC coronal do joelho reformatada de imagens axiais. Fratura do platô lateral da tíbia. A investigação por TC é usada com freqüência para melhor avaliar o grau de depressão da superfície articular (*seta reta*) e o número e a localização dos fragmentos. A formação óssea irregular ao longo do fêmur medial (*seta curva*) é resultado de lesão anterior ao ligamento colateral medial.

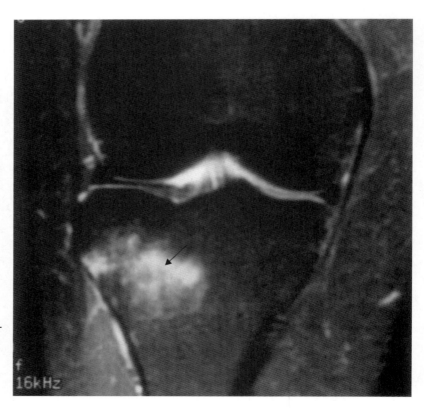

FIGURA 5-64. RM coronal com recuperação de inversão de joelho direito. Fratura por insuficiência da tíbia medial em paciente idoso manifestando dores. Nessa seqüência, a linha da fratura (*seta*) é branca devido ao sangue e ao edema.

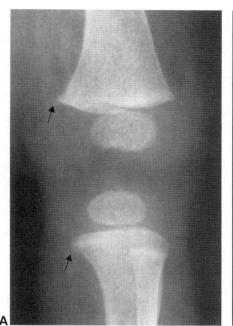 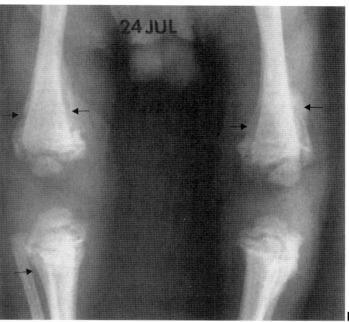

FIGURA 5-65. A: Radiografia AP do joelho esquerdo. Fraturas metafisárias de canto (*setas*). Esta criança maltratada manifestava dor no joelho e claudicação evidente. **B**: Radiografia dos membros inferiores direito e esquerdo. Hemorragia subperiosteal. As *setas retas* indicam a presença de sangue abaixo do periósteo secundário a sacudida e torção graves dos membros. Essa imagem é altamente suspeita de abuso infantil e deverá ser mais bem investigada.

A patela é um osso sesamóide grande e superficial, sendo comuns as fraturas por quedas e acidentes com veículos automotivos (Fig. 5-66).

A osteocondrite dissecante (Fig. 5-67A, B) é uma anormalidade comum que envolve o joelho em adolescentes e adultos jovens. Essa doença ocorre mais freqüentemente ao longo do aspecto lateral do côndilo medial do fêmur, mas também pode ser identificada em qualquer outro sítio do joelho e em outras articulações, incluindo quadril, ombro, tornozelo e cotovelo. Acredita-se que essa lesão represente uma necrose avascular ou isquêmica localizada que aparece freqüentemente após uma lesão e resulta em um botão de osso necrótico que pode ou não se destacar do sítio doador. Quando ocorre a separação, temos um corpo articular solto. Na faixa etária da meia-idade a adultos idosos, a anormalidade ocorre, tipicamente, na região de suporte de peso do côndilo femoral medial e o termo "osteonecrose espontânea" é usado com freqüência (Fig. 5-67C, D). Na população mais idosa essas lesões podem ser causadas por fraturas subcondrais de insufi-

ciência. A necrose avascular é uma isquemia óssea que leva à morte localizada do osso e as apresentações clínicas desse quadro variam (Tabela 5-12) com o tamanho e o sítio ósseo, assim como com a idade óssea (Fig. 5-24). A osteonecrose tem várias causas e o termo "infarto" é usado quando o osso morto não fica próximo a uma articulação (Fig. 5-99C).

Como regra geral, as fraturas do corpo do fêmur são fáceis de se detectar, tanto clinicamente quanto por radiografias, pois o paciente sente dores intensas no sítio da fratura e fica normalmente impossibilitado de suportar peso (Fig. 5-68). Esta é uma área incomum para fraturas de fadiga, mas episódios podem ocorrer episódios nesta área em atletas jovens.

O quadril é outra área normalmente afetada em acidentes com veículos automotivos e quedas, especialmente entre os idosos (Fig. 5-69). A RM tornou-se o método padrão para avaliar fraturas do quadril com radiografias aparentemente normais (Fig. 5-70). As luxações do qua-

TABELA 5-10 Lesões Ósseas Suspeitas de Casos de Abuso Infantil

Fraturas de canto
Hemorragia perióstica
Fraturas em alça de balde

TABELA 5-11 Sítios Comuns de Fraturas em Crianças Vítimas de Abuso

Membro inferior: fêmur (o mais comum) e tíbia
Cotovelo
Ombro
Costelas

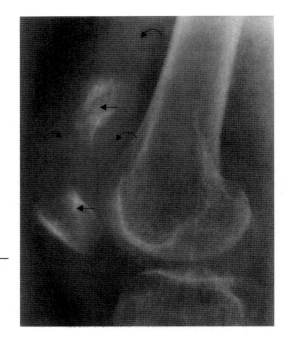

FIGURA 5-66. Radiografia lateral do joelho direito. Fratura da porção medial da patela após acidente com veículo automotivo. Presença de dois segmentos separados de fratura (*setas retas*) depois da fratura. As *setas curvas* indicam sangue e aumento de líquido sinovial nos espaços supra, pré e retropatelar do joelho.

dril não são comuns e exigem traumas violentos, como os que acontecem em acidentes com veículos automotivos (Fig. 5-71). Ao contrário do que acontece com o ombro, as luxações posteriores do quadril são muito mais freqüentes que as anteriores. A investigação por TC é muito útil na avaliação de fraturas complexas da pelve e do acetábulo (veja figuras no Capítulo 6). Entretanto, os pacientes com prótese de quadril podem, às vezes, luxar a cabeça protética com muito pouco esforço (Fig. 5-72).

Lesões das Partes Moles

Uma das lesões mais comuns do membro inferior é a torção do tornozelo. A torção é simplesmente uma lesão a um ligamento ao redor do tornozelo (ou de qualquer outra articulação) e varia em gravidade desde a torção ou estiramento do ligamento até a ruptura completa. As torções normalmente resultam de um movimento brusco da articulação do tornozelo durante a caminhada ou corrida. Quando o pé vira para fora, ocorre a lesão por eversão ou abdução. Quando a torção é para dentro, ocorre lesão por inversão ou adução. As torções ocorrem com ou sem a associação de fraturas. Um exemplo dramático de torção grave é demonstrado na Figura 5-73.

TABELA 5-12 Algumas Apresentações Clínicas de Isquemia Óssea

Osteocondrite dissecante
Doença de Legg-Calvé-Perthes
Necrose avascular
Necrose asséptica
Infartos ósseos

Uma vez que as torções de tornozelo são normalmente tratadas nos EUA com imobilização, a RM não é uma técnica muito usada para investigar essas lesões e os estudos por imagens normalmente se limitam às radiografias; a exceção fica por conta dos atletas de alto desempenho. Entretanto, a RM do tornozelo é aplicada para problemas específicos como as lacerações do tendão do calcâneo (tendão de Aquiles). Esse tendão constitui sítio comum de lesões (Fig. 5-74), que podem resultar de atividades esportivas violentas ou do simples tropeço em um buraco e o diagnóstico normalmente é feito pela história de dor no tendão. Em casos de laceração ou ruptura total do tendão, o exame clínico normalmente mostra sensibilidade precisa no sítio da lesão e incapacidade de flexão plantar do pé. Normalmente, solicita-se uma RM para confirmação do diagnóstico clínico ou da suspeita e avaliação do grau de separação. Esse exame ajudará a decidir entre tratamento com imobilização ou intervenção cirúrgica. Como alternativa, a ultra-sonografia também tem sido usada para avaliar esse tendão (Fig. 5-75).

Após a lesão aos músculos, pode ocorrer calcificação subseqüente e/ou ossificação no sítio da lesão, denominada de *miosite ossificante*, cujos sítios comuns incluem os músculos quadríceps e braquial.

A RM é uma ferramenta de estudos por imagem maravilhosa para avaliar cartilagem, tendões e ligamentos no e ao redor do joelho. Normalmente, as radiografias são negativas nessas lesões, mas com base nos achados clínicos e nos sintomas do paciente, a investigação por ressonância magnética deve ser solicitada para avaliação mais definitiva dessas estruturas de partes moles (Figs. 5-76 a 5-81).

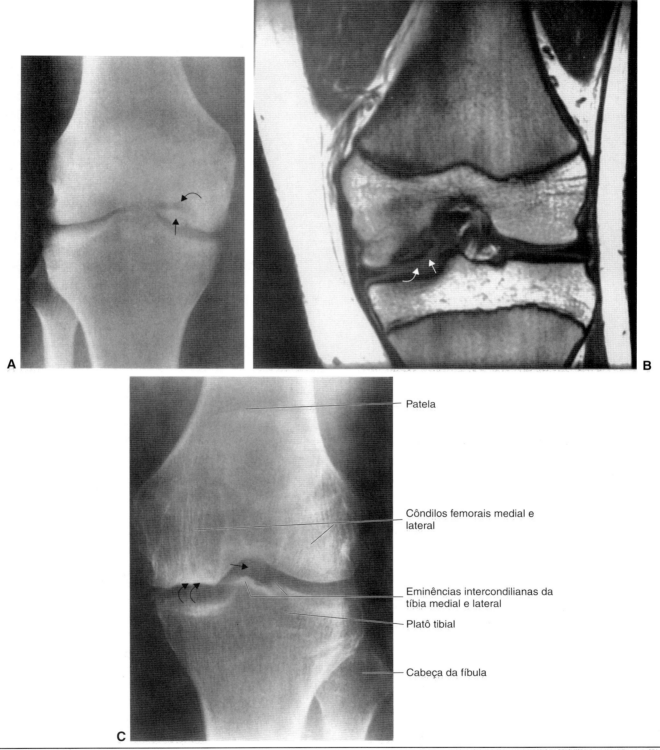

FIGURA 5-67. A: Radiografia AP do joelho direito. Osteocondrite dissecante. O fragmento ósseo (*seta reta*) não está deslocado do sítio doador (*seta curva*) no aspecto lateral do côndilo medial do fêmur. **B**: RM coronal em T1 do joelho direito em outro paciente. O fragmento (*seta reta*) é nitidamente visibilizado, coberto pela cartilagem (*seta curva*). Radiografias AP (**C**) e lateral (**D**) do joelho direito em outro paciente. Osteonecrose espontânea. Presença de fragmento ósseo separado ou corpo livre (*seta reta*) no espaço articular. O defeito radiolucente cercado pela zona esclerótica (*seta curva*) na porção de suporte de peso do côndilo medial do fêmur é o sítio doador desse corpo livre.

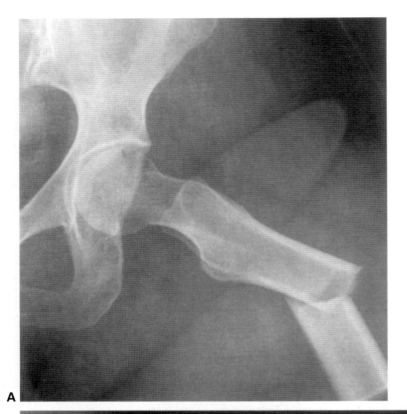

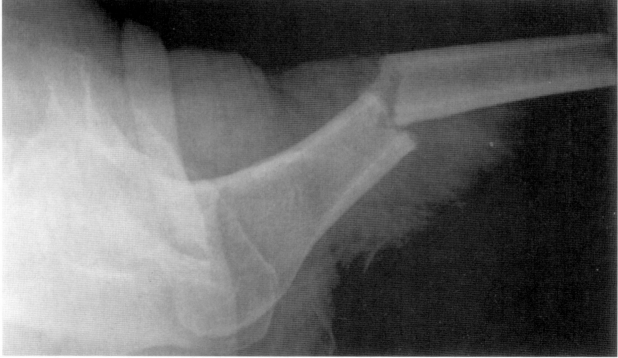

FIGURA 5-68. Radiografias laterais em posição de rã (**A**) e verdadeira (**B**) do fêmur esquerdo. Fratura transversa do fêmur em paciente de 26 anos, vítima de acidente automobilístico. Observa-se a angulação anterior do ápice. Note como os fragmentos da fratura podem alterar-se quando se move o paciente. Na projeção lateral em pernas de rã o deslocamento é posterior, mas na lateral verdadeira ele é anterior. O paciente está em pé e o feixe de raios X é horizontal na lateral verdadeira.

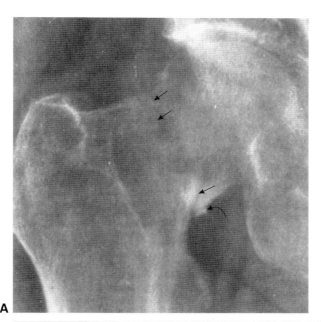
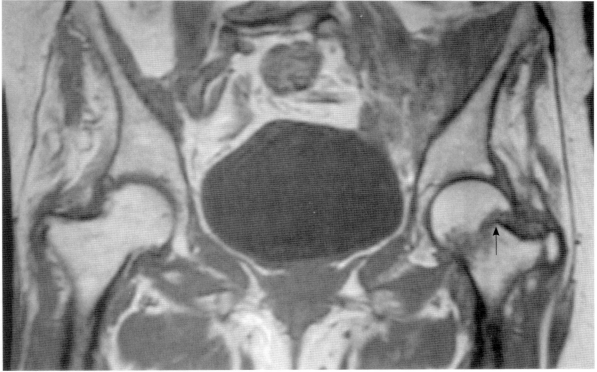

FIGURA 5-69. A: Radiografia AP do quadril direito. Fratura do colo do fêmur. Fratura moderadamente impactada (*seta*) através do colo medial do fêmur. A *seta curva* indica um pequeno fragmento de fratura. O paciente queixava-se de dor no quadril e incapacidade de suportar peso na perda direita após sofrer uma pequena queda. **B**: RM coronal em T1 em outro paciente. Observa-se nitidamente uma fratura subcapital esquerda (*seta*).

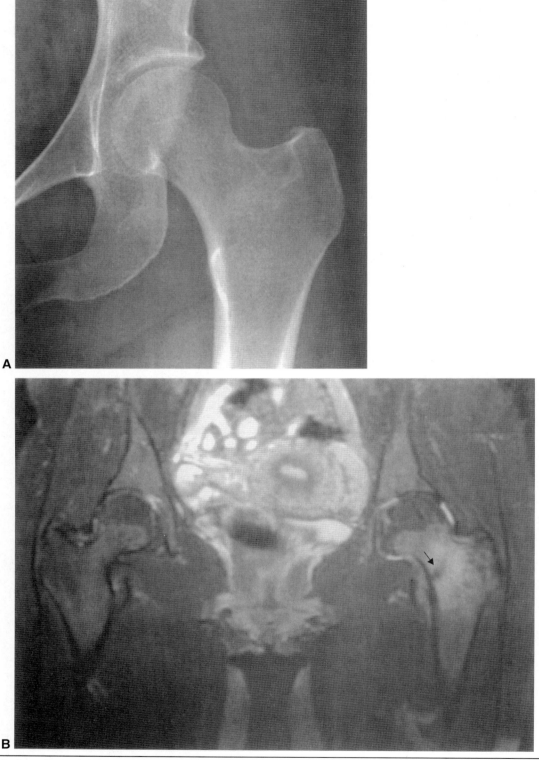

FIGURA 5-70. Radiografia AP (**A**) do quadril esquerdo interpretada como normal. Este ávido praticante de corridas se queixava de dor persistente, tendo sido submetido também a uma RM. Imagem coronal de RM em T2 com supressão de gordura (**B**) demonstrando edema (branco) ao redor da fratura de fadiga em desenvolvimento (*seta*). Sem tratamento, essa lesão poderia evoluir para uma fratura completa.

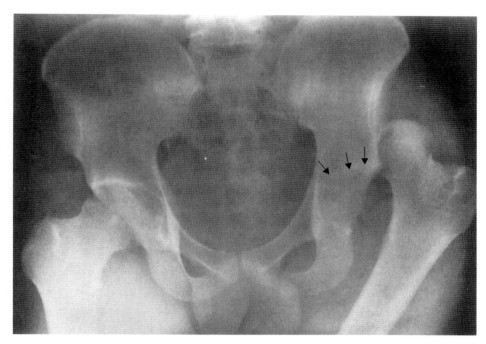

FIGURA 5-71. Radiografia AP da pelve. Luxação posterior do quadril esquerdo sem fratura, após acidente com veículo automotivo. A cabeça do fêmur esquerdo está deslocada em sentido cefálico e lateral com relação ao acetábulo (*setas retas*). O quadril direito é normal e serve de comparação excelente.

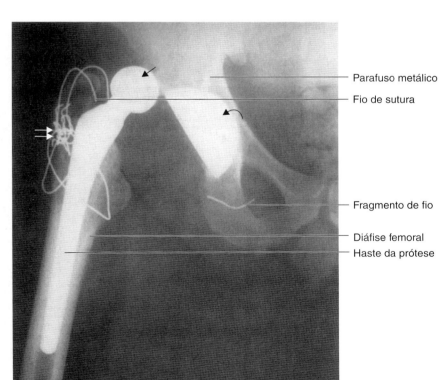

Parafuso metálico
Fio de sutura
Fragmento de fio
Diáfise femoral
Haste da prótese

FIGURA 5-72. A: Radiografias AP do quadril direito. Luxação posterior da cabeça protética do quadril (*seta reta*) com relação ao componente acetabular (*seta curva*). A luxação ocorreu durante movimento de inclinação para frente para erguer uma criança. Os fios (*setas duplas*) ancoram o trocânter maior ao fêmur e pelo menos um deles está rompido. Um fragmento ou fio solto está embaixo do componente acetabular da prótese. **B**: Após redução fechada (sem cirurgia) sob anestesia geral, a cabeça da prótese foi devolvida à posição original com relação ao componente protético do acetábulo.

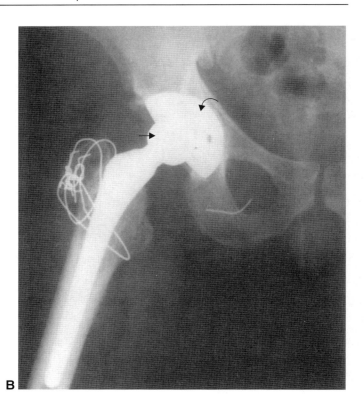

FIGURA 5-72 (*Continuação*). **B**

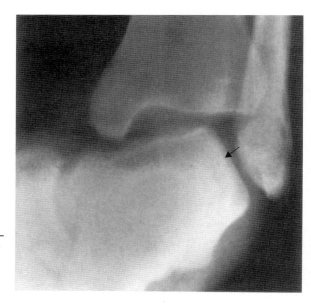

FIGURA 5-73. Radiografia AP de fratura de fadiga por inversão do tornozelo esquerdo. Torção do tornozelo. Inclinação lateral do tálus (*seta*) após rompimento do ligamento colateral lateral em uma lesão por inversão ou adução. Não há fraturas.

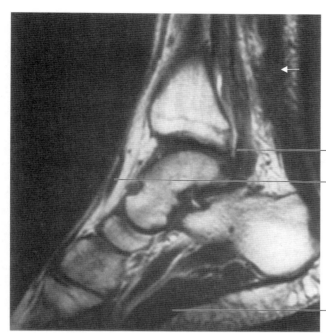

- Tendão do músculo flexor longo do hálux
- Tendão anterior do músculo tibial
- Músculo flexor curto dos dedos

FIGURA 5-74. Imagem de RM médio-sagital em T1 do tornozelo direito. Laceração do tendão do calcâneo (de Aquiles). O sítio da lesão é indicado por sinal de alta intensidade devido ao sangue e edema na laceração (*seta*).

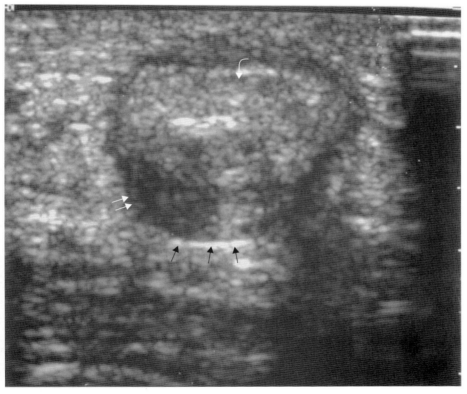

FIGURA 5-75. Imagem de ultra-sonografia transversal do tendão do calcâneo (de Aquiles). Laceração parcial. A porção normal do tendão é ecogênica (*seta curva*). A porção anterior, normalmente achatada ou côncava, mostra-se arredondada (*setas*) e com pouca ecogenicidade (*seta dupla*) por causa da presença de sangue e edema.

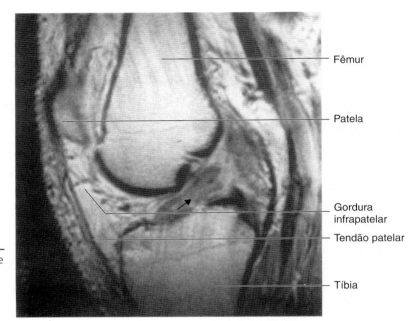

FIGURA 5-76. Imagem sagital de RM com densidade de prótons de joelho direito. Laceração do ligamento cruzado anterior em paciente masculino de 41 anos. A seta indica o sítio da lesão demonstrado por sinal ondulante de alta intensidade (branco).

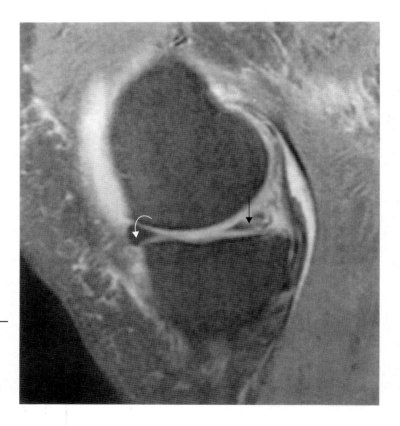

FIGURA 5-77. Imagem sagital de RM com densidade de prótons e supressão de gordura do menisco medial. Laceração do corno posterior em paciente feminina de 45 anos. O sinal de alta intensidade (*seta*) provavelmente representa edema e líquido sinovial dentro da lesão. O corno anterior do menisco (*seta curva*) é normal.

Trauma

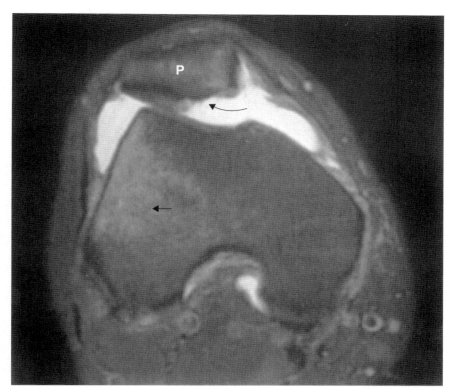

FIGURA 5-78. Imagem axial de RM em T2 com supressão de gordura de joelho direito. Luxação pós-patelar. A patela (P) está com subluxação lateral; deveria se articular intimamente com a tróclea do fêmur. Edema do fêmur lateral (*seta*) no sítio impactado. Defeito na cartilagem (*seta curva*) criado na patela durante a luxação ou relocação.

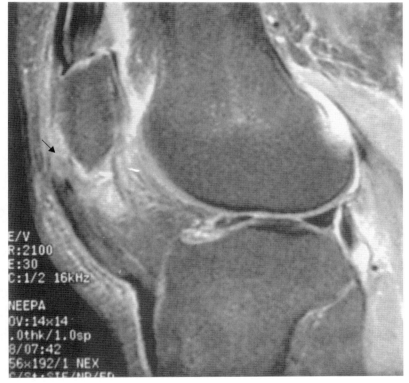

FIGURA 5-79. Imagem sagital de RM com densidade de prótons de joelho direito. Laceração do tendão patelar. Presença de rompimento do tendão patelar (ligamento) na sua inserção patelar (*seta*).

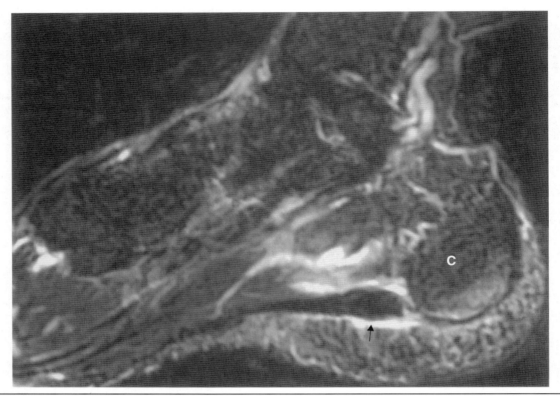

FIGURA 5-80. RM sagital de recuperação por inversão do pé esquerdo. Fasciite plantar. A fáscia plantar está espessada (*seta*) e apresenta edema circundante (branco). Edema moderado também visibilizado no calcâneo adjacente (C).

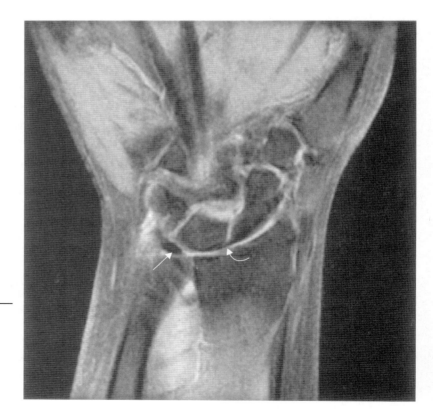

FIGURA 5-81. RM coronal do punho esquerdo com densidade de prótons e supressão de gordura. Laceração da fibrocartilagem triangular (FCT). Rompimento e retração leve da FCT na sua inserção radial (*seta reta*). As RM do punho também são úteis na avaliação do ligamento escafossemilunar (*seta curva*), que está normal neste paciente.

Muitos dos corpos estranhos encontrados em partes moles e ossos são radiopacos e prontamente identificados nas radiografias (Fig. 5-82A, B). Às vezes, suspeita-se da presença de um corpo estranho não-opaco em um membro. Caso esse corpo estranho não seja visível na radiografia, pode-se solicitar um exame complementar por ultrasonografia, TC ou RM para ajudar na detecção e localização do elemento (Fig. 5-82C).

ARTRITES

Osteoartrite

A osteoartrite (artrite degenerativa) é a forma mais comum de artrite. Podemos classificar essa doença em dois tipos. A osteoartrite secundária, ou doença degenerativa das articulações (DDA) pode ocorrer em qualquer idade, mas tende a aparecer mais tarde, como resultado de processos de desgaste. A doença pode afetar quase todas as articulações dos membros e da coluna vertebral (Figs. 5-83 a 5-85), mas tem preferência pelas articulações interfalangianas distais e pela articulação carpometacarpiana na mão, nos quadris e joelhos. Em adultos mais jovens, a artrite secundária pode resultar de trauma, infecção ou de qualquer outro processo que possa romper a articulação normal. A osteoartrite primária é provavelmente familial e envolve as articulações IFD das mãos, quadris e a articulação do primeiro metacarpo com o carpo. Outro sítio freqüente de artrite é o hálux (articulação metatarsofalangiana). O joanete pode-se desenvolver por predisposição familiar ou associado ao uso de sapatos, especialmente os de salto alto. O ápice da articulação MTF é medial e torna-se mais proeminente. Como conseqüência, pode ocorrer irritação das partes moles circunjacentes ou o desenvolvimento de osteoartrite como resultado da articulação agora incongruente (Fig. 5-86).

A radiografia é a principal ferramenta para a avaliação de osteoartrite, assim como de outros tipos de artrite. A Tabela 5-13 relaciona alguns fatos e achados radiográficos importantes desse quadro, que incluem estreitamento assimétrico e irregular da articulação por causa da destruição da cartilagem articular, osteosclerose e formação de osteófitos. Quando um quadro de osteoartrite avançada envolve o compartimento medial do joelho, surge a deformidade denominada *genu varus* ou perna torta. Se a doença envolver o compartimento lateral do joelho, a deformidade resultante será o *genu valgus* ou "joelhos batendo". Quando a osteoartrite avançada envolve o quadril, a cabeça do fêmur migra em sentido cefálico por causa da destruição assimétrica da cartilagem, enquanto na artrite reumatóide a cabeça do fêmur tende a desviar centralmente devido à perda uniforme da cartilagem. A protrusão do acetábulo pode ocorrer como resultado do enfraquecimento dos ossos por causa da osteoporose.

TABELA 5-13 Sintomas e Achados Radiográficos Típicos em Osteoartrite e Artrite Reumatóide

Osteoartrite
Dor, deformidade e limitação do movimento articular
Envolvimento de todas as articulações dos membros e da coluna vertebral
Envolvimento típico das articulações interfalangianas distais da mão e da 1ª articulação metacarpofalangiana
Estreitamento irregular da articulação
Alterações ósseas escleróticas
Cistos ou pseudocistos
Formação de osteófitos
Normalmente ausência de osteoporose
Deformidades em valgo e varo
Migração cefálica e, às vezes, lateral da cabeça do fêmur

Artrite reumatóide
Dor, rigidez, limitação de movimento, especialmente nas mãos e nos pés
Envolvimento de todas as articulações dos membros e da coluna vertebral, além de todas as articulações sinoviais
Envolvimento típico das articulações MCF das mãos
Estreitamento simétrico da articulação
Osteoporose periarticular (característica proeminente)
Edema e espessamento das partes moles periarticulares
Erosões ósseas marginais e centrais
Subluxação das articulações MCF e desvio ulnar
Migração medial da cabeça do fêmur e protrusão do acetábulo
Clavícula distal com aparência pontuda

Artrite Reumatóide

Este é outro tipo de artrite freqüentemente encontrada na prática clínica diária (Figs. 5-87 a 5-90). Trata-se de uma doença inflamatória de etiologia desconhecida que envolve as articulações sinoviais e caracteriza-se por estreitamento articular simétrico secundário à destruição da cartilagem articular por *pannus*, ou tecido de granulação derivado da sinóvia. Alguns fatos e achados radiográficos importantes estão relacionados na Tabela 5-13. Como ocorre na osteoartrite, qualquer uma ou todas as articulações nos membros e na coluna vertebral podem ser envolvidas. As mais afetadas, em ordem decrescente, são as MCF, punho, IFP, joelho, MTF, ombro, tornozelo, coluna cervical, quadril, cotovelo e articulação temporomandibular. Com freqüência, os sintomas iniciais de artrite reumatóide são rigidez, dor, limitação de movimentos e edema nas mãos e/ou nos pés. Normalmente, as primeiras articulações envolvidas

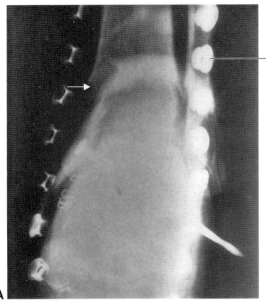

Presilhas do cadarço da bota

FIGURA 5-82. Radiografias AP (**A**) e lateral (**B**) do pé esquerdo tiradas através de uma bota. Pino metálico (*setas*) espetando a bota e alojado no calcâneo. O pino foi levado à posição atual por uma ferramenta elétrica. **C**: Imagem axial de RM em T2 do pé esquerdo. Corpo estranho (*seta reta*) em outro paciente. O sítio do ferimento de entrada do corpo estranho (*seta curva*) está marcado pela massa branca contendo gordura. O trato desse corpo estranho (*setas duplas*) é branco, provavelmente por estar preenchido por edema, sangue, tecido de granulação ou células inflamatórias.

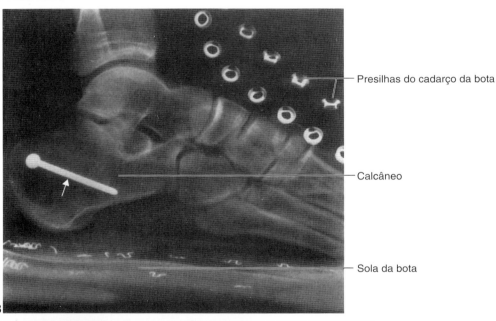

Presilhas do cadarço da bota

Calcâneo

Sola da bota

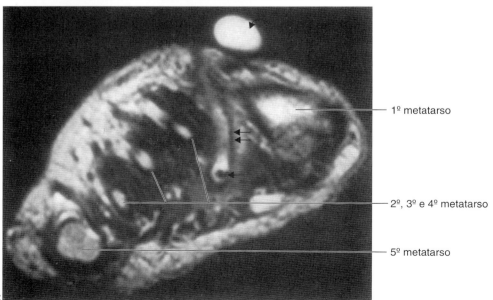

1º metatarso

2º, 3º e 4º metatarso

5º metatarso

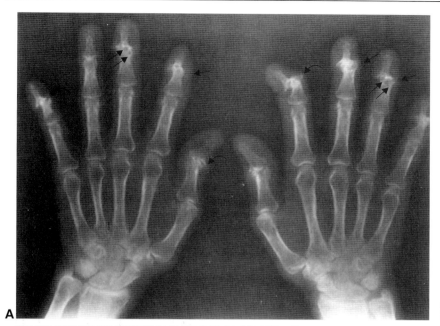

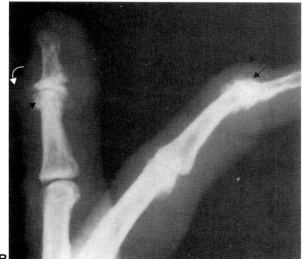

FIGURA 5-83. A: Radiografia PA da mão direita e da mão esquerda. Osteoartrite ou osteoartrite erosiva. Esta paciente de 63 anos trabalhou como datilógrafa durante 20 anos. Observe as alterações avançadas da deformidade (*setas retas*) envolvendo as articulações interfalangianas distais (IFD) das duas mãos. Observa-se o estreitamento acentuado dessas articulações e a presença de osteófitos. As erosões também estão presentes (*setas* duplas). **B**: Radiografia lateral dos dedos indicador e longo. Osteoartrite nas articulações IFD. Por muitos anos, esta paciente de 60 anos de idade operou uma calculadora com a mão esquerda. Observa-se estreitamento dos espaços das articulações devido à destruição da cartilagem articular. Proeminências de partes moles (*setas curvas*) cobrindo as excrescências ósseas próximo às articulações envolvidas. Essas excrescências ou protuberâncias são chamadas de nódulos de Heberden (*setas retas*).

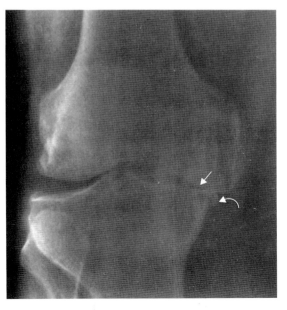

FIGURA 5-84. Radiografia AP do joelho direito. Osteoartrite. O espaço articular medial ou compartimento medial do joelho está acentuadamente estreitado, as superfícies articulares são irregulares (*seta reta*), há formação de osteófitos (*seta curva*) e deformidade em varo. Observe que o espaço medial da articulação quase desapareceu, quando comparado com o espaço lateral.

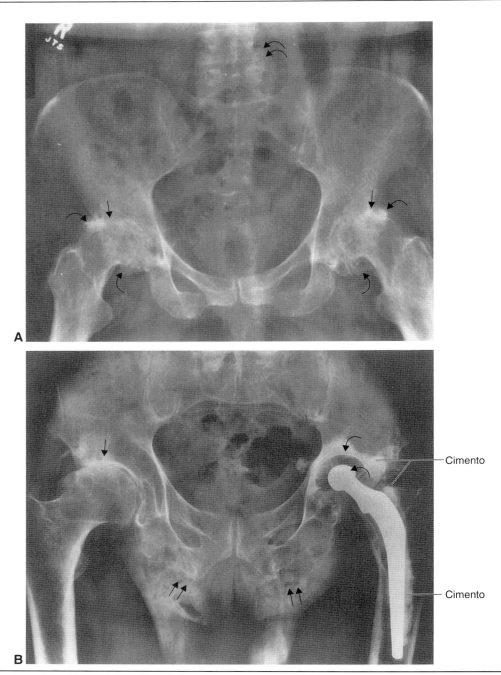

FIGURA 5-85. A: Radiografia AP da pelve. Osteoartrite bilateral dos quadris em paciente de 61 anos. Os espaços articulares exibem estreitamento irregular e as cabeças femorais estão tipicamente migradas cefalicamente (*setas retas*). Essas cabeças têm aparência cística e esclerótica. Presença de osteófitos ao longo da periferia das articulações (*setas curvas*). A formação de osteófitos também está presente na coluna lombar inferior (*setas duplas e curvas*). **B**: Radiografia AP da pelve. Osteoartrite do quadril direito, prótese de quadril esquerdo e hérnias inguinais bilaterais. Observa-se estreitamento irregular da articulação do quadril direito e migração cefálica da cabeça do fêmur (*seta reta*). Há uma prótese de quadril esquerdo. As setas curvas indicam a cabeça do fêmur protético e os componentes do acetábulo. Grandes hérnias inguinais bilaterais contêm alças intestinais cheias de ar (*setas duplas*).

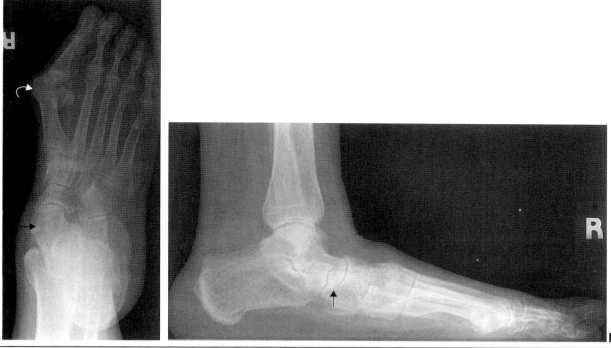

FIGURA 5-86. Radiografia: anterior (**A**) e lateral (**B**) do pé direito de uma paciente de 64 anos. Hálux valgo. A cabeça do primeiro metatarso está descoberta, pois o dedo grande está direcionado lateralmente (*seta curva*). Esse dedo também está pronado e os sesamóides do primeiro metatarso apresentam subluxação lateral. Essa pessoa também apresenta a deformidade de pé chato (*pes planus*). A cabeça do tálus está em orientação medial e plantar (*setas*).

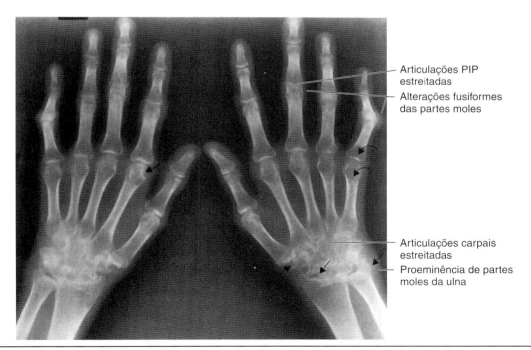

FIGURA 5-87. Radiografia PA das mãos direita e esquerda. Artrite reumatóide. Os achados radiográficos incluem osteoporose periarticular (*setas curvas*), deformidades em pescoço de ganso dos dedos mínimos, estreitamento das articulações interfalangianas proximais (IFP) com edema fusiforme das partes moles associadas, estreitamento das articulações IFP e carpais e espessamento ou proeminência de partes moles ao redor da ulna distal. Presença também de erosões envolvendo os ossos carpais, os processos estilóides da ulna e as cabeças metacarpais (*setas retas*). O aumento fusiforme das partes moles ao redor das articulações representa edema e efusão. A proeminência das partes moles ao redor da ulna distal é secundária ao edema e espessamento ao redor do músculo extensor ulnar do carpo.

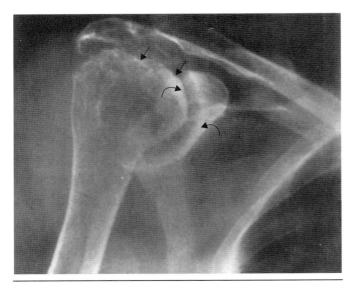

FIGURA 5-88. Radiografia AP de ombro direito. Artrite reumatóide. Presença de osteoporose característica, clavícula distal pontuda e desvio cefálico moderado da cabeça do úmero. Esse desvio sugere dano ao manguito rotador, característica comum nessa doença. Presença de erosões ósseas articulares (*setas retas*) e esclerose (*setas curvas*).

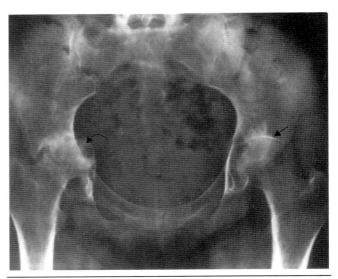

FIGURA 5-90. Radiografia AP da pelve. Artrite reumatóide em paciente de 27 anos. Osteoporose generalizada. Estreitamento simétrico de todo o espaço articular do quadril esquerdo (*seta reta*). Desvio medial característico da cabeça femoral direita e protrusão do acetábulo (*seta curva*). Observe que as articulações sacroilíacas não estão envolvidas.

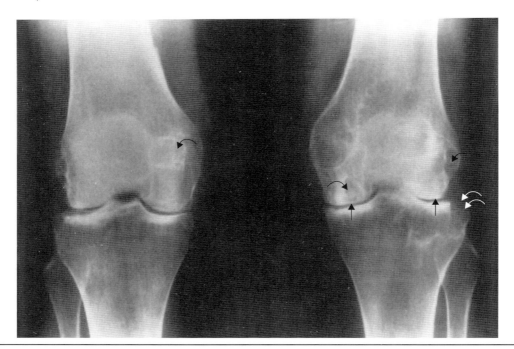

FIGURA 5-89. Radiografia AP dos joelhos direito e esquerdo. Artrite reumatóide em paciente de 27 anos. Estreitamento simétrico das articulações do joelho (*setas retas*), cistos periarticulares (*setas curvas*), erosões (*setas duplas*) e osteoporose.

são as metacarpofalangianas (MCF) com tendência simétrica. Potencialmente, a anormalidade mais precocemente detectável em uma radiografia é o espessamento das partes moles periarticulares. Os achados radiográficos complementares incluem a osteoporose periarticular por causa de hiperemia, estreitamento articular simétrico e erosões centrais marginais. À medida que a doença progride, a deformidade da articulação pode-se desenvolver por causa de subluxação e desvio ulnar dos dedos nas articulações (MCF). Esse último achado é bem característico da artrite reumatóide. Quando a destruição da cartilagem articular se torna bem adiantada, surge a anquilose óssea da articulação. O diagnóstico diferencial da artrite reumatóide é apresentado na Tabela 5-14.

TABELA 5-14 Diagnóstico Diferencial de Artrite Reumatóide

Artrite gotosa
Artrite infecciosa
Atrofia de Sudeck
Sarcoidose
Osteoartrite
Espondilite anquilosante
Esclerodermia
Lúpus eritematoso sistêmico

Em geral, a osteoporose está ausente nos casos de gota e as erosões articulares e justa-articulares são definidas mais nitidamente. Nos quadros de osteomielite e artrite infecciosa, a osteoporose é maior próxima ao sítio de infecção. Na atrofia de Sudeck, a osteoporose é grave, mas as margens articulares permanecem nítidas. Na osteoartrite a osteoporose normalmente está ausente e os osteófitos são freqüentes.

Gota, Pseudogota e Artrite Hemofílica

A Tabela 5-15 lista algumas artrites associadas a doenças metabólicas e discrasias sanguíneas. A artrite gotosa (Fig. 5-91) é secundária à hiperuricemia ou a níveis elevados de ácido úrico no soro e caracteriza-se por exacerbações e remissões. Os pacientes apresentam-se classicamente com podagra ou dor e alterações inflamatórias próximas ao aspecto medial da primeira articulação MCF. A doença normalmente se instala muitos anos antes de ser detectável em uma radiografia; os achados radiográficos de gota estão listados na Tabela 5-16.

Condrocalcinose significa calcificação de cartilagem. Esse quadro é observado com mais freqüência no joelho e pode estar associado a várias condições listadas na Tabela 5-17. A artrite por deposição de pirofosfato de cálcio ou sua exacerbação clínica denominada pseudogota, é encontrada em pessoas de meia-idade ou mais velhas e causada por deposição de cristais de pirofosfato diidrato de cálcio nas partes moles de uma articulação, incluindo meniscos, ligamentos, cartilagem articular e cápsula articular (Fig. 5-92).

Em pacientes hemofílicos as articulações são gradualmente lesadas pelo sangramento repetido no interior dessas estruturas. Alterações císticas desenvolvem-se nos ossos vizinhos às articulações lesadas e a osteoporose é uma

TABELA 5-15 Artrite Associada a Doenças Metabólicas e Discrasias Sanguíneas

Gota
Doença da deposição de pirofosfato de cálcio (DPFC)
Hemofilia

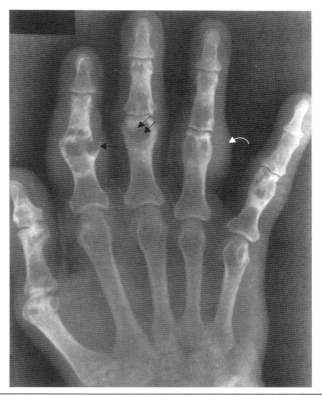

FIGURA 5-91. Radiografia PA da mão direita. Artrite gotosa. Os espaços articulares interfalangianos proximais estão, pelo menos em parte, preservados e as áreas lucentes (*setas duplas*) são típicas de erosões periarticulares marginadas. As erosões que se estendem pela articulação geralmente apresentam borda pendente (*seta reta única*). Observe a aparência clássica de um tofo (*seta curva*). O tofo é um edema assimétrico sobre a articulação, que pode ou não estar calcificada.

característica comum (Fig. 5-93). Em geral, a osteoporose é um aspecto comum da artrite reumatóide, das discrasias sangüíneas e da osteomielite, mas não da osteoartrite nem da gota.

Articulações Neuropáticas

O trauma crônico a uma articulação que perdeu a sensibilidade à dor pode resultar em um quadro neuropático ou articulação de Charcot (Fig. 5-94). Algumas causas comuns desse quadro estão listadas na Tabela 5-18. As articulações neuropáticas diabéticas são mais comuns nos membros inferiores, enquanto as articulações neuropáticas associadas à siringomielia são normalmente encontradas nos ombros e

TABELA 5-16 Aspectos Radiográficos da Gota

Erosões nitidamente marginadas e às vezes escleróticas com bordas pendentes próximas a uma articulação
Formação de tofo ou nódulos de partes moles
Normalmente não há osteoporose
Deformidade ocasional da articulação

TABELA 5-17 Causas de Condrocalcinose
Deposição de pirofosfato de cálcio (DPFC)
Gota
Envelhecimento
Hiperparatireoidismo

membros superiores. Os achados radiográficos incluem estreitamento do espaço articular, fragmentação de ossos subcondrais escleróticos, destruição do córtex ósseo, corpos articulares livres e formação de massa óssea nas margens articulares. Alguns dos achados de articulações neuropáticas são semelhantes aos encontrados na osteoartrite.

Em geral, não é verdade que os pacientes não sintam dor em suas articulações neuropáticas; ao contrário, o grau de dor é desproporcional ao tamanho do dano.

Outras

As calcificações periarticulares podem resultar de trauma agudo e crônico (Fig. 5-95). Embora essas calcificações não envolvam as articulações, os esporões ósseos são, às vezes, considerados como uma forma de artrite. Esses esporões causam dor e podem ser clinicamente difíceis de se diferenciar da artrite. Da mesma forma, a bursite pode causar dor periarticular e, às vezes, ser demonstrada na radiografia. A esclerodermia é uma desordem do tecido conjuntivo que envolve, potencialmente, o sistema musculoesquelético. Calcificações múltiplas de partes moles são normalmente visibilizadas nesses pacientes (Fig. 5-96). Nessa doença,

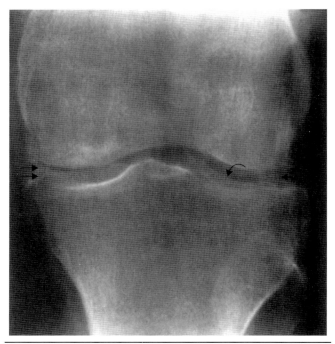

FIGURA 5-92. Radiografia AP do joelho esquerdo. Doença de deposição de pirofosfato de cálcio (DPFC) ou pseudogota. Presença de calcificações no menisco lateral (*seta reta única*) e no menisco medial (*setas retas duplas*). Existe também calcificação da cartilagem articular (*seta curva*).

outras alterações radiográficas incluem atrofia das pontas dos dedos e reabsorção óssea nas pontas das falanges distais. Se houver alterações articulares, elas poderão imitar quadro de artrite reumatóide.

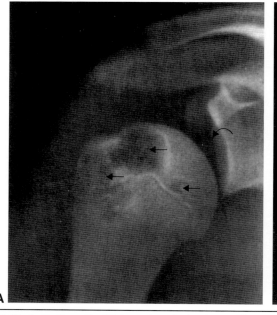
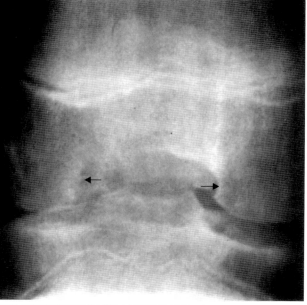

FIGURA 5-93. A: Radiografia AP do ombro direito. Hemofilia em adolescente masculino de 15 anos. Alterações císticas (*setas retas*) na cabeça do úmero secundárias a sangramentos repetidos e alargamento da articulação do ombro (*seta curva*) em virtude de hemartrose. **B**: Radiografia AP do joelho. Hemofilia no mesmo paciente de A. Ele apresentou alargamento da incisura intercondilar (*setas*) secundário a episódios repetidos de hemartrose. Presença de osteoporose.

Artrites

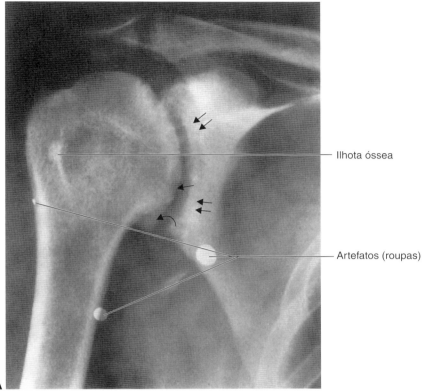

Ilhota óssea

Artefatos (roupas)

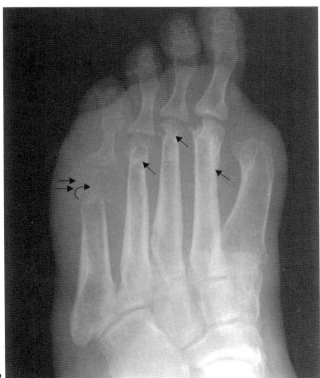

FIGURA 5-94. A: Radiografia AP do ombro direito. Articulação neuropática ou de Charcot em paciente com siringomielia. Irregularidade característica das superfícies articulares após destruição do osso e da cartilagem articular (*setas únicas*). Observam-se alterações escleróticas ou densidade aumentada (*setas duplas*) do osso ao redor da articulação e um osteófito (*seta curva*). **B**: Radiografia oblíqua do pé esquerdo em paciente diabético. Articulações neuropáticas. Presença de deformidades por fratura cicatrizada das cabeças dos metatarsos (*setas*). O hálux foi amputado por causa de infecção. Observe a destruição da cabeça do quinto metatarso (*seta curva*) e úlcera adjacente (*seta dupla*) resultante da osteomielite atual.

TABELA 5-18 Causas de Articulações Neuropáticas ou de Charcot
Diabetes melito
Siringomielia
Insensibilidade congênita à dor
Meningomielocele
Lesão de nervos periféricos

TABELA 5-19 Algumas Lesões Ósseas Benignas
Ilhota óssea
Fibroma não-ossificante/defeito fibroso cortical
Osteocondroma
Osteoma
Osteoma osteóide
Encondroma
Cisto ósseo
Displasia fibrosa
Condroblastoma
Osteoblastoma
Hemangioma

TUMORES

Benignos

As lesões ósseas benignas são várias e é importante reconhecê-las como tal (Tabela 5-19). A ilhota óssea, ou enostose, é a mais comum. Trata-se essencialmente de osso cortical encontrado na cavidade medular e que aparece como um pequeno foco esclerótico. Ele se mistura com as trabéculas ao redor e também não apresenta aspectos agressivos (Figs. 5-14 e 5-104D). Os defeitos fibrosos corticais ou fibromas não-ossificantes podem aparecer da mesma forma em adultos, mas estão intimamente relacionados com o córtex. Trata-se de lesões fibro-ósseas lucentes e que podem expandir o córtex em crianças e adolescentes. Essas lesões são tipicamente pequenas e encontradas por acaso, mas às vezes são grandes e podem causar enfraquecimento local do córtex, propiciando condições para a ocorrência de fraturas. Elas cicatrizam ou involuem à medida que a criança amadurece (Fig. 5-97). O osteocondroma ou exostose ósteo-cartilaginosa é uma lesão óssea benigna comum que pode afetar praticamente qualquer osso do esqueleto. Trata-se de projeções ósseas a partir da superfície externa dos ossos com um capuz de cartilagem, encontradas mais freqüentemente na metáfise dos ossos longos, especialmente ao redor do joelho e do ombro. Essas lesões podem resultar em deformidades ósseas e/ou causar pressão nas estruturas ao redor. O capuz cartilaginoso dos osteocondromas sofre transformação maligna para condrossarcoma em menos de 1% dos casos. Os osteocondromas múltiplos ou exostoses múltiplas ou familiares representam uma doença autossômica dominante hereditária (Fig. 5-98). As anormalidades de crescimento e a transformação maligna (5% a 15%) são mais comuns em osteocondromas múltiplos que nos quadros simples dessas lesões.

Outra lesão óssea benigna é o encondroma (Fig. 5-99A, B). Trata-se de um tumor cartilaginoso de crescimento lento normalmente encontrado nas falanges da mão e nos metacarpos distais. Pequenas calcificações podem estar presentes nas lesões, que podem ser difíceis de se diferenciar de infartos ósseos. Infartos ósseos (Fig. 5-99C) são mais freqüentes em ossos longos e podem ou não ser sintomáticos. Os infartos ósseos normalmente possuem margem esclerótica e bem definida, o que não acontece com os encondromas. Às vezes, os infartos podem ter aparência mais permeativa imitando tumor ósseo primário maligno, que exige biópsia óssea. Algumas causas de infartos ósseos incluem o uso de esteróides, a anemia falciforme, o lúpus eritematoso sistêmico, a doença de Caisson e a pancreatite.

É comum a presença de um cisto ósseo benigno simples (Fig. 5-100) na metáfise do úmero proximal e do fêmur, mas essa lesão pode ocorrer em praticamente qualquer osso do esqueleto. Normalmente, ela aparece em pacientes antes dos 25 anos de idade e a complicação mais comum é a fratura patológica.

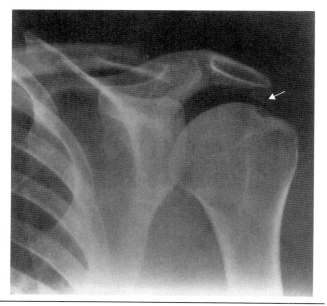

FIGURA 5-95. Radiografia AP do ombro esquerdo com úmero em rotação externa. Tendinite calcárea. Presença de calcificação pós-traumática (*seta*) na região do mecanismo supra-espinhoso.

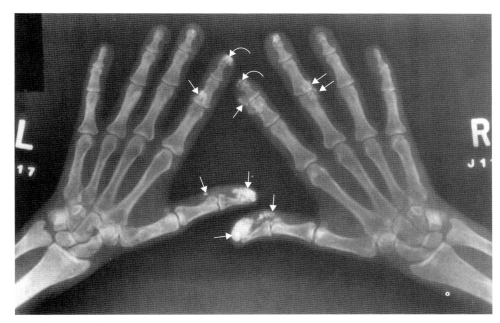

FIGURA 5-96. Radiografia PA das mãos direita e esquerda. Esclerodermia, ou doença do tecido conjuntivo que pode envolver o sistema musculoesquelético. Presença de calcificações de partes moles (*setas retas*) e atrofia das partes moles nas pontas dos dedos (*setas curvas*). Articulações dentro da normalidade.

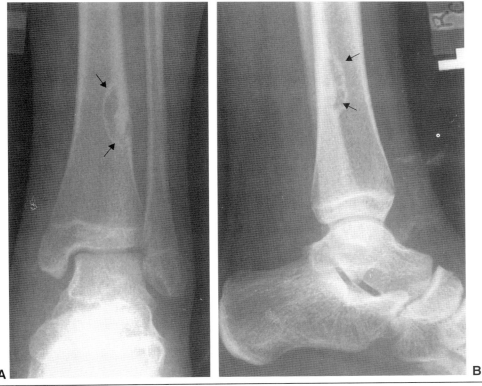

FIGURA 5-97. Radiografia: anterior (**A**) e lateral (**B**) de tornozelo esquerdo em adolescente feminina de 12 anos. Fibroma não-ossificante (FNO). A lesão óssea apresenta margem esclerótica (*setas*), é ligeiramente lobulada e tem origem no córtex. Essa lesão fibro-óssea benigna poderá se tornar esclerótica e aparecer como área focal de espessamento cortical quando a adolescente se tornar adulta.

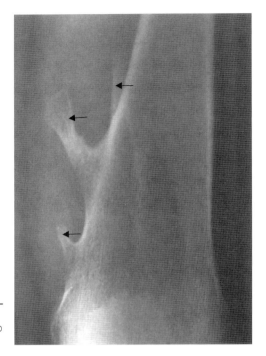

FIGURA 5-98. Radiografia AP do fêmur esquerdo. Osteocondromas múltiplos ou exostoses familiares múltiplas. Essas lesões (*setas*) apontam para fora da articulação do joelho, simulando ganchos.

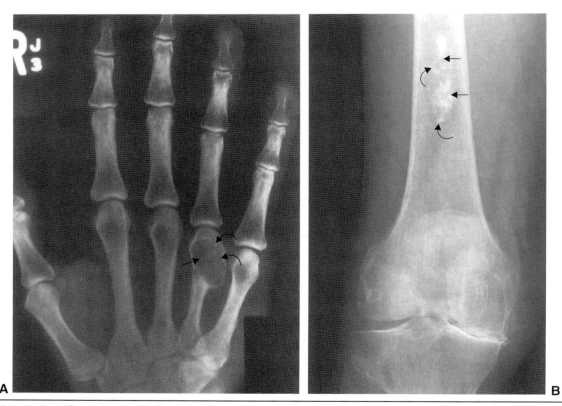

FIGURA 5-99 A: Radiografia PA da mão direita. Encondroma do quarto metacarpo distal (*seta reta*). Esse tumor de crescimento lento geralmente causa afilamento e recorte (*setas curvas*) do córtex interno do osso. **B**: Radiografia do joelho direito. Encondroma. Em ossos grandes, o recorte do córtex é menos comum. A calcificação da cartilagem aparece freqüentemente como pequenas esferas (*setas retas*) ou arcos (*setas curvas*) e anéis. Observe a osteoartrite predominantemente no compartimento medial do joelho (*continua*).

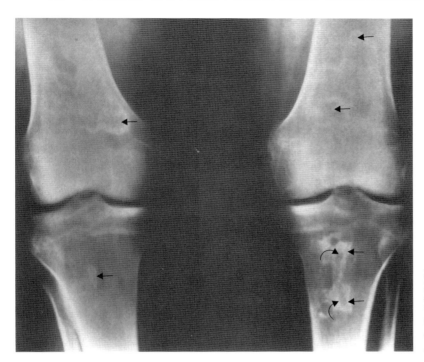

FIGURA 5-99 *(Continuação).* **C**: Radiografia AP dos joelhos direito e esquerdo. Infartos ósseos múltiplos. Os infartos múltiplos manifestam-se por finas zonas de esclerose ao redor de áreas hipertransparentes e calcificações medulares (*setas curvas*). Neste paciente, a etiologia é desconhecida.

A displasia fibrosa é uma lesão fibro-óssea benigna que surge na área central do osso e pode afetar um (monostótica) ou mais ossos (poliostótica) do esqueleto. A etiologia exata dessa doença é desconhecida e as lesões podem ou não ser sintomáticas. Os aspectos radiográficos incluem lesões ósseas em expansão, afilamento do córtex ósseo, lesões radiolucentes de densidade variável e fraturas patológicas. O diagnóstico diferencial inclui doença de Paget, hiperparatireoidismo e cistos ósseos simples.

O osteoma osteóide (Fig. 5-101) é uma lesão óssea benigna de etiologia desconhecida e o sintoma típico é a dor noturna aliviada por aspirina. Essa lesão pode ocorrer em quase todos os ossos, mas é encontrada com mais freqüência no colo do fêmur e na tíbia. Cerca de 75% a 80% dessas lesões são intracorticais e exibem várias aparências radiográficas, mas a imagem clássica é a da esclerose ao redor de um centro ou *nidus* radiolucente. Em alguns casos, pode haver calcificações no interior da zona radiotransparentes imitando seqüestros de osteomielite. O diagnóstico diferencial inclui também fraturas por estresse, ilhota óssea, infecção e doença metastática.

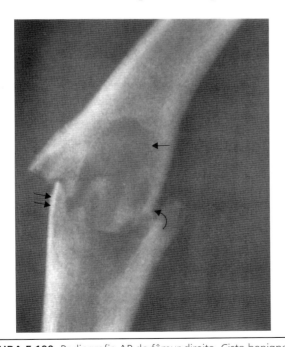

FIGURA 5-100. Radiografia AP do fêmur direito. Cisto benigno (*seta reta*) com fratura patológica (*seta curva*) em criança de 10 anos. Observa-se angulação lateral do ápice e compensação moderada dos fragmentos da fratura. Note o afilamento do córtex ósseo (*setas retas duplas*) causado pelo cisto benigno em expansão.

TABELA 5-20 Uso de Investigação Óssea com Radionuclídeos para a Diferenciação de Lesões Ósseas

Exames ósseos positivos
Osteoma osteóide
Tumores ósseos primários
Metástases
Doença de Paget
Exames ósseos negativos
Mieloma múltiplo
Ilhotas ósseas
Encondroma

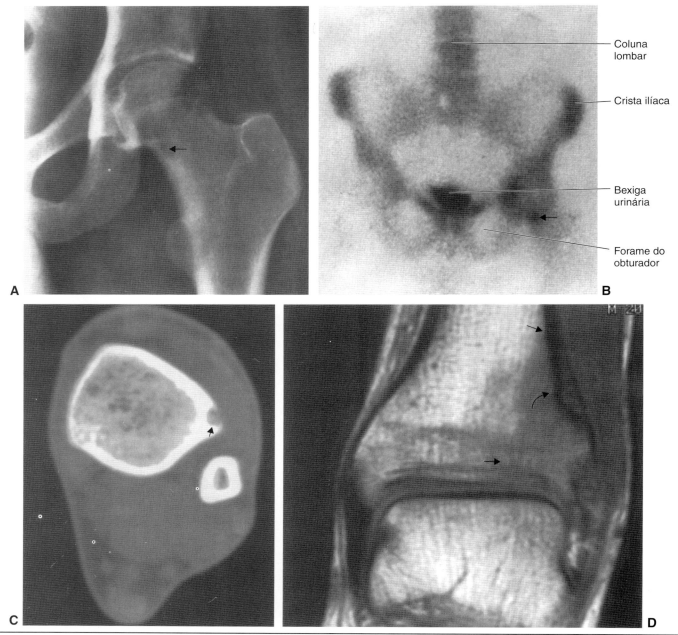

FIGURA 5-101. A: Radiografia AP do quadril esquerdo. Osteoma osteóide em paciente de 20 anos. O paciente sofria de dores noturnas no quadril esquerdo tipicamente aliviadas com aspirina. A zona radiotransparente (*seta*) no aspecto inferior da região subcapital do fêmur esquerdo é o osteoma osteóide. **B**: Investigação anterior da pelve com radionuclídeos no mesmo paciente. A área isolada de maior absorção de radionuclídeos (*seta*) no colo do fêmur esquerdo corresponde à anormalidade radiotransparente visibilizada em A. Caso contrário, a investigação óssea está dentro da normalidade. **C**: TC axial da tíbia distal. Osteoma osteóide. O *nidus* lucente do córtex (*seta*) é nitidamente demonstrado pela TC. Raramente, observa-se um ponto central de calcificação na luminosidade. **D**: RM coronal em T1 no mesmo paciente exibindo o *nidus* de modo menos satisfatório que a TC (*seta curva*), mas a grande quantidade de edema (em cinza) é facilmente visível (*setas retas*).

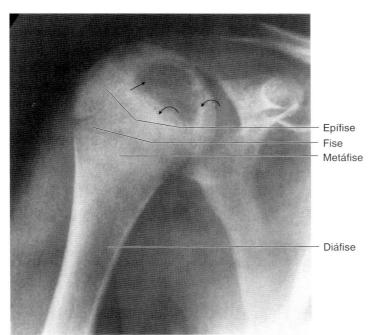

FIGURA 5-102. Radiografia AP do ombro direito. Condroblastoma benigno (*seta reta*) da epífise do úmero proximal em adolescente de 14 anos. Presença de borda esclerótica típica (*setas curvas*).

O osteoma osteóide tem atividade intensa na investigação por radionuclídeos (Fig. 5-101B), enquanto as ilhotas ósseas possuem pouca ou quase nenhuma atividade nesse exame (Tabela 5-20). A investigação por TC normalmente é diagnóstica, demonstrando o *nidus* clássico (Fig. 5-101C). A RM também pode demonstrar o *nidus*, mas pode causar confusão em virtude da grande quantidade de edema ósseo ao redor (Fig. 5-101D).

O condroblastoma (Fig. 5-102) é uma lesão óssea benigna rara encontrada na epífise, geralmente antes que o esqueleto atinja a maturidade. Essas lesões transparentes em geral apresentam bordas escleróticas e, às vezes, contêm calcificações difusas. O diagnóstico diferencial deverá incluir infecção, tumor de células gigantes, osteoma osteóide e doença metastática.

Os tumores de células gigantes ocorrem em adultos jovens após a maturidade óssea (Fig. 5-103). Essas lesões são excentricamente localizadas na extremidade de ossos longos como tíbia, fêmur, rádio e úmero. Elas possuem bordas nítidas e não-escleróticas sem reação periosteal e geralmente se limitam à superfície articular. Com base nessa aparência radiográfica, é difícil determinar se são benignas ou malignas. Cerca de 15% recorrerão após a curetagem e o tamponamento simples do defeito. Raramente são malignas, se considerarmos as metástases como indicadores de malignidade.

Malignos

As lesões metastáticas (Fig. 5-104A-C) são os tumores ósseos malignos mais comuns e representam a disseminação de várias neoplasias primárias. As metástases ósseas podem ser únicas, múltiplas, osteolíticas (radiolucentes ou escuras), osteoblásticas (brancas) ou mistas. A maioria delas é osteolítica radiolucente, mas as osteoblásticas resultam com freqüência de cânceres da próstata e da mama (Tabela

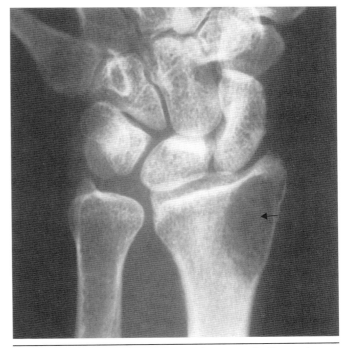

FIGURA 5-103. Radiografia PA do punho esquerdo. Tumor de grandes células (*seta*) do rádio distal. Aparência clássica e localização comum desse tumor.

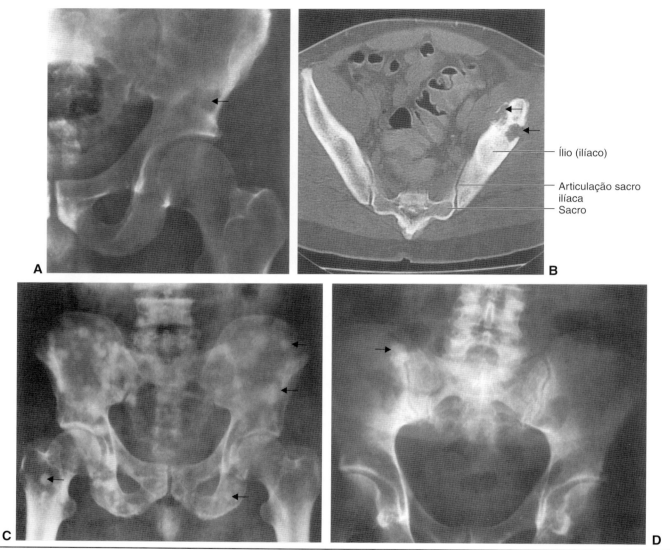

FIGURA 5-104. A: Radiografia AP do quadril esquerdo. Carcinoma metastático do pulmão. A área radiotransparente no osso ilíaco esquerdo (*seta*) representa suspeita de metástase osteolítica. **B**: Imagem axial da pelve por TC no mesmo paciente. Duas metástases osteolíticas (*seta*) no osso ilíaco esquerdo. A imagem da TC confirmou a presença e a extensão de duas lesões ósseas. **C**: Radiografia AP da pelve. Metástases osteoblásticas de carcinoma da próstata. As setas indicam lesões metastáticas osteoblásticas (brancas) bilaterais múltiplas. **D**: Radiografia AP da pelve. Ilhotas ósseas (*seta reta*). As ilhotas ósseas são normalmente ovais ou oblongas com contorno espiculado, benignas e geralmente assintomáticas.

5-21). A ilhota óssea (Fig. 5-104D) não deverá ser confundida com a lesão metastática osteoblástica. As ilhotas ósseas são benignas, assintomáticas, amplamente distribuídas e normalmente restritas no sistema esquelético.

O mieloma múltiplo origina-se na medula óssea e é o tumor ósseo maligno primário mais comum (Tabela 5-22). Normalmente o paciente se queixa de dores na área envolvida. Embora qualquer osso possa estar envolvido, os sítios mais comuns são o crânio, a coluna, as costelas e a pelve. Diferentemente do sarcoma de Ewing, a doença ocorre na faixa etária de 40 anos em diante. A aparência radiográfica típica (Fig. 5-105) consiste em áreas múltiplas osteolíticas com aspecto de "saca-bocado". Às vezes, é difícil diferenciar essa doença da doença metastática osteolítica. *Os níveis de eletroforese protéica da urina e do soro são importantes no diagnóstico de mieloma múltiplo.*

Tumores

TABELA 5-21 Aparência Radiográfica das Metástases Ósseas
Osteoblástica ou esclerótica
Próstata
Mama
Carcinóide
Neuroblastoma
Mista (lítica ou blástica)
Mama
Colo do útero
Bexiga
Osteolítica
Quase todas as neoplasias

TABELA 5-22 Algumas Lesões Ósseas Malignas
Primárias
Mieloma múltiplo
Osteossarcoma
Sarcoma de Ewing
Condrossarcoma
Secundárias
Metástases

O osteossarcoma é um tumor ósseo maligno primário que ocorre com freqüência durante a segunda década de vida. A doença pode ocorrer em muitos locais, mas é normalmente encontrada na metáfise de um osso longo. Suas aparências radiográficas variam muito, mas a doença produz, classicamente, abundância de osso novo e irregular (Fig. 5-106). Em alguns tumores ósseos primários pode-se identificar um triângulo de Codman, que representa a formação de osso novo periosteal como reação ao tumor em crescimento. Os osteossarcomas podem apresentar um triângulo de Codman ou então o aspecto de "raios de sol" ou raio, secundários à formação de osso tumoral (Fig. 5-106). Às vezes, pode ser difícil diferenciar o osteossar-

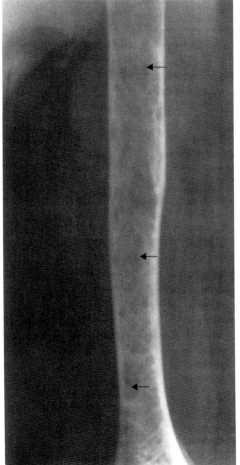
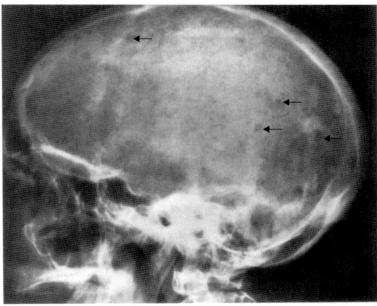

FIGURA 5-105. Radiografia AP do úmero esquerdo (**A**) e lateral do crânio (**B**). Mieloma múltiplo. As áreas transparentes ou escuras indicadas pelas *setas* representam a aparência clássica do mieloma múltiplo ósseo.

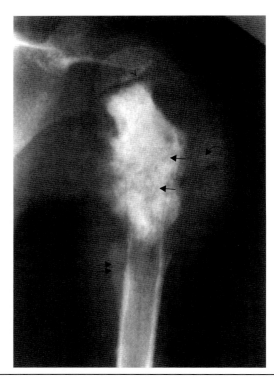

FIGURA 5-106. Radiografia AP do úmero esquerdo em criança de 6 anos. Osteossarcoma grande da metáfise e diáfise do úmero. O tumor (*setas retas únicas*) não cruzou a fise (*ponta de seta*). O triângulo de Codman (*setas retas duplas*) representa formação de osso novo periosteal como reação ao crescimento do tumor e um aspecto de "raios de sol" (*seta curva*) representando o osso tumoral.

coma da doença metastática e de outros tumores ósseos primários, especialmente o sarcoma de Ewing.

Esse sarcoma normalmente ocorre em crianças e adultos jovens (Fig. 5-107). A aparência clássica é o padrão permeativo ou "roído de traça", mas pode apresentar várias outras alterações associadas, como a esclerose. Às vezes, o sarcoma de Ewing tem uma reação periosteal em camadas secundária à presença do tumor que parece casca de cebola. Nas crianças, outras lesões com reação periosteal incluem osteomielite, fratura, granuloma eosinofílico, neuroblastoma e osteossarcoma. A extensão de partes moles do sarcoma de Ewing normalmente não conterá calcificação óssea ou cartilagem, enquanto as extensões de partes moles de osteossarcomas tendem a produzir osso.

DOENÇAS METABÓLICAS

Algumas doenças metabólicas têm o potencial de afetar significativamente os ossos. A Tabela 5-23 lista alguns exemplos.

TABELA 5-23 Algumas Doenças Metabólicas que Podem Afetar os Ossos

Doença de Paget
Hipotireoidismo
Escorbuto
Acromegalia
Raquitismo
Diabetes melitus
Hiperparatireoidismo

Doença de Paget

A doença de Paget é uma doença óssea metabólica comum, crônica e progressiva de etiologia desconhecida que ocorre em adultos com mais de 40 anos e pode envolver todos os ossos (Figs. 5-108 e 6-53). A Tabela 5-24 mostra os aspectos radiográficos dessa entidade. Nas radiografias, os córtices são espessos e escleróticos e o padrão trabecular é espessado e proeminente. Pode ocorrer rarefação e destruição óssea. Após o amolecimento dos ossos surgem as deformidades como arqueamento dos ossos longos e protrusão do acetábulo. As duas complicações mais significativas são as fraturas patológicas e a degeneração sarcomatosa. O diagnóstico diferencial deverá incluir doença metastática osteoblástica, displasia fibrosa, linfoma e osteosclerose.

Osteoporose e Osteomalacia

A osteoporose (Figs. 5-20, 5-48, 5-87 a 5-90 e 5-93B) ocorre após a redução significativa da matriz óssea (osteóide) com mineralização normal enquanto a osteomalacia é uma matriz óssea normal (osteóide) com quantidade reduzida de mineralização. A osteoporose se transformou em um grande problema de saúde pública, com incontáveis casos de fraturas associadas por ano e, provavelmente, representando custo de bilhões de dólares por ano. Existe uma longa lista de etiologias para essa doença e uma lista parcial é mostrada na Tabela 5-25. As radiografias não são adequadas para a avaliação desse quadro e o método atual

TABELA 5-24 Aspectos Radiográficos da Doença de Paget

Córtices ósseos espessos e escleróticos
Padrão trabecular espesso e proeminente
Arqueamento de ossos longos
Protrusão do acetábulo
Fraturas patológicas

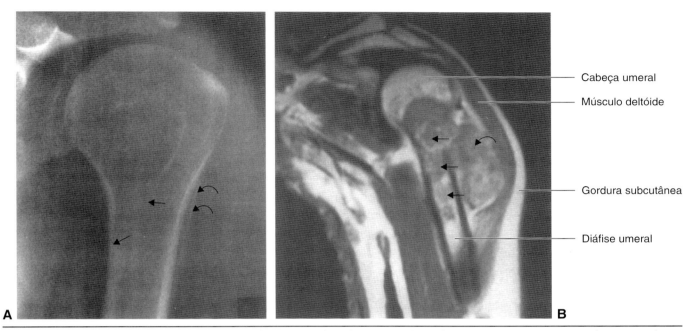

FIGURA 5-107. A: Radiografia AP do úmero esquerdo. Sarcoma de Ewing. Este paciente de 27 anos se apresentou com dores no ombro e braço esquerdos e a aparência radiográfica é típica: permeativa ou em roído de traça (*setas retas*), bordas mal definidas e reação periosteal (*setas curvas*). **B**: Imagem coronal de RM em T1 do mesmo paciente. Sarcoma de Ewing. O tumor substitui quase toda a medula óssea do úmero (*setas retas*). Observe a extensão do tumor invadindo as partes moles ao redor do úmero proximal (*seta curva*). Este último achado não pode ser observado totalmente na radiografia. Um osteossarcoma poderia ter essa mesma aparência.

padrão para a triagem é a absorciometria por raios X com dupla energia (DEXA, para *dual x-ray absorptiometry*).

Raquitismo

O raquitismo é um bom exemplo de osteomalacia e de osteopenia em crianças. A doença é encontrada nas porções em crescimento dos ossos infantis e causada por calcificação insatisfatória da matriz osteóide, que pode ser conseqüência da deficiência da vitamina D, de doença renal ou de doenças de má absorção intestinal. Os achados radiográficos incluem fises alargadas e irregulares, metáfises "em taça", arqueamento das pernas e osteopenia (Fig. 5-109).

TABELA 5-25 Algumas Etiologias da Osteoporose

Imobilização
Atrofia de Sudek
Deficiência de estrogênio ou pós-menopausa
Terapia com esteróides
Doença de Cushing
Hiperparatireoidismo
Diabetes melito
Anemias
Doença de Paget
Desnutrição
Osteogênese imperfeita

Quando a doença ocorre em adultos, ela não afeta as placas de crescimento e é denominada de osteomalacia.

INFECÇÃO

A osteomielite (Fig. 5-110) pode ocorrer em todas as idades e a apresentação clínica clássica é a dor nos ossos ou nas articulações e febre. As etiologias são várias, incluindo trauma e disseminação hematogênica da infecção (Fig. 5-111). Nos adultos, especialmente nos diabéticos, a destruição óssea é normalmente adjacente a uma úlcera de partes moles e a uma infecção conhecida (Fig. 5-94B). Entretanto, a aparência radiográfica da osteomielite pode ser semelhante à de um tumor ósseo com destruição óssea e articular, reação periosteal e um componente de partes moles. O quadro pode ser especialmente confuso quando encontrado no centro do osso, como em um sítio de fratura anterior. Diferentemente dos tumores, as infecções podem às vezes conter gás nas partes moles após o desenvolvimento de organismos formadores de gás. A RM é uma ferramenta muito útil para a demonstração de envolvimento de ossos e de partes moles pela infecção. Entretanto, o quadro pode ser confuso em um pé diabético, que também apresenta anormalidades e fraturas devidas a alterações neuropáticas (Fig. 5-94B).

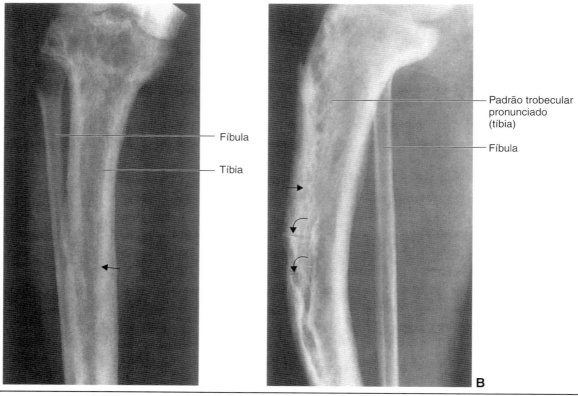

FIGURA 5-108. Radiografias AP (**A**) e lateral (**B**) da tíbia e fíbula esquerdas. Doença de Paget. Os córtices da tíbia se mostram escleróticos (*setas retas*) por causa do alargamento e espessamento cortical e de um padrão trabecular proeminente. A tíbia mostra arqueamento ântero-lateral e a fíbula é poupada. As fraturas patológicas transversais típicas são mais bem visibilizadas na radiografia lateral (*setas curvas*) e representam a complicação mais comum dessa doença. Presença de osteoporose.

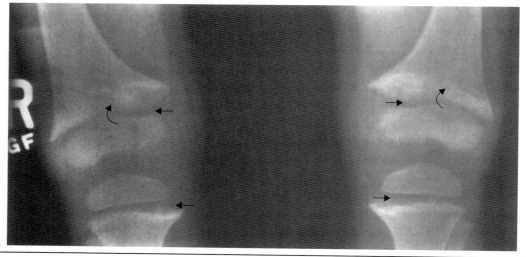

FIGURA 5-109. Radiografias AP dos joelhos direito e esquerdo. Raquitismo. As fises mostram-se alargadas (*setas retas*) e as metáfises estão "em taça" (*setas curvas*).

Infecção

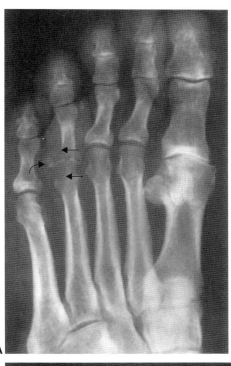

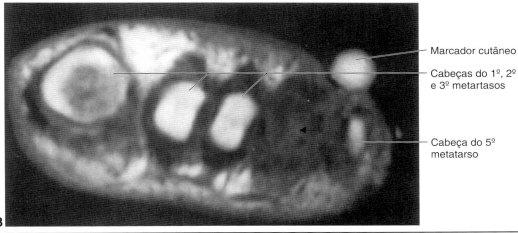

Marcador cutâneo

Cabeças do 1º, 2º e 3º metartasos

Cabeça do 5º metatarso

FIGURA 5-110. A: Radiografia AP do pé esquerdo. Osteomielite em paciente com diabetes melito. Alterações destrutivas (*setas retas*) envolvendo a base da falange proximal do quarto dedo, assim como a cabeça do quarto metatarso. Da mesma forma, observam-se alterações destrutivas na quarta articulação metatarsofalangiana, manifestadas por estreitamento do espaço articular. A infecção causou, caracteristicamente, alterações articulares destrutivas, assim como destruição óssea em ambos os lados da articulação. Fragmentos ósseos livres resultaram da osteomielite (*setas curvas*). **B**: Imagem axial de RM em T1 do pé esquerdo. Quando comparada com outras cabeças metatársicas, a cabeça do quarto metatarso não é visível, pois a infecção (*seta*) destruiu e substituiu a medula óssea.

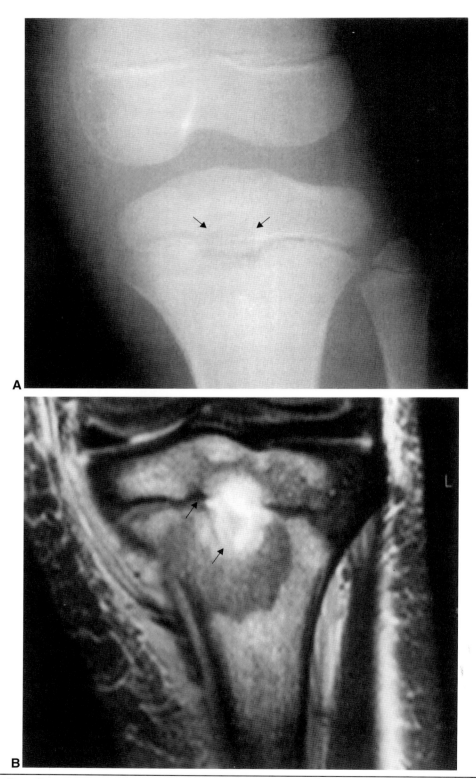

FIGURA 5-111. A: Radiografia AP do joelho esquerdo de uma criança. Osteomielite. Área radiotransparente focal na epífise (*setas*).
B: Imagem coronal de RM em T2 com supressão de gordura no mesmo paciente mostrando que o abscesso cruza a fise e envolve também a metáfise (*setas*).

ABORDAGEM DE PROBLEMAS CLÍNICOS COMUNS

Ao se avaliar o sistema musculoesquelético, o exame clínico completo deverá ditar os próximos passos apropriados na investigação por imagens. As radiografias são, tipicamente, a ferramenta de triagem inicial, mas deverão ser usadas adequadamente. Por exemplo, se um paciente se apresenta com dores após uma queda sobre um braço estendido, não se solicitará uma radiografia do membro superior. Nem serão solicitadas radiografias do úmero e do antebraço numa tentativa de verificar lesões do ombro, úmero, cotovelo, antebraço e punho. Um osso é mais bem investigado quando o feixe de raios X está centralizado nesse osso ou articulação. Os derrames da articulação do cotovelo não são tipicamente visibilizados nas radiografias do úmero e do antebraço. Da mesma forma, as fraturas da cabeça do rádio ou as fraturas do escafóide podem ser visibilizadas somente em projeções diferenciadas. Caso nosso paciente hipotético apresente sensibilidade focal na cabeça radial, ou tenha dor com a pronação e supinação, a escolha apropriada será uma série dedicada de radiografias do cotovelo. Se houver suspeita de luxação do ombro, a série radiográfica deverá incluir uma projeção em Y axilar ou através da escápula.

Quando as radiografias são normais, o contexto clínico e o grau de suspeita de lesão ditarão como proceder. Com freqüência, a imobilização e as radiografias de repetição após uma semana serão suficientes para se avaliar a presença de uma fratura oculta. Esse procedimento não é apropriado, porém, para uma fratura de quadril em potencial em um paciente idoso, pois a imobilização poderá ter efeitos devastadores. A técnica emergente da RM mostrou ser o procedimento de escolha nessas circunstâncias.

PONTOS PRINCIPAIS

- É importante reconhecer os ossos sesamóides e os ossículos como variantes normais. Os sesamóides são ossos localizados dentro de um tendão. Os ossículos são ossos a mais ou supranumerários próximos ao esqueleto e normalmente denominados após o osso vizinho.
- A RM é útil para lesões do manguito rotador do ombro, dos ligamentos e meniscos do joelho, ligamentos do tornozelo e tendão do calcâneo (de Aquiles). A investigação por TC é recomendada para detalhes ósseos, diagnóstico de fraturas, localização de fragmentos de fratura e avaliação da formação de matriz em tumores ósseos.
- A classificação de Salter-Harris descreve fraturas ao redor da fise, que é considerada como a parte mais fraca de um osso em crescimento.
- Uma vez que as fraturas e outras anormalidades podem não ser visibilizadas em todas as projeções radiográficas, insista sempre em, pelo menos, duas projeções de uma área lesada ou doente que estejam a 90° uma da outra.
- As fraturas podem não aparecer nas primeiras radiografias, mas podem tornar-se aparentes após um certo tempo (7 dias) por causa da reabsorção óssea nas extremidades dos fragmentos da fratura.
- Uma linha radiolucente transversa na base do quinto metatarso sempre representa uma fratura, enquanto a apófise normal nessa área é lateral e paralela ao eixo longo do metatarso.
- A osteoartrite é a forma mais comum de artrite e resulta, com freqüência, de desgaste assimétrico da cartilagem.
- As características radiográficas da osteoartrite incluem: estreitamento irregular da articulação, esclerose, ausência de osteoporose e formação de osteófitos.
- As características radiográficas da artrite reumatóide incluem: espessamento periarticular, estreitamento simétrico da articulação, erosões marginais, osteoporose periarticular e deformidade da articulação.
- O câncer metastático é o tumor ósseo maligno mais comum. A maioria das lesões metastáticas é osteolítica ou radiotransparente. As lesões metastáticas osteoblásticas mais comuns ocorrem após neoplasias de próstata e de mama.
- O mieloma múltiplo é o tumor ósseo maligno primário mais comum e origina-se na medula óssea.
- O sarcoma de Ewing normalmente ocorre em crianças e adultos jovens, que podem apresentar um tipo permeativo de lesão e reação periosteal semelhante à casca de cebola.
- A osteomielite e as articulações sépticas apresentam, tipicamente, dor localizada e febre. Os aspectos radiográficos incluem destruição óssea e articular, reação periosteal e, às vezes, um componente de partes moles.

LEITURAS SUGERIDAS

El-Khoury GY, Bergman RA, Montgomery WJ. *Sectional anatomy by MRI*, 2nd ed. New York: Churchill Livingstone, 1995.

El-Khoury GY. *Essentials of musculoskeletal imaging*. New York: Churchill Livingstone, 2003.

Chew FS, Kline MJ, Bui-Mansfield LT. *Core curriculum: musculoskeletal imaging*, Philadelphia: Lippincott Williams & Wilkins, 2003.

Capítulo 6

Coluna Vertebral e Pelve

Carol A. Boles

Padrão Normal 266
    Coluna Cervical 266
    Coluna Dorsal 270
    Coluna Lombar 272
    Pelve 279

Anomalias 279

Trauma 286
    Fraturas 286
    Lesões à Coluna Cervical 286
    Fraturas na Coluna Dorsal 291
    Fraturas na Coluna Lombar 292
    Espondilólise e Espondilolistese 292
    Fraturas da Pelve, do Sacro e do Acetábulo 292
    Hérnia Discal 296

Artrites 297
    Osteoartrite 302
    Espondilite Anquilosante, Psoríase e Doença de Reiter 302
    Artrite Reumatóide 305
    Articulações Neuropáticas 305

Infecções 305

Doenças Diversas 310
    Hiperostose Esquelética Idiopática Difusa 310
    Doença de Paget 310
    Tumores 310
    Outros 316

Abordagem de Problemas Clínicos 316

Pontos-Chave 317

O esqueleto axial é o próximo foco de nossas considerações. Ele é composto pelo crânio (cujo estudo é abordado em separado), a coluna vertebral e a pelve. É o principal suporte estrutural do corpo e, como resultado, está sujeito a muitas pressões. A coluna vertebral divide-se nos segmentos cervical, dorsal, lombar e sacral, cada um deles composto por ossos, articulações, ligamentos, anexos musculares e nervos. A pelve articula-se com o sacro nos dois lados, suportando várias estruturas de partes moles, articulando-se com os fêmores e é a conexão proximal para muitos músculos envolvidos na locomoção.

A dor nas costas é um problema para a maioria dos pacientes em algum momento de suas vidas. A maioria das pessoas recupera-se da dor nas costas com cuidados médicos leves ou mesmo nenhum. As lesões lombares relacionadas com as atividades profissionais são comuns e outras etiologias comuns para esse problema estão listadas na Tabela 6-1. Quando os pacientes de fato procuram auxílio médico por causa da dor nas costas, as imagens radiológicas geralmente se tornam uma importante ferramenta diagnóstica. Após a história clínica e o exame físico completos, as radiografias de rotina, sejam ântero-posterior (AP) em perfil ou lateral, normalmente são o primeiro exame solicitado para avaliar a região sintomática da coluna vertebral. Essas imagens podem ser complementadas com projeções oblíquas para melhor visibilizar a área e, às vezes, as projeções em flexão e extensão em perfil, para documentar a estabilidade e os movimentos da coluna vertebral.

A tomografia computadorizada (TC) e a ressonância magnética (RM) são ferramentas diagnósticas não-invasivas extremamente úteis para visibilizar a coluna vertebral, e seu uso vem aumentando à medida que diminui a execução da mielografia. A TC delineia a anatomia e a doença mais claramente que a mielografia. Uma das deficiências mais significativas da mielografia é a impossibilidade de demonstrar as hérnias discais laterais e a estenose lateral. Por este motivo, a TC é executada após a mielografia para melhor delinear a distribuição de contraste no saco dural e para visibilizar os discos intervertebrais. Este método também é excelente para avaliar a estrutura óssea e útil no diagnóstico de fraturas não-visíveis em radiografias convencionais, bem como para melhor definir a extensão da lesão. É útil para localizar a posição exata dos fragmentos da fratura vertebral, especialmente importante quando esses fragmentos estão deslocados para dentro do canal medular. A TC é também útil na triagem de doenças discais e degenerativas, mas tem sido amplamente substituída pela RM para essa finalidade. A RM é uma técnica excelente para a geração de imagens de partes moles e da

266 Capítulo 6 ▪ Coluna Vertebral e Pelve

TABELA 6-1 Etiologia da Dor nas Costas
Congênita
Meningocele e mielomeningocele
Escoliose
Vértebra de transição com pseudo-artrose
Adquirida
Artrite – degenerativa, reumatóide, espondilite anquilosante
Infecção – estafilococos, tuberculose
Metabólica – osteoporose, osteomalacia, doença de Paget, anemia falciforme
Neoplasia – tumores ósseos primários benignos e malignos, metástases
Trauma – fratura, lesão muscular e de ligamentos, espondilólise e espondilolistese
Extra-espinhal
Sistema cardiovascular – dor miocárdica referida, aneurisma da aorta
Doença gastrintestinal
Sistema geniturinário – dor renal e uretral
Estiramento muscular
Psicossomática ou funcional

TABELA 6-2 Indicações para o Uso de Modalidades de Investigação por Imagens na Coluna Vertebral e na Pelve
Radiografias
Rotina
Coluna cervical – AP e perfil
Coluna torácica – AP e perfil
Coluna lombar – AP e perfil
Pelve – AP
Opcional, quando indicado
Coluna cervical – Projeção AP de boca aberta e/ou projeção de nadador em casos de trauma, projeções de flexão e extensão para mobilidade e estabilidade, projeções oblíquas para os forames neurais
Coluna lombar – projeções de flexão e extensão para estabilidade e mobilidade, projeções oblíquas para espondilólise
Articulações sacroilíacas – projeções oblíquas, projeção de "outlet" modificada
TC
Fraturas e doenças dos discos
RM
Partes moles e medula óssea
Doença da medula e dos discos
Fraturas com suspeita de dano medulares
Mielografia
Doença do disco, estenose, medula e tumores extradurais

medula óssea e permite uma ótima visibilização da medula e dos discos intervertebrais. Essa técnica também é usada quando há fratura na coluna vertebral e suspeita de lesão medular. Entretanto, a RM custa aproximadamente o dobro da TC (Tabela 6-2). Além disso, essa técnica pode ser inadequada para alguns pacientes, pois o forte campo magnético pode interromper a função de um marcapasso ou deslocar um grampo de aneurisma, ou ainda porque o paciente pode não tolerar o espaço relativamente confinado da câmara do exame.

PADRÃO NORMAL

Coluna Cervical

Como já enfatizado anteriormente em outras regiões anatômicas, é necessário realizar uma abordagem sistemática para avaliar a coluna vertebral. Por fim, você poderá desenvolver seu próprio sistema, mas o que segue será o aplicado, até que você o faça (Tabela 6-3). Comece com uma radiografia lateral (Fig. 6-1A) que é a projeção mais importante da coluna cervical. Dê uma olhada rápida em toda a imagem para ver se alguma coisa óbvia salta aos olhos. Se isto acontecer, deixe isso de lado e dedique-se a examinar a imagem por inteiro. Não é raro que se pare de olhar o todo quando se encontra uma primeira anormalidade. Isto pode ter conseqüências sérias! Na radiografia lateral, a curva cervical normal deverá estar levemente convexa para frente (lordótica). Quando o paciente tem dor, o espasmo muscular pode provocar a correção de postura da coluna. Um paciente com colar cervical duro também fica com essa curvatura corrigida. Anote as linhas normais que podem estar intactas nessa projeção (Fig. 6-1B). Agora simplesmente conte as vértebras cervicais. O que você deve ver inclui todas as sete vértebras cervicais, todos os espaços dos discos intervertebrais de C7 e T1 e, em especial, o corpo vertebral de T1. Isto é especialmente importante em casos de trauma, visto que a fratura pode estar oculta em áreas não-visibilizadas da coluna vertebral e o resultado pode ser catastrófico. Por exemplo, se a vértebra C7 não estiver inclusa

TABELA 6-3 Lista de Verificação para Observações em Radiografias da Coluna Vertebral
Radiografia lateral
Alinhamento (3 linhas em coluna cervical)
Necessidade de visibilização de 7 vértebras cervicais
Altura dos corpos vertebrais
Altura dos espaços entre os discos
Densidade óssea
Radiografia AP
Alinhamento
Altura dos corpos vertebrais
Altura dos espaços entre os discos
Densidade óssea
Pedículos (cervical inferior)

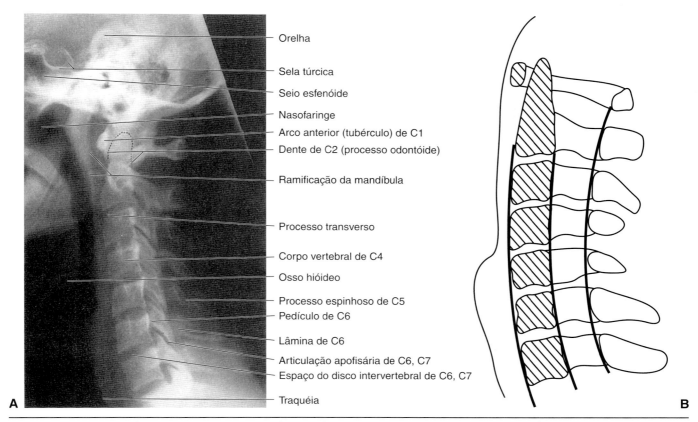

FIGURA 6-1. A: Radiografia em perfil da coluna cervical. Normal. **B**: Ilustração lateral da coluna cervical. Linhas normais encontradas na radiografia lateral normal.

na radiografia em perfil da coluna cervical, uma fratura nessa vértebra poderá passar despercebida. Uma fratura não-identificada e deslocada tem potencial para causar lesão medular grave. *Sempre* avalie a altura dos corpos vertebrais e os espaços intervertebrais. As alturas de cada corpo vertebral e espaço intervertebral devem ser aproximadamente iguais às alturas dos corpos vertebrais imediatamente acima e abaixo. Observe as densidades ósseas em geral. Algumas causas comuns para a diminuição (osteopenia) e o aumento da densidade óssea são listadas na Tabela 6-4. A osteosclerose ou o aumento da densidade óssea podem sugerir doença óssea metastática proveniente de tumores malignos da próstata, de mama e de outros sítios corporais.

A seguir, examine a radiografia AP (Fig. 6-2A) e de novo verifique o alinhamento da coluna, que deverá estar reta nessa projeção. Verifique, novamente, a altura dos corpos vertebrais e dos espaços intervertebrais. Quando houver suspeita de lesão ou doença no nível de C1 e C2 deve-se obter uma radiografia AP da coluna cervical superior direcionando-se o feixe central dos raios X através da boca aberta do paciente. Isto é chamado de *projeção de boca aberta* (Fig. 6-2B) e permite a visibilização do dente ou processo odontóide, da vértebra C2 e das articulações e alinhamentos de C1 e C2. Uma observação extremamente importante é a confirmação da presença ou ausência de pedículos vertebrais. Os pedículos parecem faróis das vértebras nas regiões cervical baixa, torácica e lombar, porém estão orientados obliquamente na coluna cervical superior e medial e podem ser mais bem observados em projeções cervicais oblí-

TABELA 6-4 Algumas Causas Comuns para o Aumento e a Diminuição da Densidade Óssea

Diminuição
Metástases osteolíticas
Osteomalacia
Osteomielite
Osteoporose
Tumor ósseo primário, especialmente mieloma múltiplo
Artrite reumatóide, espondilite anquilosante

Aumento
Infartos ósseos
Ilhota de osso denso
Formação de calos ósseos – fraturas
Esclerose dos platôs vertebrais – degeneração de discos
Displasia fibrosa
Linfoma
Metástases osteoblásticas (próstata e mama)
Osteopetrose
Doença de Paget
Tumores ósseos primários (< 5% de mielomas múltiplos)

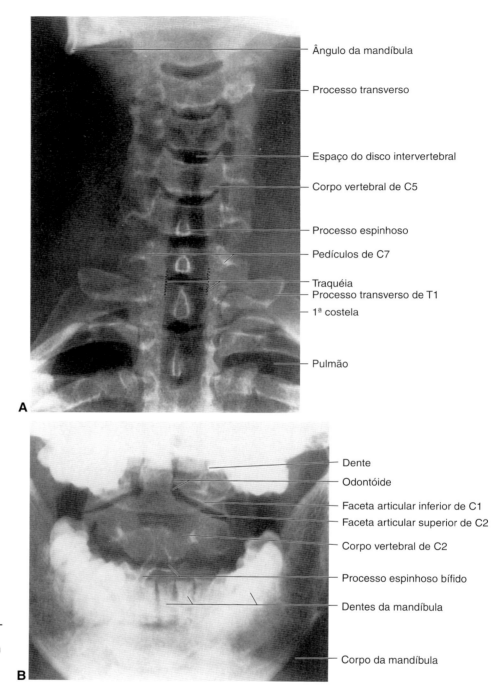

FIGURA 6-2. A: Radiografia AP da coluna cervical. Normal. **B**: Radiografia AP, de boca aberta da coluna cervical superior. Normal.

quas. Essas estruturas estão normalmente envolvidas por doenças metastáticas devido ao seu suprimento vascular abundante. *Na ausência de um ou mais pedículos, deve-se suspeitar de forte envolvimento metastásico ou de outro processo destrutivo.* Há causas benignas como a meningocele ou a ausência congênita de pedículos, mas essas condições devem ser mais comprovadas que assumidas.

Ocasionalmente, são obtidas projeções oblíquas (Fig. 6-3) e as mesmas observações também se aplicam aqui. Os forames intervertebrais por onde passam os nervos espinais podem ser bem observados nessas projeções. Qualquer processo de doença que estreite os forames pode, potencialmente, provocar pressão sobre o nervo que sai do forame neural, resultando em radiculopatia ou dor ao longo da distribuição do nervo envolvido. Alguns processos que podem reduzir os forames intervertebrais incluem doenças dos discos intervertebrais, artrite e neoplasias primárias e secundárias. Nos casos de trauma, essas projeções oblíquas permitem a avaliação das articulações facetárias em busca de fraturas ou luxações.

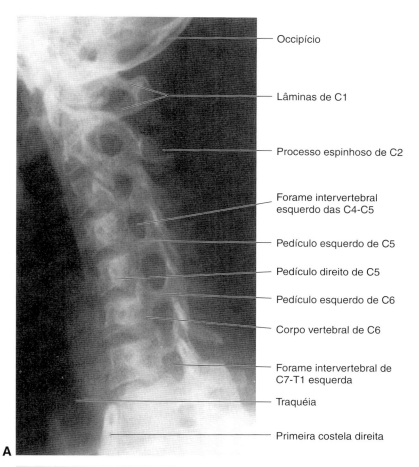

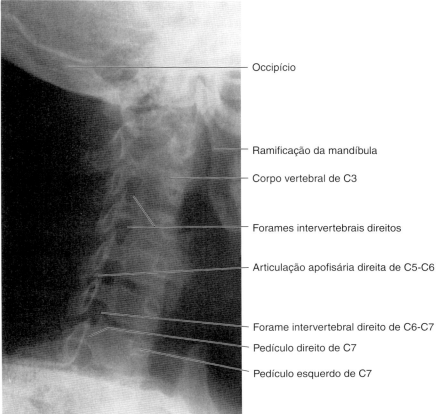

FIGURA 6-3. Radiografias oblíquas direita (**A**) e esquerda (**B**) da coluna cervical. Normais.

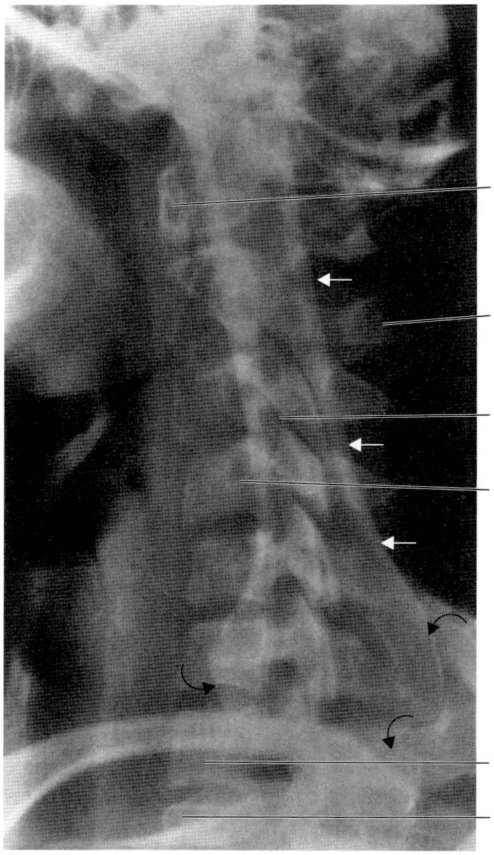

FIGURA 6-4. Projeção de nadador da coluna cervical. Normal. O paciente é radiografado quase sempre em posição supina, com um braço, normalmente o esquerdo, abduzido, para cima, ao longo da cabeça, enquanto o outro está abaixado. Essa posição simula a posição de nado de costas. O feixe central dos raios X é direcionado no nível C7-T1 a partir do lado do paciente em que o braço está abaixado, normalmente o direito. As *setas retas* indicam o úmero levantado, projetando-se sobre a coluna. As *setas curvas* mostram a cabeça umeral. Observe como a vértebra C7 pode ser bem observada, como também a porção da vértebra T1 e as articulações apofisárias. Nesta projeção, a técnica é considerada boa quando é possível observar a vértebra C7 inteira e, pelo menos, o terço superior do corpo vertebral em T1.

As projeções em flexão e extensão em perfil podem ser necessárias para avaliar a estabilidade da coluna vertebral e as lesões aos ligamentos. Entretanto, em casos de fratura, essas projeções devem ser evitadas. A maioria dos movimentos ocorre na coluna cervical superior. Quando as vértebras da cervical inferior não podem ser visibilizadas na projeção lateral, é indicada a projeção de nadador (Fig. 6-4). A TC normalmente é usada para diagnosticar fraturas ocultas na coluna cervical, a fim de determinar a extensão da fratura e localizar os fragmentos da mesma. Em muitos centros médicos, pacientes com traumas graves são rotineiramente examinados por TC abrangendo toda a extensão da coluna cervical. Os dados da TC podem então ser reformatados em reconstruções coronal e sagital (Fig. 6-29B). Como já mencionado, a RM é especialmente útil na avaliação da medula espinal, dos discos intervertebrais e na avaliação de lesões aos ligamentos (Fig. 6-5).

Coluna Dorsal

O estudo radiográfico de rotina da coluna torácica é composto por radiografias AP e perfil (Fig. 6-6). Ao visibilizar a coluna torácica é muito mais fácil começar com a projeção lateral e seguir o mesmo método de avaliação utilizado para a radiografia lateral da coluna cervical. A curva dorsal normal deverá estar levemente posterior e convexa (cifótica). De novo, deve-se avaliar as alturas verticais dos corpos vertebrais e discos intervertebrais. Como sempre, verifique as densidades gerais dos ossos. As lâminas e os processos espinhosos não são vistos claramente, pois as costelas se projetam sobre essas estruturas (Fig. 6-6B). É difícil numerar os corpos vertebrais sem utilizar a projeção anterior para determinar o tamanho das décimas-segundas costelas.

A seguir, deve-se avaliar a radiografia AP da coluna torácica; o alinhamento vertebral deverá se mostrar reto. Avalie a altura de cada corpo vertebral dorsal e de cada espaço intervertebral dorsal. A linha paraespinal ao longo do lado esquerdo da vértebra deve ser estreita e reta. Uma saliência focal pode ser o primeiro indício de fratura. Os pedículos parecem faróis sobre os corpos vertebrais e todas as tentativas devem ver feitas para visibilizar cada um deles. Nas radiografias AP, os processos espinhosos projetam-se sobre os corpos vertebrais mediais em todos os níveis da coluna vertebral. Avalie a quantidade de vértebras que carregam costelas. A T12 normalmente tem duas costelas curtas, contudo pode haver processos transversais. Da mesma maneira, a L1 pode apresentar costelas rudimentares e, por esse motivo, é importante fazer a contagem de cima para baixo. Ocasionalmente, C7 terá costelas

Padrão Normal

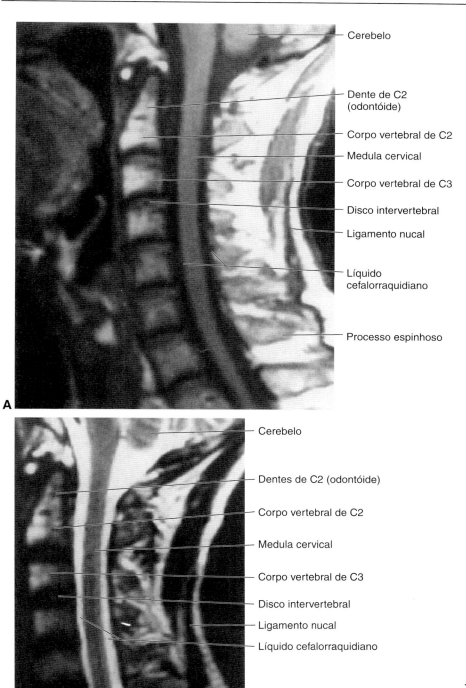

FIGURA 6-5. A: Imagem sagital de RM em T1 da coluna cervical. Normal. O líquido cefalorraquidiano é preto na imagem em T1 e branco na imagem em T2. A gordura da medula óssea aparece mais branca (sinal de alta intensidade) na imagem em T1 que na imagem em T2. B: Imagem sagital de RM em T2 da coluna cervical. Normal.

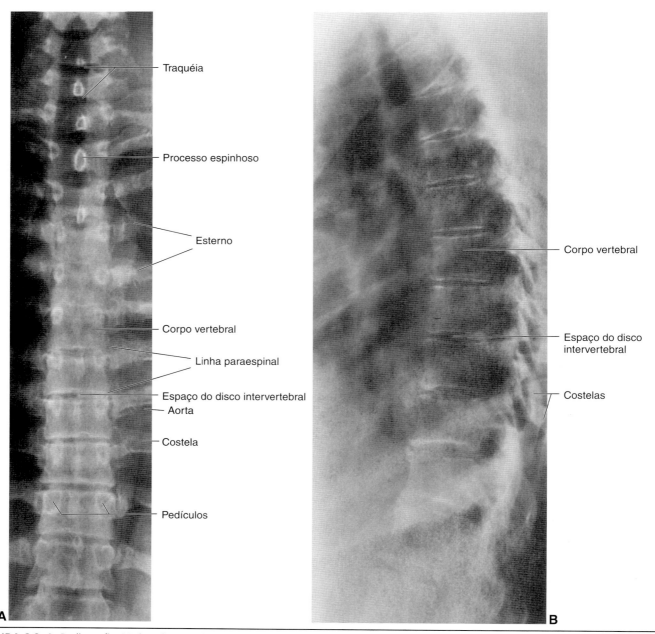

FIGURA 6-6. A: Radiografia AP da coluna torácica. Normal. Os pedículos da vértebra têm aspecto similar ao dos faróis de automóveis. **B**: Radiografia em perfil da coluna torácica. Normal.

pequenas, mas estas não têm o aspecto típico curvo da primeira costela verdadeira e normalmente não são a causa de erro de denominação. A investigação por imagens de RM e de TC (Fig. 6-7) é útil na coluna dorsal para as mesmas indicações mencionadas para a coluna cervical.

Coluna Lombar

A dor na região lombar é a principal causa de incapacidade, afastamento do trabalho e despesas médicas. A etiologia da dor nas costas é complicada, variada e muito mal entendida. Acompanhando cuidadosamente a história do paciente e o exame físico da parte inferior das costas, o próximo passo do processo de avaliação normalmente inclui as radiografias. As radiografias lombares de rotina normalmente incluem as projeções AP e perfil (Fig. 6-8). Como visto anteriormente, examine primeiro a projeção em perfil usando o mesmo sistema descrito para as radiografias das colunas cervical e dorsal. Em geral, observe o alinhamento da coluna lombar, que normalmente é convexo anterior (lordótico). Quando

Padrão Normal

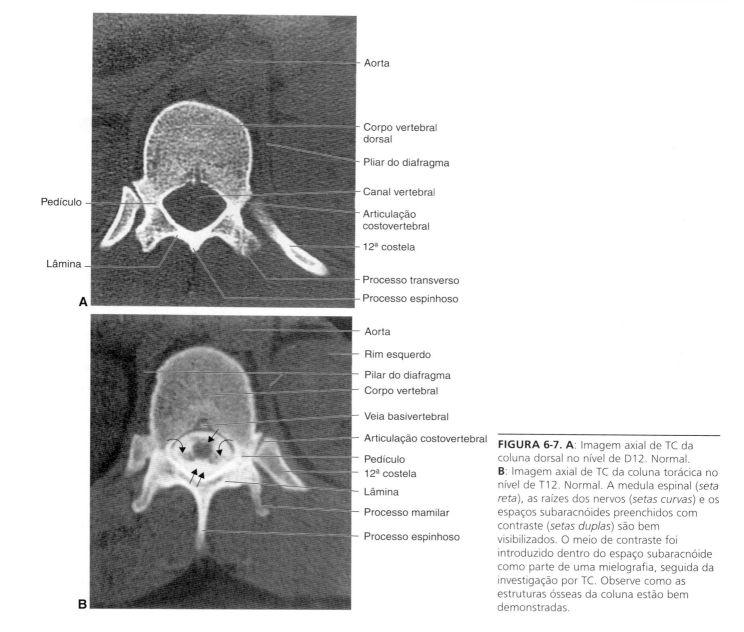

FIGURA 6-7. A: Imagem axial de TC da coluna dorsal no nível de D12. Normal. **B**: Imagem axial de TC da coluna torácica no nível de T12. Normal. A medula espinal (*seta reta*), as raízes dos nervos (*setas curvas*) e os espaços subaracnóides preenchidos com contraste (*setas duplas*) são bem visibilizados. O meio de contraste foi introduzido dentro do espaço subaracnóide como parte de uma mielografia, seguida da investigação por TC. Observe como as estruturas ósseas da coluna estão bem demonstradas.

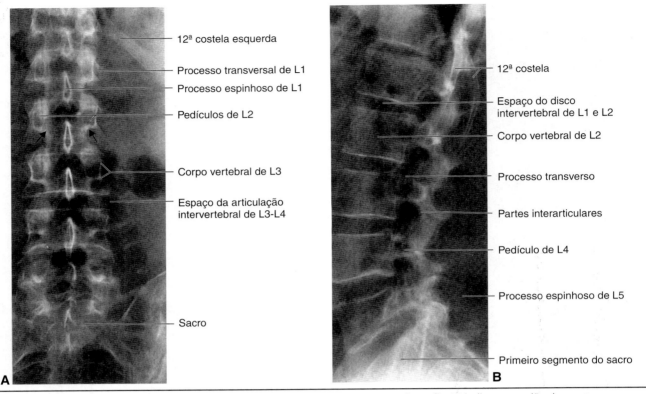

FIGURA 6-8. Radiografias AP (**A**) e perfil (**B**) da coluna lombar. Normais. As *setas* na radiografia AP indicam a região das partes interarticulares.

há espasmos musculares ou processos de doença, essa curvatura normal pode-se perder, e a coluna vertebral pode aparecer reta. Além disso, observe todas as densidades. A seguir, avalie cuidadosamente as alturas dos corpos vertebrais lombares e dos espaços intervertebrais; essas deverão ser aproximadamente iguais às dos corpos vertebrais imediatamente acima e abaixo, porém tornando-se gradualmente mais altos conforme se progride em sentido inferior. Como regra geral, a altura do espaço intervertebral L4-L5 é maior que a dos outros espaços discais lombares. Se o espaço discal L4-L5 tiver a mesma altura que os espaços acima e abaixo, deve-se suspeitar de doença no disco L4-L5. Isto significa também que o nível do disco L5-S1 estará normalmente mais estreito que o de L4-L5, e não deverá ser considerado anormal somente por causa dessa diminuição de altura. Cerca de 15% da população possuem variação na apresentação da junção lombossacra.

Pode haver lombarização total ou parcial de S1 ou sacralização de L5. A numeração da coluna lombar pode ser difícil e todas as tentativas devem ser dedicadas para a numeração correta usando radiografias do tórax, se necessário, para contar a quantidade de costelas. Não é correto assumir que a primeira vértebra não carregando costela na projeção anterior seja L1, e que a vértebra acima do sacro na projeção lateral seja L5. Temos visto o mesmo corpo vertebral numerado de maneira diferente em projeções AP e laterais!

Observe sempre a região da *pars articularis* de cada vértebra para identificação de possíveis defeitos; uma interrupção da continuidade do osso nessa região é anormal e chamada de *espondilólise*. Essa região pode ser visibilizada na projeção lateral, mas isto é difícil na projeção anterior. A visibilização é mais fácil na projeção oblíqua. Observações similares são feitas na radiografia AP com relação ao alinhamento, densidade, alturas verticais dos corpos vertebrais lombares e dos espaços dos discos intervertebrais lombares. De novo, certifique-se de que todos os pedículos estejam presentes. Dependendo da angulação em L5-S1, pode ser difícil visibilizar os pedículos de L5. Ocasionalmente, é possível obter uma projeção anterior angulada para mais bem avaliar a L5 (Fig. 6-9). Essa projeção também mostra mais claramente as articulações de S1. Considere também que as radiografias oblíquas (Fig. 6-10) às vezes são necessárias para mais bem avaliar a região da *pars articularis* quando há suspeita de espondiló-

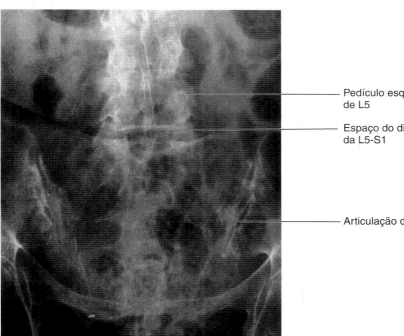

FIGURA 6-9. Projeção angulada da junção lombossacra da coluna lombar. Observe como o disco L5-S1 pode ser agora facilmente visto, quando comparado à Figura 6-8. As facetas são proeminentes devido à artrite. As *pequenas setas retas* mostram a linha arqueada do forame sacral anterior da S1 direita.

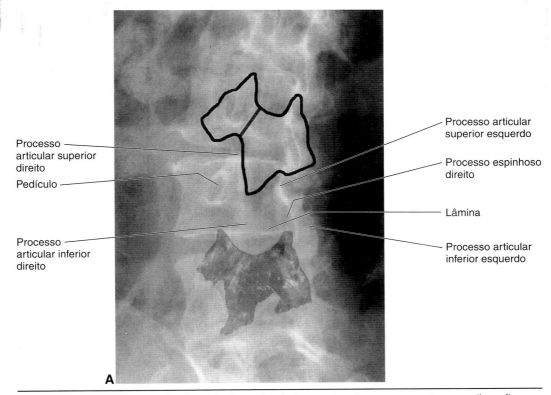

FIGURA 6-10. A: Imagem de "cachorrinho Scotty" visível e a anatomia que representa nas radiografias oblíquas da coluna lombar. O pescoço do cachorro Scotty representa as partes interarticulares. Quando o pescoço do cachorro é inexistente, esta condição é chamada de espondilólise. *(Continua.)*

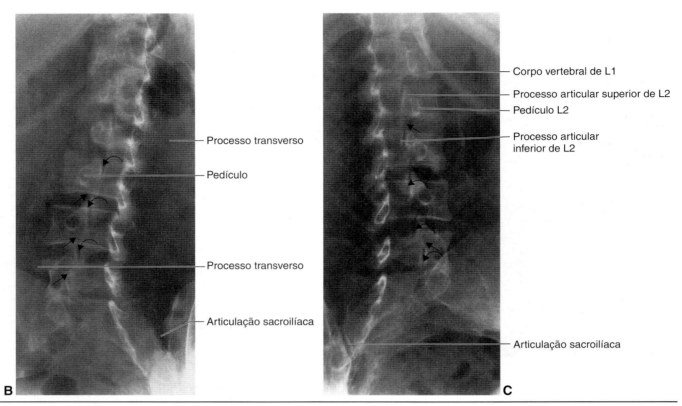

FIGURA 6-10 *(Continuação)*. **B, C**: Radiografias oblíquas da coluna lombar direita (B) e esquerda (C). Normal. Observe nessas projeções oblíquas como podem ser bem identificadas as partes interarticulares ou o pescoço do cachorro Scotty (*setas retas*) e as articulações (facetas) apofisárias normais entre os processos articulares superior e inferior (*setas curvas*).

lise. Novamente, a Tabela 6-3 mostra a lista de verificação para observações em radiografias da coluna vertebral.

A RM da coluna lombar normalmente é solicitada para avaliar as vértebras, os espaços intervertebrais e a medula espinal (Fig. 6-11), que normalmente termina no nível de L1. Como para qualquer sítio da medula, a investigação por TC pode ser solicitada para determinar a presença e a extensão de fraturas e de doença nos discos intervertebrais (Fig. 6-12).

No passado, a mielografia era o padrão-ouro do diagnóstico da doença, e ao redor, do canal neural. A mielografia é um procedimento invasivo que causa desconforto significativo. O exame é realizado injetando-se material de contaste no espaço subaracnóide por meio de punção lombar ou cervical e as imagens típicas dessa técnica podem ser observadas na Figura 6-13. Felizmente, os meios de contraste mielográficos solúveis em água não exigem a remoção física, como já aconteceu com os meios de contraste à base de óleo.

Após a injeção do meio de contraste, executa-se um estudo por TC para definir melhor a doença do disco e do nervo. É compreensível que os exames por TC e RM

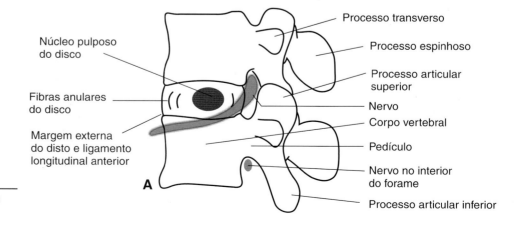

FIGURA 6-11. A: Ilustração lateral da coluna lombar. Normal.

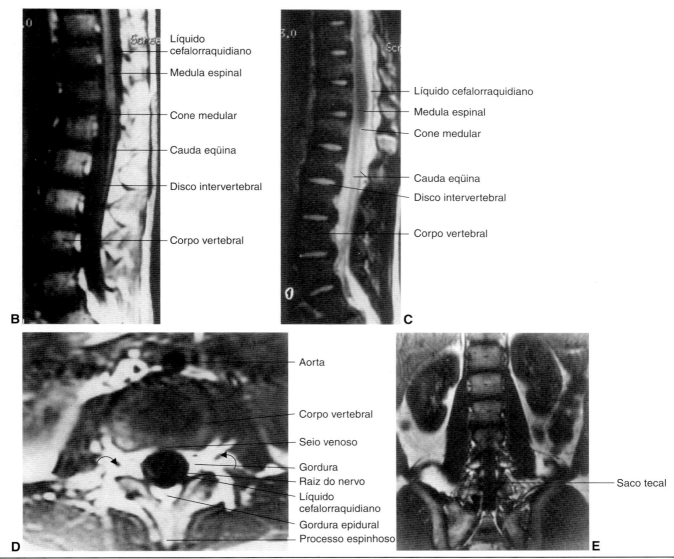

FIGURA 6-11 *(Continuação).* **B, C**: Imagens sagitais de RM em T1 (A) e T2 (B) da coluna lombar. Normais. Observe, de novo, que o líquido cefalorraquidiano é preto na imagem em T1 e branco na imagem em T2. Além disso, a gordura da medula óssea é mais branca (sinal de alta densidade) na imagem em T1. O disco intervertebral é mais branco na imagem em T2. **D**: imagem axial em T1 da coluna lombar. Normal. Observe que as raízes dos nervos *(setas curvas)* podem ser bem visibilizadas. **E**: Imagem coronal de RM em T1 da coluna lombar. Normal. O plano coronal passa através dos corpos vertebrais lombares superiores e do saco neural lombar inferior.

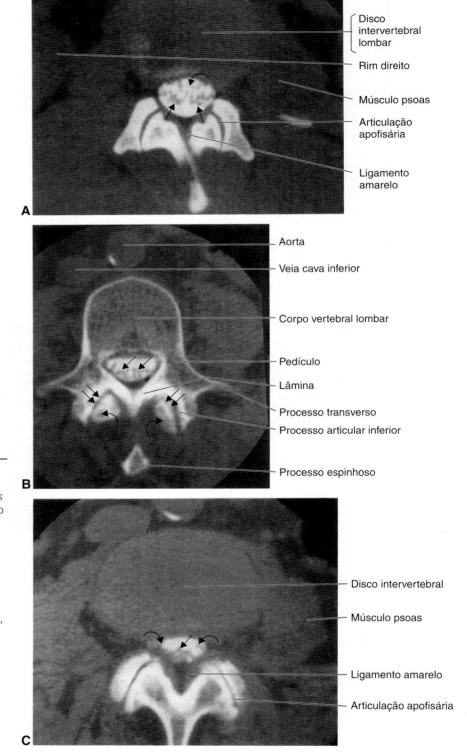

FIGURA 6-12. A: Imagem axial de TC da coluna lombar através do nível do disco intervertebral de L1-L2. Normal. As *setas retas* indicam a cauda eqüina rodeada por um meio de contraste no líquido cefalorraquidiano do espaço subaracnóide (*setas curvas*).
B: Imagem axial de TC da coluna lombar através de uma vértebra lombar. Normal. As *setas retas* indicam múltiplas raízes nervosas. Observe como os processos articulares inferiores da vértebra se articulam com os processos articulares superiores (*retas curvas*), a partir da vértebra abaixo, para formar as articulações apofisárias (*setas duplas*).
C: Imagem axial de TC da coluna lombar através de um disco intervertebral lombar. Normal. A *seta reta* indica as raízes nervosas na porção posterior do espaço subaracnóide, enquanto as *setas curvas* indicam as raízes nervosas prestes a sair através dos forames neurais.

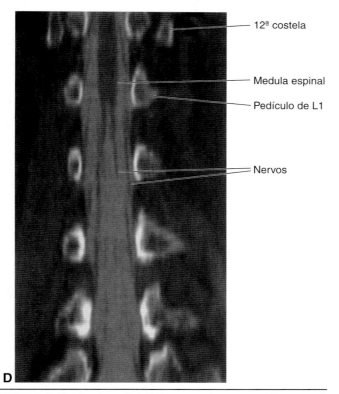

FIGURA 6-12 *(Continuação)*. **D**: Imagem da reconstrução coronal da TC da coluna lombar. A imagem foi obtida após uma mielografia e reconstruída através do espaço tecal. A aparência é similar à das radiografias convencionais de uma mielografia e mostra nitidamente o cone.

sejam mais aceitáveis por parte do paciente que as punções espinais invasivas associadas à mielografia.

O sacro deve ser avaliado tanto com a coluna vertebral como com a pelve, visto que tem papel relevante em ambas. Infelizmente, essa estrutura pode ser difícil de avaliar, especialmente em pacientes mais idosos com osteoporose. O sacro normal apresenta uma concavidade anterior e está inclinado posteriormente na junção de L5-S1. As linhas arqueadas dos forames neurais deverão ser avaliadas mais de perto na projeção AP. Elas deverão ser levemente curvas e simétricas (Fig. 6-14). A assimetria pode ser o resultado do envolvimento de fratura ou de tumor. As articulações sacroilíacas (SI) também devem ser examinadas, pois são importantes na avaliação de várias artrites e podem-se mostrar alargadas em consequência de trauma. Tanto a TC como a RM podem ser úteis na avaliação do sacro e das articulações de SI.

Pelve

A radiografia em AP da pelve é a projeção-padrão (Fig. 6-15). Não se obtém a projeção em perfil, mas, dependendo da ocasião, as projeções AP com inclinação de cima para baixo (saída e entrada) são indicadas para avaliar o deslocamento da fratura. A projeção da saída ("outlet") modificada é também útil na avaliação das articulações SI. Como sempre, é preciso conhecer a anatomia e ter um sistema para se examinar uma radiografia da pelve. Primeiro examine o sacro e o cóccix e depois os ossos ilíacos, bilateralmente. Compare as articulações sacroilíacas, visto que elas podem estar estreitadas, ou até ausentes, em caso de doenças como a espondilite anquilosante (Fig. 6-45C). Depois verifique bilateralmente os ossos isquiais, bem como as ramificações púbicas e a sínfise púbica. *Lembre-se que os músculos posteriores da coxa se originam na tuberosidade do ísquio*; isto explica por que alguém com lesão no músculo da perna sai da pista de atletismo segurando a nádega. Como se sabe, todos os ossos pélvicos devem ser avaliados quanto a fraturas, densidade, anomalias e lesões metastásicas.

ANOMALIAS

As anomalias da coluna vertebral e da pelve (Tabela 6-5) variam de leves à graves. *Como regra geral, a maioria das anomalias espinhais é leve e assintomática.* Os pequenos ossos a mais ou ossos supranumerários são chamados de *ossículos acessórios* e normalmente são assintomáticos, podendo se localizar próximos a vários ossos diferentes, incluindo a coluna vertebral. Alguns exemplos de ossículos acessórios são mostrados na Figura 6-16A e B. Esses ossículos são simplesmente variantes normais e não devem ser confundidos com uma fratura. As margens com cortical e geralmente arredondadas ajudam a diferenciá-los das fraturas.

Ocasionalmente, costelas a mais surgem da coluna cervical e são chamadas de *costelas cervicais* (Fig. 6-16C). Essas estruturas são geralmente assintomáticas, mas têm potencial para causar sintomas secundários à pressão extrínseca sobre o plexo braquial e os vasos das extremidades supe-

TABELA 6-5 Lista Parcial de Anomalias da Coluna e da Pelve

Moderadas
Ossículos acessórios
Costelas cervicais
Hemivértebras
Osteíte condensante do ílio
Escoliose
Espinha bífida
Vértebras de transição
Graves
Ausência do sacro
Meningocele e mielomeningocele
Escoliose
Diástase da sínfise

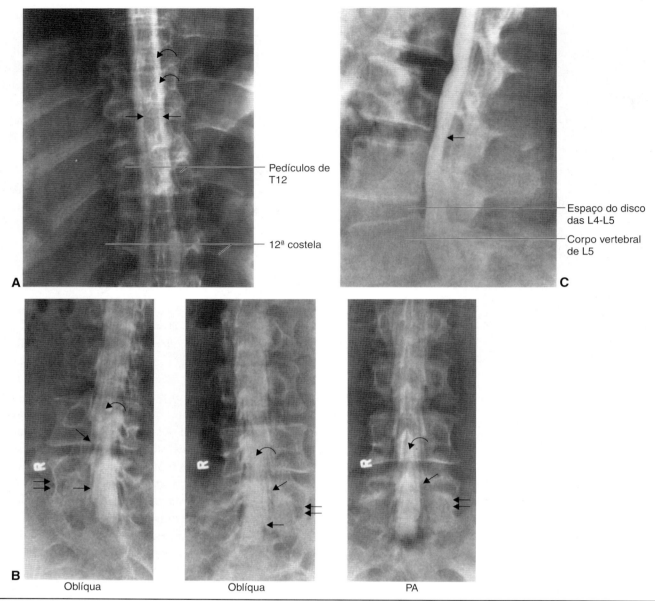

FIGURA 6-13. A: Mielografia em PA da coluna torácica. Normal. A medula espinal (*entre as setas retas*) é delineada pela injeção do meio de contraste subaracnóide (*setas curvas*). **B**: Mielografias PA e oblíqua da coluna lombar. Normais. As *setas retas* indicam as raízes dos nervos envoltas pelo meio de contraste saindo no canal espinal. As *setas curvas* indicam as raízes nervosas dentro do saco tecal. As *setas duplas* indicam a vértebra lombar L5. **C**: Mielografia lateral da coluna lombar. Normal. O saco tecal contém meio de contraste (*setas retas*).

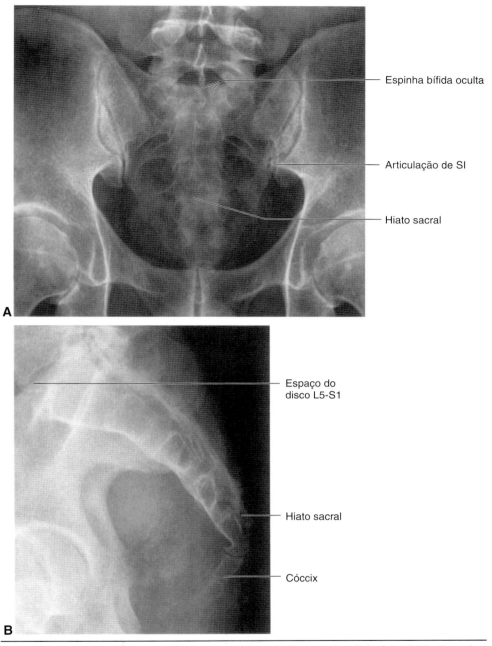

FIGURA 6-14. Radiografias em AP do sacro com a angulação para cima (**A**) e lateral (**B**). Normais. As *setas curtas* demonstram as linhas arqueadas normais das aberturas anteriores dos forames neurossacrais. As *pontas de seta* demarcam a margem posterior do forame S1 esquerdo. Presença de espinha bífida oculta. O hiato sacral representa a terminação dos elementos posteriores na linha média.

riores. Uma anomalia comum na junção lombossacra é a *vértebra de transição,* na qual a vértebra L5 começa a assumir a aparência do sacro ou o sacro começa a assumir a aparência de uma vértebra lombar. *Sacralização parcial* de L5 é o termo usado quando existe fusão entre a porção da vértebra L5 e o sacro (Fig. 6-17A). Normalmente, um dos processos transversais da L5 mostra-se aumentado e fundido com o sacro, mas as variações são inúmeras. Às vezes, a L5 anatômica está totalmente sacralizada e tem a aparência da primeira porção do sacro. A vértebra de transição pode tornar-se sintomática, especialmente após sobrecarga excessiva nas costas ou em caso de *pseudo-artrose* (dois ossos que se

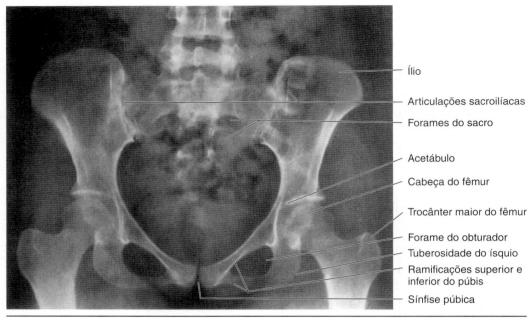

FIGURA 6-15. Radiografia em AP da pelve. Normal.

- Ílio
- Articulações sacroilíacas
- Forames do sacro
- Acetábulo
- Cabeça do fêmur
- Trocânter maior do fêmur
- Forame do obturador
- Tuberosidade do ísquio
- Ramificações superior e inferior do púbis
- Sínfise púbica

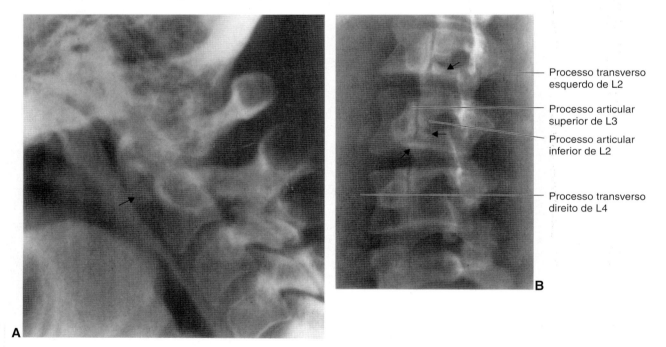

- Processo transverso esquerdo de L2
- Processo articular superior de L3
- Processo articular inferior de L2
- Processo transverso direito de L4

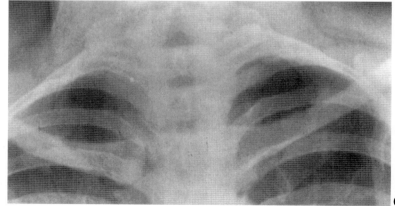

FIGURA 6-16. A: Radiografia em perfil da coluna cervical. Este ossículo acessório está localizado inferiormente ao arco anterior do Atlas ou C1. Este osso supranumerário ou *os* (*seta reta*) é uma variante normal. **B**: Radiografia oblíqua direita da coluna lombar. Ossículos acessórios da coluna lombar (*setas retas*). Este ginasta de 22 anos sofreu dor súbita nas costas. Os ossículos acessórios são variantes dos normais e não têm nada a ver com essa dor. Normalmente eles são encontrados em volta dos níveis de L2 e L3. **C**: Radiografia em AP da coluna torácica superior e da cervical inferior. Costelas cervicais bilaterais. As costelas bilaterais pequenas (*seta*) surgem a partir da vértebra C7; daí o nome de vértebras cervicais.

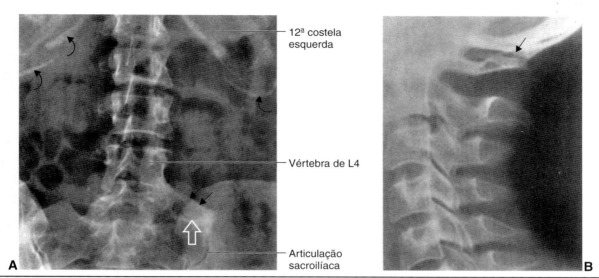

FIGURA 6-17. A: Radiografia em AP da coluna lombar. Sacralização parcial de L5. L5 articula-se com o sacro à esquerda, de forma anômala (*setas retas*). Presença de pseudo-artrose (*seta aberta*). As vértebras transicionais descrevem uma situação em que L5 começa a se parecer com parte do sacro ou o sacro começa a se parecer com parte da coluna lombar. As *setas curvas* indicam calcificações dentro das porções cartilaginosas das costelas. **B:** Radiografia lateral da coluna cervical. Occipitalização parcial de C1. O processo espinhoso de C1 se articula com o occipital (*seta*). Normalmente esse processo não se articula com o occipital.

articulam sem que haja uma articulação entre eles), como visto na Figura 6-17. A anomalia menos comum é uma articulação anormal entre o processo espinhoso de C1 e o occipital (Fig. 6-17B). Uma anomalia mais grave da coluna vertebral é a ausência total do arco vertebral posterior, como num quadro de mielomeningocele.

Uma anomalia importante é a espinha bífida (Fig. 6-18), que ocorre em aproximadamente 5% da população. A espinha bífida oculta é um defeito geralmente assintomático da linha média do arco vertebral (normalmente posterior). Quando o quadro apresenta associação de massa de partes moles ele é chamado de meningocele. As meningoceles contêm líquido cefalorraquidiano e o saco é formado pelas meninges. Quando o saco contém raízes nervosas e/ou medula espinal, o quadro recebe a denominação de *mielomeningocele* ("mielo" se refere à medula). *Meningocele* (Fig. 6-19) é a herniação do tecido neural através de um defeito ósseo. O tamanho dessas herniações é variável e, em geral, a direção da herniação é posterior, embora também possa ser anterior ou lateral. Os sintomas variam de não-existentes para existentes e incapacitantes. A inervação visceral da bexiga e/ou do reto pode ser afetada, bem como os nervos motores e sensoriais. Outra anomalia desastrosa nessa categoria é a ausência total de sacro (agenesia sacra), freqüentemente associada a várias outras anomalias. Outra anomalia grave é a extrofia da bexiga urinária, associada ao alargamento anormal da sínfise púbica. Este alargamento, ou diástase, é mais freqüentemente o resultado de um trauma (Fig. 6-20) embora

possa estar, às vezes, associado a um parto difícil ou de um bebê muito grande, a algumas displasias ósseas, epispádias, hipospádias e à síndrome do ventre de passa (perda ou falta dos músculos da parede abdominal).

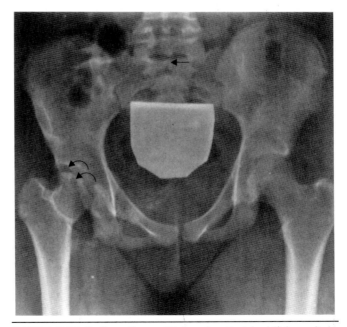

FIGURA 6-18. Radiografia em AP da pelve. Espinha bífida oculta e desenvolvimento de displasia do quadril. A espinha bífida oculta é indicada pela *seta reta* e representa a fusão incompleta dos segmentos sacrais posteriores. O desenvolvimento de displasia no lado direito do quadril (*setas curvas*) é caracterizado pela inclinação abrupta do acetábulo, comparado com o lado esquerdo. A cabeça do fêmur remodela-se conforme cresce dentro da cavidade rasa. Observe a presença de proteção gonadal.

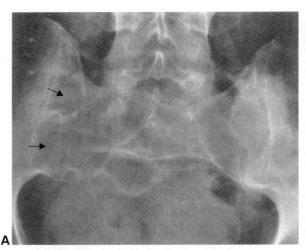
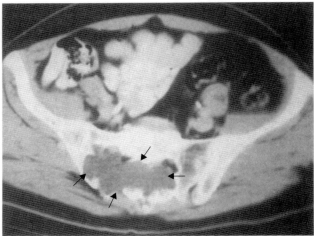

FIGURA 6-19. A: Radiografia em AP da pelve. Meningocele sacral. Este paciente de 54 anos procurou o médico por causa de um problema de retenção urinária. As áreas lucentes dentro do sacro (*setas retas*) indicam um defeito ósseo, secundário à massa da meningocele. **B**: Imagem axial de TC da pelve. A extensão total da massa da meningocele dentro do sacro está indicada pelas *setas*.

Uma das anomalias clinicamente mais importantes da coluna vertebral é a escoliose. Algumas das muitas etiologias da escoliose incluem a idiopática, a degeneração discal e a osteoartrite, as doenças neuromusculares, os traumas, as infecções, os tumores, a terapia com radiação, a acromegalia e os problemas congênitos subjacentes como as hemivértebras (Fig. 6-21) e as barras de pedículos. A *hemivértebra* é uma vértebra com desenvolvimento incompleto de um dos lados, em conseqüência da falta de um centro de ossificação lateral. Em geral, existe corpo, pedículo, lâmina e costela correspondente de um lado só (Fig. 6-22). As barras de pedículos ocorrem quando dois ou mais pedículos no mesmo lado se unem por uma ponte óssea. Enquanto o lado normal cresce, o lado ausente da hemivértebra, ou lado com uma barra de pedículo, não pode crescer tanto e assim se desenvolve uma curvatura. Cerca de 10% dos casos de escoliose são congênitos com associação de anomalias vertebrais e nas costelas, como mostrado na Figura 6-22, mas, de longe, a maioria dos casos é idiopática (Fig. 6-23). A escoliose pode estar relacionada com

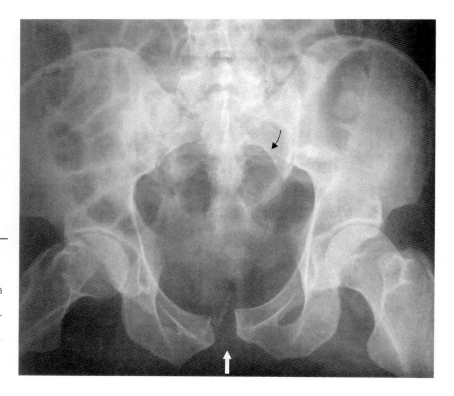

FIGURA 6-20. Radiografia AP da pelve. Diástase da sínfise púbica. Neste paciente, o alargamento do relacionamento estreito normal entre os ossos púbicos esquerdo e direito (*seta branca*) deve-se a um trauma. Observe a margem irregular da fratura no lado direito da sínfise. Deve-se procurar pela linha arqueada quebrada do forame sacral esquerdo (*seta*), visto que o "anel" pélvico normalmente se quebra em, pelo menos, dois lugares.

anomalias da medula espinal, como uma siringe. Quando a escoliose é grave ou de progresso rápido, ela pode ser tratada com a fusão de um segmento longo da coluna vertebral (Fig. 6-24). A escoliose lombar degenerativa (Fig. 6-25) é um problema crescente na população idosa. É provável que o quadro seja multifatorial e associado a alterações de carga causadas por deformidades de compressão, alterações degenerativas dos discos, discrepâncias no comprimento das pernas e anomalias lombossacras. Esta deformidade pode ter progresso lento ou rápido e levar a dor nas costas, radiculopatia e estenose espinal. Ocasionalmente é tratada com descompressão da estenose e fusão.

A *osteíte condensante do ílio* (Fig. 6-26) constitui uma área de forma triangular bem definida de aumento de densidade óssea, encontrada predominantemente em mulheres em idade reprodutiva. Essa área se localiza no osso ilíaco bem lateral à articulação sacroilíaca, mas não envolve nem o sacro nem as articulações sacroilíacas. A anormalidade pode ser ou não sintomática. O diagnóstico diferencial deverá incluir doença metastásica osteoblástica, espondilite anquilosante e outras artrites inflamatórias, como a artrite reumatóide. Normalmente esse quadro

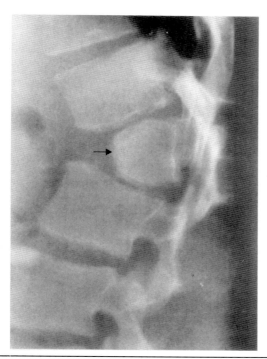

FIGURA 6-21. Radiografia em perfil da coluna lombar. Hemivértebra posterior de L1 (*seta*). Normalmente isto é assintomático.

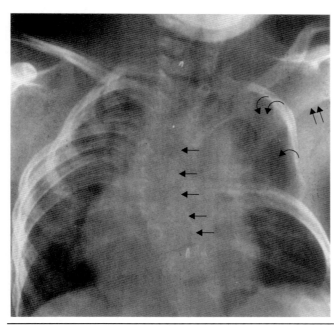

FIGURA 6-22. Radiografia em AP da coluna torácica. Escoliose congênita. A coluna torácica é convexa à direita e o tórax é marcadamente assimétrico. Subjacentes à escoliose, há múltiplas hemivértebras ou vértebras torácicas de formação incompleta (*setas retas*). É notória a falta de múltiplas costelas esquerdas (*seta curva*), e várias das costelas superiores esquerdas estão fundidas (*setas curvas duplas*). Elevação anormal da escápula esquerda (*setas retas duplas*).

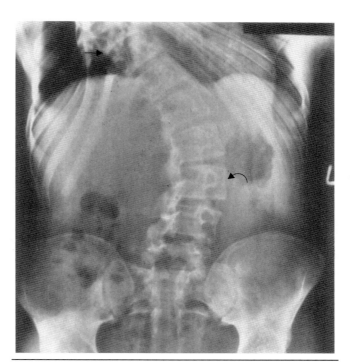

FIGURA 6-23. Radiografia em AP da coluna toracolombar. Escoliose idiopática da coluna lombar e torácica. A coluna lombar é convexa à esquerda (*seta curva*) e as vértebras lombares mostram-se nitidamente em rotação. Esse componente de rotação cria a aparência oblíqua da vértebra lombar na radiografia. A coluna torácica inferior é convexa à direita (*seta reta*), resultando na assimetria das costelas e do tórax. É interessante notar que o forame magno e o sacro normalmente formam uma linha vertical quando há linha de conexão entre os dois.

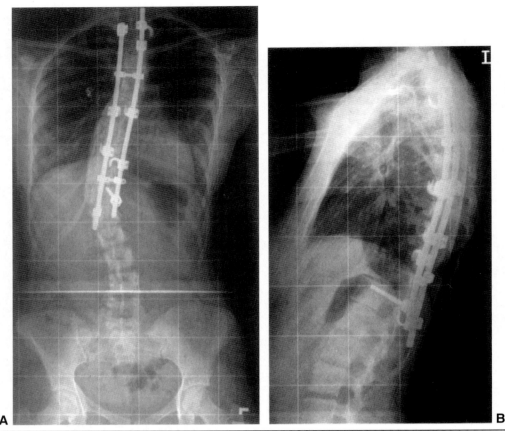

FIGURA 6-24. Radiografias em AP (**A**) e em perfil (**B**) da região toracolombar. Fusão espinal posterior para escoliose idiopática. Hastes, parafusos e ganchos de fusão são usados para diminuir a curvatura. O enxerto ósseo normalmente é colocado também para evitar a progressão das curvas.

pode ser diferenciado da doença metastásica que comumente envolve múltiplos locais. As articulações sacroilíacas mostram-se normalmente estreitadas ou ausentes na espondilite anquilosante e normalmente aparecem irregulares em outros tipos de artrite inflamatória, como a artrite reumatóide.

Uma variante que às vezes causa confusão na pelve é o *os acetabulare*. Este é um centro acessório de ossificação na margem lateral superior do acetábulo (Fig. 6-27), com formato tipicamente triangular e margens lisas e com cortical, o que permite sua diferenciação da fratura.

TRAUMA

Fraturas

As fraturas da coluna vertebral e da pelve são comuns e resultam de uma ampla variedade de traumas, incluindo acidentes com veículos automotivos, quedas, e das próprias atividades normais dos pacientes com osteoporose ou perda óssea devida a um tumor. As fraturas da coluna vertebral são obviamente muito importantes, pois a medula espinal e a cauda eqüina estão sujeitas a lesões devido à sua estreita proximidade com as vértebras. Aproximadamente 40% das fraturas na coluna cervical, 10% na coluna torácica e 4% na junção toracolombar têm complicações neurológicas.

Lesões à Coluna Cervical

A maioria das fraturas na coluna cervical ocorre entre C5 e C7, com outro pico em C1 e C2. Várias lesões ocorrem quando a coluna cervical sofre hiperflexão e hiperextensão agudas (Tabela 6-6). A fratura em lágrima por flexão (Fig. 6-28) é um tipo de lesão resultante da hiperflexão aguda da coluna cervical. O fragmento da fratura em forma de lágrima é o resultado da compressão do aspecto ântero-inferior do corpo vertebral. Esta fratura vem normalmente acompanhada da ruptura dos ligamentos interespinais entre os processos espinhosos, deixando assim a coluna significativamente instável. Outros ligamentos que podem ficar envolvidos são o ligamento supra-espinhoso e o ligamento amarelo. O corpo vertebral envolvido pode ser deslocado para trás, e esse cenário é uma boa indicação para uma investigação por TC, para determinar a extensão das linhas da fratura e o local

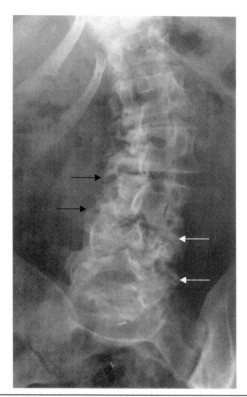

FIGURA 6-25. Radiografia em AP da coluna lombar. Escoliose senil. A coluna lombar é convexa à esquerda. Os discos estão assimetricamente estreitados e há uma osteoartrite proeminente das facetas (*setas*), que é pior nos lados côncavos.

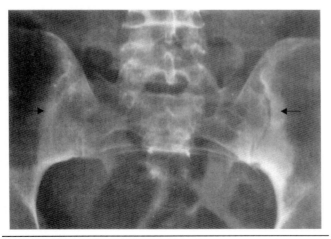

FIGURA 6-26. Radiografia em AP da pelve. Osteíte condensante do ílio. As densidades aumentadas bilaterais com margens nítidas (esclerose) envolvem os lados ilíacos das articulações sacroilíacas e poupam o sacro. Este é um quadro benigno que normalmente acomete as mulheres nos anos reprodutivos e raramente as mulheres mais velhas. A doença pode ser uma descoberta incidental numa radiografia, ou a paciente pode-se apresentar com dores agudas ou crônicas nas costas.

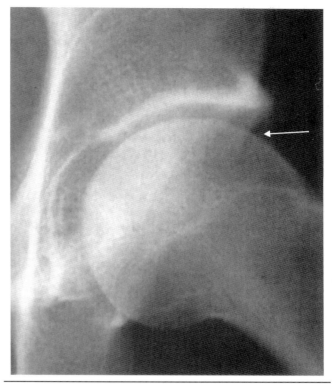

FIGURA 6-27. Radiografia em AP do quadril. Osso do acetábulo. A densidade oval, com margem uniforme próxima à margem súpero-lateral do acetábulo (*seta*) é uma variante normal e não deve ser confundida com uma fratura.

preciso dos fragmentos da fratura, especialmente quanto a seu relacionamento com a medula cervical. Em especial, diante de deficiência neurológica, a RM pode ser usada para avaliar a medula espinal quanto a lesões e estruturas de partes moles, como o ligamento amarelo e os ligamentos interespinhosos.

O travamento ou deslocamento facetário (Fig. 6-29) é outra lesão por hiperflexão. O travamento ocorrerá quando o processo articular inferior das vértebras superiores se mover para frente ou anteriormente sobre o processo articular superior das vértebras inferiores, o que resultará no deslocamento anterior das vértebras superiores. De novo, a coluna vertebral fica instável, pois normalmente ocorre ruptura dos ligamentos posteriores e, às vezes, dos anteriores e

TABELA 6-6 Lesões da Coluna Cervical

Flexão
Fratura com acunhamento anterior
Travamento (ou deslocamento) facetário
Ruptura ligamentar
Fratura do processo odontóide
Fratura em lágrima (C5)

Extensão
Fratura de Hangman (C2)
Ruptura ligamentar
Fratura do processo odontóide
Fratura do processo espinhoso
Fratura em lágrima (C2)

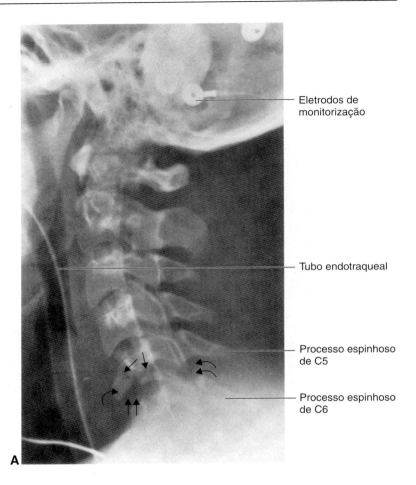

FIGURA 6-28. A: Radiografia em perfil da coluna cervical. Fratura em lágrima de flexão de C5. Este paciente de 21 anos se envolveu em acidente automobilístico. Compressão moderada anterior ao corpo vertebral de C5, secundária à fratura cominutiva (*setas retas*) e separação moderada dos fragmentos da fratura. O fragmento principal da fratura tem forma de lágrima (*setas curvas*) por causa da avulsão no sítio do ligamento longitudinal anterior. A lesão de hiperflexão resultou na separação moderada ou formação em leque do espaço entre os processos espinhosos de C5 e C6, secundária à ruptura dos ligamentos (*setas curvas duplas*). Os ligamentos rompidos são o supra-espinal, o interespinhal e, provavelmente, o ligamento amarelo. Além disso, a lesão de hiperflexão provocou um alargamento mínimo do espaço do disco C5-C6 (*setas retas duplas*) e uma leve angulação da coluna neste nível, com retrolistese mínima de C5 sobre a C6. Este tipo de fratura cervical normalmente está associado a danos graves à medula espinal, visto que o corpo vertebral normalmente é deslocado posteriormente para dentro do canal medular.

FIGURA 6-28 *(Continuação)*. **B**: Imagem axial por TC da coluna cervical, da vértebra C5. As linhas da fratura cominutiva no corpo vertebral estão separadas ou desviadas (*setas retas*) e os fragmentos da fratura anterior estão deslocados anteriormente em aproximadamente 3 mm (*seta curva*). **C**: Radiografia lateral da coluna cervical. Estabilização do fio posterior da coluna cervical entre os processos espinhosos das vértebras C5 e C6 (*seta curva*). O fragmento principal da fratura (*seta reta*) está razoavelmente bem alinhado com relação à compensação leve dos fragmentos (*setas retas duplas*), porém não se faz nenhuma tentativa para reduzir este fragmento.

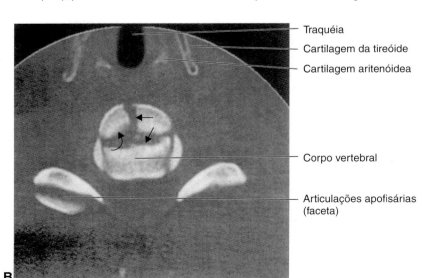

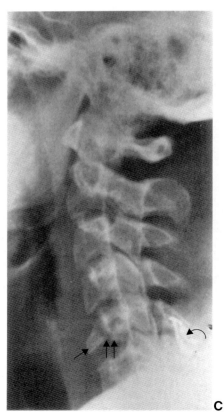

as lesões à medula cervical são comuns. A radiografia lateral é, em geral, suficiente para fazer o diagnóstico (Fig. 6-29A), mas, às vezes, é necessária a investigação por imagens por reconstruções sagitais por TC (Fig. 6-29B, C) para confirmar o diagnóstico. A faceta travada unilateral (Fig. 6-29C) tem um componente rotacional e não tem rupturas extensas dos ligamentos, como acontece com a bilateral.

Às vezes, a lesão por hiperflexão resulta em dano aos ligamentos, mas sem fratura (Fig. 6-30). Como acontece com outras lesões por hiperflexão, esta tem o potencial de causar a instabilidade da coluna vertebral e lesão à medula espinal.

As fraturas do dente ou processo odontóide são relativamente comuns na população idosa e podem resultar de lesões por hiperflexão ou hiperextensão. Inicialmente, as fraturas em

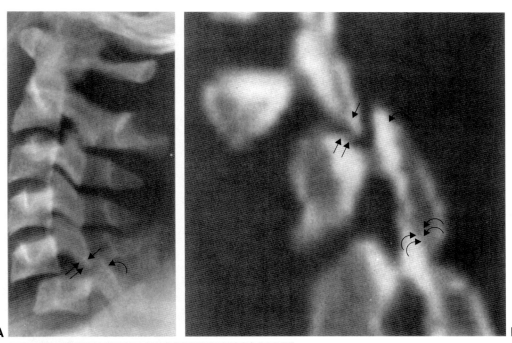

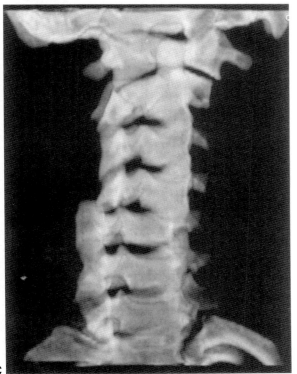

FIGURA 6-29. A: Radiografia em perfil da coluna cervical. Deslocamento facetário bilateral no nível de C5-C6. O processo articular inferior de C5 (*seta reta*) é anterior ao processo articular superior de C6 (*seta curva*). As *setas retas duplas* indicam a posição normal esperada para o processo articular superior da vértebra C6. Luxação anterior óbvia do corpo vertebral de C5, que passa para o corpo vertebral de C6. Não há fraturas aparentes. **B**: Imagem por reconstrução sagital por TC da coluna cervical de um outro paciente. Travamento da faceta bilateral. Relacionamento anormal entre os processos articulares inferiores da vértebra superior (*seta reta*) e o processo articular superior da vértebra inferior (*seta curva*). As *setas duplas retas* indicam o local normal esperado do processo articular superior com luxação. Uma articulação apofisária normal pode ser visibilizada um nível abaixo (*setas curvas duplas*). **C**: Imagem de reconstrução tomográfica em um outro paciente com a faceta unilateral travada em C4-C5, à direita. Observe como a coluna cervical superior aparece girada enquanto a coluna cervical superior está reta. As facetas esquerdas não aparecem nesta reconstrução em 3D, porém apresentaram relacionamento normal.

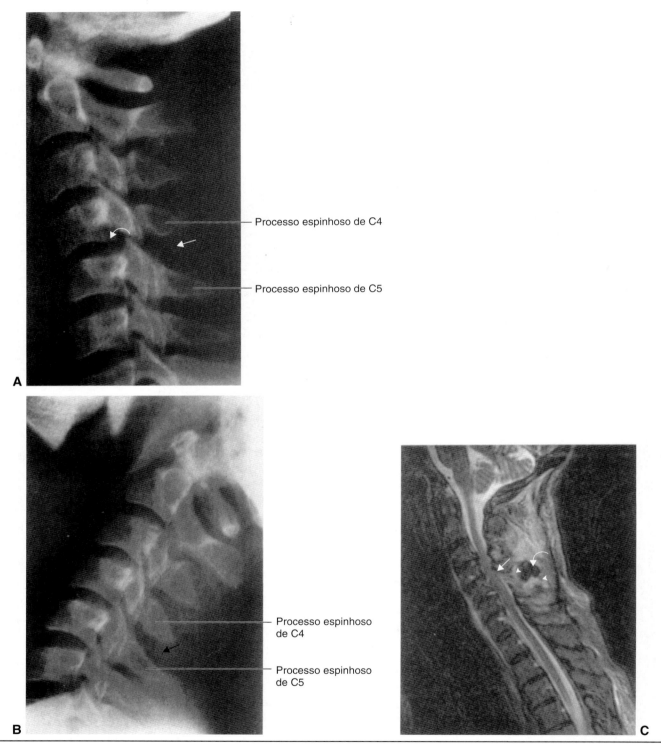

FIGURA 6-30. A: Radiografia em perfil através da mesa da coluna cervical com o paciente em posição supina. Ruptura do ligamento posterior em C4-C5. Aumento da altura do espaço interespinhoso entre os processos espinhosos de C4-C5 (*seta reta*) secundário à ruptura do ligamento interespinhal de C4-C5, do ligamento supra-espinal e, provavelmente, do ligamento amarelo. Compare a altura do espaço interespinhoso entre C4-C5 e aqueles acima e abaixo. A espondilolistese anterior leve de C4 passando para C5 (*setas curvas*) resultou numa angulação cifótica leve e reversa da curvatura cervical normal ao nível de C4. **B**: Radiografia em perfil em extensão da coluna cervical, no mesmo paciente. Quando a coluna cervical está totalmente estendida, o espaço interespinhoso de C4-C5 (*seta reta*) apresenta altura normal e a anterolistese de C4 sobre C5 ficou reduzida. **C**: RM em sagital em T2 da coluna cervical em outro paciente. Ruptura ligamentar sem fratura. Há um alargamento entre os processos espinhosos no nível de C5-C6 e um sinal aumentado (branco) (*pontas de flechas*). Observa-se também a ruptura do ligamento amarelo (*seta*). Pode ser observado um hematoma (*seta curva*), o que explicaria o alargamento persistente dos processos espinhosos nas radiografias. Presença de algum sinal alto dentro da porção posterior do disco C5-C6, o que pode indicar também uma lesão ao disco.

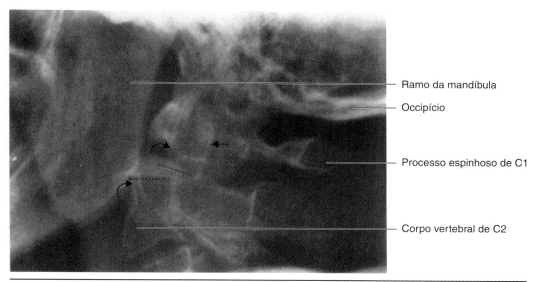

FIGURA 6-31. Radiografia em perfil da coluna cervical. Fratura com deslocamento através da porção inferior ou caudal do dente ou processo odontóide de C2. As bordas reais da fratura estão indicadas pelas *linhas pontilhadas* e o dente (*seta*) está deslocado posteriormente em cerca de 8 mm. As *setas curvas* indicam a quantidade de deslocamento do dente.

geral não são deslocadas e podem ser difíceis de se detectar. Os melhores métodos para o diagnóstico da fratura do processo odontóide são as radiografias AP de boca aberta e cervical em perfil e, é claro, a TC. A fratura do odontóide na Figura 6-31 provavelmente é uma lesão por hiperextensão, visto que o odontóide está deslocado para trás.

Fraturas na Coluna Dorsal

A maioria das fraturas da coluna dorsal ocorre na região torácica inferior. Essas fraturas podem resultar de um trauma significativo; contudo, as doenças ósseas subjacentes podem enfraquecer as vértebras e fraturas patológicas podem ocorrer com pequeno ou nenhum trauma. As lesões são, em geral, fraturas por compressão em forma de cunha, sem comprometimento do canal e, de longe, as mais comuns entre as fraturas da coluna torácica. Algumas poucas doenças subjacentes que podem provocar fraturas patológicas são osteoporose, tumores ósseos primários e secundários, doença de Paget, osteopetrose e osteomalacia (Fig. 6-32). Se houver sintomas neurológicos, a investigação por imagens de TC ou RM geralmente se justifica.

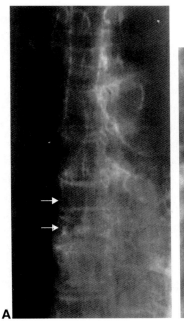
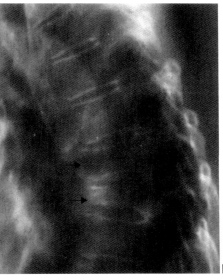

FIGURA 6-32. Radiografias AP (**A**) e perfil (**B**) da coluna torácica. Osteopenia resultante de osteoporose senil com fraturas patológicas secundárias à compressão dos corpos vertebrais de D7 e D8. As fraturas por compressão (*setas retas*) manifestam-se pela diminuição na altura dos corpos vertebrais de D7 e D8, quando comparadas com outros corpos vertebrais dorsais. Observe a diminuição geral da densidade (osteopenia) de todas as estruturas ósseas devido à osteoporose.

Fraturas na Coluna Lombar

A coluna lombar é sítio comum de fraturas, normalmente diagnosticadas por radiografia (Fig. 6-33A, B). A RM pode ser útil na avaliação do efeito dos fragmentos da fratura no saco tecal (Fig. 6-33C). Como em outras áreas da coluna vertebral, a investigação por TC é útil na avaliação da extensão das fraturas e para localizar precisamente os fragmentos da fratura dentro do canal neural, bem como seu relacionamento com o saco tecal (Fig. 6-33D, E).

Espondilólise e Espondilolistese

Espondilólise e espondilolistese são termos difíceis e confusos para o principiante. Para aumentar a confusão, alguns usam também o termo "espondilose" para descrever as alterações degenerativas na coluna vertebral. Contudo, é necessário o conhecimento dessas entidades e de seu significado clínico, pois elas serão encontradas com freqüência na prática clínica.

A *espondilólise* diz respeito a um defeito na *pars interarticularis* entre os processos articulares superior e inferior de uma vértebra. Em outras palavras, o pescoço do cachorrinho Scotty está faltando, ou alguém poderia dizer que o colar foi colocado (Fig. 6-10A). Este defeito ocorre em aproximadamente 5% da população e, na maioria dos casos, é avaliado como uma fratura de fadiga. Ele pode ser visto nas radiografias em perfil e melhor ainda nas projeções oblíquas (Fig. 6-34). É mais facilmente encontrado em atletas cujas atividades exijam extensões prolongadas ou forçadas da porção inferior das costas.

A *espondilolistese* é o movimento para frente de uma vértebra com relação à vértebra mais estável abaixo dela. O movimento para frente pode ser possível devido à presença de um defeito bilateral de espondilose na vértebra (Figs. 6-34 e 6-35). De fato, diante de um defeito na *pars articularis*, o corpo vertebral, os pedículos e os processos articulares superiores movem-se para frente, ou em sentido ventral, enquanto as lâminas, os processos articulares inferiores e o processo espinhoso permanecem em suas posições normais (Fig. 6-35), ocasionando, de fato, aumento do tamanho do canal nesse nível. A maioria dos quadros de espondilose com espondilolistese ocorre na coluna lombar, especialmente no nível de L5-S1, sendo raros nas colunas cervical e torácica. A espondilolistese pode ser assintomática e o sintoma mais freqüente é a dor na parte inferior das costas devido, provavelmente, ao espasmo muscular à instabilidade. Os sintomas, quando ocorrem, não estão necessariamente relacionados com a gravidade da doença.

A espondilolistese secundária a espondilólise deve ser diferenciada da espondilolistese secundária à degeneração facetária e do disco sem espondilólise. A espondilolistese degenerativa pode ser mais bem investigada com a radiografia lateral da coluna vertebral lombar (Fig. 6-36) e é mais comum no nível de L4-L5. Observam-se alterações degenerativas no espaço discal e nas articulações (facetas) apofisárias *sem defeito na pars interarticularis*. Entretanto, como não há defeito nessa região, é mais provável que ocorra invasão das estruturas ósseas para o interior dos forames neurais, o que pode provocar a compressão da raiz nervosa.

Fraturas da Pelve, do Sacro e do Acetábulo

As fraturas da pelve são comuns e resultam de uma variedade de lesões (Fig. 6-37). Fraturas pélvicas estáveis quebram o "anel" da pelve em apenas um sítio e incluem as fraturas das ramificações púbicas unilaterais, do acetábulo ou do sacro. Em geral, tanto as ramificações púbicas superiores como as inferiores se rompem de um lado, visto que as ramificações formam um anel. Entretanto, é virtualmente impossível que o anel se quebre em um só lugar e a maioria das fraturas da pelve é instável, rompendo os ossos pélvicos, a sínfise e/ou as articulações sacroilíacas. Essas fraturas podem ser mais bem avaliadas por TC que permite, também, a avaliação de muitas das estruturas de partes moles, como a bexiga, a uretra e outras partes moles na região pélvica que possam estar danificadas por fragmentos da fratura. As imagens reformatadas da TC são bastante úteis para mais bem avaliar as fraturas pélvicas.

As fraturas do acetábulo resultam, mais comumente, de acidentes com veículos automotivos, visto que a cabeça femoral é puxada para o acetábulo. Dependendo da direção da força, a cabeça do fêmur pode-se deslocar, tipicamente, para trás, com ou sem fratura acetabular. A necrose avascular é a complicação da luxação do quadril, pois o suprimento vascular que alimenta a cabeça do fêmur é comprimido ou interrompido durante a luxação. As projeções oblíquas da pelve, ou de Judet, e a TC são úteis na avaliação das fraturas acetabulares (Fig. 6-38).

As fraturas do sacro podem ser o resultado de traumas pélvicos mais significativos, porém podem ser também fraturas de insuficiência isoladas na população idosa e osteoporótica. Quando a fratura atinge os forames do sacro, as linhas arqueadas se rompem (Fig. 6-20). As fraturas por insuficiência do sacro, que ocorrem em ossos enfraquecidos (normalmente com osteoporose) podem ser provocadas por um trauma leve, ou até nenhum. Um paciente idoso pode apresentar dor na parte inferior das costas, no quadril ou nas nádegas. As radiografias muito freqüentemente não demostrarão a fratura; somente uma varredura óssea ou a RM poderão identificar uma fratura oculta ou em desenvolvimento do quadril e descobrir a fratura do sacro (Fig. 6-39). Às vezes, esses estudos apresentam aparência atípica, mas a TC comprovará a fratura em fase de consolidação.

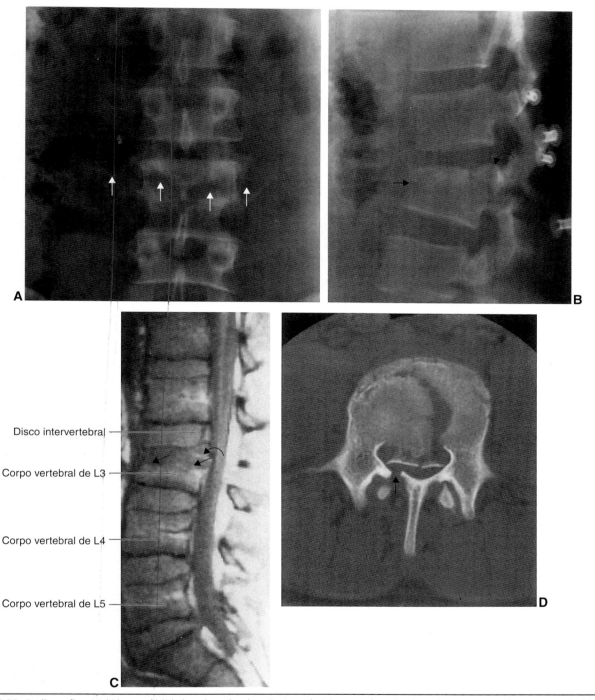

FIGURA 6-33. Radiografias AP (**A**) e perfil (**B**) da coluna lombar. Fratura de L3, causada pelo cinto de segurança. Esta pessoa de 30 anos estava usando um cinto de segurança de colo quando se envolveu em acidente com veículo automotivo e esta é uma lesão de flexão provocada pela flexão da parte móvel superior do corpo sobre a parte fixa inferior do corpo presa pelo cinto. Observa-se fratura transversa através da vértebra L3 envolvendo o corpo vertebral e os processos transversais (*setas retas em* A *e* B). Um grande fragmento de fratura surgindo posteriormente a partir do corpo vertebral é deslocado para o interior do canal neural (*seta curva* em B). A altura do corpo vertebral de L3 é menor que o normal, após compressão ou colapso provocado pela fratura. Há uma angulação dorsal leve da coluna ao nível da fratura de L3. Essas fraturas podem tanto ser estáveis como instáveis. O resto da coluna dorsal está em condições normais. Observe os colchetes da roupa. **C**: Imagem sagital de RM com densidade de prótons da coluna lombar. Fratura separada de L3 causada por cinto de segurança de colo, em outro paciente de 30 anos. Após a fratura, o corpo vertebral de L3 mostra-se levemente comprimido (*setas retas*) e um fragmento posterior está alojado no canal neural, comprimindo-o (*seta curva*). **D**: Imagem axial por TC da coluna lombar. Fratura deslocada de compressão axial da vértebra L4 em uma pessoa de 28 anos envolvida em acidente com veículo automotivo. O mecanismo da lesão é a compressão axial, com ou sem flexão e/ou rotação. Comprometimento grave do canal neural (*asterisco*) com a conseqüente lesão neurológica. Nesta fratura instável, a *seta reta* mostra a fratura da lâmina direita. *(Continua.)*

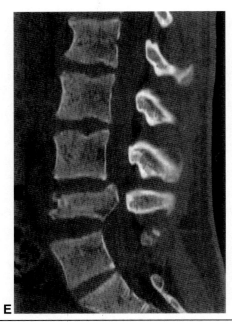

FIGURA 6-33 *(Continuação).* **E**: Imagem de TC com reconstrução sagital no mesmo paciente, mostrando a gravidade do comprometimento do canal, comparada com os outros níveis.

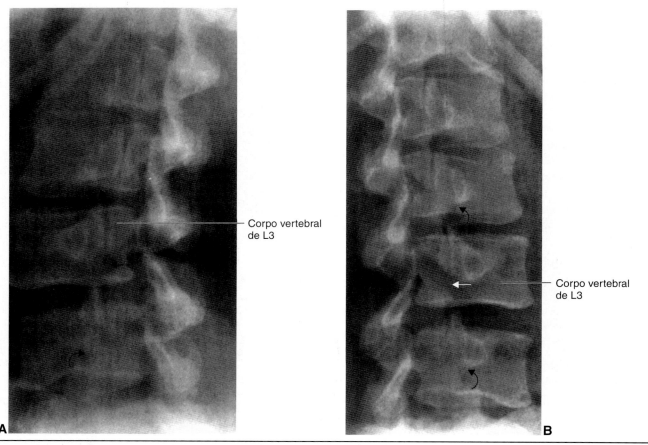

FIGURA 6-34. Radiografias oblíquas direita (**A**) e esquerda (**B**) da coluna lombar. Espondilose bilateral de L3 (*setas retas*). A parte interarticular, ou pescoço do cachorro Scotty, não aparece bilateralmente na vértebra L3, que pode ser observada bilateralmente nas vértebras L2 e L4 (*setas curvas*).

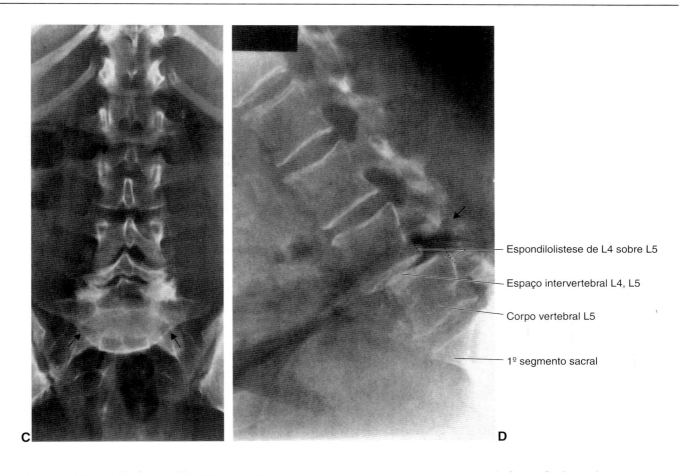

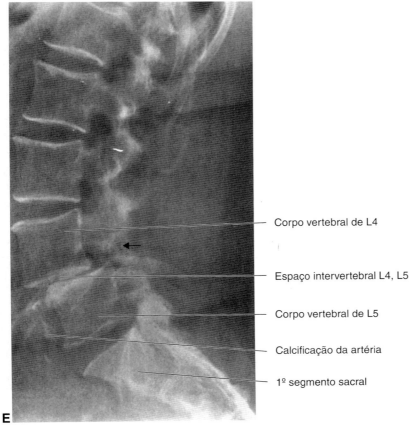

FIGURA 6-34: C: Radiografia em AP da coluna lombar. O aspecto clássico de chapéu de Napoleão (*setas retas*) numa radiografia AP é secundário a um quadro de espondilolistese grave (grau 4) de L5 sobre S1. O chapéu de Napoleão está invertido ou de cabeça para baixo. Radiografias de flexão (**D**) e de extensão (**E**) em perfil da coluna lombar. Este é outro paciente com espondilólise em L4 e espondilolistese anterior de grau 2 do corpo vertebral de L4 sobre L5. O defeito de espondilólise nas partes interarticulares (*setas retas*) pode ser visibilizado em ambas as projeções, mas a radiografia da flexão abre o defeito para uma visibilização mais fácil. O grau de espondilolistese é levemente menor na radiografia de extensão em perfil, visto que a extensão iria contrabalançar o deslizamento para frente. Observe o estreitamento acentuado do espaço do disco intervertebral de L4-L5.

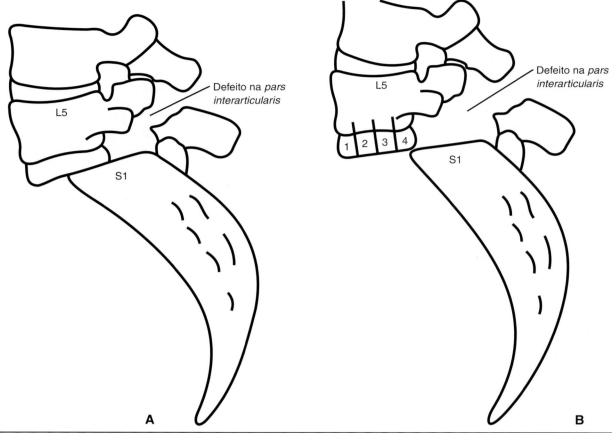

FIGURA 6-35. A: Ilustração da espondilólise e espondilolistese numa radiografia em perfil. O corpo vertebral de L5, os pedículos e os processos articulares superiores moveram-se para frente ou em direção ventral com relação ao sacro. Entretanto, os processos articulares inferiores, as lâminas e o processo espinhoso permanecem em suas posições normais. **B**: Ilustração da classificação de espondilolistese. O sacro está dividido em quartos e o movimento para frente de L5 recebe classificação 1-4.

Hernial Discal

As herniações dos discos intervertebrais podem ocorrer em qualquer nível da coluna vertebral e, embora esse discos não possam ser visibilizados nas radiografias, deve-se suspeitar de doença discal sempre que um espaço de disco intervertebral em processo de estreitamento apareça na radiografia. Entretanto, um nível de disco estreitado e identificado nas radiografias não pode saber se esse nível é sintomático ou não. Muitas vezes os espaços dos discos se estreitam por causa da degeneração crônica do disco e não devido a herniação aguda. A TC e a RM estão sendo usadas cada vez mais, junto com, ou no lugar da mielografia, pois são técnicas mais precisas e apresentam um índice de complicações bem menor que o da mielografia.

As estruturas normais dos discos são mostradas na Figura 6-11. Alguns termos um pouco confusos foram desenvolvidos para a classificação dos discos intervertebrais herniados, mas os termos que se seguem representam a abordagem mais comumente aceita em relação ao problema de terminologia. Com o envelhecimento, é normal uma desidratação dos discos, que pode provocar a diminuição da altura do disco. A *degeneração* do disco geralmente está relacionada com esse processo de desidratação, com o estreitamento e/ou com inúmeras lacerações pequenas do anulo fibroso, em todas as direções, o que permite que o núcleo pulposo do disco progrida a partir deste. A *fissura radial (laceração)* normalmente diz respeito à laceração focal no *annulus,* permitindo que o material do núcleo (nuclear) se estenda em direção às margens do disco sem ultrapassá-las. Um *abaulamento discal* significa que 50% ou mais da circunferência do disco está moderadamente deslocada para fora com relação à margem do corpo vertebral. A escoliose normalmente provoca muitos discos salientes assimétricos por causa da alteração no alinhamento ósseo. Neste caso, essa aparência não é causada por problemas estruturais dentro dos discos.

Herniação é o termo geral abrangente que pode ser dividido em três categorias principais, ou seja: discos projetados, salientes e isolados (Tabela 6-7). A *protrusão* significa que a profundidade de extensão do disco é menor que a largura da sua base na margem discal. A *protrusão de base larga* envolve mais de 25% da circunferência do disco, enquanto a *protrusão focal* envolve menos de 25% dessa margem.

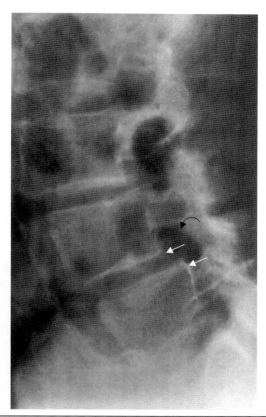

FIGURA 6-36. Radiografia em perfil da coluna lombar. Espondilolistese degenerativa de grau I de L4 sobre L5 (*setas retas*). Esta é uma complicação comum das alterações degenerativas da coluna. A parte interarticular está intacta (*seta curva*). A espondilolistese é posterior às alterações degenerativas no espaço intervertebral e às articulações apofisárias que permitem que L4 se movimente sobre L5.

Se a extensão do material do disco for maior que a largura da sua base ou estender-se para cima ou para baixo em relação ao platô vertebral, este quadro é denominado de *extrusão*. Se um fragmento se desprender, ele será chamado de *fragmento seqüestrado*. A doença do disco intervertebral lombar herniado é comum especialmente nos níveis de L4-L5 e L5-S1 (Fig. 6-40). A RM com meio de contraste intravenoso provou ser útil na determinação da presença ou não de hérnia de disco recorrente (Fig. 6-41).

Em geral, as hérnias de disco são laterais e/ou posteriores. Entretanto, quando o disco se hernia anteriormente para dentro do corpo vertebral, isso resulta em um defeito vertebral cuja aparência clássica é chamada de *vértebra em limbo* (Fig. 6-42). Quando o disco se hernia para dentro de um platô vertebral, o defeito resultante é chamado de *nódulo de Schmorl* (Fig. 6-42). Alguns estudiosos consideram essas ocorrências como variantes congênitas ou de desenvolvimento. A *doença de Scheuermann* (Fig. 6-42) é a osteocondrose das placas epifisárias nos adolescentes que reclamam freqüentemente de dor nas costas. O diagnóstico para dessa

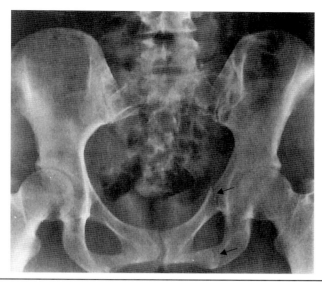

FIGURA 6-37. Radiografia AP da pelve. Fraturas nas ramificações pubianas esquerdas, superior e inferior (*setas retas*). Há fraturas no sacro, porém estão parcialmente escurecidas pelos gases intestinais presentes. Observe como é difícil identificar as linhas arqueadas do sacro do lado esquerdo, comparado com o lado direito.

doença pode ser feito pela avaliação de uma radiografia em perfil da coluna vertebral. Os aspectos radiográficos incluem platôs vertebrais escleróticos e fragmentados, corpos vertebrais em forma de cunha com diâmetro AP aumentado e espaços discais estreitados. Os quadros de vértebra em limbo e de nódulo de Schmorl podem estar presentes.

ARTRITES

Em virtude da multiplicidade de articulações presentes na coluna vertebral, não é nenhuma surpresa que a maioria das artrites envolva, de alguma maneira, este segmento (Tabela 6-8).

TABELA 6-7 Nomenclatura das Herniações Discais Intervertebrais

---

Fissura radial (ruptura) – rompimento focal nas camadas fibrosas externas do disco

Abaulamento – ≥ 50% da largura do disco deslocado além da margem do corpo vertebral

Herniação

Protrusão – profundidade de extensão do disco < que largura de base na margem do disco

Extrusão – profundidade de extensão do disco > que largura de base na margem do disco

Seqüestro – fragmento de disco separado

Vértebra em limbo

Nódulo do Schmorl

Doença de Scheuermann

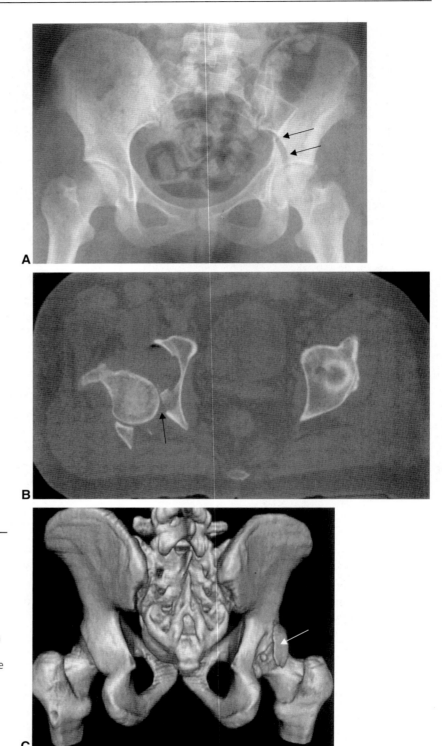

FIGURA 6-38. A: Radiografia em AP da pelve. Fratura acetabular esquerda (*setas*). A fratura que envolve a asa ilíaca é considerada como parte da fratura acetabular. **B**: Imagem axial de TC no nível do acetábulo. Esta pessoa de 23 anos se envolveu num acidente com veículo automotor. A cabeça femoral direita está deslocada posteriormente, demonstrando claramente o mecanismo para uma fratura da parede posterior do acetábulo. A *seta* mostra o sítio de onde veio o fragmento da parede posterior. **C**: Projeção posterior de uma reconstrução tridimensional por TC em um outro paciente com fratura da parede posterior do acetábulo (*seta*). Essas imagens podem, algumas vezes, comprovar melhor a localização dos fragmentos da fratura.

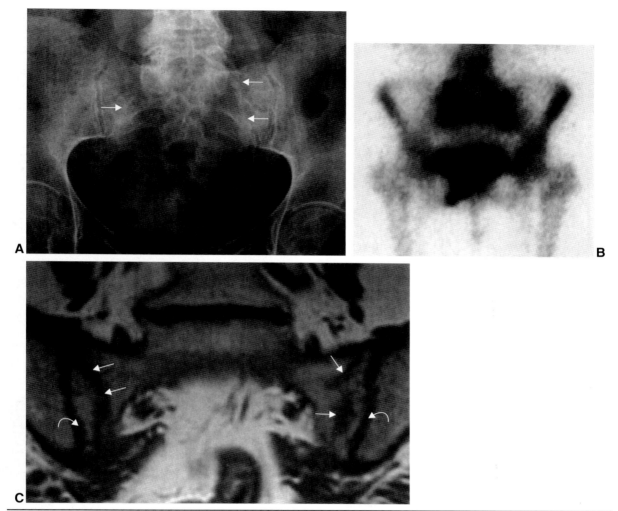

FIGURA 6-39. A: Radiografia AP do sacro. Fraturas de insuficiência do sacro. Presença de esclerose sutil no sentido vertical, envolvendo cada asa sacral (*setas*). Compare isto com o sacro normal na Figura 6-14A. **B**: Projeção posterior de investigação óssea com radionuclídeo da pelve do mesmo paciente revela aumento da atividade (preto) devido a fraturas em fase de cura. A orientação vertical de cada lado com a linha de conexão da fratura horizontal foi denominada de "sinal Honda". **C**: RM da pelve ponderada em coronal T1 em um outro paciente. As linhas características da insuficiência da fratura sacral podem ser facilmente observadas (*setas*), porém não devem ser confundidas com as articulações sacroilíacas normais (*setas curvas*).

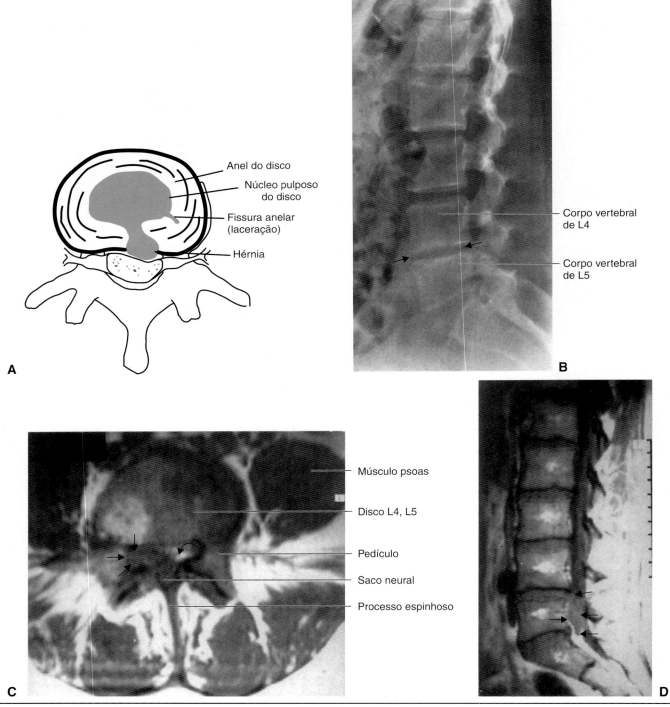

FIGURA 6-40. A: Ilustração do disco intervertebral lombar. A hérnia de disco é uma laceração que se estende desde o núcleo pulposo e através de todas as camadas do anulo fibroso. Pode haver compressão do saco tecal e, provavelmente, de raízes nervosas. Fissuras radiais menores podem ou não provocar dor. **B**: Radiografias laterais da coluna lombar. Hérnia do disco intervertebral entre L4 e L5. A paciente é uma mulher de 30 anos com fraqueza bilateral das pernas, mais acentuada na perna direita. Estreitamento significativo do espaço do disco intervertebral de L4-L5 (*setas retas*), sugerindo uma doença de disco neste nível. De novo, o disco não pode ser visto na radiografia. O estreitamento do espaço do disco é mais aparente quando se compara com outros espaços de discos lombares. Em geral, a altura do espaço do disco L4-L5 é maior que a de outros espaços de discos lombares. (*continua*)

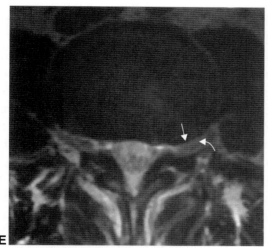
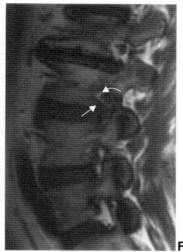
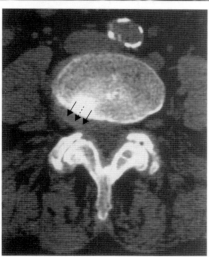

FIGURA 6-40 *(Continuação)*. **C**: Imagem axial de RM em T1 da coluna lombar na mesma paciente. Grande disco intervertebral L4-L5 extruso. O disco foi extruso em sentido póstero-lateral à direita (*setas retas*) e criou uma pressão extrínseca sobre saco neural, obliterando a gordura epidural do lado direito. Gordura epidural normal à esquerda (*seta curva*). **D**: Imagem sagital de RM em T1 da coluna lombar na mesma paciente. Disco intervertebral de L4-L5 extruso em sentido descendente. Observe que o disco L4-L5 extruso (*setas*) migrou para baixo e para trás, até o nível do espaço do disco L5-S1 e está comprimindo seriamente o saco neural. Um disco abaulado em L5-S1 não toca o saco tecal nesse nível. **E**: Imagem axial de RM em T2 em L3-L4, em paciente masculino de 43 anos. Protrusão discal foraminal. A protrusão do disco (*seta*) comprime o forame neural esquerdo e desloca a raiz de L3 (*seta curva*).
F: Imagem sagital de RM em densidade de prótons no mesmo paciente. Esta projeção mostra a extensão do disco dentro do forame neural (*seta*) e o relacionamento com a raiz (*seta curva*). Presença de alterações degenerativas do disco em L2-L3 assim como algum estreitamento foraminal nesse nível.
G: Imagem axial por TC da coluna lombar. Protrusão do disco intervertebral de L4-L5. As *setas retas* indicam o disco abaulado com estreitamento do forame direito causado pelo disco e por artrite degenerativa facetária.

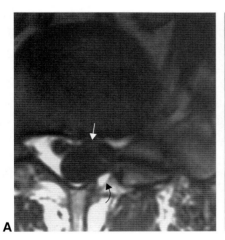
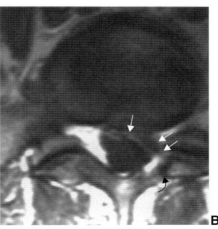

FIGURA 6-41. Imagem axial de RM em T1 entre L5-S1, sem (**A**) e com (**B**) contraste intravenoso. Tecido de cicatrização em uma pessoa com dor recorrente nas costas. A *seta curva* demonstra uma porção ausente da lâmina em decorrência de cirurgia anterior. A *seta* em A mostra um sinal anormal, que pode tanto ser uma hérnia de disco ou novo tecido de cicatrização. A imagem em B demonstra que esta área (*seta*) realça completamente. O material do disco não realça. A raiz nervosa de S1 (*seta dupla*) esquerda está deslocada e em realce, sugerindo estar afetada por tecido de cicatrização.

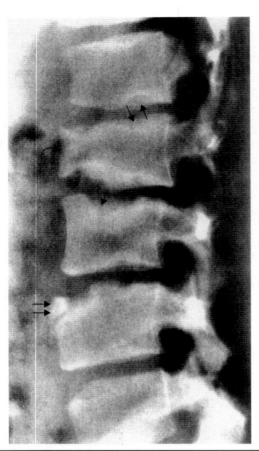

FIGURA 6-42. Radiografia em perfil da coluna lombar. Doença de Scheuermann. O envolvimento de três ou mais vértebras por parte dos nodos de Schmorl *(setas retas)* define a doença de Scheuermann. Desse processo podem resultar a forma anterior em cunha e o diâmetro AP aumentado dos corpos vertebrais *(seta curva)*. Presença de vértebra em limbo *(setas retas duplas)*. Observe o aspecto ondulado dos platôs vertebrais.

Osteoartrite

A osteoartrite ou artrite degenerativa (Fig. 6-43) é a artrite mais comum e envolve, geralmente, as articulações facetárias da coluna vertebral. Os pacientes com osteoartrite reclamam sempre de dor e/ou de dificuldade de movimento da coluna vertebral comprometida. Como nos membros, os aspectos radiológicos típicos incluem o estreitamento irregular das articulações, a esclerose e a formação de osteófitos. O diagnóstico diferencial de artrite degenerativa ou osteoartrite deve incluir as articulações neuropá-

TABELA 6-8 Artrites

Osteoartrite
Artrite inflamatória (artrite reumatóide e espondilite anquilosante, psoríase, doença de Reiter)
Articulação neuropática (articulação de Charcot)
Artrite infecciosa

ticas e a hiperplasia esquelética idiopática difusa. As complicações mais comuns da osteoartrite são a estenose espinal (Fig. 6-44) e a espondilolistese.

A *estenose espinhal* descreve um canal neural ou vertebral muito estreito, e as múltiplas etiologias podem ser classificadas como congênitas, de desenvolvimento e idiopáticas. Embora a mielografia comprove dramaticamente esta anormalidade, a TC tem excelente aceitação por parte dos pacientes e determina as causas e o local preciso (foraminal, recesso lateral ou central) da estenose. Não raro, o quadro deve-se a uma combinação de disco saliente, artrite facetária com osteófitos e endurecimento do ligamento amarelo (Fig. 6-44B).

Espondilite Anquilosante, Psoríase e Doença de Reiter

O grupo de artrites com envolvimento esquelético axial proeminente é conhecido, no conjunto, como *espondiloartropatias*, das quais a espondilite anquilosante, a psoríase e a doença de Reiter são as mais discutidas.

A espondilite anquilosante, ou doença de Marie-Strumpell, é uma artrite inflamatória crônica. É mais comum em homens jovens e envolve, em geral, a coluna vertebral e as articulações sacroilíacas (SI) (Fig. 6-45). As articulações de SI estreitam-se de forma simétrica ou obliteram-se completamente. A espondilite anquilosante na coluna vertebral geralmente resulta no enquadramento dos corpos vertebrais e sindesmófitos, ossificação entre a margem mais externa dos corpos vertebrais e o *annulus* do disco. Essas alterações aparecem, na radiografia, como uma vara de bambu e foram denominadas de "coluna em bambu" (Fig. 6-45B, C). Por causa da rigidez da coluna vertebral e da fusão relativamente fraca entre os discos, até um trauma leve pode levar a fraturas no nível dos discos (Fig. 6-45D). A espondilite anquilosante pode envolver outras articulações que terão um aspecto similar ao daquelas da artrite reumatóide.

A psoríase é, provavelmente, mais conhecida pelas manifestações dermatológicas características, mas a artrite associada pode coincidir ou até anteceder os problemas de pele. A artrite psoriática apresenta tanto erosões como proliferação óssea. Quando as articulações SI estão envolvidas, esse envolvimento é assimétrico (Fig. 6-46). A ossificação paravertebral esporádica conectará os corpos vertebrais adjacentes.

A doença de Reiter é composta por uma constelação de conjuntivite, uretrite e artrite. Os aspectos radiográficos são bastante parecidos com os da psoríase, porém com maior probabilidade de envolvimento das articulações dos membros inferiores em vez daquelas dos membros supe-

Artrites 303

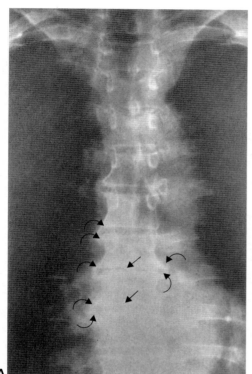
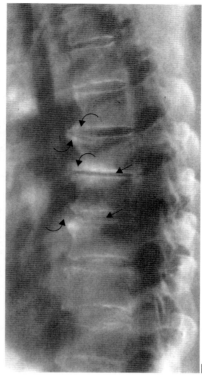

FIGURA 6-43. Radiografias AP (**A**) e lateral (**B**) da coluna torácica. Osteoartrite ou artrite degenerativa. Presença de múltiplos osteófitos (*setas curvas*) e vários espaços discais estreitados (*setas retas*), secundários à doença degenerativa dos discos.

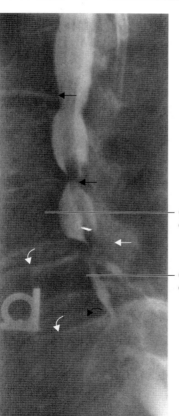

- Corpo vertebral de L3
- Corpo vertebral de L4
- Sacro

FIGURA 6-44. A: Radiografias laterais de uma mielografia lombar. Estenose espinal. As *setas retas* indicam níveis múltiplos de compressão do saco neural, secundários ao estreitamento do canal espinal que é, por sua vez, secundário às alterações degenerativas dentro e ao redor do canal neural. Os espaços intervertebrais entre os discos L3-L4 e L4-L5 também estão nitidamente estreitados (*setas curvas*). **B**: Imagem axial por TC da coluna lombar, com contraste. Estenose espinal no nível de L3-L4, secundária às alterações hipertróficas da faceta, em paciente masculino de 71 anos. As *setas retas* delineiam o estreitamento acentuado do canal vertebral e as *setas curvas* indicam a deformidade do saco tecal, devida à estenose espinal.

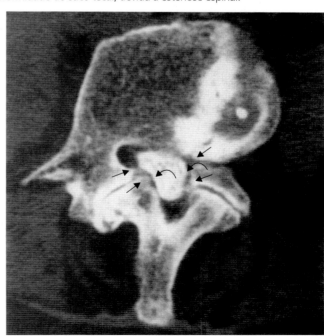

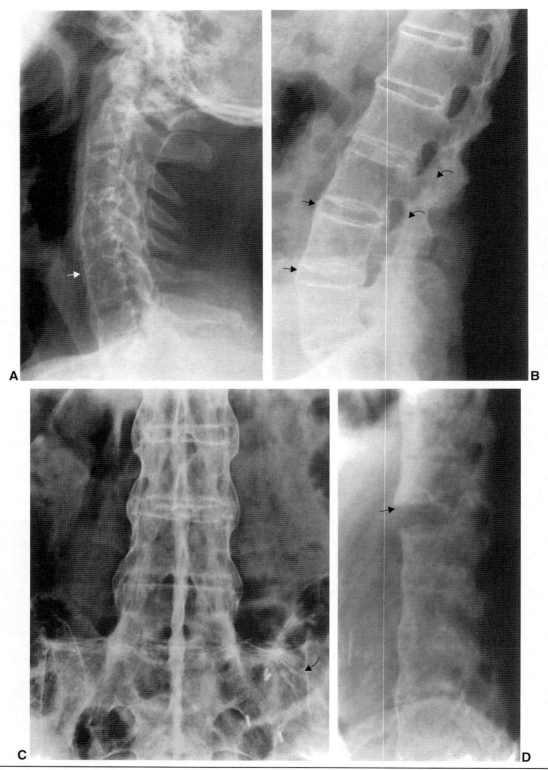

FIGURA 6-45. Radiografias em perfil cervical (**A**) e lombar (**B**) e AP lombar (**C**). Espondilite anquilosante. As *setas retas* demonstram os sindesmófitos que fazem ponte através dos níveis do disco, formando uma coluna sólida tipo "bambu". As *setas curvas* em B identificam as articulações apofisárias, enquanto a *seta curva* em C é o local esperado da articulação sacroilíaca que se fundiu. **D**: Radiografia lateral de um homem com espondilite anquilosante após queda relativamente pequena. Observa-se anterolistese de L1 sobre L2 e o alargamento do disco de L1-L2 (*seta*) secundário a uma fratura através do nível do disco.

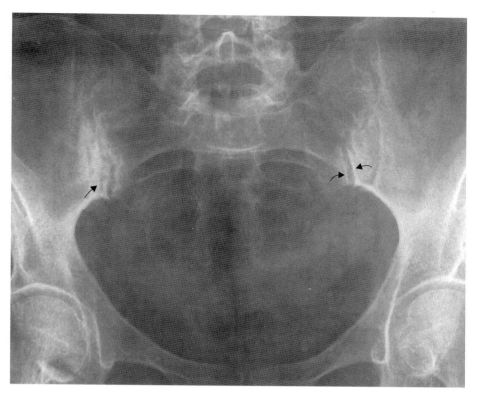

FIGURA 6-46. Radiografia AP da pelve. Psoríase. Esclerose e irregularidade da articulação sacroilíaca direita (S1) (*seta*) devido à sacroileíte associada à artrite psoriática. Compare o aspecto das margens nitidamente definidas da articulação (SI) esquerda (*setas curvas*).

riores. A alterações na coluna vertebral e nas articulações de SI são indistingüíveis da psoríase.

Artrite Reumatóide

A coluna vertebral possui várias articulações sinoviais; conseqüentemente a artrite reumatóide muitas vezes envolve a coluna vertebral, com intensidade que varia de leve a grave. Pode ocorrer apenas o estreitamento moderado dos espaços dos discos cervicais. Entretanto, quando a artrite reumatóide envolve o odontóide e a articulação atlantoaxial, o resultado pode ser o enfraquecimento do ligamento transversal do atlas que sustenta o odontóide próximo ao arco anterior de C1. Quando esse ligamento fica envolvido, pode ocorrer subluxação, ou até luxação da articulação atlantoaxial (Fig. 6-47). Esses pacientes podem sentir dor cervical, seja em repouso ou em movimento. Na radiografia em perfil, a distância normal entre a margem anterior do odontóide e o aspecto posterior do arco anterior de C1 nos adultos é geralmente inferior a 2,5 mm. Quando há a subluxação ou luxação dessa articulação, a distância fica maior que 2,5 mm, especialmente quando a coluna vertebral cervical está flexionada.

As radiografias em perfil da coluna vertebral cervical em extensão e flexão são indicadas para os pacientes com artrite reumatóide quando eles sentem dor com o movimento da cabeça e antes de serem submetidos à anestesia geral ou qualquer outro procedimento em que sua cabeça possa ficar hiperflexionada ou hiperestendida. Essas precauções ajudam a prevenir lesões na medula espinal. Como sempre, a artrite reumatóide geralmente está associada a osteopenia e fraturas patológicas secundárias. O diagnóstico diferencial para osteopenia e fraturas vertebrais inclui osteoporose, doença metastática, mieloma múltiplo, infecções e trauma.

Articulações Neuropáticas

As articulações de Charcot, ou articulações neuropáticas ou neurotróficas podem ocorrer tanto na coluna vertebral como nos membros (Fig. 6-48). As alterações das articulações são secundárias à perda de sensação de dor e/ou as articulações instáveis encontradas em uma série de quadros neurológicos, incluindo o diabetes melito, a siringomielia e a espinha bífida com meningocele. Os achados radiográficos são estreitamento do espaço dos discos, destruição e fragmentação óssea, ossos subcondrais esclerosados, subluxação, luxação e formação de massas ósseas marginais. Muitos desses achados podem ser encontrados na osteoartrite e o aspecto é o de osteoartrite grave da coluna vertebral.

INFECÇÕES

A osteomielite, ou infecção óssea, é comum e foi discutida no Capítulo 5. As infecções da coluna vertebral são provocadas por uma ampla gama de organismos, mas as estafilocócicas são as mais comuns. Como acontece com a osteomielite em qualquer outro sítio, os pacientes com

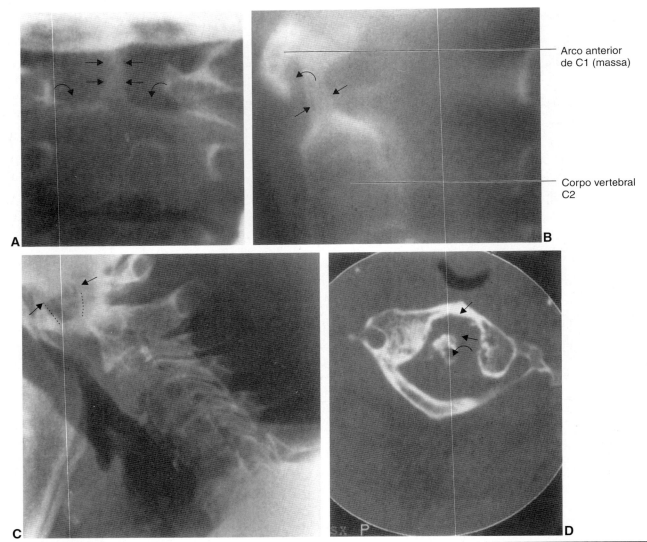

FIGURA 6-47. A: Radiografia AP de boca aberta da coluna cervical. Artrite reumatóide. O processo odontóide (*setas retas*) está estreitado, osteopênico e com as margens muito mal definidas. Observe as distâncias aumentadas entre o processo odontóide de C2 e os processos articulares inferiores de C1 (*setas curvas*) devido à perda parcial do osso odontóide. **B**: Tomografia lateral da coluna cervical no mesmo paciente. Artrite reumatóide. O odontóide (*setas retas*) está notadamente estreitado. O espaço entre o odontóide anterior e o arco de C1 (*seta curva*) é maior que os normais 2,5 mm ou menos. Isto pode ocorrer também diante de um quadro de espondilite anquilosante. **C**: Radiografia em flexão no perfil da coluna cervical, em um paciente diferente que o mostrado na imagem B. Artrite reumatóide. Quando a coluna cervical está flexionada, o espaço (*setas retas*) entre a superfície anterior do odontóide e o aspecto posterior do arco de C1 (linhas pontilhadas) fica drasticamente alargado. Esse alargamento representa um deslocamento instável de C1 com relação a C2. Há espondilolistese anterior de grau 1 de C3 com relação a C4. Observe o estreitamento de todos os espaços dos discos cervicais e a osteopenia generalizada. **D**: Imagem axial por TC da coluna cervical. Artrite reumatóide com estenose espinal em paciente masculino de 55 anos. A articulação de C1-C2 é anormal, apresentando distância de 8 mm entre o arco anterior de C1 e o odontóide (*entre as setas retas*). Há alterações erosivas avançadas no odontóide (*seta curva*). Reconstrução sagital de TC da coluna cervical (**E**) e tridimensional (**F**) no mesmo paciente mostrado na foto D. O odontóide está envolvido em alterações erosivas e apresenta um aspecto distal pontudo (*setas curvas*). De novo, pode-se demonstrar a articulação anormal de C1-C2 (*entre as setas retas*). **G**: Imagem sagital de RM em T2 da coluna cervical no mesmo paciente mostrado nas imagens D e F. O odontóide (*setas duplas*) está deslocado para trás, resultando em estenose espinal e compressão da medula cervical (*seta curva*). O sinal aumentado na medula comprimida (*ponta de seta*) provavelmente representa um edema e/ou uma reação crônica à compressão. As *setas retas únicas* indicam múltiplos níveis de estenose espinal moderada.

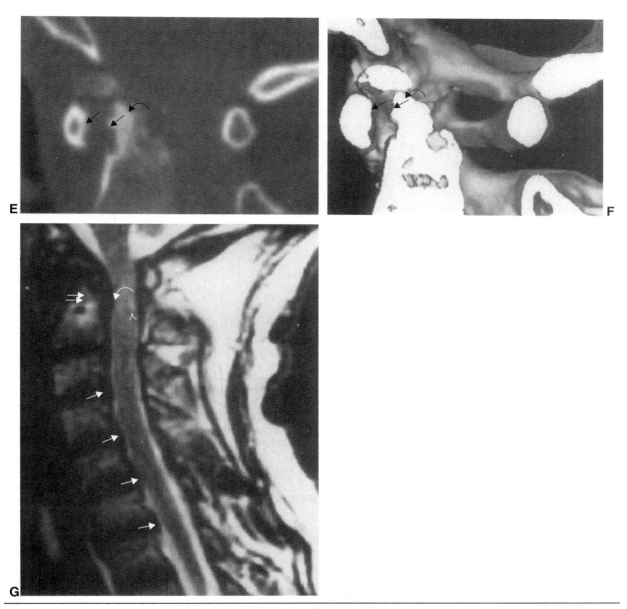

FIGURA 6-47 (Continuação).

osteomielite espinal em geral têm febre e dor localizada. Os achados radiográficos são sutis e, muitas vezes, a má definição do platô vertebral é o único achado (Fig. 6-49). Com a progressão da doença, a destruição óssea torna-se evidente. A osteomielite está no diagnóstico diferencial das lesões ósseas líticas. As investigações ósseas com radionuclídeos são bastante úteis para a identificação dessa infecção, especialmente quando as radiografias resultam negativas. A RM é sensível na identificação da osteomielite (Fig. 6-50). Nas imagens de RM em T1, as infecções têm uma intensidade de sinal diminuída (aparecem em cinza-escuro), enquanto nas imagens em T2 as infecções têm a intensidade de sinal aumentada (aparecem brancas). O realce pelo meio de contraste é significativo. O disco fica invariavelmente envolvido, o que quase sempre ajuda a diferenciar a infecção das fraturas e das metástases. A investigação por TC pode identificar a destruição óssea e articular que não é visível nas radiografias (Fig. 6-50B).

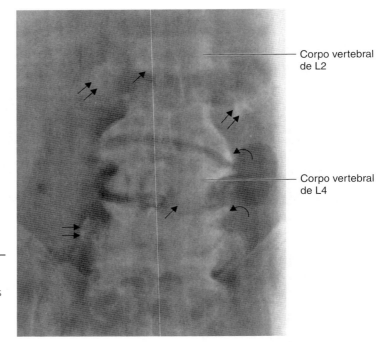

FIGURA 6-48. Radiografia AP da coluna lombar. Artropatia neuropática diabética. As alterações características da artropatia neuropática estão presentes, incluindo as alterações escleróticas e destrutivas (*setas retas únicas*), fragmentação e formação de massa óssea marginal (*setas retas duplas*) e de osteófitos (*setas curvas*).

Corpo vertebral de L2

Corpo vertebral de L4

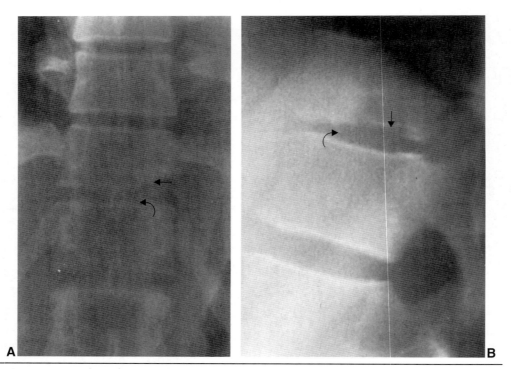

FIGURA 6-49. Radiografias AP (**A**) e perfil (**B**) da coluna lombar superior e da coluna torácica inferior. Osteomielite do corpo vertebral de T11. Este paciente de 41 anos apresentava dor nas costas e febre (baixa). Observa-se a destruição da porção posterior do platô vertebral inferior de T11 (*setas retas*); o estreitamento acentuado do espaço do disco intervertebral de T11-T12 (*setas curvas*) sugere a destruição do disco e da articulação.

Infecções 309

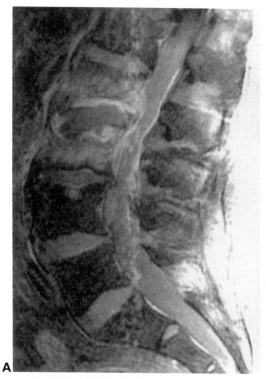

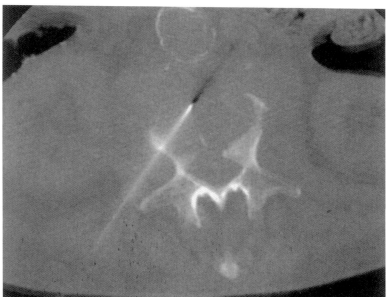

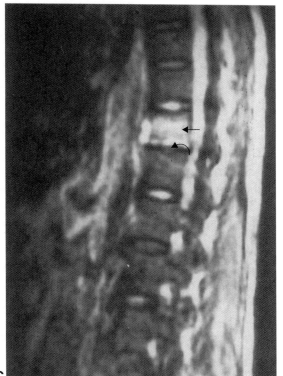

FIGURA 6-50. A: Imagem sagital de RM em T1 com contraste venoso. Discite. O disco L2-L3 aparece dilatado em decorrência da destruição dos platôs vertebrais adjacentes pela infecção. Realce pelo meio de contraste (branco) em volta o disco com infecção e dos corpos vertebrais envolvidos. **B**: Imagem axial de TC durante biópsia no mesmo paciente. A ponta da agulha de biópsia (*seta*) está no disco infectado. Somente em quase metade das biópsias realizadas para o tratamento de discite o organismo será identificado. **C**: Imagem sagital de RM em T2 da coluna lombar e torácica. Osteomielite do corpo vertebral de T11 e destruição por infecção do espaço do disco intervertebral de T12. A aparência branca do corpo vertebral de T11 confirma a impressão clínica da osteomielite (*seta reta*). Compare a densidade anormal do corpo vertebral de T11 com a densidade normal de corpos vertebrais não envolvidos acima e abaixo da vértebra T11. Observe que grande parte do disco intervertebral de T11-T12 está faltando (*seta curva*), o que é condizente com uma provável destruição desse disco. Compare o espaço do disco anormal envolvido em T11 e T 12 com os discos de aspecto normal, acima e abaixo desse nível.

DOENÇAS DIVERSAS

Hiperostose Esquelética Idiopática Difusa

A hiperostose esquelética idiopática difusa (DISH), ou doença de Forrestier, é mais bem demonstrada em uma radiografia lateral da coluna vertebral (Fig. 6-51) e caracteriza-se pela ossificação envolvendo o ligamento longitudinal anterior. A doença vem caracteristicamente acompanhada por osteófitos exuberantes. O aspecto geral é similar ao da coluna em bambu da espondilite anquilosante; entretanto, esta última está acompanhada, em geral, pela obliteração das articulações sacroilíacas. A estenose vertebral é uma complicação significativa da DISH (Fig. 6-52). Como na espondilite anquilosante, as fraturas podem ocorrer até por um trauma relativamente menor. Em qualquer outro sítio no corpo, a DISH manifesta-se por projeções proeminentes dos ossos nos sítios de conexão dos ligamentos.

Doença de Paget

A doença de Paget é provocada pela falta de equilíbrio entre a atividade osteoblástica e osteoclástica, que pode ser metabólica na origem, e que já foi discutida no Capítulo 5. Em

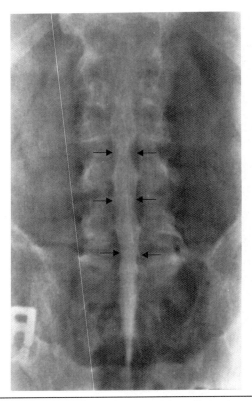

FIGURA 6-52. Radiografia PA de uma mielografia lombar em um paciente diferente. Estenose vertebral secundária à hiperostose esquelética idiopática difusa (DISH). As *setas retas* indicam múltiplos níveis de estenose vertebral e compressão do saco neural devido às alterações da DISH no canal vertebral. O aspecto geral da coluna é, de alguma forma, similar ao da coluna em bambu de quem sofre de espondilite anquilosante.

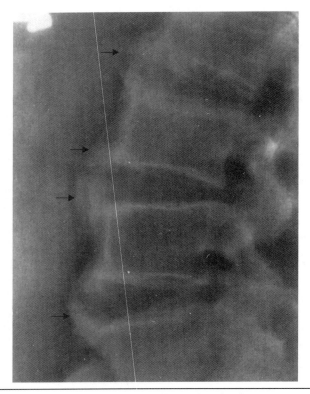

FIGURA 6-51. Radiografia em perfil da coluna lombar. DISH ou hiperostose esquelética idiopática difusa. Observe os osteófitos grandes (*setas retas*) ao longo dos corpos vertebrais anteriores que se estendem anteriormente através dos espaços dos discos e a ossificação do ligamento longitudinal anterior. Os espaços intervertebrais são normais em termos de altura.

geral, a doença envolve a coluna vertebral e, mais freqüentemente, a pelve (Fig. 6-53). A aparência clássica da coluna vertebral é a de vértebra em forma de moldura de quadro, provocada pela densidade das vértebras periféricas aumentadas e pela luminosidade central.

Tumores

Alguns tumores benignos podem envolver a coluna vertebral (Tabela 6-9) e um deles é o hemangioma. Em geral, esses tumores são assintomáticos e representam um achado incidental na coluna vertebral. Os hemangiomas na coluna vertebral não requerem tratamento a não ser que se tornem sintomáticos. Os sintomas podem-se desenvolver quando o tumor provoca uma fratura patológica ou quando a lesão se estende para fora das vértebras e comprime a medula espinal. Os hemangiomas podem-se desenvolver em outros ossos, mas na coluna vertebral têm aspecto clássico de trabéculas verticais endurecidas ou proeminentes que parecem grades de uma cela ou veludo cotelê (Fig. 6-54).

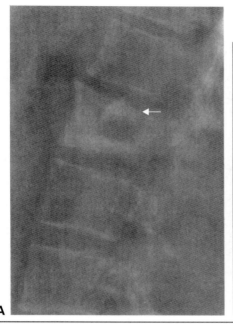 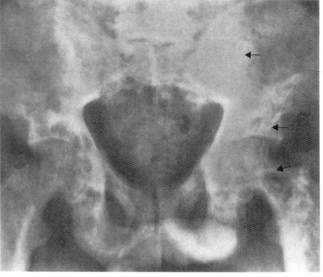

FIGURA 6-53. A: Radiografia em perfil da coluna lombar. Doença de Paget na vértebra L2 (*seta reta*). A vértebra L2 tem o aspecto clássico de moldura de quadro, secundário ao aumento da densidade trabecular na parte periférica do corpo vertebral. Observa-se leve perda de altura do corpo vertebral de L2, comparado com as alturas verticais de L1 e L3, o que é compatível com uma fratura leve por compressão. O resto da coluna lombar não está comprometido pela doença de Paget. **B**: Radiografia AP da pelve. Doença de Paget. As trabéculas ósseas são grosseiras (*setas retas*) com densidade geral aumentada e alargamento ou expansão dos ossos.

As imagens de RM e de TC são bastante características e não apresentam nenhum dilema diagnóstico.

Como já discutido no Capítulo 5, *a doença metastásica é a neoplasia mais comum nos ossos e inclui a coluna vertebral*. Como nos outros ossos, a doença metastásica envolvendo a coluna vertebral pode ser osteolítica (Fig. 6-55) com ou sem destruição e/ou atividade osteoblástica (Fig. 6-56). As neoplasias primárias que provocam lesões ósseas osteolíticas e osteoblásticas estão listadas na Tabela 6-10.

A importância da visibilização dos pedículos vertebrais é enfatizada na Figura 6-57. Quando um ou mais pedículos não são encontrados nos pacientes com suspeita (ou confirmação) de neoplasias, o primeiro diagnóstico que deve vir à mente é o de uma doença metastática. A RM é muito útil na confirmação da presença de doenças metastáticas na vértebra, quando o pedículo não é encontrado (Fig. 6-57B), bem como para avaliar a extensão e a localização da metástase (Fig. 6-58).

Os tumores primários do saco tecal e do cordão espinhal podem imitar tumores ósseos da coluna vertebral. Assim, os tumores que surgem dessas estruturas devem ser considerados num diagnóstico diferencial quando se estiver lidando com dor nas costas e radiografias anormais e mielografias.

TABELA 6-9 Alguns Tumores Ósseos Primários da Coluna Vertebral

Benignos
Hemangioma
Osteoma osteóide
Osteoblastoma
Cisto ósseo aneurismático
Osteocondroma

Malignos
Mieloma múltiplo (o mais comum)
Condrossarcoma
Osteossarcoma
Sarcoma de Ewing

TABELA 6-10 Características das Metástases

Osteoblásticas
Próstata
Mama
Linfoma
Carcinóide
Neuroblastoma (ocasional)

Osteolíticas
Mama
Pulmão
Quase todos os outros tumores metastáticos

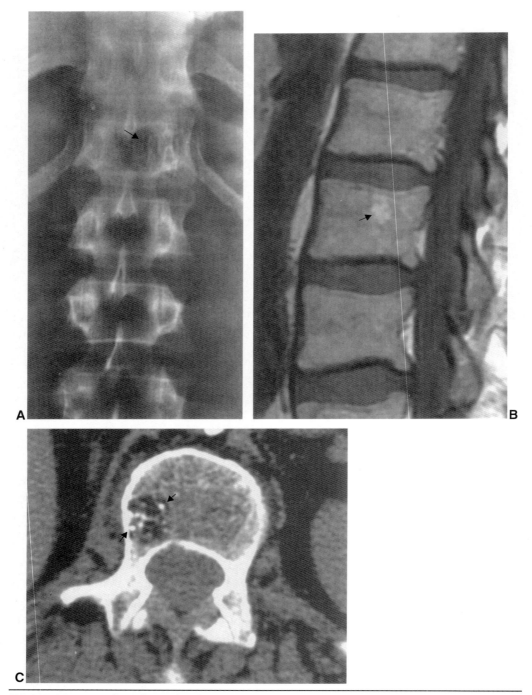

FIGURA 6-54. A: Radiografia AP da coluna toracolombar. Hemangioma no corpo vertebral de D12. O padrão trabecular vertical proeminente é característico do hemangioma ósseo (*seta reta*). Compare a aparência do corpo vertebral de D12 com aqueles acima ou abaixo desse nível **B**: Imagem sagital de RM sagital em T1 da coluna lombar. A área focal redonda de sinal mais alto (*seta*) é bastante característica de hemangioma na coluna, desde que contenha uma quantidade moderada de gordura. **C**: Imagem axial de TC do corpo vertebral torácico demonstrando aparência pontilhada de trabéculas grosseiras (*setas*), parecida com o observado em A. Observe a densidade baixa, de gordura, dentro do hemangioma (preto).

Doenças Diversas

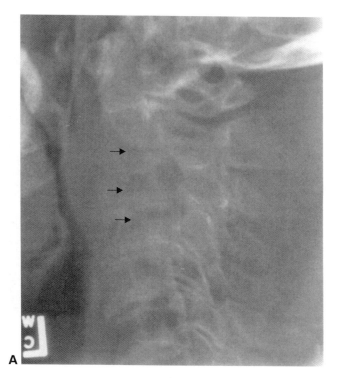

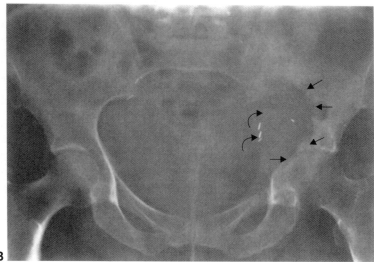

FIGURA 6-55. A: Radiografia lateral da coluna cervical. Doença metastásica osteolítica de vértebras cervicais múltiplas. Os corpos vertebrais de C2, C3 e C4 estão envolvidos por uma doença metastásica destrutiva (lítica) do pulmão (*setas retas*). **B**: Radiografia AP da pelve. Carcinoma metastásico osteolítico do colo do útero, envolvendo o ílio e o ísquio esquerdos (*setas retas*). O envolvimento extensivo do ísquio esquerdo resultou em protrusão acetabular esquerda. Presença de grande massa, metastática, de partes moles na pelve à esquerda (*setas curvas*).

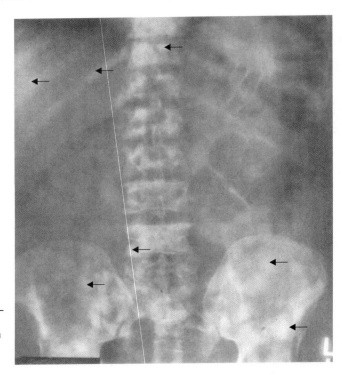

FIGURA 6-56. Radiografia AP do abdome. Carcinoma metastásico osteoblástico da próstata. As múltiplas áreas de densidade aumentada (*setas retas*) representam as metástases que envolvem a pelve, a coluna lombar, a coluna dorsal e as costelas.

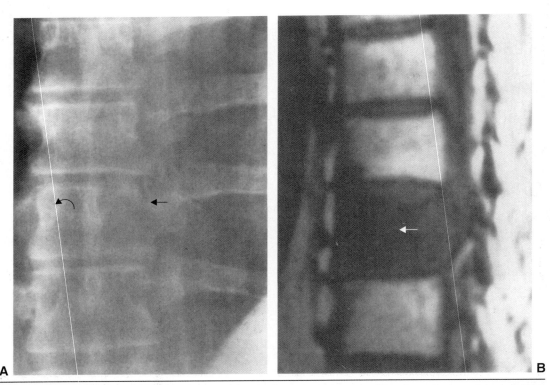

FIGURA 6-57. A: Radiografia AP da coluna torácica. Lesão metastásica osteolítica do pedículo vertebral de D9 à esquerda. Esse pedículo faltante (*seta reta*) foi destruído por doença metastásica enquanto o pedículo de D9 à direita (*seta curva*) permanece claramente visível. Esta descoberta induziu a outras investigações por RM que comprovaram a destruição por lesão metastática. **B**: Imagem sagital por RM em T1 da coluna torácica no mesmo paciente. Doença metastásica da vértebra D9. A doença metastásica envolvendo o corpo vertebral de D9 (*seta reta*) substituiu quase toda a gordura da medula óssea, resultando em sinal de baixa intensidade. Essa anomalia de D9 é bem evidente quando comparada com os sinais de alta intensidade da medula óssea normal de corpos vertebrais não envolvidos, acima e abaixo de D9.

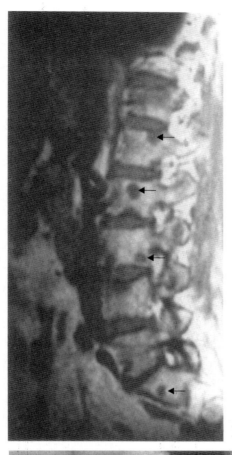

FIGURA 6-58. Imagem sagital de RM em T1 da coluna lombossacra. Carcinoma metastásico da mama. A paciente reclamava de fortes dores nas costas, porém as radiografias resultaram negativas. As *setas retas* indicam algumas das lesões metastásicas presentes na coluna lombar e sacral. As lesões metastásicas aparecem pretas na imagem em T1, porém brancas ou cinzas nas imagens em T2.

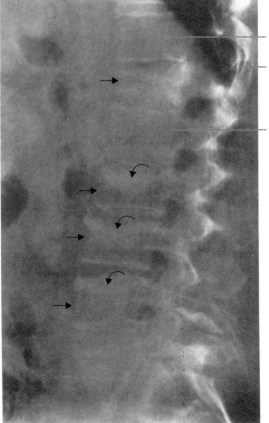

FIGURA 6-59. Radiografia em perfil da coluna lombar. Osteoporose senil. Observe a diminuição geral da densidade ou osteopenia da coluna. Há múltiplas fraturas patológicas por compressão, secundárias à osteoporose (*setas retas*). As fraturas de D12, L2-L3 e L4 ficam evidentes pela perda de altura vertical dos corpos vertebrais envolvidos. Compare as alturas das vértebras fraturadas com as normais dos corpos vertebrais de D11 e L1. Observe as múltiplas deformidades com aspecto de boca de peixe (*setas curvas*).

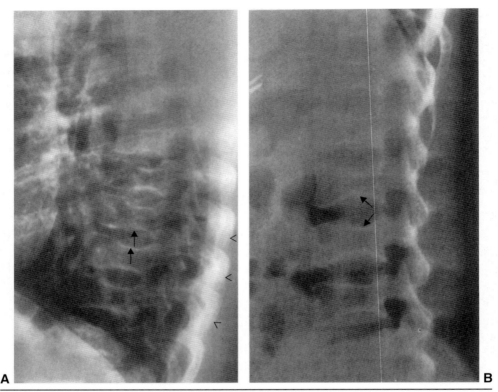

FIGURA 6-60. Radiografias em perfil da coluna torácica (**A**) e da coluna lombar (**B**). Anemia falciforme. Osteopenia geral e deformidades em forma de boca de peixe dos corpos vertebrais (*setas retas*), similares às da osteoporose senil (Fig. 12-59). Observe as costelas na imagem A (*ponta de seta*).

Outras

A osteoporose e a osteomalacia já foram discutidas na seção de doenças metabólicas no Capítulo 5. O paciente típico com osteoporose (Fig. 6-59) é idoso e reclama de dor nas costas, especialmente se houver fraturas secundárias por compressão. As fraturas vertebrais não somente causam dor nas costas, mas muitas vezes resultam em perda da altura e cifose. O aspecto radiográfico típico da osteoporose na coluna vertebral é a densidade geral diminuída dos corpos vertebrais e, como resultado, os platôs vertebrais proeminentes. À medida que as vértebras se tornam mais moles que os discos, os platôs vertebrais podem-se arquear, resultando em deformidades em boca de peixe das vértebras.

A anemia falciforme tem traço hereditário mendeliano dominante. A doença tem gravidade variada e caracteriza-se por crises que incluem anemia, febre, dores abdominais e ósseas intensas e infarto ósseo. As radiografias podem mostrar osteoporose, infartos ósseos, necrose asséptica e vértebras em forma de boca de peixe (Fig. 6-60).

O nanismo e várias anomalias congênitas têm aspecto típico ou clássico da coluna vertebral e da pelve, mas sua discussão vai além do escopo meramente introdutório deste texto.

ABORDAGEM DE PROBLEMAS CLÍNICOS

A avaliação inicial de um paciente com dor nas costas requer história e exame físico abrangentes. Se o paciente sentir dor dois ou três dias após um jogo de futebol entre pais e filhos, é mais provável que ele tenha uma distensão muscular ou sensibilidade muscular com início retardado. A dor aguda após erguer um objeto pesado provavelmente representa um quadro de herniação discal. O início insidioso da dor pode estar relacionado com artrite, compressões osteoporóticas em desenvolvimento ou doenças metastásicas. O nível de suspeita clínica determinará quais são as próximas medidas a serem tomadas. A maioria dos pacientes será submetida a um processo de tratamento conservador de repouso, fisioterapia e analgésicos. Se não houver melhora, poderão ser considerados os estudos por imagens. Entretanto, se o paciente tem um neoplasia primária conhecida, a RM ou a investigação óssea com radionuclídeos pode ser o estudo inicial, devido à suspeita mais alta da presença de metástases e da importância do diagnóstico.

PONTOS-CHAVE

As observações básicas nas radiografias da coluna vertebral devem incluir o alinhamento medular, as alturas dos corpos vertebrais e dos espaços discais intervertebrais, a densidade óssea, a presença das *pars articularis* na coluna vertebral lombar e a presença de pedículos em cada uma das vértebras.

- Um pedículo ausente é uma situação anormal e deve criar no examinador a suspeita de presença de um processo destrutivo como as neoplasias ósseas primárias e secundárias.
- A TC da coluna vertebral é boa para observar os ossos detalhadamente, para localizar os fragmentos de ossos e sua relação com o canal e medula espinal e para o diagnóstico de doenças de disco intervertebral herniado.
- A RM da coluna é boa para a investigação por imagem de processos que envolvem a gordura da medula óssea, como tumores e infecções. A RM tem valor também para o diagnóstico da doença do disco intervertebral herniado e para a avaliação medular.
- A maioria das anomalias congênitas da coluna vertebral é assintomática.
- As lesões por hiperflexão incluem fraturas em lágrima, lesões do ligamento posterior e travamento facetário. As facetas travadas em geral estão associadas a lesões na medula espinal.
- As fraturas do processo odontóide são freqüentes nos idosos e resultam tanto de lesões por hiperflexão como por hiperextensão.
- As radiografias AP de boca aberta e a TC são ferramentas úteis para o diagnóstico de fraturas do odontóide.
- Um anel raramente se quebra em um só ponto. Normalmente, há pelo menos duas fraturas presentes na pelve.
- As fraturas acetabulares são avaliadas pelas projeções AP e oblíquas da pelve.
- Após uma fratura acetabular, os estudos subseqüentes devem avaliar de perto a presença de necroses avasculares na cabeça do fêmur.

LEITURAS RECOMENDADAS

Rogers LF *Radiology of skeletal trauma*, 3rd ed. New York: Churchhill Livingstone, 2002.

El-Khoury GY. *Essentials of musculoskeletal imaging.* New York: Churchill Livingstone, 2003.

Renfrew DL. *Atlas of spine imaging.* Philadelphia: WB Saunders, 2003.

Capítulo 7

Cérebro

Wilbur L. Smith

Investigação por Imagem do Cérebro 319
Trauma 323
Doença Vascular 327
Neoplasias 329
Anomalias Congênitas 331
Pontos-Chave 334

INVESTIGAÇÃO POR IMAGEM DO CÉREBRO

Antes de 1970, a neurorradiologia representava um ramo pouco desenvolvido da investigação por imagem. As radiografias do crânio não tinham sensibilidade prognóstica para desordens neurológicas e a obtenção de informações por imagem mais diagnósticas e úteis sobre o cérebro e a medula espinal era incômoda e dolorosa, além de produzir imagens difíceis de se interpretar sem o conhecimento avançado da neuroanatomia. As primeiras técnicas de investigação do cérebro por imagem foram, no mínimo, pouco invasivas e muitas envolveram atividades como injetar ar no canal vertebral e girar o paciente em uma cadeira especial. Poucos pacientes se dispunham a voltar para outro desses exames! O mais alto nível de conforto que o pobre paciente que precisasse de uma investigação por imagem podia ter era uma arteriografia com punção direta da carótida ou punção espinhal.

A invenção e uso disseminado da técnica da tomografia axial computadorizada (CAT, para *computerized axial tomography*), ou tomografia computadorizada – TC, permitiu o acesso relativamente indolor aos processos internos do crânio e transformou o campo da neurorradiologia em uma subespecialidade nobre no âmbito da radiologia. Os primeiros equipamentos de investigação por TC eram lentos, difíceis de manejar e não forneciam muitos detalhes (Fig. 7-1), mas representaram um avanço tão maravilhoso que foram considerados como uma revolução na investigação médica por imagem. Na verdade, *Sir* Godfrey Hounsfield, o pioneiro da investigação por TC, ganhou muitos prêmios internacionais e recebeu um prêmio Nobel por seu trabalho. E apesar do desenvolvimento de muitas outras modalidades de investigação até hoje, a TC ainda constitui a base para a maioria dos estudos diagnósticos do cérebro e da coluna vertebral, sendo ainda o estudo de neuroimagem mais comum conduzido nos EUA. Os equipamentos de TC atuais podem obter cortes múltiplos e simultâneos e, combinados com as novas técnicas de processamento de imagens, permitem a produção de imagens anatômicas reconstruídas em qualquer plano. As explorações por TC são conduzidas rotineiramente com ou sem realce por contraste venoso e o realce produzido em associação à velocidade dos novos aparelhos transforma o mapeamento vascular em tempo real do cérebro em uma ferramenta clínica extremamente prática (Fig. 7-2). Algumas indicações clínicas já antecipam a necessidade do uso de contraste, embora com muitas variações. A Tabela 7-1 mostra as indicações usuais para o uso de contraste; entretanto, se houver dúvida, os radiologistas deverão estar disponíveis para consulta em bases individuais.

Na investigação por TC, as imagens do cérebro são normalmente obtidas em planos axiais (horizontais) e depois visibilizadas em diferentes níveis digitais, de modo que se possam observar os ossos e o crânio, assim como os tecidos do cérebro. Para a obtenção desses dados, não há necessidade de duas aquisições, mas sim de dois níveis diferentes de visibilização dos mesmos dados digitais. Os cortes que resultam das investigações por TC demonstram a anatomia em intervalos predeterminados, dependendo dos parâmetros de reconstrução das fatias (espessura) e cronografia de aquisição dos dados. Em geral, quanto mais espessas as fatias, menos cortes serão necessários para o exame através do cérebro, mas com fatias mais espessas a anatomia demonstrada será menos detalhada. Na explora-

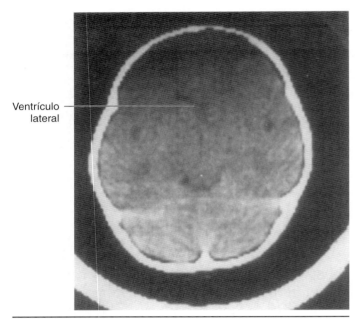

FIGURA 7-1. Exploração do cérebro feita em 1976 em equipamento EMI. Este corte único levou cerca de 1 minuto para ser obtido. Os *pixels* grosseiros dificultam toda a apreciação, exceto das estruturas cerebrais maiores, como os ventrículos. Isso foi, entretanto, um aperfeiçoamento extraordinário sobre o pneumoencefalograma.

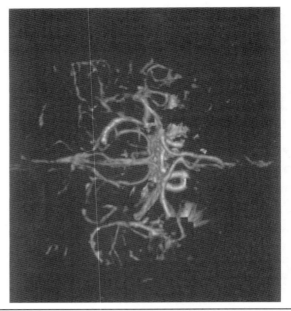

FIGURA 7-2. Angiografia por TC do cérebro obtida após injeção de contraste venoso e mostrando detalhes dos vasos intracerebrais do círculo arterial do cérebro (círculo de Willis).

ção-padrão por TC do cérebro, há várias marcações-chave a serem observadas para a orientação correta. A Figura 7-3 ilustra alguns dos destaques a serem considerados para orientá-lo quanto à anatomia exibida pelas fatias.

Vamos iniciar com os cortes caudais e caminhar em sentido ascendente. O quarto ventrículo, espaço contendo líquido cefalorraquidiano (LCR) localizado em sítio dorsal ao tronco cerebral e na linha média da fossa posterior, é um bom marcador para identificar o nível da ponte, do *vermis* cerebelar e da base da fossa craniana anterior (Fig. 7-3A). No mesmo corte, em sítio ventral ao tronco cerebral, fica a cisterna supra-selar e o dorso da sela. Observe que as figuras exibem a anatomia da fossa posterior com menos nitidez que aquela de alguns cortes mais craniais do cérebro. Nessa fossa, as investigações por TC ficam freqüentemente degradadas por causa da absorção dos raios X devido à grande quantidade de ossos densos ao redor, tornando obscuros os detalhes dos hemisférios cerebelares. Até certo ponto, essa limitação de técnica é menor em aparelhos mais rápidos e aperfeiçoados, mas o artefato ósseo é uma limitação da técnica de investigação por imagens de TC.

Caminhando para os cortes em direção cranial a partir do quarto ventrículo, encontramos a cisterna circundante e a porção cranial da cisterna supra-selar (Fig. 7-3B). A primeira é um marcador importante para o ponto onde os pedúnculos cerebrais (extensões do tronco cerebral) passam através do tentório cerebral. Em posição ventral a esse marcador e em sentido levemente cranial, localizam-se o terceiro ventrículo e os cornos anteriores dos ventrículos laterais. Nas margens laterais desses cornos ficam os núcleos da base, identificáveis como massas de substância cinzenta, limitando os ventrículos lateral e terceiro (Fig. 7-3C). O núcleo caudado projeta-se para o interior dos cornos dos ventrículos laterais.

Ainda em sentido ascendente, a exploração mostra o córtex do cérebro e as interfaces ordenadamente posicionadas entre as substâncias cinzenta e branca (Fig. 7-3D). Observe que cada seção da substância cinzenta tem uma área acompanhante de substância branca disposta em padrão previsível. Simetria é tudo no exame de explorações por TC do cérebro. Desde que o paciente esteja posicionado corretamente, as estruturas deverão combinar de um lado com o outro.

TABELA 7-1 Algumas Indicações Comuns para Exploração por TC e Uso de Contraste Venoso

Indicações para Exploração por TC	Contraste IV
Trauma	Não
Infecção	Sim
Anomalias congênitas	Não
Tumor	Sim
Desordem metabólica	Não
Esclerose múltipla	Sim
Hidrocefalia	Não

TABELA 7-2 Seqüências de Pulso por RM

Seqüência	Cor do Fluido Cefalorraquidiano	Cor da Lesão
T1	Preta	Variável
T2	Branca	Branca
Recuperação de inversão	Preta	Branca
Difusão	Preta	Branca
Gradiente (suscetibilidade)	Preta	Preta

TABELA 7-3 Comparação de Indicações e Fatores que Afetam a Escolha de TC ou RM

Fator	TC	IRM
Custo	++	+++
Disponibilidade	+++	++
Diferenciação entre tecidos	+	+++
Seqüências em planos múltiplos	+++	+++
Velocidade do exame	+++	++
Reconstrução óssea	+++	+

Apesar do enorme sucesso da técnica, a TC tem limitações que inibem seu valor. Por exemplo, ela é inerentemente limitada à habilidade de exibir altos níveis de contraste tecidual. Assim, se dois tecidos absorvem basicamente o mesmo número de fótons, mesmo que esses tecidos sejam quimicamente muito diferentes, a TC não poderá discriminar um do outro. Ossos ou quaisquer outros itens de alta densidade, como grampos para aneurismas, diminuem a imagem obtida por TC. Embora o tempo necessário para se obter um corte por TC tenha diminuído substancialmente nos últimos anos, existem ainda limitações físicas à exploração por essa técnica e os artefatos de movimento são muitos em pacientes rebeldes ou que não podem colaborar.

A mais nova e significativa modalidade de exploração do cérebro e da coluna vertebral por imagem é a investigação por ressonância magnética (RM). Essa modalidade de exame também teve um começo despretensioso; os primeiros equipamentos foram usados para quantificar níveis de gordura em gado destinado ao mercado de consumo. As imagens por RM são excepcionalmente bem detalhadas, mas os estudos exigem mais tempo e são mais dispendiosos que aqueles por TC. A RM tem contraste tecidual muito melhor, embora sua resolução espacial seja menor que a da TC. As novas seqüências de obtenção de imagem e a capacidade maior da RM em exibir alterações metabólicas, vasculares e funcionais em tecidos sugerem que ela será, por fim, a modalidade de investigação definitiva para muitas indicações.

A investigação por RM depende de alterações no comportamento físico dos prótons (o hidrogênio é o próton natural mais abundante em nossos tecidos contendo água) quando primeiro magnetizados e depois expostos a um pulso de energia por radiofreqüência. As principais variáveis são, portanto, a força do campo magnético e a maneira com a qual as ondas de radiofreqüência são aplicadas (seqüências de pulso). A Tabela 7-2 mostra uma revisão geral bem simplificada das principais seqüências de pulso atuais e a cor das lesões e do líquido cefalorraquidiano nas investigações por RM em 1,5 tesla atualmente usadas. Os dados da tabela têm muitas exceções e há várias seqüências novas em rápido desenvolvimento. Portanto, essa tabela deverá ser usada somente como diretriz preliminar (90% de precisão) para permitir que sua avaliação das imagens por RM esteja no mesmo nível daquela dos clínicos em geral. Apesar do grande

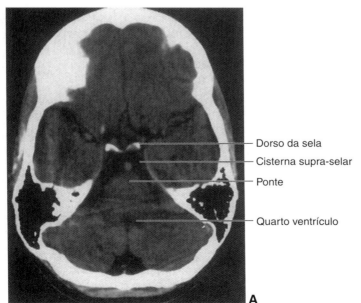

FIGURA 7-3. A: Investigação por TC do crânio de um adulto normal no nível do quarto ventrículo. A estrutura do tronco cerebral ventral ao quarto ventrículo é a ponte. Mais à frente fica a estrela de cinco pontas representando a cisterna supra-selar. No interior dessa cisterna ficam os vasos do círculo arterial do cérebro e o dorso da sela, ou parte posterior da sela turca. (*Continua.*)

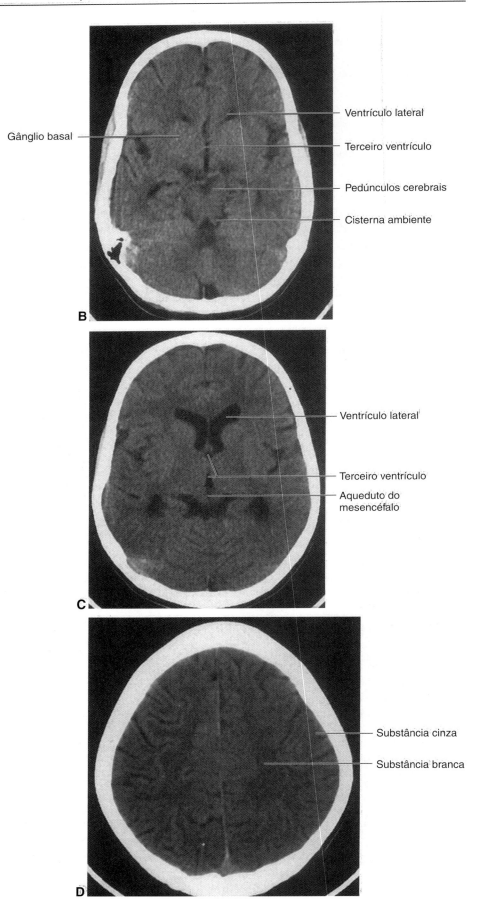

FIGURA 7-3 *(Continuação)*. **B**: Corte cranial de A demonstrando a cisterna circundante como densidade de líquido posteriores aos pedúnculos cerebrais. Vamos imaginar a cisterna como a boca, os cornos anteriores dos ventrículos laterais como os olhos e o terceiro ventrículo como o nariz do rosto de um homem sorrindo! Essa marcação é importante, pois esse é o ponto onde os pedúnculos passam pelo tentório. **C**: Prosseguindo em sentido cranial, deixamos a fossa posterior e exploramos os ventrículos laterais, os terceiros ventrículos, o aqueduto do mesencéfalo (aqueduto de Sylvius) e os hemisférios cerebrais. **D**: A investigação próxima ao vértice da cabeça mostra a substância branca (em preto na TC) e seu relacionamento com a substância cinza. Observe que cada área de substância cinza possui uma coluna associada de substância branca.

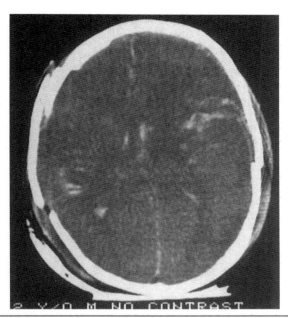

FIGURA 7-4. O crânio de uma criança envolvida em acidente automobilístico grave mostra múltiplas áreas brancas no cérebro, assim como fratura do crânio. As áreas brancas representam hemorragia intraparenquimatosa. Observe também o rompimento da arquitetura normal do cérebro (compare à Figura 7-3D, que mostra um corte grosseiramente no mesmo nível), refletindo edema cerebral grave.

potencial da RM e de seu progresso desde um simples dispositivo de pesquisa, no início dos anos 1980, até o equipamento principal da maioria dos setores de investigação por imagens nos EUA, nos dias atuais as investigações por TC ainda fornecem o grosso das imagens diagnósticas do cérebro. A Tabela 7-3 mostra os pontos fortes e fracos das duas modalidades.

TRAUMA

O trauma é, talvez, a indicação mais comum para a investigação do cérebro por imagem. O crânio do ser humano é extremamente vulnerável a lesões; conseqüentemente, a investigação de um trauma por imagem de TC raramente traz dificuldades. Ao avaliarmos uma TC executada por causa de um trauma, temos um número definido de parâmetros de busca por achados que representem condições com probabilidade de exigir intervenção imediata.

A presença de sangue na cabeça, mas fora do sistema vascular é, com freqüência, a chave para um diagnóstico correto. Felizmente, quando há sangue solto na cabeça, ele geralmente aparece como uma bolha branca conspícua na investigação por TC. Portanto, a primeira regra para o exame de explorações tomográficas de trauma é buscar pelas coleções brancas dentro do crânio (Fig. 7-4). Seu diagnóstico pode, com freqüência, ser ainda mais específico, pois essas coleções brancas (sangue) tendem a se alinhar em orientações previsí-

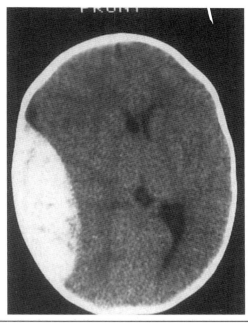

FIGURA 7-5. Grande massa de densidade branca (sangue) convexa em direção ao cérebro é característica de hemorragia epidural ou extradural. A maioria desses quadros ocorre em decorrência de laceração de uma artéria e representa emergência cirúrgica. O cérebro é deslocado pelo hematoma, como demonstrado pelo deslocamento da linha média.

veis, de acordo com a localização anatômica. Como visão geral, os sítios de sangramento intracraniano são separados primeiramente em intra-axiais, ou seja, dentro dos próprios tecidos cerebrais, ou extra-axiais. As hemorragias extra-axiais ocorrem em espaços com formas características que podem

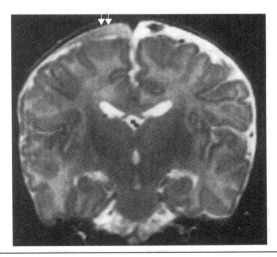

FIGURA 7-6. RM do cérebro, ilustrando que essa modalidade também é eficaz para demonstrar um trauma. Criança vítima de abuso, com hematoma no espaço subdural (setas). Observe que a superfície é côncava, refletindo o contorno do córtex cerebral, mas sem se estender entre os giros. Essa configuração é típica de hematoma subdural. Observe também que as densidades de sinal são diferentes na RM. A investigação do sangramento por meio de imagens é mais complexa nesse exame que na TC.

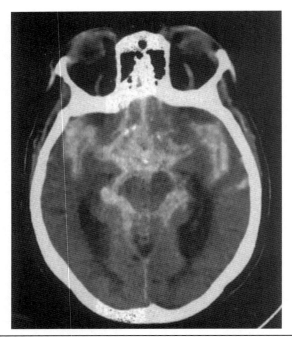

FIGURA 7-7. Investigação por TC ao nível da cisterna *ambiens* mostrando a cisterna em branco (sangue) em vez de em preto (líquido cefalorraquidiano; compare com a Figura 7-3B). Observe que a densidade em branco também cerca o tronco cerebral. Quando o sangue imita a distribuição do líquido cefalorraquidiano, ele geralmente é extra-axial e fica no espaço subaracnóide, fluindo ao redor e sobre os tecidos cerebrais.

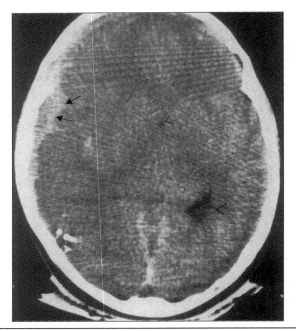

FIGURA 7-8. Hemorragia intra-axial ou intraparenquimatosa do cérebro em paciente com trauma. As densidades em branco (sangue) não estão compatíveis com nenhum espaço definível e ficam, na verdade, dentro e entre os tecidos do cérebro. Um hematoma subdural (*setas*) também está presente nesse paciente. Observe que o ventrículo lateral e seu corno temporal (*pontas de setas*) estão deslocados pelo efeito da massa.

ajudar a localizar a hemorragia. O fluido no espaço epidural, entre o crânio e a dura, geralmente se apresenta como uma massa crescente convexa ao cérebro (Fig. 7-5). O espaço subdural entre as membranas dura e aracnóide, entretanto, é geralmente côncavo, paralelo à superfície do crânio; assim, os hematomas subdurais são diferenciados do sangramento epidural por sua forma (Fig. 7-6). O sangue presente no espaço subaracnóide difunde-se sobre a superfície dos giros e preenche as cisternas de líquido cefalorraquidiano ao redor do cérebro (Fig. 7-7). O sangramento intra-axial fica freqüentemente confinado à área do vaso rompido e está totalmente incluído na substância do cérebro.

A hemorragia intraventricular ocorre no interior dos ventrículos, acumulando-se geralmente na porção dependente do ventrículo para formar um nível de sangue-LCR.

Tabela 7-4 Características do Sangue Intracraniano por Visibilização

Tempo do Sangue	TC	RM T1-com peso	RM T2-com peso
Imediato	Branco	Preto	Preto
Crítico	Branco	Branco	Preto
Subcrítico	Cinza-branco	Branco	Branco

Identificar primeiro o sangue "branco" e visibilizar, a seguir, sua forma e localização anatômica, possibilitam a precisão satisfatória do diagnóstico e da localização do sangue. À medida que o hematoma envelhece, o sangue assume características diferentes na imagem. A Tabela 7-4 fornece uma descrição das diferentes aparências do sangue no cérebro, indicando a idade do sangramento.

Após buscar pela presença de sangramento em pacientes com trauma cerebral, o próximo passo é buscar pelo efeito de massa, um sinal da presença de pressão sobre uma área do cérebro. Para a maioria das lesões, a melhor forma de se encontrar efeitos de massa significativos é buscar por assimetria com deslocamento das estruturas com relação à linha média, das quais as mais proeminentes são a foice do cérebro, os ventrículos laterais e a fissura inter-hemisférica (Figs. 7-5 e 7-8). Um desvio da linha média para longe da lesão, por exemplo, em um acúmulo de sangue epidural, geralmente representa uma emergência, especialmente em um contexto de trauma. Entretanto, recomenda-se cautela: os desvios da linha média nem sempre sinalizam a necessidade de se tirar a faca do bolso para executar uma neurocirurgia de emergência feita "na mesa da cozinha". O edema difuso de um hemisfério cerebral (Fig. 7-8) ou mesmo a atrofia do hemisfério contralateral podem causar desvio aparente (ou real). O importante é o conceito de desvio da linha média. Quando as estruturas do cérebro são desviadas para longe do lado da anormalidade visível, como no caso de um hematoma, aumente seu nível de suspeita e de urgência na avaliação de seu paciente.

Na investigação do cérebro por TC, depois da busca pela presença de sangue e de efeitos de massa, o passo importante a seguir é a avaliação das densidades dos próprios tecidos cerebrais. Já descreveremos anteriormente como os componentes de substância cinza e branca do cérebro deverão se mostrar nas imagens por TC (Fig. 7-3D). Os ventrículos laterais e os espaços do LCR aparecem em preto e deverão ser facilmente distinguíveis como elementos separados dos tecidos do cérebro. As variações nesse tema geralmente representam más notícias. O sinal mais proeminente e perigoso é a obliteração da distinção entre a substância branca e a cinza, que indica edema profundo na área. Este é um padrão universal e existe um nome para o edema profundo que se forma e oblitera todas as marcações cerebrais: o *bad black brain* (Fig. 7-9). Esse achado é geralmente prognóstico de resultados ruins, pois representa a fragmentação difusa da integridade dos tecidos, resultando em edema cerebral. Essa cadeia catastrófica de eventos é causada, quase sempre, por uma limitação do suprimento de oxigênio aos tecidos cerebrais, por causa ou de comprometimento desse fornecimento ou de perda de oxigênio para as células do cérebro. Em última instância, à medida que o cérebro inchá, o suprimento sanguíneo fica comprometido pela perda

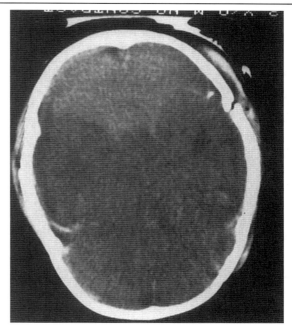

FIGURA 7-9. Criança com lesão cerebral grave não apresentando nem ventrículos reconhecíveis nem diferenciação entre substância cinza e branca (compare com a Figura 7-3D). De fato, todo o neocórtex, exceto pelas áreas de hemorragia, é uma sombra uniforme em preto. Esse edema cerebral grave prevê um prognóstico ruim.

do gradiente de perfusão arterial e, por fim, não há circulação para o cérebro. Em virtude das diferentes densidades de tecido e da perfusão menos vulnerável, os núcleos da base e o tronco cerebral mostram-se, com frequência, particularmente conspícuos contra a densidade uniforme do cérebro escurecido (*bad black brain*), o que resulta no chamado sinal reverso (Fig. 7-10).

Neste capítulo, deixamos de apresentar, intencionalmente, uma discussão detalhada sobre fraturas do crânio. Isso porque, em geral, essas fraturas não são muito importantes para o prognóstico imediato do paciente. Na verdade, o que causará sofrimento ao paciente é o efeito do trauma ao cérebro e não a fratura do osso (Fig. 7-11). Entretanto, há uma exceção significativamente importante desses episódios: a fratura de crânio com depressão, um quadro no qual o osso é direcionado diretamente de volta contra os revestimentos das meninges e o próprio cérebro. A exploração por imagem de TC e as janelas ósseas têm papel fundamental para documentar a profundidade e a extensão desse tipo de lesão, assim como quaisquer vazamentos de ar intracraniano por causa das lacerações da *dura-máter* ou das meninges (Fig. 7-12). Nesse tipo de trauma, a cirurgia normalmente se faz necessária e as observações principais são identificação da fratura, profundidade do(s) fragmento(s), lesão na superfície do cérebro e a presença de pneumoencéfalo (ar no interior do crânio).

Não se pode deixar de lado a RM em qualquer discussão sobre trauma, mas o papel dessa modalidade, embora

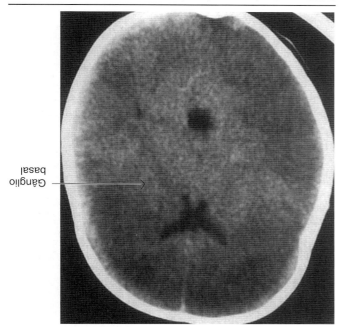

FIGURA 7-10. Criança com lesão hipóxica difusa do cérebro demonstrando o sinal reverso. Observe que os núcleos da base são cinza e o neocórtex é preto, especialmente nas regiões frontal e parietal.

Trauma

325

modalidade é extremamente sensível para avaliar a extensão da lesão parenquimatosa ao cérebro e para definir com mais precisão o compartimento contendo fluido extra-axial localizado. Em cada uma dessas situações, o prognóstico e a etiologia da lesão são mais bem definidos após a exploração por RM. A espectroscopia por RM, que é um estudo do metabolismo cerebral, é muito promissora para o prognóstico do resultado de algumas lesões. A utilidade da RM para a detecção de sangue subaracnóide é discutível, mas a modalidade não tem paralelo na definição precisa dos giros cerebrais danificados em um acidente automotivo anterior (Fig. 7-13). As situações que exigem o uso da RM para decidir sobre o tratamento de urgência de um paciente com trauma cerebral são poucas, mas essa modalidade representa uma ferramenta secundária muito valiosa em pacientes selecionados.

Em resumo, a exploração por imagem de TC de um paciente com trauma cerebral agudo deverá ser avaliada quanto aos seguintes achados: (a) densidades brancas definindo sangramento, inclusive a distribuição do(s) acúmulo(s) de sangue; (b) o efeito de massa, particularmente com desvio das estruturas da linha média; e (c) perda das características normais de contraste (ou assimetria) do tecido normal e das interfaces do líquido cefalorraquidiano (LCR). Essas regras não fornecerão todas as respostas para todos os pacientes com trauma, mas ajudarão em quase 95% dos casos que você enfrentar. Para os demais 5%, você poderá fazer uma residência em radiologia ou neurocirurgia!

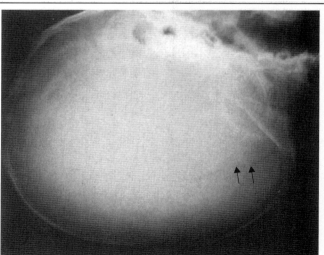

FIGURA 7-11. Criança com fratura linear do crânio (setas) e completamente assintomática (exceto por uma protuberância palpável no crânio), pois o cérebro subjacente ao crânio não estava afetado. A presença de fratura do crânio documenta um trauma mas tem pouca importância no tratamento da criança.

venha se intensificando cada vez mais, normalmente é secundário. Devido às limitações no acesso ao paciente (limitações de ventilação, dificuldade na observação do paciente etc.) e dos tempos mais longos de exame, a RM raramente é a primeira modalidade a ser usada para a avaliação de traumas agudos. Depois que as emergências agudas e potencialmente fatais foram devidamente tratadas, essa

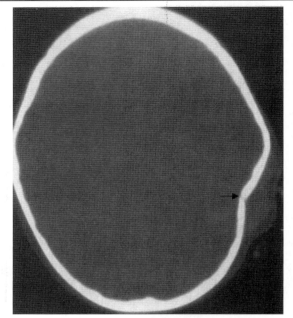

FIGURA 7-12. Janelas ósseas de uma investigação por imagem de TC demonstrando a profundidade da lesão em uma fratura de crânio deprimida (seta). Este adolescente recebeu um golpe com um martelo.

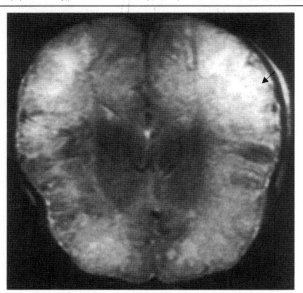

FIGURA 7-13. RM mostrando sinal com aumento difuso nos lobos parietais posteriores (substância branca indicada pela seta) de uma vítima de trauma com golpe cego. Isso se deve a uma contusão cortical que se mostrou sutil na TC. Embora o achado tenha explicado os sintomas do paciente e documentado a gravidade da lesão, não houve necessidade de intervenção urgente.

326 Capítulo 7 ■ Cérebro

DOENÇA VASCULAR

Logo após o trauma como indicação para a exploração do cérebro por imagem, temos a doença vascular, cuja forma mais predominante é o derrame. Este resulta da oclusão do suprimento vascular (normalmente arterial, mas às vezes também venoso) a uma área focalizada do cérebro, causando isquemia dos tecidos. Muitos "derrames" são pequenos e nem mesmo detectados clinicamente. Em uma exploração do cérebro por RM, a maioria das pessoas em sua quinta ou sexta década de vida apresenta pequenas áreas de sinal anormal chamadas UBOs (objetos brilhantes não-identificados) (Fig. 7-14) e alguns profissionais descrevem a origem dessas áreas como derrames silenciosos. Temos uma porção significativa de tecido cerebral que não usamos totalmente, de modo que a perda dessas pequenas áreas não é necessariamente percebida como um problema clínico.

Os sintomas de emergência aparecem somente quando uma área grande ou particularmente crítica do cérebro se torna isquêmica e aí entra em cena a exploração por imagem neurológica. As explorações por imagens de TC são, com freqüência, a primeira avaliação; entretanto, essa modalidade é problemática em virtude da incidência significativa de resultados falso-negativos nas primeiras 24 a 48 horas após o derrame. O tamanho, gravidade e presença de hemorragia afetam nitidamente o cenário de um derrame nas imagens tomográficas, de modo que alguns

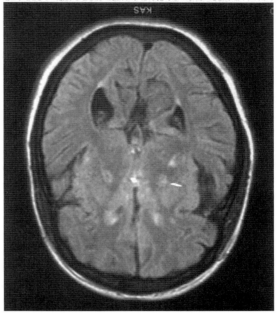

FIGURA 7-14. Objetos brilhantes não-identificados e amplamente espalhados (UBOs, para *unidentified bright objects*) em RM dos núcleos da base deste octogenário, sem significado. Esses UBOs são comuns próximos aos núcleos da base, mas podem ser visíbilizados em qualquer sítio e acredita-se que representem doença arterial menor com infartos lacunares.

desses episódios de derrame aparecem imediatamente; entretanto, a sensibilidade de uma exploração por TC para fins diagnósticos é consideravelmente mais alta após esse período de 24 a 48 horas (Fig. 7-15).

Na exploração por imagem de TC, o achado mais confiável em um derrame é a perda da arquitetura normal da substância cerebral. A área do derrame é delineada como uma mancha escura (edematosa) que oblitera a densidade normal do tecido. Derrames ocasionais apresentarão sangramento associado, especialmente em pacientes com hipertensão, e o sangue se mostrará nas imagens tomográficas como densidade branca dentro da área mais escura do infarto (Fig. 7-16). A natureza de um derrame também pode alterar-se à medida que o tecido é destruído e a revascularização recupera-se. O sangramento pode resultar de tal maneira que derrames inicialmente não-hemorrágicos podem desenvolver um sinal alto e característico de sangramento interno. Essa alteração freqüentemente sinaliza um prognóstico ruim.

Há uma linha de conhecimento sugerindo que o tratamento precoce do derrame pode restaurar a circulação e limitar o dano ao tecido cerebral. Isso levou a uma alteração na exploração por imagem, enfatizando o diagnóstico precoce. A RM, especialmente com a seqüência de difusão, é mais sensível às alterações iniciais e assumiu um papel maior na investigação de infartos cerebrais agudos. A exploração por difusão consiste em uma série de seqüên-

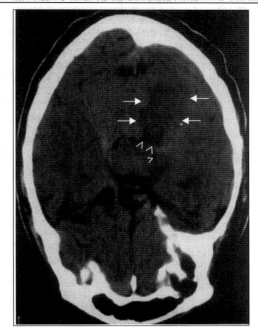

FIGURA 7-15. Lesão de baixa densidade no hemisfério cerebelar direito representando acidente vascular encefálico isquêmico agudo decorrente de oclusão arterial. Observe o edema dos tecidos envolvidos no infarto, evidenciados pela obliteração da cisterna *ambiens* à direita (*pontas de setas*). A lesão não contém sangue, pois não há hiperdensidade na TC.

328 Capítulo 7 ■ Cérebro

cias específicas de recuperação de inversão que mostra o movimento browniano das moléculas de água liberadas do tecido cerebral danificado, que se relacionam grosseiramente com as áreas de morte celular. Em estudos experimentais, esse achado é muito sensível e aparece alguns minutos depois da lesão ao tecido, transformando-se assim na ferramenta mais útil para o diagnóstico da injúria vascular isquêmica aguda (Fig. 7-17). Os avanços na RM com sequência de imagens são rápidos, de modo que essas sequências serão ainda mais aperfeiçoadas, podendo até mesmo antecipar a morte celular, mas, por enquanto, a difusão é a sequência mais precisa e precoce para a avaliação de injúria vascular isquêmica. Oito horas ou mais após o episódio, a RM dos tecidos danificados mostra imagens hiperintensas (em T1 ou na modalidade FLAIR – sequência em recuperação por inversão com supressão de fluido]) por causa da grande quantidade de água livre vazada pelas células isquêmicas. Infelizmente, porém, já é tarde para a aplicação de muitas técnicas trombolíticas que limitam o derrame; assim, a difusão é crítica logo no início do episódio. O uso da RM com contraste (gadolínio em perfusão) aperfeiçoou ainda mais a detecção do problema e a modalidade pode, dentro em breve, transformar-se num procedimento-padrão para a exploração por imagem de déficits neurológicos agudos (Fig. 7-18).

Até agora discutimos as injúrias vasculares isquêmicas agudas. Os episódios crônicos resultam em atrofia do tecido cerebral (Fig. 7-19), manifestada por redução de volume focal ou difuso do cérebro devido à morte das células. Deve-se destacar, em especial, o quadro de demência difusa por multinfartos, que é difícil de ser diferenciado do mal de Alzheimer. Aqui os derrames são pequenos e confinados às áreas próximas aos ventrículos cerebrais, de modo que estes se dilatam à custa dos tecidos mortos (Fig. 7-20). A exploração por imagem por TC do paciente mostra ventrículos ectasiados, com giros e sulcos proeminentes de maneira incomum num quadro conhecido, às vezes, como *hidrocefalia ex vacuo*. Esses casos são, na verdade, um quebra-cabeça, pois o mal de Alzheimer, a hidrocefalia de pressão normal dos idosos e a atrofia cerebral difusa de

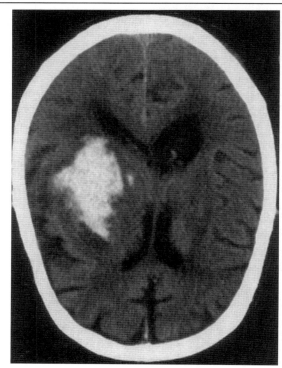

FIGURA 7-16. Hematoma intraparenquimatoso volumoso no lado esquerdo do cérebro, com margem irregular e edema ao redor da área hipodensa de hemorragia recente. Executivo de 53 anos com hipertensão e vítima de derrame hemorrágico agudo fatal.

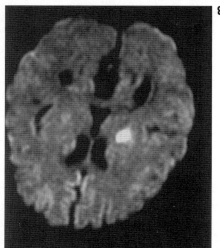

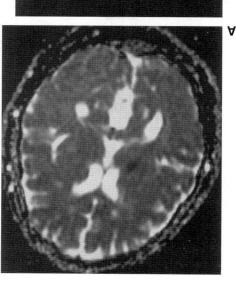

FIGURA 7-17. A: Infarto cerebral agudo na porção anterior do tálamo direito em executivo de 50 anos com hipertensão, detectado prontamente por RM ponderada por difusão. A imagem do coeficiente de difusão aguda mostra lesão de baixa densidade (em preto) no tálamo, na sequência em T2. **B:** A mesma lesão mostra-se em branco na sequência do coeficiente de difusão aparente (ou mapa ADC).

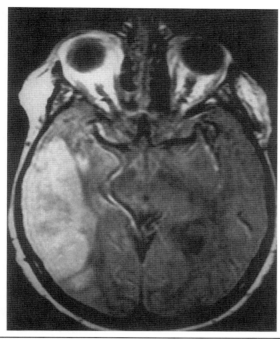

FIGURA 7-18. A área hiperintensa no lobo temporal direito neste paciente é uma lesão vascular sintomática recente, como demonstrado por RM com contraste.

qualquer causa com similar aspecto. A investigação por imagem funcional do cérebro com a espectroscopia, a análise da perfusão e/ou a medição metabólica deverão ser

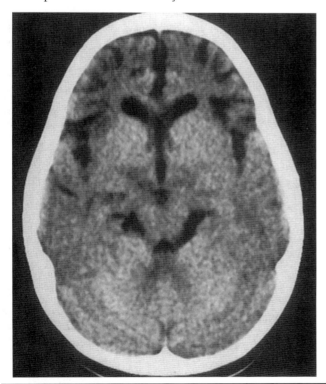

FIGURA 7-19. Este paciente idoso apresenta ventrículos difusamente dilatados, assim como sulcos profundos sobre a superfície do cérebro devido à atrofia presumivelmente associada a infartos múltiplos anteriores.

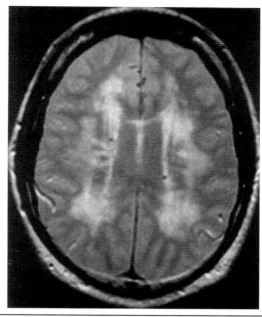

FIGURA 7-20. Exploração ponderada em T2 no nível dos ventrículos laterais, demonstrando múltiplos infartos periventriculares de sinal alto devido à falta de perfusão das camadas profundas do cérebro. Esses pacientes se apresentam com demência e desordens de movimentos que podem imitar vários quadros neurológicos degenerativos.

consideradas futuramente para esse diagnóstico. Não existem respostas fáceis resultantes da exploração por imagens e no momento não há tratamento específico com eficácia satisfatória para qualquer um desses quadros. Entretanto, essa área de investigação médica está em franca evolução, prevendo-se desenvolvimentos promissores em termos de exploração por imagem.

NEOPLASIAS

A terceira aplicação mais comum para a investigação por imagem é a avaliação de tumores. Nos adultos, as metástases (Fig. 7-21) constituem os tumores mais comuns. Os tumores primários, benignos ou malignos, são menos freqüentes. Nas crianças acontece o contrário, devido à freqüência mais baixa de tumores malignos primários que criam metástases no cérebro. A localização desses tumores também é diferente com a idade. Uma proporção maior de tumores adultos encontra-se no córtex cerebral, enquanto nas crianças são mais comuns os tumores que se originam abaixo do tentório (Fig. 7-22).

A investigação de tumores por TC segue os mesmos princípios gerais aplicados para traumas, exceto pelo fato de a maioria dessas explorações ser conduzida depois da administração de contraste venoso. Em tese, o que se aplica na maior parte das vezes, acredita-se que a circulação anormal do tumor permita que o contraste atravesse a

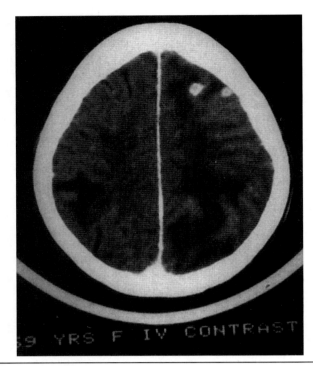

FIGURA 7-21. TC com realce por contraste em paciente feminina de 59 anos com câncer de pulmão já identificado, mostrando múltiplas lesões de densidades alta e mista, que eram metástases do tumor pulmonar.

barreira hematencefálica e realce a lesão. Uma vez que o realce por contraste se mostra em branco em uma imagem tomográfica, o tumor torna-se patente. Entretanto, os tumores podem sangrar e o branco do contraste pode obscurecer o branco do sangramento. E uma vez que a aparência do sangue é um sinal importante em pacientes portadores de tumor, freqüentemente é necessário estudarmos ambos os hipersinais com e sem realce intravenoso. Em termos de definição de tumor e de anatomia normal, a RM se iguala ou supera a TC em eficácia e poucos neurocirurgiões poderiam tratar um tumor no cérebro sem a ajuda de uma RM com meio de contraste (gadolínio).

Como acontece no trauma, é importante a diferenciação entre massas intra-axiais (no interior dos tecidos cerebrais) e extra-axiais, pois a abordagem e o diagnóstico diferencial são diferentes. A determinação da origem do tumor é uma das tarefas diagnósticas mais difíceis. Em geral, um tumor extra-axial exibirá sua base mais larga na superfície do cérebro e indentará suavemente o cérebro de fora para dentro (Fig. 7-23). Os tumores extra-axiais tendem a estar associados às meninges ou aos ossos do crânio. Às vezes, um tumor no parênquima cerebral se origina na superfície do cérebro e a diferenciação torna-se impossível. Ao contrário, os tumores extra-axiais às vezes crescem a partir de tiras de tecido que se insinuam no cérebro, dando a aparência de massas parenquimatosas.

Tumores que se mostram totalmente no interior dos tecidos cerebrais têm geralmente origem nas células gliais e o astrocitoma é o tumor primário mais comum (Fig. 7-24), com metástases também em geral mais comuns. Quando a distinção entre a característica intra-axial e extra-axial for difícil ou crítica, a aplicação de uma outra modalidade com capacidade de exploração em múltiplos planos, como a RM, será muito valiosa. Essa modalidade

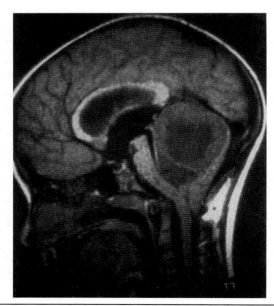

FIGURA 7-22. RM ponderada em T2 documentando um grande tumor surgindo do *vermis* cerebelar e empurrando o tronco cerebral para frente. Comportamento típico de um meduloblastoma.

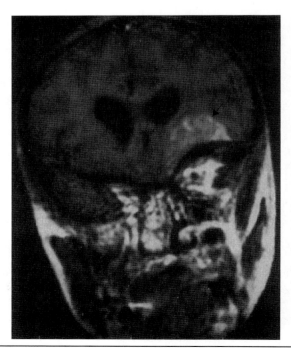

FIGURA 7-23. Grande tumor (*seta*) com base larga ao longo do teto da órbita e deslocando o lobo frontal para cima. Crescimento típico de tumor extra-axial, neste caso um meningioma.

Anomalias Congênitas 331

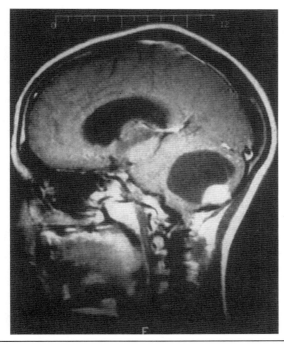

FIGURA 7-24. RM com gadolínio mostrando tumor cerebelar com *nidus* muito brilhante de tecido dentro de massa cística. Imagem característica de astrocitoma pilocítico.

também oferece parâmetros diferentes de contraste de tecidos e a RM com contraste agrega ainda uma outra dimensão à avaliação.

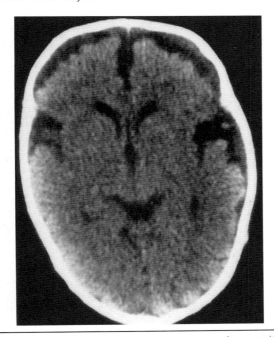

FIGURA 7-25. Esta criança se apresentou com a cabeça muito grande. O histórico familiar documentou macrocrânio em vários outros membros da família, inclusive o pai. A exploração da cabeça por TC mostra ventrículos ligeiramente dilatados e espaços subaracnóides proeminentes. Essa constelação de achados é diagnóstica de macrocrânio familiar benigno. Neste caso, a criança não precisou de tratamento e a exploração por TC foi suficiente para excluir um problema mais grave.

Uma vez diagnosticado o tumor e definida a sua localização anatômica correta, o próximo trabalho será examinar o efeito de massa causado por ele, para se avaliar a probabilidade de danos a centros críticos do cérebro, exigindo ação de emergência. Aqui serão úteis os princípios aplicados nos quadros de trauma. O tumor está causando deslocamento das estruturas normais, de modo a provocar compressão suficiente para comprometer o suprimento sanguíneo, ou dano direto de pressão às células do tecido normal do cérebro? Se esse for o quadro, você precisará agir rápido. Novamente, desvios para longe do sítio do tumor e alteração da diferenciação normal dos tecidos cerebrais são sinais-chave para a determinação apropriada.

ANOMALIAS CONGÊNITAS

Embora a TC seja usada com freqüência para o diagnóstico de anomalias congênitas do cérebro, a RM, com seu contraste tecidual superior, é imbatível nessa área. As anomalias congênitas normalmente se apresentam na infância, seja por meio de achados físicos anormais ou por convulsões. As anormalidades físicas mais freqüentemente associadas às anomalias cerebrais congênitas incluem macrocefalia (cabeça grande), feições anormais (especialmente com anormalidades da linha média como a fenda palatina) e meningocele. Cada um desses achados deverá dar a você a dica secreta na busca de um tipo específico de anormalidade.

No caso de macrocrânio (cabeça grande), o diagnóstico provável será a hidrocefalia ou a dilatação dos ventrículos, por causa da circulação anormal do LCR. O ventrículo lateral destaca-se de maneira tão satisfatória, graças a seu teor de LCR, que a TC está bem adaptada ao diagnóstico inicial e controle do tratamento para hidrocefalia (Fig. 7-25). O fator mais crítico é a determinação da causa da hidrocefalia, para que se possa dar o prognóstico da validade ou não de um desvio cirúrgico para o paciente. Na maioria das vezes, o método é direto: busca-se pelo ventrículo dilatado mais caudal e assume-se que a obstrução esteja entre esse sítio e o ventrículo normal mais cranial. Por exemplo, se o ventrículo lateral e o terceiro ventrículo estão dilatados, mas o quarto ventrículo se mostra normal, é provável que a obstrução esteja na área de saída de fluxo do terceiro ventrículo ou aqueduto do mesencéfalo (aqueduto de Sylvius) (Fig. 7-26).

Com freqüência, a hidrocefalia obstrutiva pode se tornar estática, em razão do equilíbrio da dinâmica de produção e absorção do LCR. Nesse caso, pode não ser necessária a execução de um desvio para drenagem do líquido. Uma vez detectados os ventrículos dilatados, a necessidade desse desvio poderá ser determinada acompanhando-se o tama-

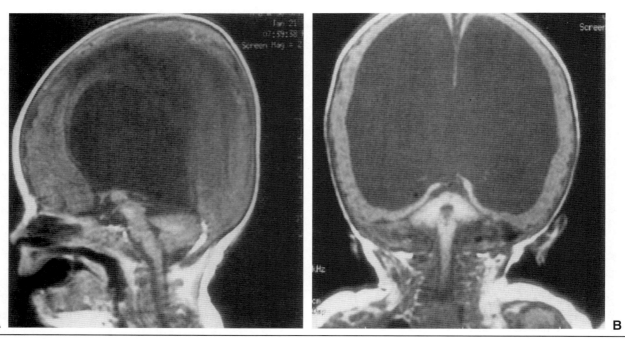

FIGURA 7-26. RM sagital (**A**) e coronal (**B**) de criança com cabeça enorme no parto. A criança apresentava hidrocefalia grave envolvendo os ventrículos: lateral e terceiro, mas o quarto ventrículo era normal. Quadro sugestivo de obstrução do aqueduto.

nho dos mesmos. Essa ação deverá, naturalmente, ser associada à observação cuidadosa das condições clínicas do paciente. Nunca permita que a investigação por imagem faça você hesitar se seu paciente estiver piorando. As explorações por TC fornecem detalhes suficientes para monitorar a progressão da hidrocefalia. A RM tem valor na avaliação inicial desse quadro, mas o acompanhamento é território da TC. A hidrocefalia também pode desenvolver-se em outras condições que não as congênitas, mas as regras aqui delineadas para avaliação servem para a maioria dos casos.

A RM é o melhor método para a avaliação inicial da maioria dos bebês com defeitos complexos da face e do cérebro, em virtude de sua capacidade de investigação por imagem em múltiplos planos. A holoprosencefalia, ou falha de divisão do prosencéfalo embrionário, está sempre associada a anomalias faciais e representa um protótipo satisfatório para ilustrar o valor da RM. Essa série complexa de anomalias varia muito, desde um cérebro totalmente mal formado, em um quadro não-compatível com a vida, até a agenesia do septo pelúcido e as anormalidades ópticas (displasia septo-óptica), quadros esses compatíveis com uma vida longa (Fig. 7-27). Embora as explorações por TC sejam suficientes para os defeitos maiores de holoprosencefalia, a RM pode mostrar detalhes suficientes para definir a ausência do septo pelúcido, assim como mostrar os defeitos da linha média dos tratos ópticos. Se você precisar conduzir um teste nessas crianças, a RM será o método de escolha.

A meningocele é uma condição comum causada por falha no fechamento do tubo neural embrionário. Esse quadro está, quase sempre, invariavelmente associado a uma série complexa de anormalidades denominadas de malformação de Arnold-Chiari II. A razão pela qual todas essas anomalias cerebrais estão associadas ao que normalmente se sabe ser uma anormalidade espinhal é complexa, mas os achados são reproduzíveis e mais bem demonstrados por RM (Fig. 7-28). A herniação da medula espinal que ocorre na meningocele está associada à protrusão das

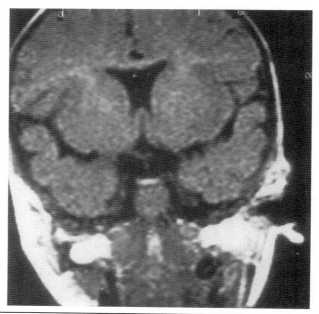

FIGURA 7-27. RM de criança com displasia septo-óptica documentando anormalidade mínima de septação incompleta dos ventrículos laterais com deficiência do septo pelúcido.

Anomalias Congênitas **333**

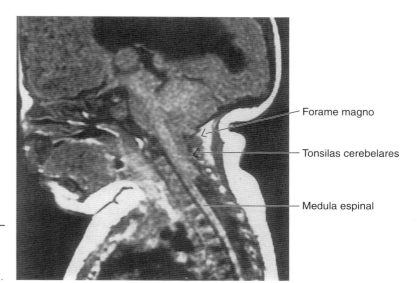

FIGURA 7-28. RM de um bebê com mielomeningocele lombar. A fossa posterior é pequena e a tonsila cerebelar projeta-se bem para longe do forame magno. Componente constante da malformação de Arnold-Chiari.

tonsilas cerebelares abaixo do forame magno. Como acontece com nossos outros exemplos, a anatomia complexa em anomalias cerebrais de desenvolvimento é mais bem demonstrada pela RM.

A identificação de convulsões em uma criança sugere a presença de defeito congênito, seja estrutural ou por causa de um problema metabólico. Em qualquer um dos casos, a RM tem mais probabilidade de levar às respostas corretas. As anormalidades estruturais incluem erros de migração neuronal, nos quais os tecidos do cérebro têm seu crescimento confinado, deixando ilhas focalizadas de tecido em sítios anormais por todo o cérebro (Fig. 7-29). Outras anormalidades estruturais resultam de confinamentos anormais de tecidos que se proliferam e rompem o tecido cerebral normal. Um protótipo satisfatório desse quadro é a esclerose tuberosa (Fig. 7-30), embora qualquer outra facomatose possa resultar em problemas similares. As anormalidades metabólicas que provocam convulsões normalmente causam desmielinização e, com isso, afetam a substância branca, ou de maneira difusa ou como lesões focalizadas (Fig. 7-31). Nesse ambiente, a RM é nitidamente superior à TC, embora os achados não sejam específicos para um processo de doença; a infecção focalizada ou as desordens de desmielinização, como esclerose múltipla, podem ter aparência semelhante aos defeitos metabólicos.

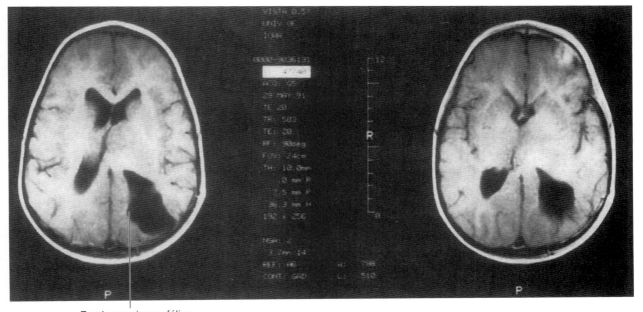

FIGURA 7-29. Criança com convulsões. A RM mostra uma fenda desde a porção posterior do ventrículo lateral esquerdo até a superfície do cérebro. Esse quadro, causado por falha na migração apropriada de neurônios à medida que o cérebro é formado, é chamado de *esquizencefalia*.

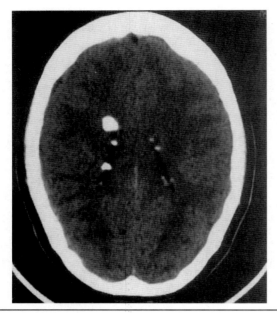

FIGURA 7-30. Investigação por TC do cérebro, demonstrando calcificação no teto de cada ventrículo lateral. Essas calcificações ficam dentro dos hamartomas ou tuberosidades. A RM também demonstra os hamartomas, assim como as lesões não-calcificadas.

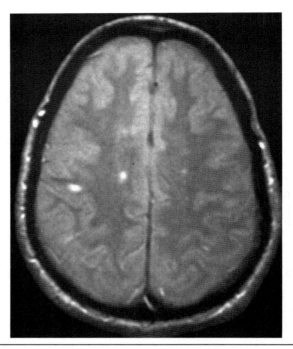

FIGURA 7-31. Lesões múltiplas da substância branca de alta intensidade, compatíveis com um fenômeno de mielodegeneração, neste caso de esclerose múltipla. Esses achados não são específicos e devem ser combinados com os resultados clínicos e laboratoriais para se chegar ao diagnóstico.

Existem muitos outros usos em potencial para a exploração por imagem na doença neurológica. Entretanto, se conseguir absorver os princípios gerais aqui elucidados, você poderá elaborar a maioria dos diagnósticos necessários para os cuidados aos pacientes, independente de seu domínio ou não de todas as nuances do diagnóstico diferencial.

PONTOS-CHAVE

- A tomografia computadorizada (TC) é o estudo por imagem neurológico mais executado atualmente nos EUA. A explorações por imagem de TC podem mostrar o cérebro em planos horizontais, que podem ser visibilizados em diferentes níveis.

- Ao avaliar uma exploração por TC na busca de traumas em potencial, comece buscando pela presença de sangue na cabeça fora do sistema vascular. Nas imagens tomográficas, o sangue aparece primeiro como uma bolha branca.

- O efeito de massa é uma indicação da presença de pressão comprimindo uma área do cérebro. A melhor maneira de encontrar efeito de massa significativo é buscar por assimetria com deslocamento das estruturas da linha média.

- A obliteração da distinção entre substância cinza e branca no cérebro representa edema profundo. Se o edema for universal, você estará testemunhando um quadro conhecido como *bad black brain*, que prognostica um resultado ruim e é, quase sempre, causado pela limitação do fluxo de oxigênio no cérebro.

- Na TC, as lesões vasculares isquêmicas agudas aparecem, inicialmente, como mancha edematosa escura obliterando a densidade dos tecidos normais. Em muitas seqüências de RM com recuperação de inversão ou ponderadas em T2, os tecidos danificados mostram-se brancos por causa da água liberada pelas células isquêmicas. A RM por difusão é o estudo por imagem mais sensível para a avaliação de infartos agudos.

- Os tumores que se mostram inteiramente envolvidos nos tecidos do cérebro são geralmente originários das células gliais e o astrocitoma é o tumor primário mais comum.

- A anatomia complexa em anomalias cerebrais de desenvolvimento é mais bem demonstrada com RM.

- As anormalidades físicas mais freqüentemente associadas às anormalidades cerebrais congênitas incluem macrocefalia (cabeça grande), feições anormais (especialmente com anormalidades da linha média como a fenda palatina) e meningocele.

LEITURA SUGERIDA

Osborn A. *Diagnostic neuroradiology.* St. Louis, MO: Mosby, 1994.

Capítulo 8

Cabeça e Pescoço

Yutaka Sato

Sinusite 335
Trauma 335
Tumores 341
Pontos-Chave 342

Neste capítulo apresentamos uma visão geral resumida da produção de imagens diagnósticas da cabeça e do pescoço. Graças aos recentes avanços e ampliação da disponibilidade de produção de imagens diagnósticas seccionais, tais como a tomografia computadorizada (TC) ou a ressonância magnética (RM), o papel que as radiografias planas tinham diminuiu significativamente.

Como triagem inicial para sinusite ou trauma facial, as radiografias podem ser usadas quando não houver disponibilidade imediata de imagens seccionais mais sofisticadas. Para a avaliação do osso facial e dos seios paranasais, as visibilizações radiográficas de rotina incluem as projeções de Water (Fig. 8-1), de Caldwell (Fig. 8-2) e lateral (Fig. 8-3). A falta de oxigenação dos antros dos seios sugere um quadro de sinusite e o diagnóstico definitivo pode ser realizado na presença de nível de ar-fluido. A TC é a modalidade primária para a avaliação da infecção dos seios e do trauma facial (Figs. 8-4 a 8-6), pois essa é a melhor técnica para a avaliação de detalhes ósseos. Em virtude da posição anatômica horizontal dos múltiplos apoios do esqueleto facial, as imagens tomográficas para fins de avaliação são geralmente obtidas no plano coronal (Figs. 8-7 a 8-9).

A produção de imagens diagnósticas por ressonância magnética (RM) é a modalidade de escolha para a avaliação de lesões neoplásicas na cabeça e pescoço, em virtude da caracterização superior das partes moles e da capacidade de fornecimento de imagens em planos múltiplos dessa técnica. A produção de imagens diagnósticas por RM é essencial para avaliar o envolvimento da base do crânio nos tumores de cabeça e pescoço.

SINUSITE

A apresentação clínica de dor e aumento do volume sobre os seios paranasais e leucocitose são suficientes para o diagnóstico da sinusite. Na maioria dos casos, a investigação por imagem não é necessária. Quando há suspeita de extensão intra-orbitária ou intracraniana do processo inflamatório e contempla-se a possibilidade de intervenção cirúrgica, a exploração por imagem se faz necessária e a modalidade de escolha é a TC. O acúmulo agudo de fluido na cavidade do seio é diagnóstico e os achados associados incluem espessamento da mucosa (Fig. 8-10) e alterações erosivas ou destrutivas da parede do seio. A técnica permite observar, se houver, a extensão do processo inflamatório para o interior das órbitas (Fig. 8-11) ou da cavidade craniana, o que ajuda a determinar a abordagem terapêutica.

No caso das crianças, deve ser levada em consideração a seqüência de desenvolvimento do seio paranasal quando for feita a avaliação. Em geral, as células etmoidais e o seio maxilar podem-se apresentar no nascimento, embora sem ventilação. Os seios esfenóide e frontal são visibilizados aproximadamente entre os 3 e 6 anos de idade, respectivamente.

TRAUMA

A TC também é a modalidade de escolha para avaliação das fraturas faciais. As fraturas nasais são as mais comuns, seguidas das fraturas zigomáticas. Estas últimas envolvem, em geral: (a) a parede orbital lateral na sutura frontozigomática, (b) a sutura zigomaticomaxilar e (c) o arco zigomático; essas são as chamadas fraturas trimalares ou trípodes (Fig. 8-12). Se a fratura facial se projetar posteriormente, violando a placa pterigóide, os ossos faciais fraturados serão separados do crânio. Dependendo do nível em que a linha da fratura atravessar a meia-face central, ela será classificada como fratura de Le Fort I, II ou III (Figs. 8-13 e 8-14). A TC é essencial para avaliar as partes moles e os nervos con-

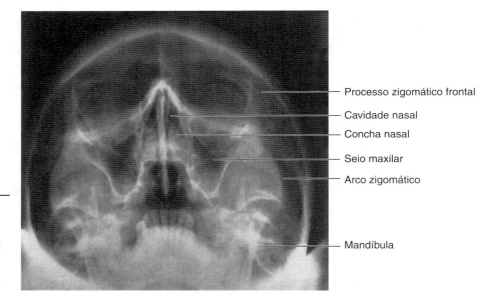

FIGURA 8-1. Incidência de Water (mentonaso) da face, mostrando o delineamento satisfatório da maxila. A imagem dos seios maxilares é excelente e as estruturas anteriores da órbita e da cavidade nasal estão delineadas muito claramente.

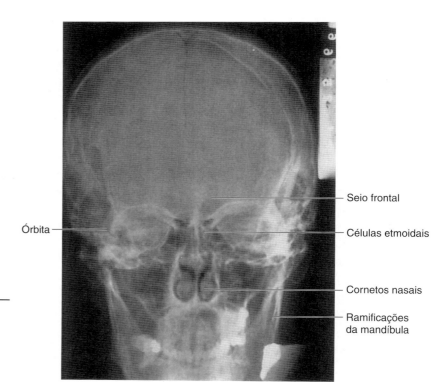

FIGURA 8-2. Visibilização AP ou frontonaso, ou de Caldwell da face. Veja como as órbitas e o osso frontal podem ser bem observados. O queixo está até certo ponto sobreposto à base do crânio. As estruturas dos canais auditivos internos podem ser visibilizadas através das órbitas.

Trauma   **337**

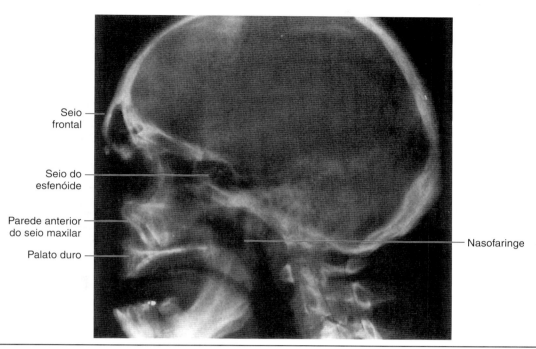

FIGURA 8-3. Projeção lateral do crânio mostrando o seio esfenóide localizado posteriormente e as vias aéreas nasofaríngeas. Esta projeção complementa as outras, fornecendo a imagem em terceira dimensão às estruturas da cabeça e do pescoço.

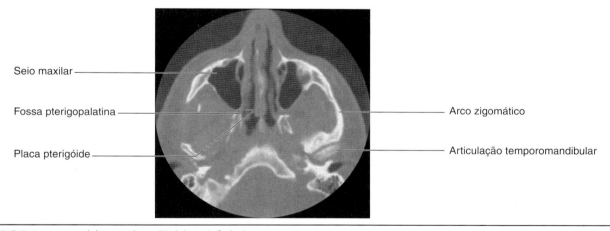

FIGURA 8-4. Imagem axial normal por TC (plano inferior).

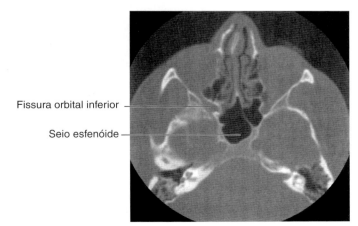

FIGURA 8-5. Imagem axial por TC normal (plano médio).

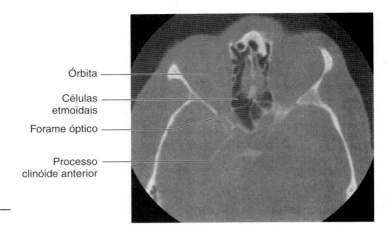

FIGURA 8-6. Imagem axial normal por TC (plano superior).

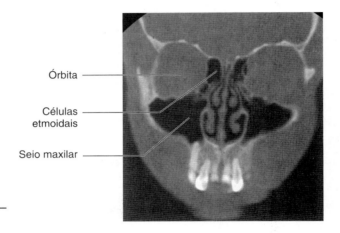

FIGURA 8-7. Imagem coronal normal por TC (plano anterior).

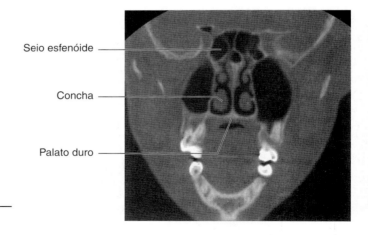

FIGURA 8-8. Imagem coronal normal por TC (plano médio).

Trauma 339

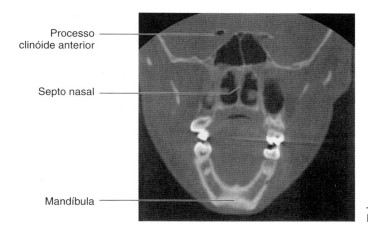

FIGURA 8-9. Imagem coronal normal por TC (plano posterior).

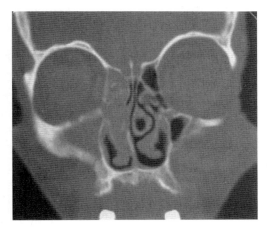

FIGURA 8-10. Sinusite maxilar crônica. O seio maxilar direito está opacificado pela mucosa espessada e esse espessamento se estende para o interior da cavidade nasal direita. Veja também o espessamento esclerótico da parede do seio que sugere a natureza crônica da sinusite.

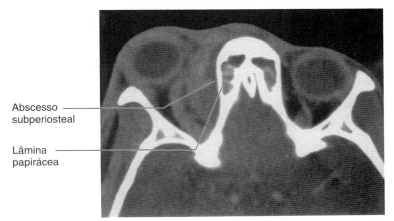

FIGURA 8-11. Celulite orbital e abscesso subperiosteal. A inflamação do seio etmóide estende-se para dentro da órbita através da fina lâmina papirácea da parede, formando o abscesso subperiosteal.

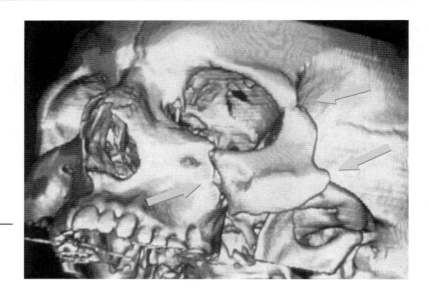

FIGURA 8-12. Fratura trípode. Reconstrução tridimensional por TC. Observe as fraturas envolvidas: (a) na parede orbital lateral, (b) na sutura maxilozigomática e (c) no arco zigomático.

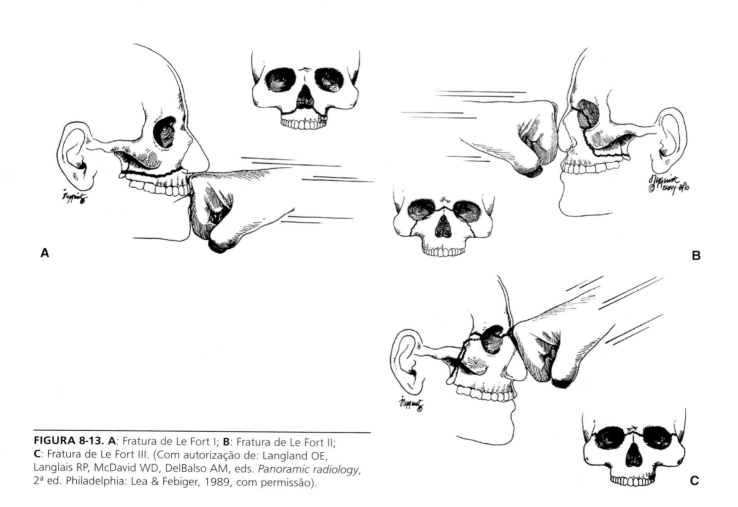

FIGURA 8-13. A: Fratura de Le Fort I; **B**: Fratura de Le Fort II; **C**: Fratura de Le Fort III. (Com autorização de: Langland OE, Langlais RP, McDavid WD, DelBalso AM, eds. *Panoramic radiology*, 2ª ed. Philadelphia: Lea & Febiger, 1989, com permissão).

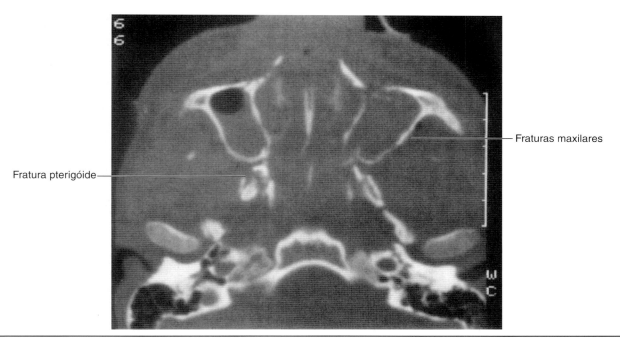

FIGURA 8-14. Tomografia computadorizada do crânio de uma vítima de acidente automobilístico que bateu no pára-brisa. Fraturas múltiplas, incluindo o rompimento das estruturas mais profundas da face (placas pterigóides ilustradas). Este é um modelo de fratura complexa do tipo Le Fort que só pode ser bem definido por meio da exploração por tomografia computadorizada.

finados pelos fragmentos da fratura, quadro que pode exigir um processo de descompressão urgente.

A fratura do assoalho orbitário ocorre quando um objeto maior que a órbita, como um punho cerrado ou uma bola de beisebol, atinge o olho. O impacto é transmitido aos conteúdos orbitais e aumenta a pressão intra-orbitária o suficiente para abalar a parede mais fraca da órbita, seja a parede inferior em sentido do seio maxilar (Fig. 8-15) ou a parede mediana (lâmina papirácea) para o interior das células etmoidais, sem fraturar a borda orbital.

O músculo reto inferior pode ficar preso e provocar paralisia do olhar inferior do olho afetado.

TUMORES

A RM é a modalidade de escolha para avaliar as lesões neoplásicas da cabeça e do pescoço. O diagnóstico histológico das neoplasias de cabeça e pescoço é obtido, normalmente, por meio de uma biópsia com agulha fina; as imagens diagnósticas são usadas basicamente para avaliar a extensão da

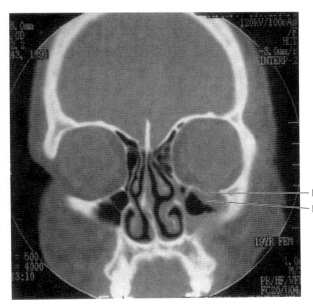

FIGURA 8-15. Fratura do assoalho orbitário, causada por um golpe com punho fechado no olho. Observe a massa de partes moles projetando-se para o interior do seio maxilar. Esta mulher não tinha nenhuma anormalidade do olhar quando se apresentou para cuidados médicos, mas logo a seguir desenvolveu esse distúrbio. A fratura exigiu reconstrução cirúrgica e atualmente a paciente tem função ocular normal.

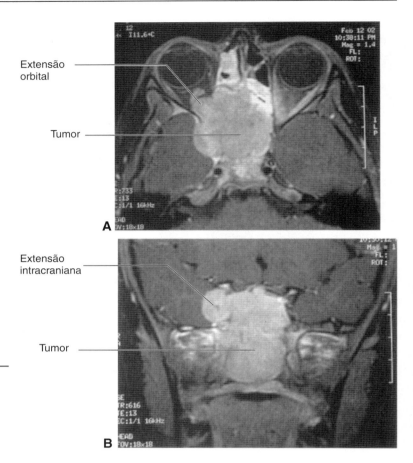

FIGURA 8-16. Imagens por RM axial (**A**) e coronal (**B**) intensificadas por contraste e ponderadas em T1 de um rabdomiossarcoma originado da cavidade nasal, mostrando um tumor de crescimento rápido, projetando-se para o interior da órbita direita e para dentro do crânio através da base do crânio central.

doença, para delinear o relacionamento do tumor com as estruturas anatômicas adjacentes e avaliar metástases para os linfonodos regionais. Todas essas informações são essenciais para determinar a melhor terapia. A RM é essencial, especialmente na avaliação do envolvimento da base do crânio, em caso de tumores de cabeça e pescoço (Fig. 8-16).

Nos adultos, o carcinoma de células escamosas é a massa maligna mais comum de cabeça e pescoço. Na população pediátrica, as massas benignas são mais comuns que as malignas e incluem lesões císticas congênitas, como os cistos tireoglossos e os cistos nas fendas branquiais. As neoplasias benignas observadas neste grupo etário incluem o teratoma e o angiofibroma juvenil. Entre os tumores malignos, o rabdomiossarcoma é a malignidade pediátrica de cabeça e pescoço mais comum.

PONTOS-CHAVE

- A TC é a modalidade preferida de exploração por imagem para avaliação da sinusite e das fraturas dos ossos faciais.

- A exploração por imagem de um quadro de sinusite permite a observação de: (a) acúmulo agudo de fluidos das cavidades dos seios, (b) espessamento da mucosa e (c) erosão da parede óssea dos seios.

- As fraturas trípodes envolvem (a) a parede orbital lateral, (b) a sutura maxilozigomática e (c) o arco zigomático.

- Nas fraturas de Le Fort, os ossos faciais separam-se do crânio devido à fratura das placas pterigóides.

- Nas fraturas do assoalho orbitário, o músculo reto inferior pode ficar preso pelos fragmentos da fratura do piso orbital, exigindo tratamento cirúrgico.

- A RM é a modalidade de produção de imagens diagnósticas preferida para a avaliação dos tumores de cabeça e pescoço. A extensão de um tumor para a base do crânio exige a exploração por imagens de ressonância magnética.

- Nos adultos, as lesões de massa malignas são comuns, enquanto as massas benignas são mais comuns nas crianças.

LEITURAS SUGERIDAS

Som PM, Curtin HD. *Head and neck imaging,* 2nd ed. St. Louis, MO: Mosby, 2003.
Harnsberger RH. *Handbook of head and neck imaging,* 2nd ed. St. Louis, MO: Mosby, 1995.

Capítulo 9

Exploração Diagnóstica Nuclear por Imagem

David L. Bushnell, Jr.

Aspectos Técnicos da Exploração Diagnóstica Nuclear 343
Exploração por Imagem da Ventilação e Perfusão do Pulmão para Diagnóstico de Embolia Pulmonar 344
Exploração Hepatobiliar por Radionuclídeos 346
Exploração do Esqueleto por Cintilografia 350
Exploração Renal por Cintilografia com Inibidor da Enzima Conversora da Angiotensina 354

Exploração da Perfusão do Miocárdio por Radionuclídeos 357
Tomografia com Emissão de Pósitrons (TEP) 359
Terapia com Radionuclídeos 360
Pontos-Chave 360

A medicina nuclear é uma especialidade médica importante que usa as medições do comportamento de um marcador radioativo (*tracer*) no corpo para detectar e avaliar vários tipos de doenças. As imagens fisiológicas geradas por procedimentos de exploração por imagem diagnóstica nuclear revelam menos detalhes anatômicos que os estudos radiológicos. Assim, muitas vezes é necessário fazer a correlação entre as imagens nucleares e as imagens radiológicas correspondentes. Embora haja também inúmeras aplicações terapêuticas para as substâncias radioativas, a ênfase primária deste capítulo recairá sobre a exploração por imagem diagnóstica nuclear, ou medicina nuclear.

ASPECTOS TÉCNICOS DA EXPLORAÇÃO DIAGNÓSTICA NUCLEAR

Quando as moléculas contendo componentes radionuclídeos são preparadas para serem administradas em seres humanos, elas são chamadas de *radiofármacos*. A porção radionuclídea dos radiofármacos emite, tipicamente, radiação em forma de raios gama e/ou de raios X que podem ser detectados e usados para gerar imagens cintilográficas (em geral conhecidas como "varreduras"). Os radiofármacos participam em, porém não alteram, vários processos fisiológicos. Radiofármacos específicos com propriedades fisioquímicas peculiares são usados para estudar um órgão ou um sistema orgânico. Embora essas moléculas possam ser introduzidas dentro do corpo de diferentes maneiras, a via mais comum de administração é a intravenosa, por meio de uma veia periférica.

As reações adversas dessa administração para exploração por imagem são muito raras. A probabilidade de ocorrência de uma reação adversa em um paciente ou técnico pela exposição à radiação durante um procedimento de medicina nuclear é tão pequena que até o momento não chegou a ser mensurada.

Sistemas de exploração por imagem de raios gama são usados para detectar a radiação emitida pelo paciente e gerar imagens que demonstram a distribuição regional dos radiofármacos dentro do corpo. O sistema de exploração por imagem mais comum é a câmera gama. A câmera gama usa um cristal de sódio iodado para detectar raios gama e raios X. Os fótons que atingem o cristal produzem cintilações luminosas que são convertidas em sinais digitais. As informações digitais são armazenadas em um computador e podem ser transferidas para uma película ou então interpretadas diretamente na tela do equipamento (Fig. 9-1). A imagem que resulta geralmente é conhecida como varredura ou, mais apropriadamente, como imagem cintilográfica. Essencialmente, a imagem é o mapeamento fisiológico da distribuição do radiofármaco dentro do corpo. A Tabela 9-1 apresenta os radiofármacos e os correspondentes procedimentos de exploração por imagem discutidos neste capítulo.

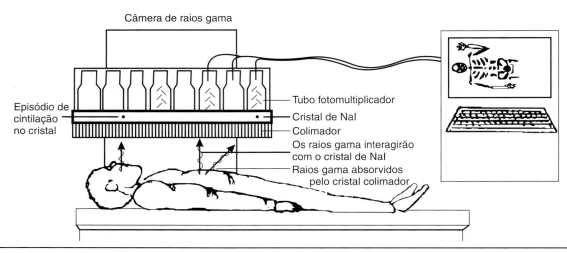

FIGURA 9-1. O sistema básico para a exploração por imagem com câmara gama. Os raios gama que saem do paciente, perpendiculares à superfície da câmara, não são absorvidos pelo colimador e atingem o cristal de cintilação, onde são detectados. O padrão dos fótons dos raios gama batendo no cristal é utilizado para criar imagens digitais no computador. NaI indica iodeto de sódio.

EXPLORAÇÃO POR IMAGEM DA VENTILAÇÃO E PERFUSÃO DO PULMÃO PARA DIAGNÓSTICO DE EMBOLIA PULMONAR

A tromboembolia pulmonar, ou TEP é uma desordem comum associada a índices significativos de mortalidade, que podem ser reduzidos com a correta identificação e tratamento.

Determinar o diagnóstico de TEP muitas vezes é bastante difícil. Embora a dispnéia, taquipnéia e taquicardia dos seios estejam presentes na maioria de indivíduos com tromboembolia pulmonar aguda, esses sintomas e sinais podem resultar de várias outras desordens cardiopulmonares. *A embolia pulmonar não pode ser diagnosticada de forma significativamente confiável com base apenas nos achados clínicos.*

Todos os pacientes que apresentarem suspeita de embolia pulmonar deverão ser submetidos a uma radiografia do tórax. Os raios X do tórax são necessários para descartar outras causas dos sintomas dos pacientes, como pneumonia, pneumotórax, insuficiência cardíaca e assim por diante. Contudo, mesmo na presença de TEP, a radiografia pode-se mostrar normal. E mesmo quando a radiografia de tórax é anormal e coerente com um quadro de tromboembolia pulmonar, os resultados nunca são adequadamente prognósticos para formar a base da decisão terapêutica. Como conseqüência, são necessários procedimentos diagnósticos mais específicos para o exame detalhado de pessoas que se enquadrarem nessa categoria.

A exploração por perfusão pulmonar é uma ferramenta de valor inestimável no estudo da tromboembolia pulmonar e deve ser obtida sempre que houver suspeita de casos de TEP, especialmente quando os resultados das radiografias de tórax

TABELA 9-1 Radiofármacos Discutidos Neste Capítulo

Radiofármaco	Procedimento de Exploração por Imagens
^{99m}Tc macroagregado de albumina	Perfusão pulmonar
Xenônio-133, ^{99m}Tc pentetato (DTPA) aerossol	Ventilação pulmonar
^{99m}Tc ácido iminodiacético	Dinâmica hepatobiliar
^{99m}Tc difosfonato	Esquelético
^{99m}Tc pentetato (DPTA)	Índice de filtração glomerular renal
Tálio-201, ^{99m}Tc sestamibi, ^{99m}Tc tetrofosmina	Perfusão miocárdica
F-18 fluorodesoxiglicose (FDG)	Exploração de tumores por TEP

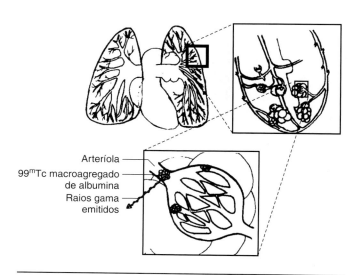

FIGURA 9-2. A partícula ^{99m}Tc macroagregado de albumina (MAA) fica presa nos capilares pulmonares e emite raios gama.

Exploração por Imagem da Ventilação e Perfusão do Pulmão para Diagnóstico de Embolia Pulmonar   **345**

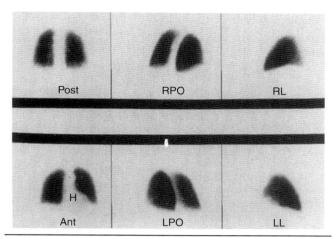

FIGURA 9-3. Imagens do pulmão com perfusão normal, em seis projeções. Ant, anterior; Post, posterior; LPO, oblíqua posterior esquerda; RPO, oblíqua posterior direita; LL, lateral esquerda; RL, lateral direita; "H" indica a área de ausência de atividade por causa do coração.

forem normais. A exploração por perfusão do pulmão tem-se mostrado altamente eficiente na identificação de TEP. As imagens da perfusão pulmonar regional são obtidas por meio da injeção intravenosa de centenas de milhares de pequenas partículas de albumina humana macroagregadas e marcadas com a substância radioativa tecnécio-99m (^{99m}Tc). Essas partículas têm diâmetros entre 10 e 40 µm. Uma vez que o diâmetro dos capilares pulmonares e das arteríolas pré-capilares é inferior a 10 µm, as partículas radioativas se alojam nesses vasos em todos os campos pulmonares, em concentrações diretamente proporcionais à perfusão pulmonar regional (Fig. 9-2). Como menos de 0,1% do total dos cortes cruzados da vasculatura pulmonar fica ocluído pelas partículas radioativas injetadas, as complicações são extremamente raras.

A Figura 9-3 mostra um exemplo de padrão de fluxo sanguíneo pulmonar normal. Os pacientes com TEP geralmente apresentam diminuição ou ausência de fluxo sanguíneo em um ou mais segmentos pulmonares (Fig.

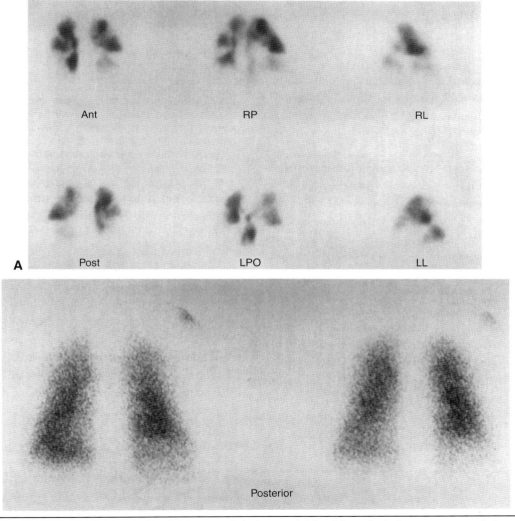

FIGURA 9-4. A: Varredura da perfusão em seis ângulos, mostrando inúmeros defeitos bilaterais de fluxo segmentar. **B**: Imagens da ventilação de respiração única, mostrando ventilação normal. Essencialmente, este padrão é diagnóstico de TEP.

9-4A). Em geral, os êmbolos são suficientemente grandes para obstruir as artérias pulmonares segmentares e, por esse motivo, aparecerão em configurações segmentares nas imagens. Contudo, pode ocorrer a oclusão tromboembólica das artérias menores e o padrão de perfusão pode, portanto, revelar defeitos relativamente menores.

Uma doença pulmonar diferente daquela de êmbolos trombóticos pode causar alterações no padrão de fluxo sanguíneo pulmonar regional. Desordens do parênquima pulmonar como a pneumonia, as doenças pulmonares obstrutivas crônicas e a atelectasia regional podem levar a anomalias da perfusão pulmonar por causa da vasoconstrição reflexa na região da patologia. Como resultado, a presença de uma ou mais anormalidades no fluxo sanguíneo focal não necessariamente é específica para o diagnóstico de tromboembolia pulmonar. Por isso, a exploração por ventilação cintilográfica dos pulmões geralmente é combinada com o estudo da perfusão em uma avaliação de TEP. A determinação das condições de ventilação na região pulmonar que mostra perfusão anormal melhora a especificidade do teste para o diagnóstico da doença. Na Tabela 9-2 estão resumidas as doenças pulmonares que levam à perfusão regional anormal e à ventilação regional anormal correspondente.

As imagens da ventilação pulmonar regional são obtidas solicitando-se ao paciente que inspire ou gás xenônio radioativo ou uma forma em aerossol de ^{99m}Tc pentetato (DTPA). A Figura 9-5 mostra um padrão de ventilação normal com xenônio.

As áreas pulmonares com perfusão diminuída secundária a uma doença pulmonar não-embólica estão associadas a deficiências coincidentes de ventilação (Fig. 9-6). Em contrapartida, a ventilação geralmente se mostra normal nas regiões pulmonares que mostram defeitos de perfusão provocados por êmbolos trombóticos (Figs. 9-4 e 9-7).

Em alguns pacientes, o sistema fibrinolítico intrínseco desintegrará esses êmbolos trombóticos e, muitas vezes, restaurará a circulação pulmonar em algumas semanas ou até dias (Fig. 9-8). Por isso, é importante realizar o exame precoce de ventilação/perfusão (V/P) do paciente com TEP enquanto os defeitos de fluxo ainda estão presentes.

Em geral, os resultados do estudo de V/P são usados para avaliar a probabilidade de ocorrência de uma TEP

TABELA 9-2 Doenças Pulmonares que Causam Perfusão Pulmonar Regional Diminuída e a Correspondente Ventilação Anormal

Pneumonia
Doença pulmonar obstrutiva crônica
Atelectasia
Asma

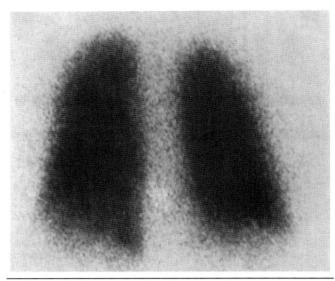

FIGURA 9-5. Estudo da ventilação normal com xenônio. Visibilização posterior da imagem de retenção da respiração inicial.

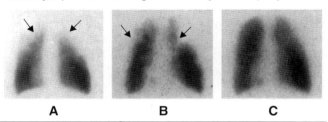

FIGURA 9-6. Paciente com doença pulmonar obstrutiva crônica mostrando a concordância dos defeitos de ventilação e perfusão nos lobos superiores (*setas*). **A**: Imagem da perfusão posterior. **B**: Imagem posterior da ventilação na retenção da respiração inicial. **C**: Imagem tardia da ventilação em equilíbrio, mostrando o enchimento final dos defeitos observados na imagem da ventilação inicial.

aguda. Um padrão totalmente normal de perfusão indica, virtualmente, não haver probabilidade de o paciente ter êmbolos e o médico deverá se concentrar na busca de outras causas para os sintomas do paciente. A descoberta de múltiplos (dois ou mais) defeitos de perfusão segmentares com o correspondente padrão de ventilação normal é indicativa de alta probabilidade de que o paciente seja portador de TEP. Entretanto, a exploração por imagens de V/P pulmonar nem sempre leva a um resultado definitivo, especialmente na presença de anomalias substanciais na radiografia do tórax; assim, a investigação por imagens de V/P pulmonar deve ser acompanhada de uma TC com contraste do tórax (ou angio-TC do tórax) ou de uma angiografia pulmonar, para se chegar a um diagnóstico mais conclusivo de TEP, como mostrado na Figura 9-9.

EXPLORAÇÃO HEPATOBILIAR POR RADIONUCLÍDEOS

Os pacientes com colecistite aguda se apresentam, em geral, com sensibilidade e dor no quadrante superior di-

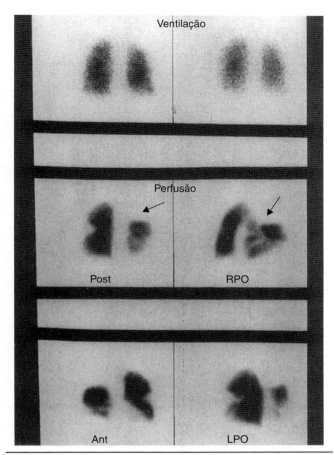

FIGURA 9-7. As duas imagens no alto mostram a ventilação posterior com xenônio-133, com ventilação uniforme em ambos os pulmões. As quatro imagens inferiores são do estudo da perfusão, mostrando múltiplos defeitos segmentares. A *seta* aponta para a região com ausência de perfusão onde, provavelmente, estão os três segmentos do lobo superior direito. Observe que as regiões dos pulmões com defeito de fluxo têm ventilação normal. Este padrão indica alta probabilidade de TEP.

TABELA 9-3	Condições que Levam a Resultados Falso-Positivos na Exploração Hepatobiliar por Imagens para Avaliação da Colecistite Aguda

Jejum prolongado (3 dias)
Ingestão de alimentos durante o período de duas horas antes do estudo
Colecistite crônica
Abuso crônico de álcool
Pancreatite

reito, febre e leucocitose. Entretanto, os sinais e sintomas de colecistite aguda variam muito e são diversas as condições patológicas que, às vezes, apresentam-se de forma similar. Como conseqüência disso, o diagnóstico provisório de colecistite aguda geralmente demanda uma verificação com ultra-sonografia e/ou cintilografia hepatobiliar para confirmação.

Na cintilografia hepatobiliar, a exploração por imagem é realizada usando-se um derivado do ácido iminodiacético marcado com ^{99m}Tc, que é um análogo da bilirrubina. Esse radiofármaco é transportado ativamente para o interior dos hepatócitos pelo mesmo sistema que transporta a bilirrubina e é excretado, não-modificado, para o trato biliar.

Em pessoas normais, o marcador hepatobiliar com rádio fluirá para o interior da vesícula biliar durante a primeira hora depois da administração intravenosa (Fig. 9-10). Entretanto, num quadro de colecistite aguda, a vesícula biliar não consegue encher-se com o marcador, pois o ducto cístico está obstruído por um cálculo. Este teste é extremamente sensível e um resultado normal (p. ex., a visibilização da vesícula biliar) virtualmente exclui a possibilidade de colecistite aguda. É importante observar que há algumas condições predisponentes a resultados falso-positivos. Esse tipo de resultado ocorre mais freqüentemente em situações de jejuns prolongados superiores a dois ou três dias. Nessas condições, a vesícula biliar raramente se contrai e seu conteúdo começa a se solidificar em um material gelatinoso que pode impedir ou bloquear a entrada da bile radioativa no órgão. A vesícula biliar tampouco consegue ser visibilizada em muitos pacientes que ingeriram alimentos no período de duas horas antes do estudo hepatobiliar, como resultado do alto nível de colecistocinina em circulação, que provoca a contração da vesícula e limita a entrada da bile radioativa. Por este motivo, a exploração hepatobiliar por cintilografia não deve ser realizada nas duas horas posteriores à refeição. As condições que levam a resultados falso-positivos (não-visibilização da vesícula biliar) estão resumidas na Tabela 9-3.

O uso de morfina na exploração hepatobiliar por imagem tem-se demonstrado útil na redução da quantidade de resultados falso-positivos, melhorando assim a especificidade do teste. A morfina provoca a constrição do músculo esfíncter da ampola hepatopancreática (esfíncter de Oddi) e leva ao aumento da pressão no sistema biliar. Isto aumenta o movimento da bile pelo ducto cístico, melhorando a visibilização da vesícula biliar. Por este motivo, o uso da morfina transformou-se em prática padronizada nesse procedimento. A Figura 9-11 mostra um caso no qual uma vesícula biliar se torna visível somente após a administração de morfina. A Figura 9-12 mostra um paciente com colecistite aguda e a não-visibilização da vesícula biliar, tanto antes como depois da administração de morfina.

A exploração hepatobiliar por imagem pode ser usada em crianças para ajudar a diferenciar a atresia biliar da hepatite neonatal e é um teste muito sensível para detectar a obstrução aguda do ducto biliar nos adultos. Esse estudo também tem sido usado para identificar, com sucesso, os vazamentos biliares resultantes de traumas, cirurgia ou colecistite aguda.

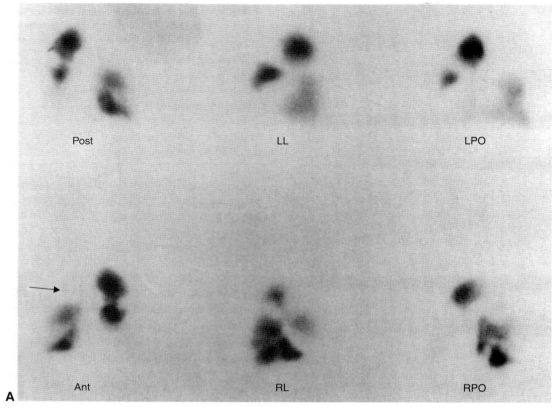
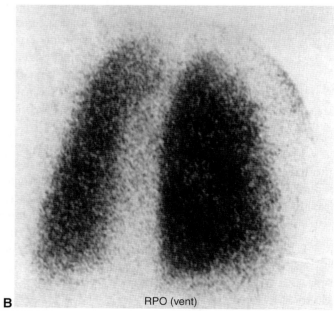

FIGURA 9-8. Paciente com TEP mostrando a resolução dos defeitos de fluxo ao longo do tempo. **A**: Estudo da perfusão pulmonar logo após o início dos sintomas respiratórios do paciente. **B**: Os estudos da ventilação e de raios X do tórax são essencialmente normais. O diagnóstico de TEP foi determinado a partir dessas imagens e o paciente foi colocado sob tratamento com heparina. Dez dias depois, ele apresentou sintomas respiratórios adicionais e a varredura pulmonar foi repetida. **C**: O estudo repetido mostrou, mais uma vez, os defeitos da perfusão no mesmo sítio observado no primeiro exame. Entretanto, o fluxo sanguíneo foi praticamente restaurado dentro de, pelo menos, uma grande área (o lobo superior direito, indicado pela *seta*).

Exploração Hepatobiliar por Radionuclídeos

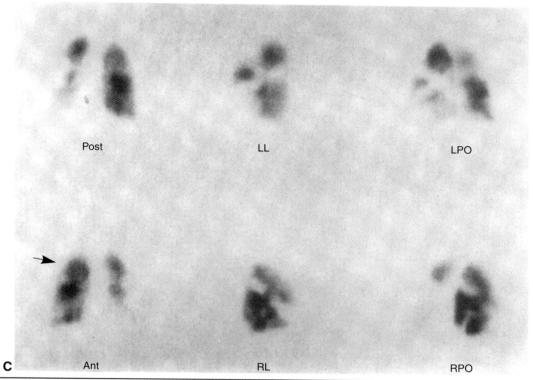

FIGURA 9-8 (*Continuação*).

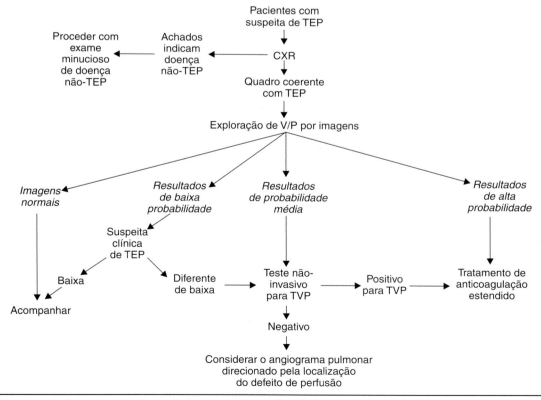

FIGURA 9-9. Diagrama de fluxo para uso de resultados dos testes no diagnóstico e tratamento da TEP.

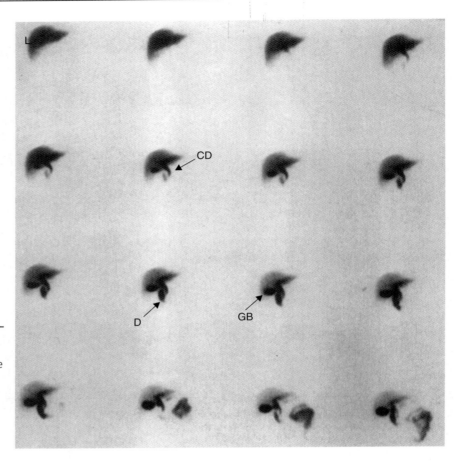

FIGURA 9-10. Estudo hepatobiliar normal. Imagens obtidas na projeção anterior a cada 2 minutos (movendo-se de esquerda para direita e de cima para baixo), acompanhando a injeção do marcador hepatobiliar radioativo mostram a extração satisfatória da substância pelo fígado (L). O ducto biliar comum (*seta CD*) é visibilizado junto com duodeno (*seta D*) e a vesícula biliar (*seta GB*).

EXPLORAÇÃO DO ESQUELETO POR CINTILOGRAFIA

A exploração do esqueleto por cintilografia, mais conhecida como varredura óssea, é uma ferramenta de valor na investigação de várias desordens do sistema esquelético. A técnica usa um derivativo de difosfonato rotulado com ^{99m}Tc para executar a cintilografia óssea porque essa substância marcada com rádio é absorvida na superfície dos cristais de hidroxiapatita recém-formados no osso. A formação de novo osso ocorre em resposta à presença da maioria das doenças esqueléticas. Como conseqüência, a exploração por imagens cintilográficas demonstrará emissões aumentadas de raios gama, localizadas nos sítios das anomalias ósseas.

É importante que os médicos saibam se as metástases ósseas estão presentes em pacientes com tumores malignos. A avaliação de pacientes para identificar possíveis metástases é realizada, predominantemente, nos indivíduos portadores de tumores com tendência a metástases ósseas, como os tumores de mama, pulmão, próstata e os carcinomas renais. O câncer de tireóide bem diferenciado também tem predisposição para se disseminar para sítios ósseos, mas essas lesões são, provavelmente, mais bem detectadas com a exploração por imagens diagnósticas usando iodo-131.

A Figura 9-13 mostra a aparência da varredura de um osso normal. A varredura óssea em pacientes com metástases ósseas revela, em geral, numerosos focos de acúmulo em excesso do marcador radioativo, mais comumente no esqueleto axial, mas também presentes, em menor proporção, no esqueleto apendicular (Fig. 9-14). As metástases esqueléticas surgem geralmente como resultado da semeadura hematogênea de células tumorais na medula óssea. Como a maior parte da medula adulta reside no esqueleto axial, faz sentido que *a maioria das lesões metastáticas seja identificada no esqueleto axial.*

A varredura óssea é muito sensível para a identificação de lesões metastáticas e, em geral, identificará uma metástase antes que a radiografia convencional possa identificá-la. Entretanto, nem sempre é possível garantir que as lesões observadas numa varredura óssea sejam malignas ou benignas e isto é especialmente verdadeiro em casos de lesões únicas, as quais normalmente são provocadas por processos benignos. *Lesões focalizadas e numerosas são, mais freqüentemente, sinal de doença metastática.* Em um paciente com lesão vertebral única identificada por varredura óssea, mas com radiografia normal, é sempre prudente a realização de um estudo por RM para mais bem determinar a presença de metástase na medula.

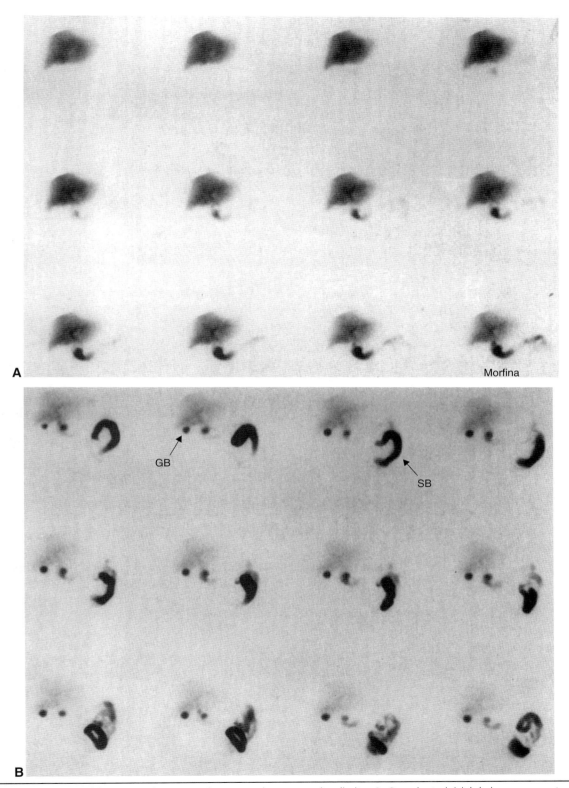

FIGURA 9-11. Exame hepatobiliar em paciente com dor no quadrante superior direito. **A**: O conjunto inicial de imagens mostra a absorção e a excreção por parte do fígado, mas a vesícula biliar não é visibilizada e conseqüentemente se administra a morfina, depois de aproximadamente 40 minutos. **B**: As imagens obtidas imediatamente após a administração da morfina mostram a visibilização da vesícula biliar (*seta GB*), a qual, de fato, descarta a possibilidade de colecistite aguda. Observe a atividade do intestino delgado (*seta SB*).

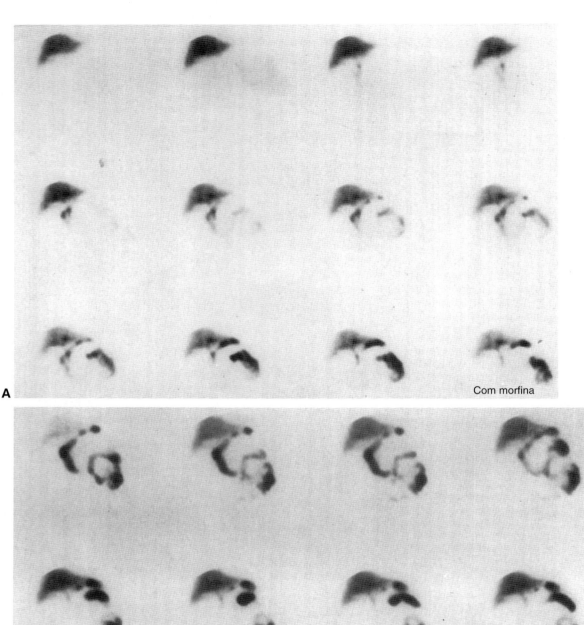

FIGURA 9-12. Estudo hepatobiliar em paciente com febre e dor no quadrante superior direito. **A**: O conjunto inicial de imagens mostra a absorção e a excreção por parte do fígado, mas a vesícula biliar não é visibilizada e conseqüentemente se administra a morfina, aproximadamente à época da imagem inferior à direita. **B**: As imagens obtidas imediatamente após a administração da morfina continuam a mostrar a ausência de atividade da vesícula biliar, indicando a obstrução do ducto cístico e muito provavelmente a colecistite aguda. Observe o refluxo da bile radioativa dentro do estômago (*seta S*). O paciente foi submetido à cirurgia, quando se confirmou o quadro de colecistite aguda.

Exploração do Esqueleto por Cintilografia **353**

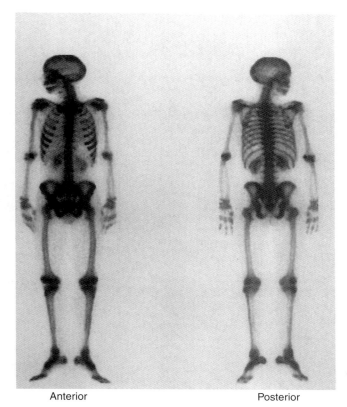

Anterior   Posterior

FIGURA 9-13. Imagens anterior e posterior de corpo inteiro numa varredura óssea normal.

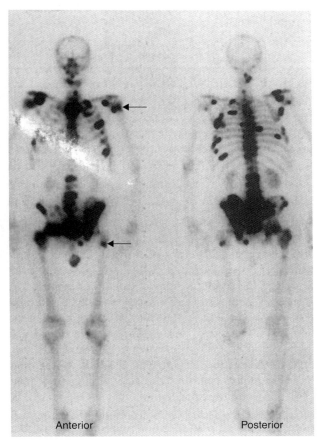

Anterior   Posterior

FIGURA 9-14. Varredura óssea de corpo inteiro nas projeções anterior e posterior de um homem de 65 anos com metástases esqueléticas difusas oriundas de um carcinoma de próstata. As imagens revelam inúmeras lesões metastáticas (focos pretos), primariamente no esqueleto axial, tanto na visibilização anterior como na posterior. Entretanto, as lesões podem ser observadas, também, nos fêmures proximais e nos úmeros (*setas*).

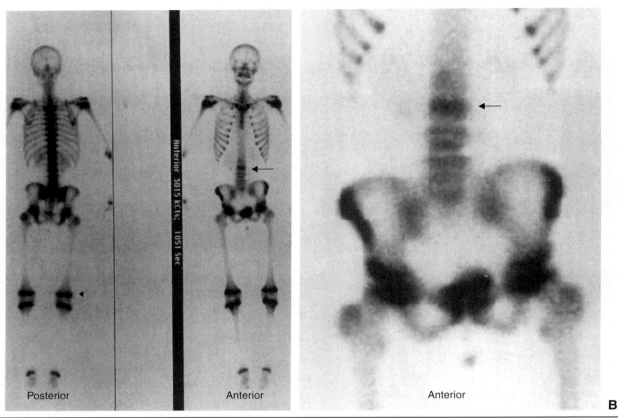

FIGURA 9-15. Imagens cintilográficas do esqueleto (corpo inteiro: **A**; visibilização regional: **B**) de uma jovem de 18 anos, com diabetes, e que se apresentou com dor na região lombar persistindo há 3 ou 4 semanas. As radiografias das vértebras não mostraram nada de extraordinário. As imagens mostram uma atividade anormalmente aumentada do ^{99m}Tc (MDP) no corpo vertebral da L3 (*seta*). A biópsia do sítio confirmou a osteomielite. Observe a absorção normal e intensa de ^{99m}Tc MDP nas placas de crescimento nas extremidades inferiores (*ponta de seta*) nas imagens de corpo inteiro.

Existem outras anormalidades esqueléticas que também são rapidamente detectadas na varredura óssea. Como com as metástases, a osteomielite pode ser detectada mais precocemente com a varredura óssea que com a radiografia (Fig. 9-15). A varredura óssea é particularmente útil na osteomielite infantil, para a qual o tratamento precoce é muito importante. A varredura óssea pode também ser muito útil para detectar uma fratura não-deslocada ou uma lesão traumática do tipo que não é facilmente identificável nas radiografias. Por exemplo, as lesões que se originam em função de atividade física intensa, como as fraturas de esforço (Fig. 9-16) e os estiramentos do músculo flexor longo dos dedos do pé, marcados por dor ao longo do osso da canela (*shin splints*) (Fig. 9-17) são rapidamente detectadas na varredura óssea, mas podem não ser visibilizadas em uma radiografia. Na maioria dos casos, as fraturas ao longo de toda a espessura do córtex ósseo são rapidamente detectadas por radiografias planas. Algumas fraturas de espessura total, como as que acontecem no sacro, na escápula, no colo do fêmur e nos ossos pequenos do pulso e do tornozelo, ocasionalmente são difíceis de se visibilizar na radiografia, mas facilmente detectáveis na varredura óssea.

EXPLORAÇÃO RENAL POR CINTILOGRAFIA COM INIBIDOR DA ENZIMA CONVERSORA DA ANGIOTENSINA

Os procedimentos de exploração por cintilografia podem ser usados para avaliar a perfusão renal e vários aspectos da função renal. As moléculas rotuladas com ^{99m}Tc que são filtradas pelos glomérulos renais podem ser usadas para avaliar o índice de filtração glomerular (GFR, para *glomerular filtration rate*). A exploração por imagens cintilográficas do GFR combinada com a administração de um inibidor da enzima conversora da angiotensina (ACE, para *angiotensin-converting enzyme*), como o captopril, é usada para identificar pacientes com hipertensão provocada pela estenose da artéria renal.

Nos pacientes com hipertensão vascular renal (RVH, para *renal vascular hypertension*), a secreção de renina melhora após os efeitos hemodinâmicos de uma estenose funcionalmente significativa na artéria renal (Fig. 9-18). A pressão reduzida da perfusão, como resultado da estenose, induz as células justaglomerulares a aumentarem a secreção

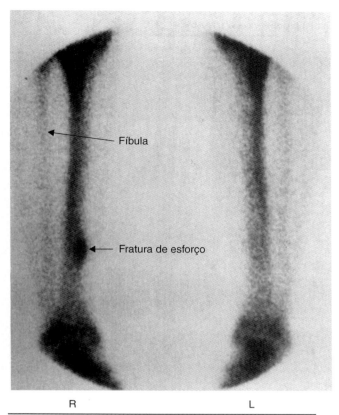

FIGURA 9-16. Jovem de 20 anos de idade com dor na extremidade inferior distal direita. A paciente era uma atleta em treinamento com um regime intenso de corrida. As radiografias realizadas logo após o aparecimento da dor foram normais. As imagens cintilográficas das extremidades distais inferiores mostram uma lesão focal no aspecto medial posterior da tíbia distal direita, compatível com a fratura de esforço (*seta*). Observe que a lesão não envolve a espessura total da tíbia. A fíbula está indicada pela *seta longa*.

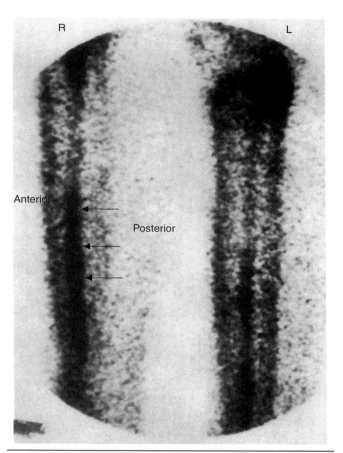

FIGURA 9-17. Varredura óssea em um paciente com dores ao longo da canela em decorrência de estiramento do músculo flexor longo dos dedos do pé, mostrando um padrão linear de concentração de radiofármacos aumentado (*setas*) ao longo da porção posterior da tíbia.

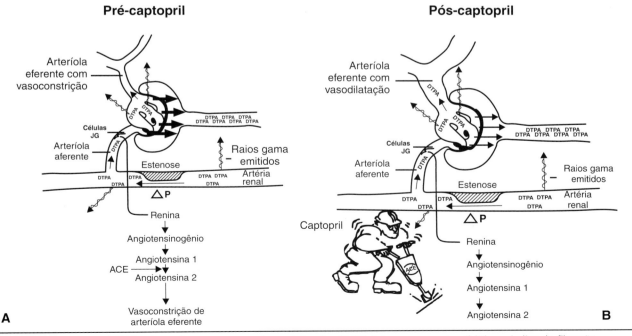

FIGURA 9-18. Efeito de um inibidor da enzima conversora da angiotensina (ACE), tal como o captopril (**B**), no índice de filtração glomerular num quadro de estenose da artéria renal e hipertensão vascular renal. **A**: Sem o inibidor ACE.

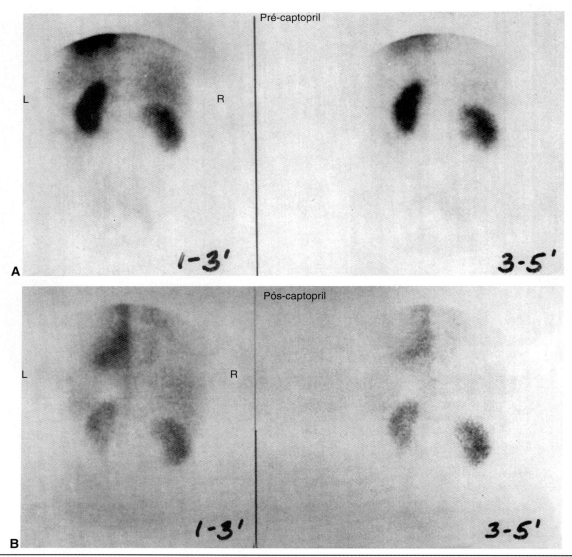

FIGURA 9-19. A: Imagens cintilográficas dos rins na projeção posterior, em 1 a 3 minutos e em 3 a 5 minutos após a injeção IV de substância rotulada com ^{99m}Tc que é filtrada pelos glomérulos. **B**: As imagens repetidas após a administração de captopril mostram a diminuição significativa na concentração dessa substância (e a conseqüente diminuição no GFR) no rim esquerdo, comparado com o estudo pré-captopril. Esse achado indica um quadro de estenose da artéria renal provocando hipertensão vascular renal.

da renina. Esta age sobre o angiotensinogênio para formar a angiotensina I, que se converte em angiotensina II pela ação da enzima conversora (ACE). Por sua vez, a angiotensina II estimula a liberação de aldosterona e também atua como um potente vasoconstritor da vasculatura periférica, incluindo também a vasoconstrição das arteríolas renais eferentes distais ao glomérulo no rim subperfusado com a estenose. A vasoconstrição eferente atua para preservar o gradiente de pressão transglomerular, ajudando assim a preservar o GFR no rim afetado. Se um inibidor da ACE como o captopril for administrado nesse ambiente, os níveis de angiotensina II cairão e as arteríolas eferentes se dilatarão, levando à queda no GFR no rim estenótico.

Em pacientes com RVH, as imagens cintilográficas dos rins obtidas durante a inibição da ACE demonstram essa deterioração no GFR no rim estenótico (Fig. 9-19). Em contrapartida, as imagens cintilográficas renais de pacientes com hipertensão essencial não sofrerão o efeito do captopril (Fig. 9-20).

É muito provável que pacientes com um estudo cintilográfico de inibição de ACE significativamente positivo experimentem melhora ou cura da hipertensão se a estenose for sanada. Em contrapartida, é muito improvável que pacientes com resultados absolutamente normais respondam à reparação da estenose da artéria renal.

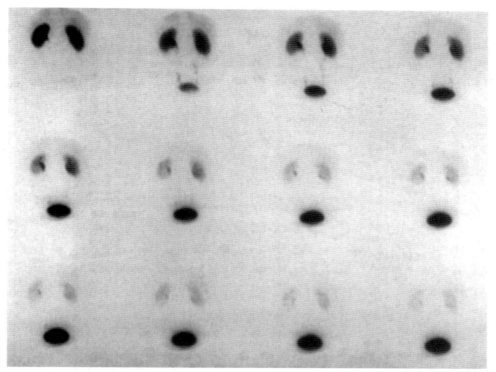

FIGURA 9-20. Paciente com hipertensão essencial mostrando o não-efeito do captopril nas imagens renais.

EXPLORAÇÃO DA PERFUSÃO DO MIOCÁRDIO POR RADIONUCLÍDEOS

A exploração da perfusão do miocárdio por radionuclídeos pode ser realizada com a injeção intravenosa de cloreto de tálio-201 ou de substâncias radioativas rotuladas com ^{99m}Tc, conhecidas como ^{99m}Tc sestamibi ou ^{99m}Tc tetrofosmina. Essas substâncias se acumulam no miocárdio de forma diretamente proporcional ao fluxo sanguíneo regional desse órgão e ao número de miócitos viáveis. A exploração por SPECT (tomografia computadorizada com emissão de fóton único) é usada para se obter imagens tridimensionais de perfusão do coração usando-se um desses agentes (Fig. 9-21). A SPECT é uma técnica que melhora o padrão tridimensional da distribuição dos radiofármacos no corpo com imagens exibidas em cortes cruzados, muito parecidas às imagens da TC ou da RM. Um estudo cardíaco normal por SPECT com tálio-201 mostra perfusão uniforme ao longo de todo o miocárdio (Fig. 9-22).

A exploração da perfusão do miocárdio por fadiga pode ser realizada tanto com exercícios como com a administração de um agente farmacológico como a adenosina, por exemplo. A aplicação da fadiga cardíaca melhora a sensibilidade da exploração da perfusão miocárdica na identificação de doença de artéria coronária. As arteríolas distais à artéria coronária normal dilatar-se-ão substancialmente em resposta tanto aos exercícios como ao estímulo farmacológico. Como resultado, a perfusão (e conseqüentemente a concentração do marcador radioativo) aumentará consideravelmente no miocárdio distal ao vaso normal, enquanto a perfusão miocárdica sofrerá pouca, ou mesmo nenhuma, alteração em sítios distais a uma estenose significativa (Fig. 9-23). Portanto, a doença significativa da artéria coronária resultará em um defeito de perfusão nas imagens cardíacas imediatamente após o esforço realizado (Fig. 9-24).

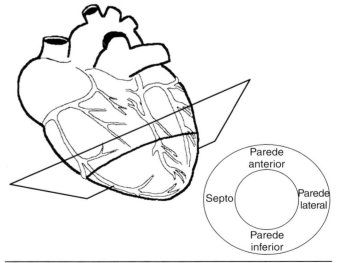

FIGURA 9-21. Corte transversal no eixo curto de uma tomografia computadorizada com emissão de fóton único (SPECT) do ventrículo esquerdo. A visibilização desse corte do eixo curto é obtida fatiando-se a imagem tridimensional do músculo cardíaco em planos perpendiculares à dimensão longa do coração.

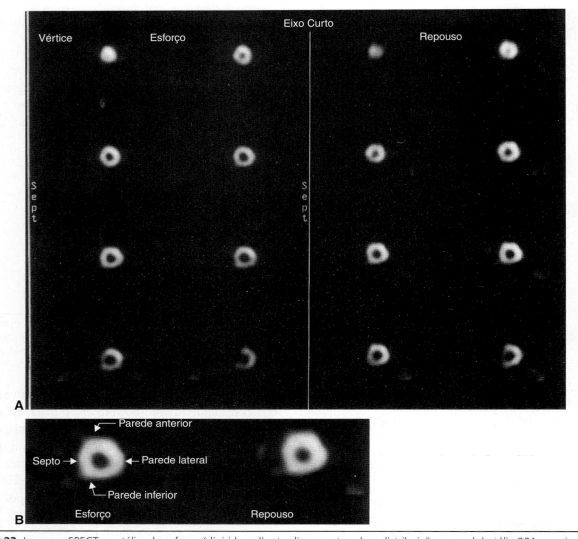

FIGURA 9-22. Imagens SPECT por tálio, de esforço (dipiridamol) e tardias, mostrando a distribuição normal do tálio-201 no miocárdio ventricular esquerdo. **A**: Todas as imagens do eixo curto desde o vértice até a base do coração. **B**: Imagens selecionadas do eixo curto da região central do coração.

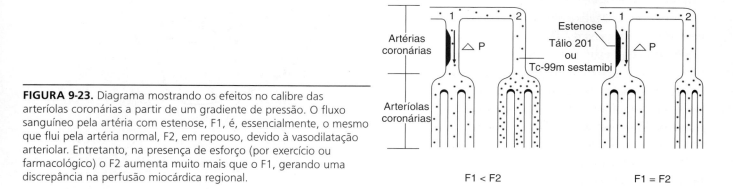

FIGURA 9-23. Diagrama mostrando os efeitos no calibre das arteríolas coronárias a partir de um gradiente de pressão. O fluxo sanguíneo pela artéria com estenose, F1, é, essencialmente, o mesmo que flui pela artéria normal, F2, em repouso, devido à vasodilatação arteriolar. Entretanto, na presença de esforço (por exercício ou farmacológico) o F2 aumenta muito mais que o F1, gerando uma discrepância na perfusão miocárdica regional.

Os defeitos de perfusão observados nas imagens de esforço que se tornam menos intensos ou se normalizam nas imagens tardias são conhecidos como reversíveis e quase sempre contêm um miocárdio viável (Fig. 9-24). Os defeitos que não se alteram das imagens de esforço para as imagens tardias (denominados "fixos") geralmente contêm tecido cicatrizado. Entretanto, em alguns casos, defeitos fixos ainda podem conter tecido viável. Essas informações são muito importantes na tomada de decisão sobre uma possível cirurgia de revascularização coronariana. A Figura 9-25 mostra um exemplo de defeito de tálio fixo representando o tecido cicatrizado decorrente de infarto anterior.

A exploração de esforço do miocárdio pode ser usada para selecionar os candidatos com suspeita de doença de artéria coronária à realização de uma arteriografia coronária. Além disso, essa técnica pode fornecer informações sobre a gravidade hemodinâmica das lesões coronárias já visibilizada na angiografia e assim ajudar a selecionar os pacientes para os procedimentos de revascularização coronária.

TOMOGRAFIA COM EMISSÃO DE PÓSITRONS (TEP)

A TEP difere um pouco da maioria dos procedimentos convencionais da medicina nuclear porque os radioisótopos usados emitem pósitrons e a máquina que produz as imagens diagnósticas é, conseqüentemente, projetada de forma diferente. Uma vez emitido, o pósitron viaja por um percurso curto no tecido corporal (alguns milímetros), combina-se com um elétron e a massa formada por esses dois elementos se convertem em energia na forma de dois raios gama que viajam em direções contrárias ao longo de uma linha. Esses raios gama são detectados pela máquina de TEP que, por sua vez, cria uma série de imagens tridimensionais da distribuição do radioisótopo no interior do corpo.

Os radioisótopos emitindo pósitrons são C-11, N-13, O-15 e F-18. Esses radioisótopos podem, teoricamente, ser rotulados para, virtualmente, qualquer molécula orgânica. Atualmente o radiofármaco primário da TEP usado na prática clínica é a fluorodesoxiglicose rotulada com F-18 (FDG). A exploração por imagens de TEP com FDG ilustra a distribuição do metabolismo da glicose no corpo.

A maioria dos tumores malignos demonstra metabolismo intensificado da glicose com relação aos órgãos normais; conseqüentemente, a imagem diagnóstica da TEP com FDG pode ser usada para detectar sítios de tumores malignos em todo o corpo. A Figura 9-26 mostra uma imagem por TEP de um paciente com câncer primário no

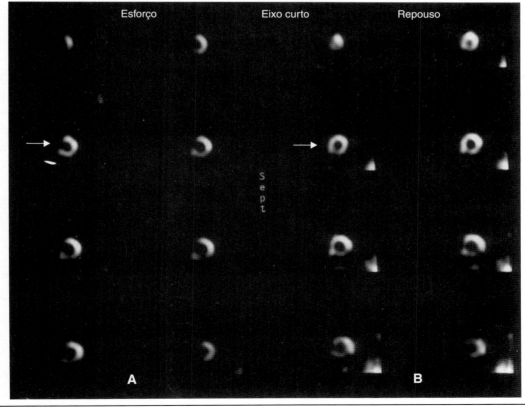

FIGURA 9-24. Imagens com tálio de um paciente com intensa estenose na artéria coronária descendente anterior esquerda; imagens de esforço no eixo curto (**A**), mostrando um defeito de perfusão grave no septo, que é reversível nas imagens em repouso/redistribuição (**B**).

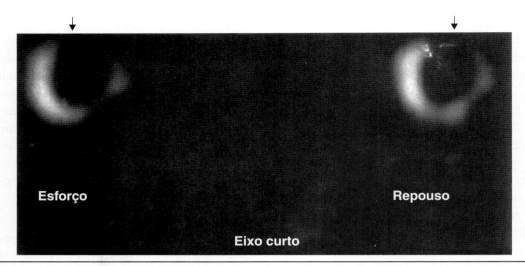

FIGURA 9-25. Imagens com tálio de um paciente com infarto antigo da parede anterior do coração. As imagens do eixo curto mostram defeitos graves nas paredes anterior (*setas*) e lateral, ambas fixas (ou seja, não mudam nas imagens de esforço para as de repouso/redistribuição). Esses achados estão em conformidade com a cicatrização nas paredes anterior e lateral.

pulmão e a Figura 9-27 mostra a imagem de um paciente com linfoma.

TERAPIA COM RADIONUCLÍDEOS

Embora uma discussão detalhada sobre as aplicações terapêuticas dos radionuclídeos administrados internamente esteja além do escopo deste capítulo, é importante reconhecer este aspecto da medicina nuclear. Em geral, os isótopos radioativos atualmente usados no tratamento emitem partículas beta e, no futuro, poderão ser usados também emissores de partículas alfa. Atualmente, o radioisótopo mais comum usado para terapia é o ^{131}I. Em sua forma elementar, essa substância é usada para tratar desordens da tireóide, como a doença de Graves e o câncer de tireóide. Uma vez que o iodo fica confinado pelas células tireóideas anormais, o efeito da radiação concentra-se no sítio desejado. Uma forma relativamente nova de enviar o radioisótopo para um alvo selecionado no corpo é o uso de anticorpos monoclonais radiorrotulados (MoAb, para *monoclonal antibody*). Os anticorpos monoclonais transportando o emissor radioativo ligam-se aos antígenos de superfície da célula de um tumor em especial e assim transmitem o radioisótopo e suas emissões radioativas diretamente para o sítio do tumor. Já existem, atualmente, dois MoAbs marcados com substâncias radioativas disponíveis para uso clínico no tratamento de pacientes com linfoma não-Hodgkin (NHL). Um deles é rotulado com ^{131}I e o outro com Y-90. O tratamento com essas substâncias, após falha da quimioterapia-padrão, leva à remissão da doença em 70% a 80% dos pacientes com NHL. A Tabela 9-4 lista alguns dos usos terapêuticos dos radioisótopos administrados internamente.

PONTOS-CHAVE

- A exploração por imagens diagnósticas nucleares é executada usando-se moléculas marcadas com substâncias radioativas injetadas dentro do corpo para gerar imagens da fisiologia dos órgãos.
- A exploração da ventilação-perfusão pulmonar por imagens tem papel fundamental nos exames minuciosos de pacientes com suspeita de TEP.
- A perfusão pulmonar normal praticamente descarta o diagnóstico de TEP.
- A visibilização da vesícula biliar com a cintilografia hepatobiliar quase sempre descarta o diagnóstico da colecistite aguda.
- A doença óssea (como as metástases) causa a formação aumentada da hidroxiapatita óssea, proporcionando aumento da absorção do radiofármaco na varredura óssea.
- A cintilografia óssea é um teste sensível para a detecção de metástases esqueléticas, osteomielite e fraturas.

TABELA 9-4 Alguns Radioisótopos Usados em Aplicações Terapêuticas

Radioisótopo	Doença
Iodo-131, anticorpos monoclonais rotulados com ítrio-90	Linfoma
Samário-153, estrôncio-89	Metástase óssea
Fósforo-32	Policitemia vera
Iodo-131	Câncer da tireóide, doença de Graves

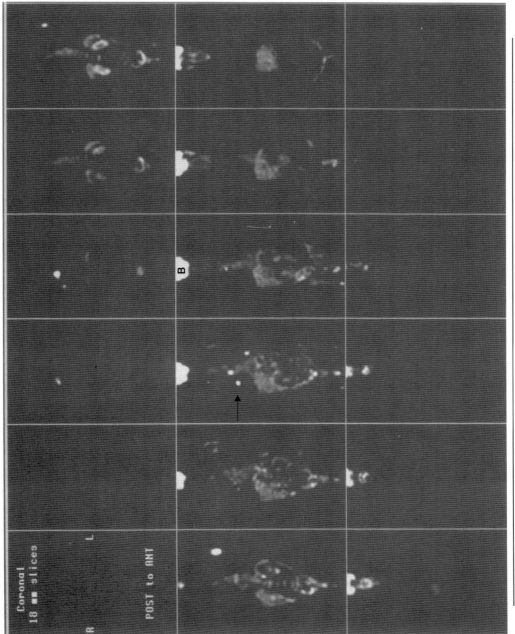

FIGURA 9-26. Imagens de TEP com FDG em plano coronal de paciente com câncer primário de pulmão. O tumor já criou metástases em numerosos sítios (focos brancos e brilhantes). O tumor pulmonar primário pode ser observado pela *seta branca* no pulmão direito. As lesões metastáticas estão localizadas no úmero esquerdo proximal, na terceira costela direita posterior, na glândula supra-renal esquerda, no mediastino e na base do pulmão esquerdo. Observe o metabolismo intenso do FDG no cérebro (identificado com um "B").

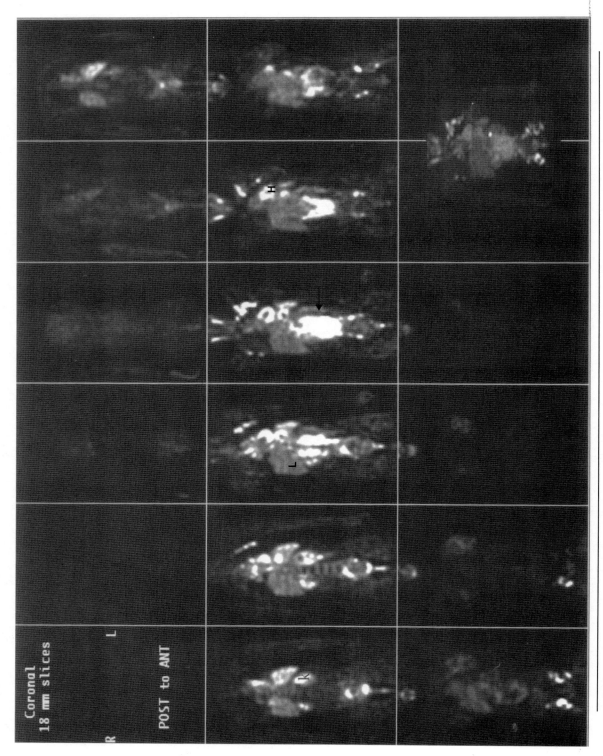

FIGURA 9-27. Imagens tomográficas coronais por TEP com FDG de paciente com linfoma não-Hodgkin antes do tratamento. A disseminação da doença pode ser vista no tórax e no abdome e em outros sítios de linfonodos. A *seta horizontal* indica massa tumoral muito grande nos linfonodos retroperitoneais. O tumor no linfonodo inguinal esquerdo é indicado pela *seta branca*. Observe o alto metabolismo do FDG no coração (identificado com um "H"). O fígado (L) e o rim esquerdo (K) também estão marcados.

- A exploração renal por imagens com captopril detecta com precisão a estenose da artéria renal hemodinamicamente significativa em pacientes com hipertensão renovascular.
- A exploração do miocárdio por fadiga é uma técnica apurada para identificar doença de artéria coronária.
- A exploração por TEP com FDG pode identificar vários tipos de tumores malignos.

AGRADECIMENTOS

O autor agradece a Brian Clarke, CNMT, pelos desenhos originais nas Figs. 9-1, 9-2, 9-18, 9-21, e 9-23, ao Dr. Parvez Shirazi pela cessão das imagens da Figura 9-17, e à Sra. Maryann O'Brien, MA, CNMT, por sua ajuda na preparação deste manuscrito.

LEITURAS SUGERIDAS

Henkin RE, Boles MA, Dillehay GL, Halama JR, Karesh SM, Wagner RH, Zimmer AM, eds. *Nuclear medicine.* St. Louis, MO: Mosby, 1996.

Wagner HN, Szabo Z, Buchanan JW, eds. *Principles of nuclear medicine.* Philadelphia: WB Saunders, 1995.

Capítulo 10

Mamografia

William E. Erkonen, Laurie L. Fajardo e John W. Boardman

Diretrizes para Execução de Mamografias 365
Técnica 366
Massas 367
   Benignas 367
   Malignas 367

Mama Masculina 370
Exame Minucioso Sugerido para Problemas Clínicos Comuns 370
Outros Recursos Tecnológicos 370
Pontos-Chave 371

Este capítulo é curto, porém sua importância é inversamente proporcional à sua extensão. Existem vários bons livros sobre este assunto, os quais são mais extensos e você pode, e deve, consultá-los (p. ex., 1). A finalidade deste capítulo é reforçar a importância da mamografia no tratamento da doença da mama e da triagem para a identificação precoce do câncer.

Aproximadamente uma em oito mulheres nos Estados Unidos desenvolverá câncer de mama ao longo da sua vida e parece que essa incidência está aumentando. O câncer de mama envolve, hoje, mais de 180.000 mulheres por ano nos Estados Unidos, causando aproximadamente 44.000 mortes por ano. Uma estratégia eficiente para reduzir a mortalidade associada a essa doença é encontrar as lesões em um estágio precoce e curável. A mamografia pode detectar lesões invasivas precoces ou carcinomas *in situ* medindo somente alguns poucos milímetros, antes de se tornarem sintomáticos ou palpáveis. Acredita-se que se o câncer de mama for descoberto precocemente, menor é a chance de metástase. É por essa razão que a mamografia é amplamente utilizada como uma ferramenta de rotina na triagem para detectar o câncer de mama oculto na população feminina geralmente assintomática. *Todavia, a mamografia deve sempre ser aplicada em conjunto com o auto-exame mensal da mama e o exame anual da mama, realizado por um médico.* Uma revisão do *National Cancer Institute* (Instituto Nacional do Câncer) mostrou que essa abordagem reduz significativamente as mortes por câncer de mama em mulheres de todas as idades.

A mamografia é também uma ferramenta-chave na avaliação do tumor suspeito ou conhecido, tanto na população masculina como na feminina. Vários estudos mamográficos especiais de diagnóstico são aplicados para complementar a triagem de rotina envolvendo pacientes sintomáticos, como a compressão do local ou a mamografia amplificada.

Não há dúvida de que as mamografias devem ser interpretadas por radiologistas qualificados e o papel desses profissionais na doença mamária continua a aumentar. Os radiologistas são cada vez mais chamados para realizar procedimentos na mama, como biópsias percutâneas e drenagens císticas. Considerando-se a prevalência dos problemas da mama, todos os médicos devem ter um conhecimento básico sobre a investigação por imagem da mama, incluindo as limitações da mamografia.

DIRETRIZES PARA EXECUÇÃO DE MAMOGRAFIAS

Algumas diretrizes geralmente aceitas para a execução da mamografia estão listadas na Tabela 10-1. Essas diretrizes lhe oferecem o conhecimento básico, mas o consenso sobre as mesmas não é unânime. Infelizmente, apenas 50% a 60% das mulheres com mais de 50 anos realizam exames de mama uma vez por ano e somente 50% a 60% dos médicos usam estas diretrizes para avaliar mulheres assintomáticas. Como indicado nas diretrizes constantes na Tabela 10-1, os fatores de risco são importantes e influenciam o tempo para a realização da mamografia. Alguns dos fatores de risco são importantes e influenciam o momento oportuno para a realização do exame. Os fatores de risco mais comuns estão relacionados na Tabela 10-2. Dependendo desses fatores, os cronogramas podem ser antecipados para faixas etárias entre 5 e 10 anos mais jovens.

TABELA 10-1 Diretrizes Gerais para Execução de Mamografia
1. Faixa etária básica entre 35 e 40 anos para comparação futura; linha básica antes dos 35 anos se a mãe ou a irmã tiveram câncer de mama pré-menopausa
2. A cada 1-2 anos entre os 40 e 49 anos de idade, dependendo dos fatores de risco (veja Tabela 10-2)
3. Mamografias anuais para todas as mulheres com mais de 50 anos
4. Em qualquer idade, quando houver sintomas ou achados clínicos sugestivos de malignidade

TABELA 10-2 Fatores de risco que podem influenciar a época de se realizar uma mamografia
1. História pessoal de câncer de mama anterior
2. História familiar de câncer de mama pré-menopausa na mãe ou na irmã
3. Presença dos genes BRCA-1 e BRCA-2
4. Achados em biópsias anteriores: carcinoma ductal *in situ*, atipia, papilomatose juvenil, neoplasia lobular (1)
5. Idade (a incidência aumenta com a idade)
6. Anos de menstruação: menarca em idade precoce, menopausa tardia
7. Mulheres nulíparas ou que tiveram o primeiro filho em idade avançada
8. Mulheres que nunca amamentaram
9. Obesidade pós-menopausa
10. Outros (1)

TÉCNICA

A importância de uma mamografia bem realizada não pode ser superestimada. O exame-padrão consiste na visibilização *mediolateral oblíqua* (MLO) com o feixe central dos raios X atravessando a mama obliquamente em sentido médio a lateral (Fig. 10-1A) e na visibilização *craniocaudal* (CC) (Fig. 10-1B) com o feixe central dos raios X atravessando a mama na direção vertical, de cima para baixo. É necessário comprimir a mama durante o exame para gerar as melhores imagens possíveis de todos os tecidos da mama, o que causa um desconforto leve a moderado. Os aspectos técnicos da mamografia são muito complicados e é extremamente importante que o técnico que for aplicar o exame seja qualificado e esteja adequadamente treinado. Os controles de qualidade da mamografia são obrigatórios e regulados pelo governo federal sob o Decreto dos Padrões de Qualidade da Mamografia (MQSA, para *Mammography Quality Standards Act*) de 1993.

As visibilizações MLO e CC normais da mama são mostradas na Figura 10-2. Observe que as imagens da mama são uma combinação de gordura (em preto) e partes moles de densidade da água (em cinza a branco). Este fundo de preto e cinza, especialmente o preto, intensifica a visibilização das calcificações brancas. A porção principal do tecido mamário é constituída principalmente de tecido conjuntivo (glandular) e gordura. Nas mulheres jovens, o tecido mamário compõe-se, predominantemente, de tecido glandular, que é substituído gradativamente por adiposidade conforme a mulher envelhece. Somente uma pequena quantidade de volume mamário é composta de tecidos epiteliais (lóbulos e ductos).

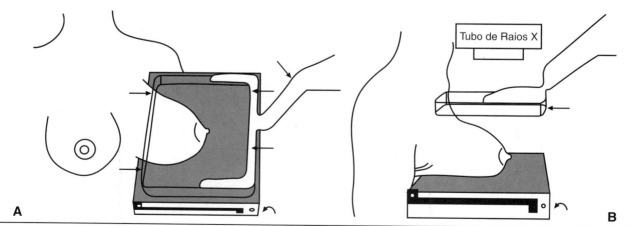

FIGURA 10-1. A: Ilustração sobre como a paciente é posicionada para realizar uma mamografia mediolateral oblíqua (MLO). O feixe dos raios X passa obliquamente através da mama, em direção medial a lateral. A mama é geralmente comprimida entre o dispositivo de compressão (*setas retas*) e o cassete da radiografia (*setas curvas*), que contém a película na qual ficará registrada a imagem (mamografia). A compressão melhora a qualidade das imagens, "afinando" a mama até uma espessura mais homogênea. **B**: Ilustração sobre como a paciente é posicionada para realizar uma mamografia craniocaudal (CC). O feixe dos raios X passa através da mama em sentido "da cabeça aos pés" ou cefálica a caudal. O dispositivo de compressão (*seta reta*) pode ser visibilizado mais facilmente nesta ilustração. De novo, a imagem será registrada na película no interior do chassi radiográfico (*seta curva*).

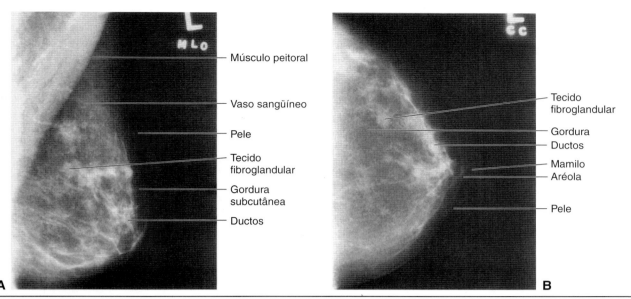

FIGURA 10-2. A: Mamografia mediolateral oblíqua (MLO) da mama esquerda. Normal. **B**: Mamografia craniocaudal (CC) da mama esquerda. Normal.

MASSAS

Benignas

As doenças benignas (Tabela 10-3) podem ou não ser sintomáticas ou ter massas associadas. Um fibroadenoma (Fig. 10-3) é uma lesão benigna que deve ser diferenciada de uma massa maligna. Essa lesão geralmente ocorre em mulheres jovens e pode ser única ou múltipla. No exame físico, o fibroadenoma apresenta-se duro e muitas vezes, móvel. O aspecto mamográfico é o de massa muitas vezes associada a calcificações grosseiras tipo "pipoca". Na ultra-sonografia, esses fibroadenomas geralmente se mostram hipoecóicos.

Outro problema clínico comum é a doença de cistos benignos, que se apresenta em todas as idades. Os cistos podem-se apresentar como massa palpável com ou sem sensibilidade, ou em um achado mamográfico incidental. Na mamografia, o cisto geralmente se mostra como massas de densidade de água com bordas nítidas e bem definidas (Fig. 10-4A). Raramente os cistos apresentam calcificações murais. Geralmente, a ultra-sonografia (Fig. 10-4B) mostra massa anecóica bem definida com reforço acústico posterior. Dependendo da situação clínica, a aspiração do cisto pode ser necessária e o procedimento guiado por ultra-sonografia é bastante eficiente.

Os implantes para aumentar a mama (Fig. 10-5) são relativamente comuns; mais de 2 milhões de mulheres já colocaram implante (1). A colocação do implante pode ser por motivos estéticos ou por reconstrução pós-cirúrgica. Para poder visibilizar o tecido mamário em volta do implante, bem como para avaliar sua ruptura, são necessárias projeções especiais. Os implantes mamários variam na aparência, desde aqueles com densidade de soro fisiológico aos de silicone denso.

Malignas

A Tabela 10-4 mostra os achados mamográficos comuns de malignidade. As calcificações são importantes visto que podem representar o primeiro sinal de malignidade, especialmente se são novas, pontilhadas (pequenos pontos), pleomórficas ou ramificadas (Fig. 10-6). Deve ser enfati-

TABELA 10-3 Lista Parcial de Etiologias da Doença Benigna da Mama

1. Doença cística
2. Adenose esclerosante
3. Fibroadenoma
4. Lipoma
5. Reação ao corpo estranho no aumento da mama (implante)

TABELA 10-4 Achados Mamográficos Suspeitos para Malignidade

1. Massa na mamografia, com
   a. Bordas em espículas ou mal-definidas
   b. Calcificações malignas
   c. Retração ou espessamento da pele
2. Microcalcificações com ou sem massa
   a. Lineares ou ramificadas
   b. Em cachos
   c. Pontuadas
3. Distorção arquitetural mamográfica (assimetria)
4. Massa sólida hipoecóica na ultra-sonografia

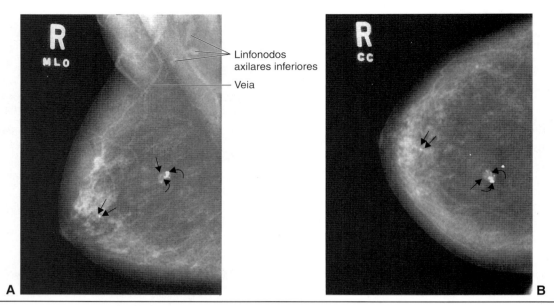

FIGURA 10-3. Mamografias mediolateral oblíqua (**A**) e craniocaudal (**B**) da mama direita. Fibroadenoma benigno calcificado. A massa do fibroadenoma é vista vagamente (*setas retas únicas*). As calcificações benignas dentro do fibroadenoma são tipicamente globulares, ásperas e de tamanho variável (*setas curvas*). Observe a calcificação globular benigna única, encontrada incidentalmente e sem massa associada (*setas retas duplas*).

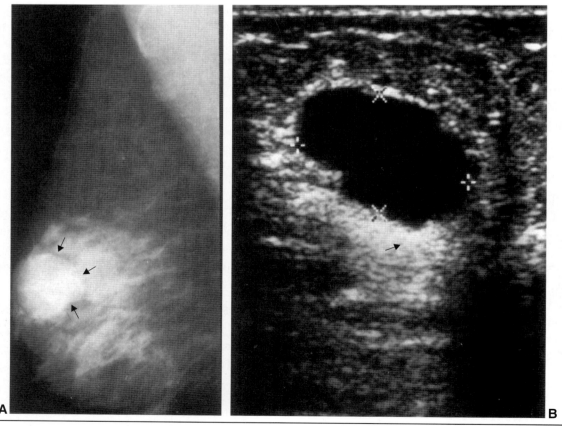

FIGURA 10-4. A: Mamografia mediolateral oblíqua da mama direita. Cisto benigno. O cisto de densidade da água (*setas retas*) tem bordas nítidas sem calcificações. Observe a diferença entre as bordas nítidas e lisas desse cisto benigno comparadas às bordas irregulares e mal definidas do carcinoma na Figura 10-6. **B**: Ultra-sonografia da mama direita da lesão na Figura A. Esta é a aparência clássica de um cisto benigno na mama. O fluido cístico é a área anecóica em preto e as paredes císticas finas são as áreas hiperecóicas em branco. Os "*Xs*" e as *cruzes* são marcas de calibração eletrônica sobre a parede do cisto, usadas na medição das dimensões do cisto. A intensificação acústica posterior (*seta reta*) é normalmente identificada imediatamente posterior ao cisto.

Massas 369

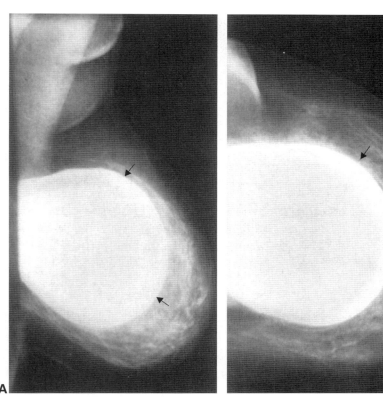

FIGURA 10-5. Mamografia mediolateral oblíqua (**A**) e craniocaudal (**B**) da mama esquerda. Implantes bilaterais da mama. As áreas em branco representam os implantes de silicone colocados cirurgicamente (*setas retas*).

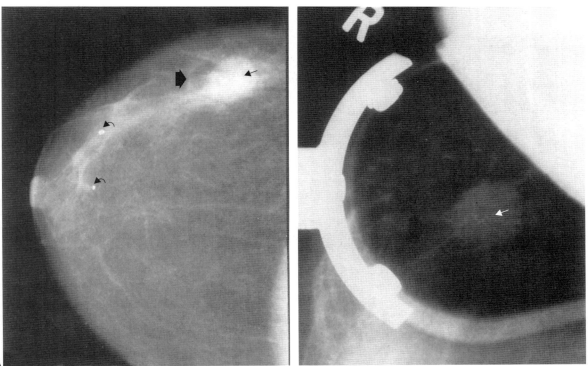

FIGURA 10-6. A: Mamografia craniocaudal da mama direita. Carcinoma da mama com calcificações malignas. A lesão de massa maligna de densidade de água (*ponta de seta*) tem bordas espiculadas e mal definidas. A linha externa ou borda dessa massa contrasta com a borda nítida e bem definida do cisto benigno na Figura 10-4A. As calcificações malignas (*seta reta*) são pontuadas e estão localizadas em posição central. Na mesma mama há calcificações benignas grosseiras (*setas curvas*) que são maiores e têm aparência mais globular.
B: Projeção ampliada da lesão na mama direita da Figura 10-6A, demonstrando claramente o aspecto clássico das calcificações malignas (*seta reta*) na massa (*ponta de seta*). Veja a diferença entre as calcificações benignas grosseiras no fibroadenoma na Figura 10-3 e as calcificações malignas pontuadas e mais delicadas nesta paciente. Além disso, essa projeção ampliada mostra as bordas espiculadas e mal definidas com mais nitidez.

zado que a maioria das calcificações é benigna. Portanto, é essencial que o radiologista faça a diferenciação entre calcificações benignas e malignas. Algumas calcificações são tão pequenas que é necessária uma lente de aumento na visibilização dos mamogramas. Uma vez detectadas na mamografia, as calcificações são, freqüentemente, avaliadas de forma mais detalhada usando imagens mamográficas com ampliação especial. Uma vez realizada a biópsia na calcificação sob suspeita, a amostra da biópsia pode ser radiografada para garantir que as calcificações foram mostradas e/ou retiradas corretamente.

Massas assimétricas e mudanças na arquitetura da mama também são indício de malignidade, especialmente se tiverem aparecido recentemente.

MAMA MASCULINA

Todas as doenças que ocorrem na mama feminina podem, potencialmente, ocorrer também na mama masculina. Nos Estados Unidos, a incidência de carcinoma na mama masculina é de aproximadamente 900 casos por ano e, claramente, este número é significativamente menor que na população feminina. As indicações para a mamografia no homem e as imagens obtidas são similares às das mulheres.

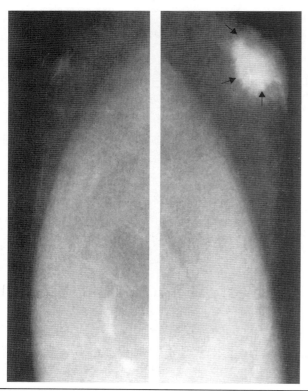

FIGURA 10-7. A: Mamografia mediolateral oblíqua da mama direita masculina. Normal. **B**: Mamografia mediolateral oblíqua da mama esquerda masculina. Ginecomastia benigna. As *setas retas* indicam as partes moles subareolares tipicamente aumentadas porém normais, sem calcificação.

TABELA 10-5 Algumas Causas da Ginecomastia Masculina

1. Comum no recém-nascido
2. Comum na puberdade
3. Homem adulto
   a. Qualquer doença subjacente que provoque o desequilíbrio hormonal (p. ex., cirrose hepática)
   b. Drogas (digitais ou esteróides)
   c. Deficiência de androgênio, como ocorre no processo de envelhecimento

Uma situação clínica na mama masculina que pode causar confusão é a ginecomastia (Fig. 10-7). As etiologias para a ginecomastia masculina são apresentadas na Tabela 10-5. Em geral, os homens adultos apresentam-se com massa mamária subareolar sensível, geralmente unilateral. Na mamografia pode-se observar tecido mamário na zona subareolar que, raramente, contém calcificações. A necessidade da biópsia será determinada pela combinação de sintomas e achados físicos e mamográficos. Provavelmente não há correlação entre a ginecomastia e o carcinoma.

Os carcinomas na mama masculina são similares, em aparência e histologia, aos carcinomas na mama feminina. Comumente eles se apresentam como massas sólidas, irregulares ou mal definidas.

EXAME MINUCIOSO SUGERIDO PARA PROBLEMAS CLÍNICOS COMUNS

Na Figura 10-8 são apresentados algoritmos sugeridos para exames minuciosos no desenvolvimento do diagnóstico de dois cenários clínicos comuns.

OUTROS RECURSOS TECNOLÓGICOS

A ressonância magnética é usada para investigação por imagem de implantes e avaliar seu rompimento, bem como para avaliar a extensão da doença em algumas mulheres que foram diagnosticadas com câncer de mama, especialmente mulheres com tecido mamário denso, cuja imagem não esteja bem definida na mamografia.

A investigação por imagem digital de campo estreito é usada para biópsias estereotáticas centrais. A mamografia digital de campo largo tem sido usada em alguns estudos de campo e, no futuro, poderá substituir a mamografia com película em um departamento de radiologia digital.

Atualmente há vários sistemas digitais para a execução de mamografia, aprovados tanto para a investigação de triagem como para a de diagnóstico. As vantagens da mamografia digital incluem a possibilidade de (a) usar técnicas de processamento de imagens que ajudem na avaliação das

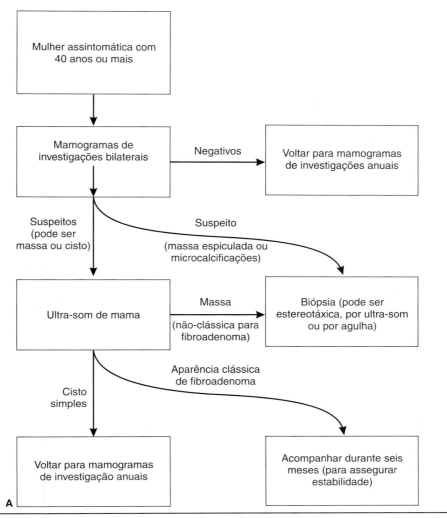

FIGURA 10-8. Exemplos de possíveis algoritmos para exame minucioso. **A**: Investigação para carcinoma de mama. (*Continua.*)

imagens, (b) aplicar técnicas assistidas por computador para ajudar a detectar anomalias, (c) transmitir imagens rapidamente para outro local a fim de se obter uma segunda opinião e (d) armazenar eletronicamente as imagens (ou seja, as imagens digitais não se perdem, nem correm o risco de arquivamento em outro local, como pode acontecer com as imagens em películas).

A tomografia por emissão de pósitrons (TEP) é uma técnica funcional ou molecular de investigação por imagem aplicada após a injeção intravenosa de fluorodesoxiglicose (FDG). A FDG é absorvida pelas células do câncer devido ao aumento da atividade metabólica e identificada na TEP. Em alguns centros, a geração de imagens por TEP está sendo avaliada como a técnica para estadiamento do câncer de mama e/ou identificação de metástases distantes.

PONTOS-CHAVE

- Aproximadamente uma em oito mulheres nos Estados Unidos desenvolverá um carcinoma na mama em algum momento.
- As mamografias devem ser interpretadas por radiologistas qualificados. Mamografias de boa qualidade são obrigatórias.
- Uma mamografia de rotina consiste em projeções mediolaterais oblíquas e craniocaudais das mamas.
- A mamografia de triagem, o auto-exame realizado uma vez por mês e o exame anual das mamas por um médico podem melhorar a taxa de sobrevivência ao câncer de mama.
- Os achados mamográficos suspeitos de malignidade incluem massas de contorno irregular, retração ou

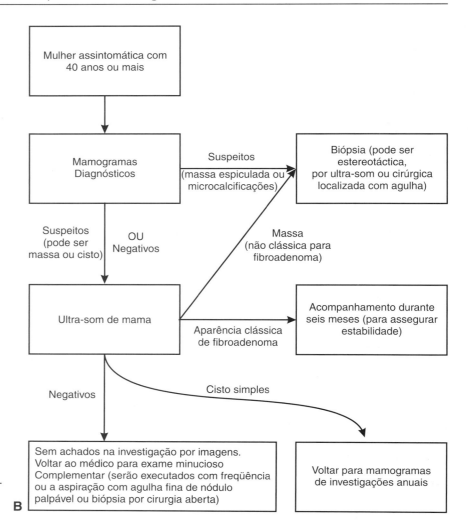

FIGURA 10-8 *(Continuação).* **B**: Exame minucioso de massa palpável na mama.

espessamento da pele, distorção da arquitetura da mama (assimétrica, comparada à mama oposta) e/ou massas hipoecóicas na ultra-sonografia.
- As calcificações que representam suspeita de malignidade incluem: calcificações recentes, calcificações pontuadas irregulares e calcificações com ramificações pequenas.
- A ultra-sonografia geralmente é útil para diferenciar massas sólidas e císticas na mama.

REFERÊNCIA

1. Cardenosa G. *Breast imaging companion.* Philadelphia: Lippincott-Raven Publishers, 1997.

LEITURA SUGERIDA

Cardenosa G. *Breast imaging companion.* Philadelphia: Lippincott-Raven Publishers, 1997.

Capítulo 11

Radiologia Intervencionista

Thomas A. Farrell e Monte L. Harvill

Visão Geral 373
Instrumentos e Ferramentas da Profissão 374
Angiografia 375
   Arteriografia Percutânea Diagnóstica 375
   Doença Arterial Periférica 376
   Venografia 376
   Complicações 376
Intervenções Vasculares 377
   Trombólise 377
   Angioplastia Transluminal Percutânea (PTA) 378
   "Stents" Endovasculares 378
   Embolização 381

   Trauma 382
   Acesso Venoso 383
   Intervenções Venosas 383
   Retirada de Corpos Estranhos 384
   Intervenções de Acesso à Hemodiálise 386
Intervenções Não-Vasculares 386
   Urológicas 386
   Biliares 386
   Tubos de Alimentação Percutânea 386
   Drenagem de Abscessos 387
   Tratamento Oncológico Regional 387
   Vertebroplastia 387
Pontos-Chave 388

VISÃO GERAL

A radiologia intervencionista (IR, para *interventional radiology*) é uma outra prática para cuidar de pacientes por meio de procedimentos orientados por imagem minimamente invasivos para diagnosticar e tratar as doenças sem cirurgia. O diagnóstico percutâneo e os procedimentos terapêuticos são realizados com o auxílio de fluoroscopia, ultra-sonografia, tomografia computadorizada (TC) ou ressonância magnética (RM). Esses procedimentos, que podem ser classificados como vasculares (ou seja, arteriografia, venografia) e não-vasculares (ou seja, descompressão e drenagem dos ductos biliares e rins obstruídos) são realizados em uma sala de radiologia e, em geral, em ambiente de ambulatório. Muitos procedimentos no passado, realizados cirurgicamente são hoje efetuados por um radiologista especializado em intervenção, com menos morbidade e menos tempo de internação hospitalar.

Desde 1958, quando o Dr. Seldinger descreveu um método de acesso vascular percutâneo usando uma agulha com a parte central oca, um fio-guia e um cateter, a radiologia de intervenção vem evoluindo continuamente, à medida que novas técnicas e dispositivos são desenvolvidos para aprimorar os cuidados com os pacientes. Os avanços técnicos levaram a melhoras significativas na segurança dos pacientes e na diversidade dos procedimentos. E, à medida que essas rápidas mudanças na tecnologia endovascular continuam a se expandir, o mesmo acontecerá com as possibilidades dos procedimentos minimamente invasivos guiados por imagem.

Como a radiologia intervencionista exige um procedimento, os radiologistas intervencionistas tendem a ficar mais envolvidos com os cuidados aos pacientes. Os pacientes encaminhados são rotineiramente examinados minuciosamente pelo serviço de IR e posteriormente, por procedimentos de acompanhamento. O diagnóstico detalhado pré-procedimento consiste na avaliação do paciente, bem como na avaliação dos estudos anteriores por imagem (Tabela 11-1). O acompanhamento pós-procedimento é essencial para determinar se o procedimento foi bem-sucedido e isento de complicações. Este serviço clínico "todo incluso" destaca que há mais na IR do que simplesmente realizar o procedimento. Como os procedimentos realizados pelos radiologistas intervencionistas são invasivos, há riscos associados de desenvolvimento de complicações. É importante que o paciente tenha ciência desses riscos, de modo que se elabore um consentimento informado que pondere a relação risco-benefício do procedimento. O médico não pode jamais pôr o paciente em risco, a não ser que os riscos, benefícios e alternativas do procedimento planejado tenham sido discutidos, entendidos e autoriza-

TABELA 11-1	Lista de Verificação Pré-Procedimento de Radiologia Intervencionista
Discutir a indicação para o procedimento/pergunta(s) do procedimento	
Discutir as contra-indicações do procedimento	
Revisar as investigações anteriores por imagem e os estudos não-invasivos	
Verificar a alergia ao meio de contraste	
Discutir e obter o consentimento informado por escrito	
Verificar os parâmetros de coagulação e da creatinina sérica	
Necessidade de antibióticos profiláticos	
Certificar-se de que o paciente esteja em jejum e bem hidratado	
Interromper a infusão de heparina	

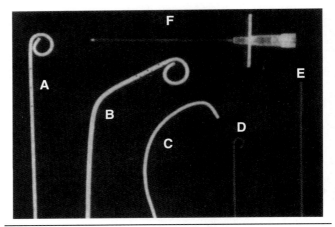

FIGURA 11-1. Ferramentas da profissão. **A**: Cateter tipo rabo-de-porco *pig tail*); **B**: Cateter tipo rabo-de-porco, angular; **C**: Cateter tipo cobra; **D**: Fio-guia com ponta em "J"; **E**: Fio-guia reto (Bentson); **F**: Uma agulha calibre 18 para punção de vaso.

dos antes da execução desse procedimento. É no melhor interesse do médico ser honesto e direto quando está lidando com pacientes e suas expectativas com relação ao resultado de um dado procedimento.

O objetivo deste capítulo é explicar os antecedentes, as indicações e as técnicas básicas dos procedimentos realizados comumente na radiologia de intervenção, de forma que o leitor obtenha um melhor entendimento possível sobre como a IR contribui para os cuidados com o paciente.

INSTRUMENTOS E FERRAMENTAS DA PROFISSÃO

Os procedimentos intervencionistas são realizados em salas de investigação por imagem com fluoroscopia e angiografia de subtração digital. A ultra-sonografia, a TC e a RM também são aplicadas pelo radiologista especializado.

Em cada sala de angiografia/de intervenção trabalham o radiologista operacional e pelo menos um assistente. O técnico em radiologia contribui com o conhecimento em geração de imagens e o enfermeiro providencia a sedação do paciente, monitora os sinais vitais e atende às necessidades do paciente durante o procedimento.

Os procedimentos endoluminais exigem a administração de um meio de contraste. O contraste radiográfico não-iônico é aquele usado mais freqüentemente para delinear radiograficamente o lúmen de uma artéria, veia, ducto biliar, trato gastrintestinal ou trato urinário. O dióxido de carbono ou o gadolínio podem ser usados em pacientes com insuficiência renal ou alergia a meios de contraste radiográficos.

Existe disponível no comércio ampla variedade de cateteres, bainhas, fios-guia, cateteres de balão, *stents* vasculares e filtros cavais. Estar familiarizado com esses instrumentos requer treinamento significativo e experiência. Os cateteres angiográficos têm inúmeras formas e diversos tipos, a maioria feita de material plástico flexível, como polietileno ou poliuretano. O fio trançado pode ser incorporado dentro da haste do cateter para aumentar a firmeza e melhorar seu torque. Os diâmetros do cateter são medidos em tamanhos franceses (F), onde 3 F é igual a 1,0 mm (diâmetro externo). O diâmetro da maioria dos cateteres angiográficos varia entre 4 F e 7 F. A angiografia aórtica é realizada com cateteres do tipo *pig tail* com diversos orifícios laterais próximos à ponta, permitindo o fluxo rápido do bolo de contraste enquanto a alça em *pig tail* estabiliza o cateter, evitando seu recuo (Fig. 11-1A, B). A angiografia seletiva (das artérias renais, celíacas e mesentéricas superiores) é realizada com um cateter de orifício final como o Cobra C2 (Fig. 11-1C). Durante o procedimento pode ser necessário o uso de diversos cateteres e fios-guia; a colocação de uma bainha vascular com válvula hemostática no sítio de acesso reduz o trauma no vaso e facilita a rápida troca do cateter e do fio-guia.

Os cateteres usados na drenagem de abscessos, rins obstruídos (nefrostomia percutânea) e ductos biliares são feitos de poliuretano e têm diâmetro maior que os cateteres angiográficos (entre 8 F e 12 F). Esses cateteres de drenagem geralmente são colocados usando a técnica de Seldinger, depois da qual são firmados na posição utilizando um mecanismo de travamento em *pig tail* por meio de um puxão na sutura que corre na maior parte da haste do cateter e que está conectada à ponta. A própria alça em *pig tail* contém orifícios laterais grandes para a drenagem. Os cateteres de diâmetro menor são mais facilmente obstruídos diante de fragmentos e devem ser trocados, rotineiramente, a cada seis ou oito semanas, nos casos de drenagem contínua.

Os fios-guia aumentam a segurança e a facilidade da colocação do cateter. A cápsula externa de um fio-guia é formada por uma espiral de metal muito justa, embora flexível. A parte central rígida confere rigidez ao longo de uma extensão variável do fio-guia. O equilíbrio entre esses dois componentes determina as características de manuseio do fio-guia. Por exemplo, a porção distal de um fio-guia de Bentson de 15 cm é mole, facilitando a formação da espiral (Fig. 11-1E). Um fio-guia com ponta em "J" reduz o risco de dano à parede do vaso devido à sua ponta rombuda (Fig. 11-1D). O diâmetro dos fios-guia varia geralmente entre 18 milésimos de polegada (0,018 in) e 38 milésimos de polegada (0,038 in). O comprimento padrão da maioria dos fios é 145 cm, embora existam fios mais compridos (260 cm) para facilitar a troca do cateter. As agulhas usadas na arteriografia variam desde as de calibre 21, através das quais passa um fio-guia de 0,018 in às de calibre 18, que aceitam a passagem de um fio de 0,035 in (Fig. 11-10F).

ANGIOGRAFIA

A angiografia é a técnica de investigação por imagem dos vasos sanguíneos, geralmente por meio de uma injeção de material de contraste através de um cateter colocado no interior do lúmen. Os vasos sanguíneos também podem ser visibilizados de forma não-invasiva usando-se a angiografia por tomografia computadorizada (ATC) ou angiografia por ressonância magnética (ARM), a qual se beneficia do contraste inerente entre o sangue que flui e o tecido estacionário.

Arteriografia Percutânea Diagnóstica

A arteriografia diagnóstica começa cateterizando-se uma artéria usando com a *técnica de Seldinger* (Fig. 11-2). Essa técnica de cateterismo vascular foi inicialmente descrita pelo radiologista, Sven Seldinger. Depois que uma agulha com a parte central oca é colocada dentro de uma artéria (femoral ou braquial) insere-se um fio-guia através da agulha dentro da artéria. Geralmente é necessário usar um sistema de direcionamento ultra-sonográfico ou fluoroscópico. A agulha é trocada por um cateter vascular ou por uma bainha de introdução vascular. O movimento e a troca subseqüente do cateter são realizados sobre o fio-guia. A arteriografia dos vasos maiores é realizada usando-se cateteres de jorro (*pig tail*, raquete de tênis). As artérias menores são seletivamente investigadas usando-se cateteres de várias formas e tamanhos. Os microcateteres são usados para a arteriografia sub ou superseletiva.

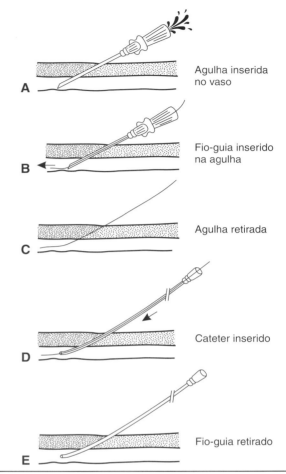

FIGURA 11-2. Técnica de Seldinger. **A**: O vaso é puncionado com a agulha. **B**: O fio-guia é conduzido através da agulha para dentro do vaso. **C**: A agulha é retirada, deixando o fio-guia no local. **D**: O cateter é introduzido sobre o fio-guia para dentro do vaso. **E**: O fio-guia e retirado e o cateter enchido de fluxo.

Uma vez o cateter posicionado de forma segura na artéria escolhida, o fio-guia é retirado e o meio de contraste é injetado através do cateter, durante a obtenção da imagem. As imagens mascaradas obtidas antes da injeção de contraste permitem a eliminação de estruturas não-vasculares, gerando a arteriografia. Muitas imagens são obtidas conforme o meio de contraste flui através do lúmen do vaso. O cateter pode ser trocado ou reposicionado para gerar imagens adicionais. Depois que o procedimento for finalizado, retira-se o cateter e procede-se à obtenção da hemostasia no sítio da arteriotomia, aplicando-se a compressão manual ou um dispositivo de fechamento percutâneo. O tempo para o paciente se recuperar oscila entre duas e seis horas.

A angiografia não-invasiva (AngioRh/AngioTC) substituirá, por fim, a maioria das arteriografias percutâneas, exceto nos casos em que se espera uma intervenção ou o resultado de outros exames for indefinido. A arteriografia pulmonar, realizada por cateterismo venoso atravessando o lado direito do coração, tem sido amplamente substituída pela angiografia por tomografia computadorizada (ATC).

Doença Arterial Periférica

Em geral, o diagnóstico de doença arterial periférica (PAD, para *peripheral arterial disease*), ou doença vascular periférica (PVD, para *peripheral vascular disease*) já é conhecido quando se solicita a arteriografia. A avaliação do paciente inclui a avaliação dos seus sintomas, um exame físico e a revisão dos exames por imagem não-invasivos, como a TC, a RM, e o Doppler nos membros antes de se proceder à angiografia. Mais do que ser o ponto final, a angiografia ajuda a formular um plano abrangente no tratamento subseqüente do paciente, visto que avalia a extensão e a gravidade da doença e apresenta um roteiro para a intervenção (angioplastia com balão, colocação de *stent*, cirurgia etc.). Os pacientes com diabetes podem-se apresentar com um estágio mais avançado de isquemia, em razão da predisposição para desenvolverem neuropatia periférica, que pode mascarar os sintomas da doença arterial periférica. Os diabéticos tendem também a ter maior prevalência de doença nos vasos pequenos, que é mais difícil de tratar cirurgicamente e que contribui para um prognóstico menos favorável no longo prazo que as outras causas dessa doença.

A avaliação arteriográfica dos pacientes com PAD pode ser dividida em três regiões anatômicas: aortoilíaca, infra-inguinal e infragenicular. Os aneurismas aórticos na maioria das vezes ocorrem abaixo do nível das artérias renais. Deve ser considerada também a quantidade de artérias renais, bem como a presença de estenose nesses vasos. Durante a arteriografia, devem-se obter visibilizações bilaterais oblíquas da pelve, visto que estenoses hemodinamicamente significativas podem não ser notadas se for realizado somente um exame de visibilização frontal.

Em geral, as estenoses arteriais não são consideradas significativas, a não ser que reduzam angiograficamente o diâmetro do lúmen em 50%. A medição do gradiente de pressão através desse lúmen pode avaliar mais precisamente a gravidade de uma estenose. A presença de um gradiente de 10 mmHg ou maior na estenose é considerada como significativa e merecedora de um tratamento como a angioplastia ou colocação de um *stent*. Se o gradiente for inferior a 10 mmHg, é possível administrar um vasodilatador como nitroglicerina na artéria, para simular movimento e, possivelmente, revelar um quadro significativo. A maioria das intervenções endovasculares é realizada nas artérias carótida, renal, aortoilíaca e na femoropoplítea.

TABELA 11-2 Complicações da Angiografia

Sistêmicas
Reação alérgica ao meio de contraste
Falência renal
Locais
Sítio da punção:
   Hematoma
   Pseudo-aneurisma
   Fístula arteriovenosa
Intraluminal:
   Dissecção subintimal
   Trombose
   Embolização distal

Na ausência de pulsações bilaterais femorais satisfatórias, podem ser puncionadas tanto as artérias braquiais como as axilares.

Venografia

A venografia diagnóstica é realizada em todas as extremidades e também centralmente, para montar o planejamento cirúrgico ou para avaliar a trombose venosa profunda nos casos em que a ultra-sonografia vascular é indeterminada. A maior parte das venografias é realizada em conjunto com procedimentos de intervenção (colocação de filtros nas veias cavas e cateteres venosos centrais, ou amostragem das veias renais).

Complicações

As complicações da angiografia diagnóstica (Tabela 11-2) são raras, a maioria delas representada por danos vasculares de acesso e hematomas. Os fatores de risco para estas complicações incluem a hipertensão e a obesidade. A prevenção envolve técnicas meticulosas, incluindo a punção dos vasos sobre a cabeça do fêmur e a pressão manual constante diretamente sobre o local da punção depois da retirada do cateter, até atingir a hemostasia. O hematoma pode-se estender para o interior do retroperitônio quando o sítio da punção ficar acima do ligamento inguinal. A compressão incompleta ou intermitente sobre o local de punção pode também resultar na formação de um pseudo-aneurisma. As complicações que se seguem à punção da artéria axilar ou braquial são mais comuns que as que ocorrem com a punção da artéria femoral, devido ao menor tamanho do vaso e à proximidade dos vasos aos nervos, dentro de bainhas comuns no braço. A dissecção, a trombose ou o pseudo-aneurisma da artéria de acesso podem necessitar de intervenção endovascular ou reparação cirúrgica.

TABELA 11-3 Reações Alérgicas ao Contraste

Tipo	Leves	Moderadas	Graves
Incidência (%)	5%-15%	1%-2%	0,1%
Características clínicas	Náuseas Vômitos Urticária	Broncoespasmos Dispnéia Reação vasovagal Hipertensão	Laringoespasmos Edema facial Parada cardiorrespiratória Ataques
Tratamento	Monitorar os sinais vitais Observar por piora clínica	Oxigênio Agonista β_2	Oxigênio/Fluidos IV Epinefrina SC ou IV Agonista β_2 Diazepam Ressuscitação cardiopulmonar

A nefropatia relacionada com o contraste diz respeito à insuficiência renal transitória e, ocasionalmente, à insuficiência renal aguda como resultado do uso do contraste. Essa insuficiência renal induzida por contraste geralmente é leve e autolimitante, com picos do nível de creatinina entre 3 e 5 dias, voltando ao normal em até duas semanas. Acredita-se que a fisiopatologia dessa complicação resulte da combinação da vasoconstrição com a toxicidade direta do contraste nos túbulos renais. Os pacientes diabéticos ou com capacidade renal reduzida preexistente (nível de creatinina sérica superior a 2 mg%) apresentam maior risco de desenvolver insuficiência renal relacionada com o contraste. A avaliação clínica, a hidratação correta, medicamentos que protegem os rins ou meios de contraste alternativos (CO_2, gadolínio) devem ser usados nos pacientes de alto risco (idosos, com creatinina acima de 1,5, portadores de diabetes melito). As modalidades alternativas de investigação por imagens (ultra-sonografia, ARM) também devem ser exploradas para evitar essas complicações potenciais. A insuficiência renal transitória geralmente volta aos valores básicos em 10 a 14 dias.

As reações alérgicas sistêmicas ou idiossincráticas à substância de contraste são raras e sua gravidade depende do tipo, dose, via e índice de emissão de contraste. As reações podem ser classificadas como leves, moderadas ou graves (Tabela 11-3) e a maioria delas ocorre na via intravenosa. Vários estudos sugerem a menor incidência de reações graves quando se usa um contraste não-iônico iodado. A taxa de mortalidade, que é equivalente para meios de contraste osmolares altos e baixos é de aproximadamente 1 em 45.000 exames. As reações moderadas ao contraste, caracterizadas por hipertensão, hipotensão, dificuldade na respiração e laringoespasmos ocorrem em 1% a 2% dos exames. As reações idiossincráticas geralmente são moderadas (náuseas, tosse, urticária e vermelhidão), são as mais comuns e podem ser tratadas sintomaticamente. A medicação preventiva com esteróides durante 24 horas antes da angiografia tem reduzido a incidência de reações idiossincráticas ao contraste.

INTERVENÇÕES VASCULARES

Trombólise

A trombólise é o processo de retirada de um coágulo de sangue para conseguir a desobstrução de um vaso obstruído (trombosado). A trombólise pode ser obtida por meio de dispositivos mecânicos ou substâncias farmacológicas: a uroquinase, o ativador plasminogênio tecidual (t-PA), a retaplase (r-PA) e a tenectaplase (TNK). Vários dispositivos mecânicos estão disponíveis para uso com essas substâncias. As substâncias trombolíticas são administradas diretamente nos enxertos e vasos trombosados para garantir a alta concentração local da substância. Dentre os quadros totalmente impeditivos ao procedimento, podemos citar o sangramento interno ativo, hemorragia intracraniana recente ou cirurgias (Tabela 11-4).

TABELA 11-4 Contra-Indicações para a Trombólise Arterial

Absolutas

Sangramento gastrintestinal (GI) ou geniturinário (GU) ativo

Cirurgia cerebral, hemorragia, enfarte recente (menos de 2 meses)

Isquemia irreversível dos membros

Relativas

Histórico de sangramento GI ou GU

Cirurgia torácica ou abdominal recente

Trauma recente

Hipertensão grave não-controlada

As complicações incluem o sangramento e a embolização distal do trombo. A probabilidade cumulativa de complicações maiores aumenta com a duração da administração, subindo de menos de 10% após 16 horas até mais de 30% em 40 horas. Uma vez concluído o procedimento, a cirurgia ou a angioplastia com balão poderão ser executadas para tratar quaisquer estenoses dos vasos subjacentes que contribuíram com a obstrução.

Angioplastia Transluminal Percutânea (PTA)

Angioplastia com Balão

A angioplastia transluminal percutânea com balão (PTA) tornou-se a técnica mais aplicada no tratamento de estenoses vasculares devidas a placas ateroscleróticas e à displasia fibromuscular. O mecanismo fisiopatológico preciso da PTA na placa aterosclerótica é controverso. Entretanto, a maioria concorda que a PTA resulta em uma placa controlada e fratura da íntima com dissecção localizada dentro da média, aumentando assim o diâmetro intraluminal. A placa, a íntima e a média são subseqüentemente remodeladas para prover uma superfície endoluminal mais uniforme. O cateter de balão apropriado para a angioplastia deve ser escolhido de forma que seu diâmetro inflado tenha o mesmo tamanho ou seja levemente maior que o vaso adjacente sadio. Inicialmente, o fio-guia cruza a estenose e é deixado nesse sítio até que o procedimento esteja concluído. A trombose e o espasmo dos vasos podem ser evitados com administração de heparina e nitratos na artéria, respectivamente. O balão da angioplastia é inserido através da estenose e inflado e desinflado lentamente sob a guia fluoroscópica. Medições repetidas da angiografia e da pressão devem ser obtidas para avaliar os resultados da angioplastia; resultados menos satisfatórios podem demandar a colocação de um *stent* endovascular.

A angioplastia na artéria ilíaca melhora a entrada de fluxo nos membros inferiores e demanda balões que tenham entre 7 e 10 mm de diâmetro. De novo, o fio-guia é inserido e deixado na estenose durante o procedimento, cujo sucesso é determinado de acordo com os critérios hemodinâmicos e angiográficos. A colocação do *stent* deve ser considerada se o gradiente da pressão na pós-angioplastia for superior a 10 mmHg, se a estenose residual for superior a 30% ou diante de uma dissecção limitando a pressão (Fig. 11-3). A PTA simultânea em ambas as artérias ilíacas comuns, conhecida como técnica de "balões se beijando" é eficiente no tratamento das estenoses das artérias ilíacas comuns proximais bilaterais.

A angioplastia infra-inguinal (artérias poplítea e femoral superficial) é uma técnica que está ganhando aceitação clínica, pois os resultados de permeabilidade para PTA e colocação de *stents* rivalizam com os resultados dos procedimentos de revascularização cirúrgica. A angioplastia infragenicular (artéria tibial anterior/posterior e artérias peroneais) geralmente é realizada para recuperar o membro inferior ou reduzir a extensão da amputação iminente da parte dianteira da perna ou abaixo do joelho, por causa da isquemia. Essa técnica demanda um fio-guia fino (0,010 in a 0,018 in) e um balão de angioplastia (2 mm a 3 mm de diâmetro) em função do tamanho menor do vaso. A abordagem da artéria femoral comum em sentido anterógrado, na qual a artéria é puncionada em sentido para baixo, é útil, assim como as doses maiores de heparina e nitroglicerina para evitar a trombose e os espasmos dos vasos.

A angioplastia da artéria renal geralmente é realizada com um balão com diâmetro entre 5 e 7 mm. A doença ateromatosa freqüentemente envolve a porção proximal ou ostial do vaso, em contraste com a displasia fibromuscular, que, geralmente, afeta a porção média do vaso. A melhora na função renal e na hipertensão após a angioplastia da artéria é equivalente à que se obtém após uma cirurgia de revascularização (Fig. 11-4). A colocação de um *stent* na artéria renal será realizada na presença de estenose residual ou de dissecção significativa pós-angioplastia (Fig. 11-5). As lesões dos óstios são freqüentemente tratadas com inserção de *stent*, sem pré-dilatação.

Stents Endovasculares

Stents Endovasculares Periféricos

Há duas indicações principais para a colocação de um *stent* endovascular: (a) um gradiente de pressão residual superior a 10 mmHg pós-angioplastia, considerado como indicação tanto para repetir a angioplastia como para a colocação do *stent*; e (b) a dissecção de limitação de fluxo pós-angioplastia, na qual o objetivo da colocação do *stent* é o de aplicar a borda anatomizada contra a parede para melhorar o fluxo. A combinação balão-*stent* é colocada através da estenose e o balão é inflado, abrindo-se e permitindo a deposição do *stent*. Posteriormente, o balão é desinflado e retirado (Fig. 11-6).

Há dois tipos gerais de *stents* endovasculares metálicos, expansíveis com balão e auto-expansíveis. A colocação do *stent* expansível com balão foi descrita no parágrafo anterior. A colocação do *stent* auto-expansível, que não requer a introdução de um balão de angioplastia, envolve a retirada da bainha de proteção, após o que o *stent* se expande. Pode ser necessária a pós-dilatação com um balão de angioplastia. Os *stents* auto-expansíveis geralmente são mais flexíveis que aqueles montados no balão, o que é uma vantagem quando o *stent* é colocado em vasos tortuosos (Fig. 11-7). Existem disponíveis *stents* recobertos de politetrafluoroetileno (PTFE, Dacron) para o tratamento de danos vasculares que resultam em pseudo-aneurismas, hemorragias ou fístulas arteriovenosas. *Stents* que liberam substâncias ou que emitem radiações estão sendo atual-

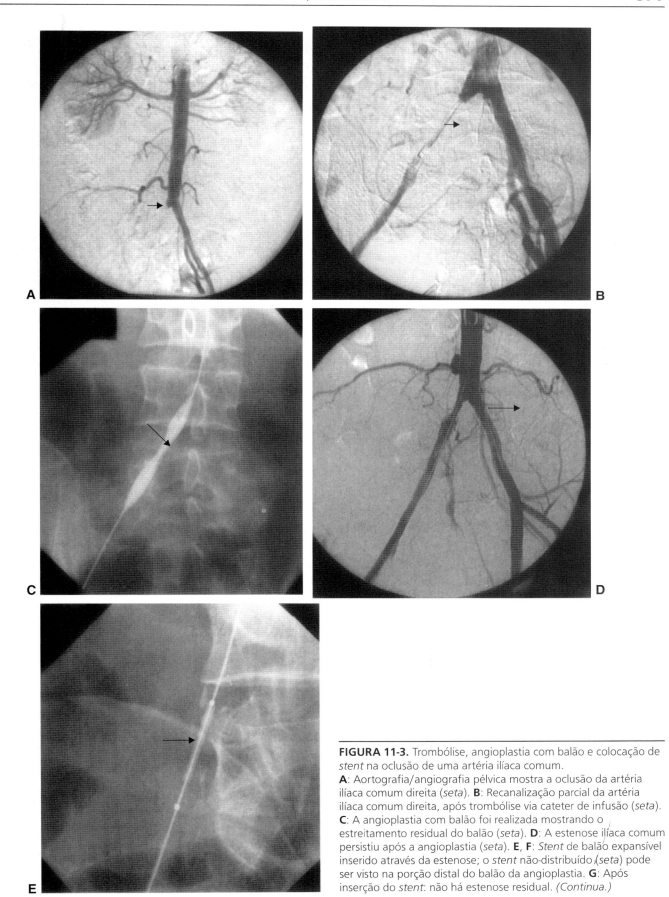

FIGURA 11-3. Trombólise, angioplastia com balão e colocação de *stent* na oclusão de uma artéria ilíaca comum.
A: Aortografia/angiografia pélvica mostra a oclusão da artéria ilíaca comum direita (*seta*). **B**: Recanalização parcial da artéria ilíaca comum direita, após trombólise via cateter de infusão (*seta*). **C**: A angioplastia com balão foi realizada mostrando o estreitamento residual do balão (*seta*). **D**: A estenose ilíaca comum persistiu após a angioplastia (*seta*). **E**, **F**: *Stent* de balão expansível inserido através da estenose; o *stent* não-distribuído (*seta*) pode ser visto na porção distal do balão da angioplastia. **G**: Após inserção do *stent*: não há estenose residual. *(Continua.)*

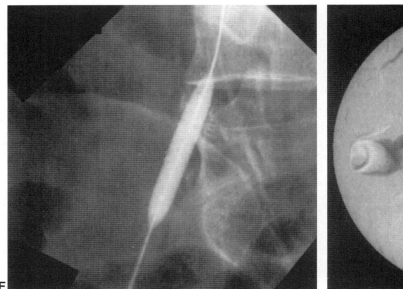
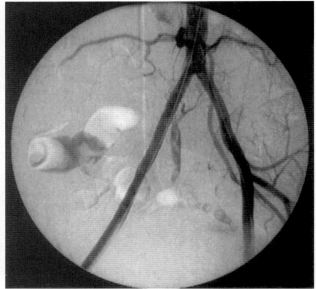

FIGURA 11-3 (*Continuação*).

mente investigados para determinar sua eficácia no tratamento da estenose arterial. Esses dispositivos são desenhados para reduzir a hiperplasia inicial da íntima, que se desenvolve e cobre a parte interna dos *stents*.

Enxertos de Stents *Aórticos*

Os enxertos de *stents* revolucionaram o tratamento dos aneurismas aórticos abdominais (AAA), reduzindo a gravidade e a duração do procedimento, a morbidade pós-procedimento e a permanência no hospital. Noventa por cento dos pacientes recebem alta em até 48 horas após o procedimento, que geralmente é realizado em um centro cirúrgico ou em uma combinação de centro cirúrgico e sala de fluoroscopia, com administração de anestesia geral ou epidural. Os vários componentes do enxerto do *stent* aórtico são introduzidos através de cortes cirúrgicos da artéria femoral bilateral e são depostos na aorta abdominal e nas artérias ilíacas com o auxílio de um guia fluoroscópico. A TC da aorta antes do procedimento é essencial para a medição precisa do vaso e a localização das ramificações arteriais. O dispositivo, composto de uma estrutura de poliéster entrelaçado sobre um exoesqueleto de fios de Nitinol, é colocado na aorta infra-renal e estende-se ao longo das artérias ilíacas externas ou comuns (Fig. 11-8). O acompanhamento pós-procedimento com TC a cada seis meses é importante para a identificação de um endovaza-

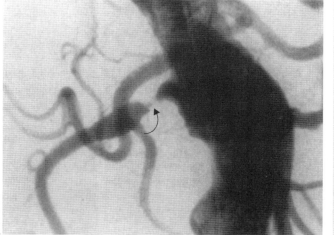
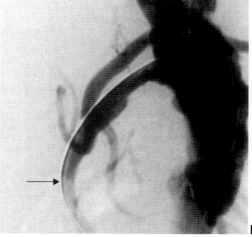

FIGURA 11-4. Angioplastia da artéria renal. **A**: Aortografia de fluxo com cateter tipo *pig tail* (*seta*) mostrando a estenose da artéria renal direita (*seta curva*). **B**: A estenose residual persiste após angioplastia com balão. Observe que o fio-guia (*seta*) é mantido ao longo da estenose.

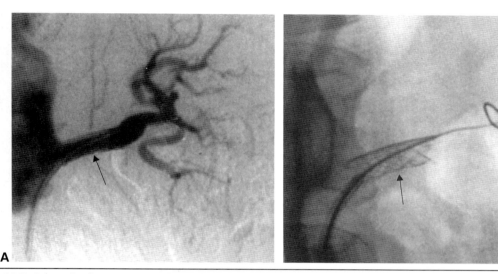

FIGURA 11-5. Colocação do *stent* na artéria renal. Um *stent* de Palmaz (*seta*) foi colocado na artéria renal esquerda.

mento, que é o vazamento dentro do saco do aneurisma. Na ausência desse episódio, o saco do aneurisma reduz de tamanho.

Embolização

Hemorragia Gastrintestinal

A angiografia seletiva e a embolização terapêutica tornaram-se técnicas importantes no tratamento de pacientes com sangramento gastrintestinal (GI). Inicialmente, era necessário fazer um estudo de medicina nuclear, usando hemácias radiorrotuladas a fim de confirmar a presença e a localização anatômica do vaso que estava sangrando, para depois realizar a angiografia seletiva das artérias celíacas, mesentérica superior ou mesentérica inferior. Uma vez identificado o sítio do sangramento, é possível usar um cateter para controlar o problema, administrando-se vasopressina para contrair o vaso ou injetando-se materiais embólicos, como compressas de esponja de gelatina ou espirais para obstruir o fluxo mecanicamente. O tratamento específico depende da natureza e da localização da hemorragia. O sangramento gastrintestinal tanto do trato superior como do inferior é tratado mais freqüentemente com embolização via um microcateter coaxial.

Embolização de Fibróide Uterino

Os sintomas mais comuns dos fibróides são a dor, a menorragia ou sintomas da pressão associada ao efeito de massa. Tradicionalmente, as pacientes eram tratadas com histe-

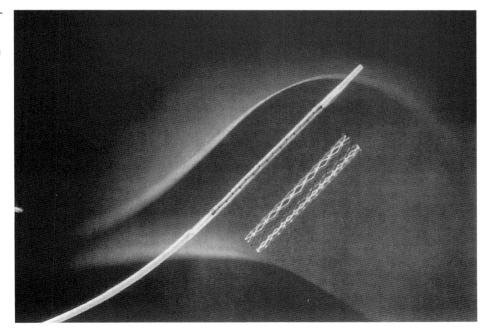

FIGURA 11-6. *Stent* de Palmaz montado sobre o balão da angioplastia e em sua forma expandida. (Fotografia por cortesia da Cordis Corporation.)

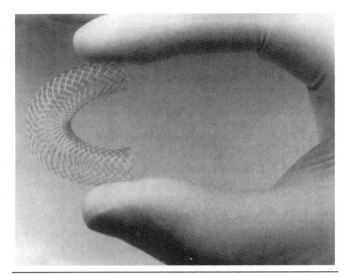

FIGURA 11-7. O Wallstent é uma endoprótese auto-expansível e flexível. (Fotografia por cortesia da Schneider Inc.)

rectomia ou miomectomia. A embolização do fibróide uterino apresenta uma opção de tratamento menos invasiva e eficiente. Após o cateterismo seletivo das artérias uterinas, são injetadas partículas inertes de até 900 micra (0,9 mm), para enfartar os fibróides e eventualmente reduzir seu tamanho e melhorar os sintomas. O tamanho dos fibróides diminui em 60% após seis meses, e até 90% das pacientes informam melhora nos quadros de dor, menorragia ou nos sintomas da pressão.

Tratamento Oncológico

A embolização arterial é uma opção cada vez mais usada no tratamento do câncer regional. A embolização leve de tumores primários ou metastáticos é realizada para diminuir o fluxo de sangue para o tumor, isolando-o das fontes de nutrientes. A embolização branda geralmente é realizada para tumores vasculares, sangramento de um tumor ou dos órgãos adjacentes e invadidos, ou como paliativo. No caso de carcinoma nas células renais, o rim ou a lesão metastática são embolizados antes da cirurgia para reduzir o sangramento durante a nefrectomia ou a ressecção. A quimioembolização é realizada em casos de cânceres primários ou metastáticos, embolizando-se subseletivamente o tumor hepático com substâncias quimioterápicas e partículas inertes. A embolização da veia porta por meio de abordagem trans-hepática percutânea é realizada, em alguns casos, antes da hepatectomia. A embolização das ramificações da veia porta que alimentam o lobo hepático contendo o tumor dá à porção do fígado que não está comprometida tempo para a hipertrofia antes da ressecção do tumor, bem como diminui o sangramento durante a cirurgia. Outras formas de tratamento oncológico regional são

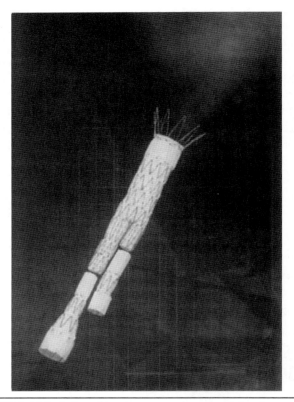

FIGURA 11-8. O dispositivo de enxerto do *stent* aórtico é composto por três componentes: um corpo principal e duas extensões ilíacas, que podem ser feitas sob medida para cada paciente. Os componentes são inseridos através de cortes na artéria femoral. (Fotografia por cortesia da Cook, Inc.).

discutidas na seção de intervenção não-vascular, mais adiante neste capítulo.

Trauma

O radiologista que realiza a intervenção tem um papel importante no tratamento de pacientes com trauma. Os procedimentos mais recentes para traumas e associados à radiologia intervencionista envolvem sangramento ou dano ao sistema vascular. O dano vascular com sangramento, o dano à íntima, o pseudo-aneurisma ou a fístula podem ser diagnosticados e tratados imediatamente na sala de angiografia, geralmente usando *stents* cobertos ou técnicas de embolização.

Hemorragia Associada à Fratura Pélvica

Antes do aparecimento dos dispositivos de fixação externa, boa parte da mortalidade precoce associada a fraturas pélvicas devia-se à hemorragia interna. Atualmente, até 20% dos pacientes com fraturas pélvicas necessitam dos serviços da radiologia intervencionista para o diagnóstico e tratamento da hemorragia. Em geral, a cirurgia não é uma opção satisfatória de tratamento para este problema, visto que a exploração aliviará o hematoma pélvico, reduzindo o efeito do tamponamento, e aumentará a perda de sangue. Uma angiografia pélvica de diagnóstico é realizada com um cateter do tipo *pig tail* colocado acima da bifurcação aórtica. A hemorragia ativa é diagnosticada por extravasamento de contraste. O vaso hemorrágico pode ser então embolizado tanto com uma mola Gianturco de aço inoxidável como com compressas de esponja de gelatina, sendo que ambos podem ser inseridos por meio de um cateter angiográfico 5 F seletivo. A esponja de gelatina resulta na oclusão vascular temporária que se recanaliza em duas a três semanas; já a mola Gianturco resulta em uma oclusão permanente. A isquemia pélvica que segue à embolização arterial seletiva é rara devido ao fornecimento excessivo de sangue colateral.

Lesão Traumática à Aorta

Oitenta por cento das vítimas de laceração na aorta torácica após trauma cego morrem no local do acidente, a caminho do hospital ou logo após sua internação. A causa da morte, na maioria dos casos é a exsanguinação da transecção da aorta. O mecanismo exato dessa transecção é incerto. Ela pode ocorrer pela desaceleração repentina na qual a aorta descendente móvel sofre cisalhamento a partir do arco aórtico relativamente fixo, visto que o local mais comum para a ocorrência dessa transecção, ou corte transversal, é a porção distal à origem da artéria subclávia esquerda. Como se dá em todos os pacientes com trauma, a avaliação clínica é importante, porém, até 50% dos pacientes que sobrevivem a um acidente com danos aórticos sem corte não apresentam sinais externos da lesão. A TC *multislice* do tórax está substituindo rapidamente a aortografia por cateter como padrão-ouro para o diagnóstico de lesão do arco aórtico. A aortografia do arco é realizada introduzindo-se com muito cuidado um cateter tipo *pig tail* de 6 F ou 7 F pela artéria femoral e pelo arco aórtico, de forma que a ponta do cateter fique logo acima da válvula aórtica. A projeção oblíqua anterior esquerda (LAO) oferece a melhor visão possível do arco aórtico. Uma segunda projeção em plano ortogonal, oblíqua anterior direita (RAO) deve detectar o dano na parede póstero-medial que não foi vista na projeção LAO inicial. Deve se levar em consideração a variante anatômica normal do arco aórtico, que pode ser erroneamente diagnosticada como lesão aórtica traumática – também conhecida como dilatação do duto, que fica próximo à superfície inferior do arco aórtico e representa o local de encaixe do duto arterioso (Fig. 11-9).

Acesso Venoso

Acesso Venoso Central

Os cateteres venosos centrais são aplicados para várias indicações, incluindo a administração de antibióticos, quimioterapia e hemodiálise. Essencialmente, há dois tipos de cateteres: os "tunelados" e os "não-tunelados". Essa denominação se refere à criação de um trato subcutâneo no qual se insere o cateter antes que este entre na veia. O túnel age como uma barreira física, reduzindo a incidência de infecções relacionadas ao cateter, e também aprimora sua segurança. Em alguns cateteres existe um punho de Dacron que causa uma reação fibrótica localizada e estabiliza os dispositivos dentro dos tecidos subcutâneos. A maioria dos cateteres de longa duração é de poliuretano, um material biocompatível. A melhor posição para a colocação da ponta do cateter é a junção da veia cava superior (SVC) com o átrio direito. A veia jugular interna direita é o local preferido para estes cateteres. Outro tipo de acesso venoso "tunelado" é um dispositivo de porta composto por um reservatório implantado subcutaneamente na parede do tórax ou na parte superior do braço e ao qual se conecta o cateter. As portas podem ser acessadas percutaneamente com uma agulha sem núcleo.

Para os acessos de curto prazo (menos de 90 dias), o apropriado é colocar um cateter "não-tunelado" como o cateter central inserido perifericamente (PICC). O PICC é inserido por punção percutânea direta nas veias de um dos braços ou do antebraço e avança sob guia fluoroscópica até que a ponta fique na SVC.

Intervenções Venosas

Filtros da Veia Cava

A finalidade do filtro da veia cava inferior (IVC) é evitar a embolia pulmonar, confinando o coágulo antes que este entre nos pulmões. O filtro é geralmente colocado em pacientes para os quais o tratamento com anticoagulantes é contra-indicado ou ineficaz; em geral, ele é colocado percutaneamente por abordagem da veia jugular interna ou da femoral comum. Atualmente, há disponíveis vários tipos de filtros permanentes (Fig. 11-10) todos eles confeccionados em aço inoxidável ou Nitinol, uma liga de níquel e titânio. Os desenhos dos filtros dependem principalmente dos suportes que confinam os coágulos na IVC infra-renal para reduzir o risco de trombose na veia renal. Os filtros da IVC retráteis podem ser colocados em pacientes com traumas ou que apresentem risco, no curto prazo, de embolia pulmonar. Esses dispositivos podem ser retirados até 6 meses depois de sua colocação. Seu desenho é similar ao dos filtros existentes, exceto pelo fato de terem um gancho na parte superior para facilitar a remoção com um laço. Se a indicação para a permanência do filtro perdurar ao final desse tempo, então, ele poderá ser deixado no local, como filtro permanente.

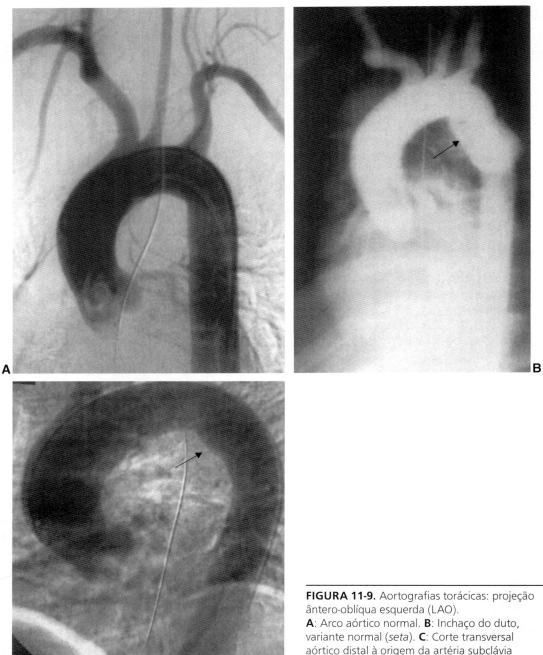

FIGURA 11-9. Aortografias torácicas: projeção ântero-oblíqua esquerda (LAO).
A: Arco aórtico normal. **B**: Inchaço do duto, variante normal (*seta*). **C**: Corte transversal aórtico distal à origem da artéria subclávia esquerda.

Trombose Venosa

A trombose venosa profunda pode ser tratada por trombólise direcionada por cateter, de forma similar à trombólise arterial. O procedimento completo pode demorar entre dois e três dias de infusão contínua. Uma estenose venosa subjacente pode ser tratada subseqüentemente com angioplastia e colocação de um *stent*.

Ablação Venosa

A insuficiência venosa das extremidades inferiores com refluxo pode ser tratada esclerosando-se ou procedendo-se à ablação da veia safena maior por acesso venoso poplíteo. A ablação é executada com *laser* ou energia por radiofreqüência e realizada como procedimento ambulatorial.

Retirada de Corpos Estranhos

Ocasionalmente pode ser necessário retirar um objeto considerado um corpo estranho (Fig. 11-11) do interior do sistema vascular. Esses procedimentos algumas vezes exigem o uso total não só de todos os equipamentos, mas também de todo o armamento das habilidades do profissional especializado!

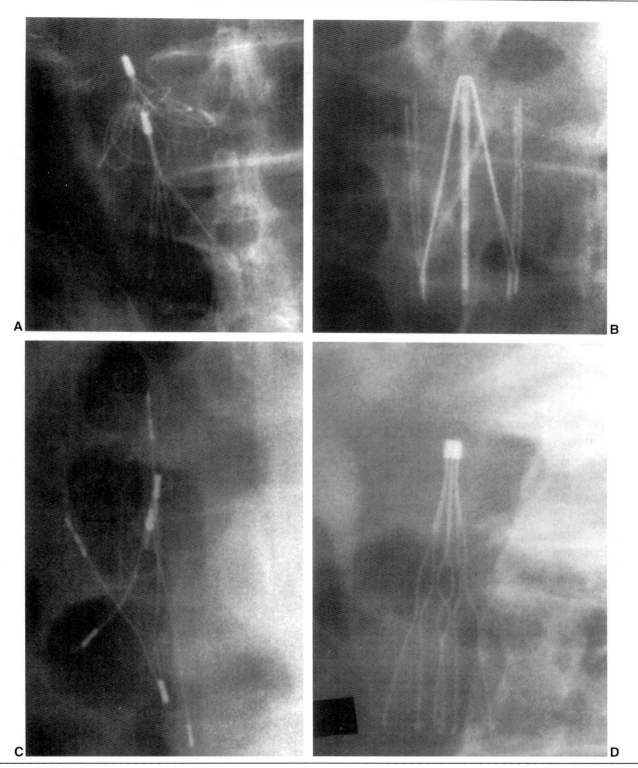

FIGURA 11-10. Filtros da veia cava. **A**: Filtro Simon de Nitinol. **B**: Filtro Braun Venatech. **C**: Filtro em "ninho de passarinho" (a seta representa a malha fibrosa). **D**: Filtro Greenfield.

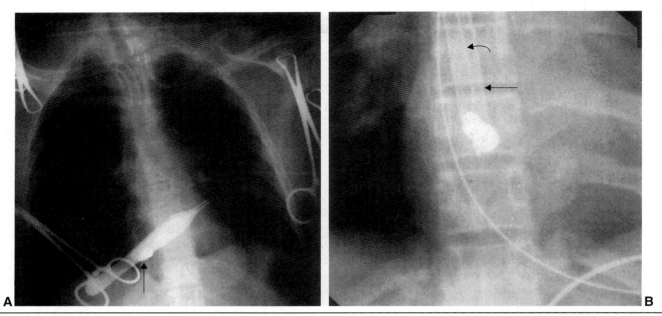

FIGURA 11-11. Um projétil [de arma de fogo] profundamente alojado no tecido subcutâneo, abaixo da clavícula direita, após se desviar do queixo do paciente. A tentativa de retirada do projétil, no pronto-socorro, empurrou-a mais profundamente para dentro do tecido subcutâneo. A radiografia do tórax (**A**) mostrou que o projétil (*seta*) migrou para o átrio direito. Uma bainha vascular 24 F (de 8 mm de diâmetro) (*seta*) foi introduzida dentro do átrio direito, através da veia jugular interna direita e um laço (*seta curva*) foi introduzido por ela para retirar a bala (**B**). Este caso demonstra a utilidade da radiologia intervencionista em uma situação que, de outra maneira, teria requerido uma cirurgia cardíaca.

Intervenções de Acesso à Hemodiálise

Usando as habilidades percutâneas descritas anteriormente, incluindo a trombólise, a angioplastia e a colocação do *stent*, as fístulas e enxertos de acesso à hemodiálise (arteriovenosos) são desobstruídos e mantidos, preservando a função e a longevidade do enxerto. A manutenção correta do enxerto ou da fístula pode garantir maior sobrevida ao paciente que depende da hemodiálise. Quando uma fístula da diálise não consegue amadurecer, os colaterais venosos podem ser embolizados para ajudar na maturação da fístula da diálise criada cirurgicamente.

INTERVENÇÕES NÃO-VASCULARES

Urológicas

A nefrostomia percutânea é uma ferramenta de valor no tratamento da obstrução urinária que, na maioria das vezes, é provocada por cálculos, neoplasias e estenoses benignas. Com o paciente em posição prona, a pelve renal obstruída é acessada pela técnica de Seldinger, durante a qual um cateter de drenagem *pig tail* de 8 F ou 10 F passa sobre um fio-guia e o laço que se forma fica preso na pelve renal. Intervenções complementares, como a colocação de um *stent* uretral ou a retirada de um cálculo (nefrolitotomia), podem ser conduzidas por esse acesso. A hematúria moderada não é incomum após a nefrostomia percutânea e, em geral, resolve-se em até 72 horas.

Biliares

A icterícia obstrutiva pode ser avaliada ainda por meio de uma colangiografia trans-hepática percutânea (PTC) em que uma agulha longa calibre 22 é inserida através do parênquima do fígado, a partir de um sítio no 11° espaço intercostal na linha média axilar direita ou pelo lobo esquerdo, usando-se uma abordagem subxifóide e orientação por ultra-sonografia. A agulha é retirada lentamente enquanto se injeta o contraste para tornar opacos quaisquer ductos biliares que possam ter sido atravessados. É mais provável que uma PTC seja bem-sucedida se o sistema dos ductos estiver dilatado. Uma vez opacificado o ducto, usa-se uma agulha maior (calibre 18 ou 21) para acessar percutaneamente um dos ductos opacificados perifericamente. O trato é dilatado sobre o fio-guia e faz-se uma tentativa de atravessar a obstrução biliar, acompanhada da colocação de um cateter de drenagem biliar externa-interna (PTBD) para aliviar a tensão do sistema dos ductos. Os *stents* metálicos auto-expansíveis permanentes podem ser colocados percutaneamente ou endoscopicamente quando se deseja uma drenagem biliar internalizada. Outra alternativa é a inserção de *stents* provisórios, curtos, de plástico, colocados no ducto comum, quando se planeja fazer uma cirurgia, ou em pacientes com estruturas benignas.

Tubos de Alimentação Percutânea

A colocação de tubos percutâneos de gastrostomia e gastrojejunostomia guiada radiologicamente para nutrição enteral ganhou ampla aceitação no tratamento de pacientes que não podem comer ou engolir devido a derrames, traumatismos cranianos, ou a tumores na cabeça ou no pescoço. O estômago é acessado percutaneamente sob orientação fluoroscópica usando a técnica de Seldinger e o trato é dilatado com um fio-guia. Um tubo de alimentação tipo *pig tail* 12 F ou 14 F, que se autopreserva, é colocado sobre o fio-guia e fixado dentro do estômago. Se o tratamento preferencial optar pela alimentação com líquidos diretamente dentro do intestino delgado em vez de no estômago, então o tubo da gastrojejunostomia será colocado de forma transgástrica, como acabou de ser descrito, com a ponta direcionada através do piloro para o duodeno distal (Fig. 11-12). O jejuno pode também ser diretamente puncionado de modo percutâneo e o tubo de alimentação pode ser colocado dentro do lúmen para fornecer a alimentação.

Drenagem de Abscessos

A técnica de Seldinger é usada para drenar percutaneamente abscessos e outras coleções de fluido. A ultra-sonografia e a TC geralmente são usadas para direcionar a colocação da agulha. O direcionamento por TC e ultra-sonografia muitas vezes é usado também para realizar biópsias com agulha (finas ou de núcleo) de estruturas profundas no tórax, abdome e pelve.

Tratamento Oncológico Regional

Ablação por Radiofreqüência (RFA) de Tumores

Em geral, essa técnica minimamente invasiva é usada no tratamento de tumores hepáticos, pulmonares e ósseos e resulta em menos tempo de internação, bem como em índices reduzidos de complicações. A RFA envolve aplicação de energia a 480 kHz, necrosando a coagulação, por

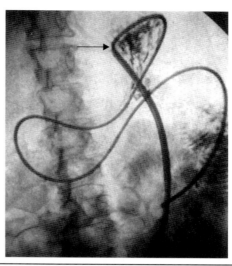

FIGURA 11-12. Tubo de gastrojejunostomia de lúmen duplo que permite a introdução da alimentação enteral através da ponta distal do cateter, dentro do intestino delgado, enquanto o conteúdo gástrico é drenado através da porção proximal (*seta*), evitando a aspiração do conteúdo gástrico para dentro dos pulmões.

meio do aquecimento do tecido. Mediante orientação por TC ou ultra-sonografia a sonda é inserida percutaneamente dentro do tumor que é, assim, aquecido a 60°C, temperatura em que ocorre a morte das células. Tumores como hepatoma, algumas metástases hepáticas, carcinoma pulmonar (primário e secundário) e metástases ósseas dolorosas com diâmetro inferior a 3,5 cm são compatíveis com esse tipo de tratamento (Fig. 11-13).

Vertebroplastia

Nos Estados Unidos a osteoporose é responsável por mais de 1,5 milhão de fraturas por ano, das quais 700.000 são fraturas por compressão espinhal ou vertebral. A vertebro-

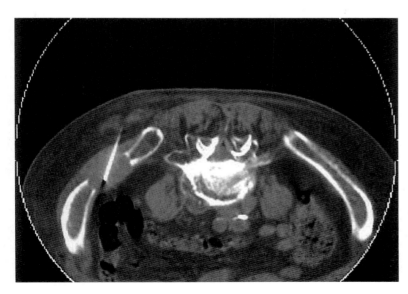

FIGURA 11-13. Ablação por radiofreqüência (RFA). A TC da pelve mostra uma agulha de RFA, em metástase óssea no osso ilíaco direito, com o paciente em posição prona. O calor gerado localmente destruirá as fibras da dor, melhorando os sintomas do paciente.

plastia é a injeção percutânea de cimento ósseo dentro da fratura do corpo vertebral, estabilizando-a assim e tornando-a menos dolorosa. Com o paciente em posição prona e com o auxílio do direcionamento fluoroscópico, uma agulha de calibre 11 ou 13 é inserida percutaneamente através do pedículo dentro do corpo vertebral, onde são injetados entre 3 a 5 m de cimento ósseo líquido. O cimento endurece e estabiliza a fratura (Fig. 11-14).

PONTOS-CHAVE

- A radiologia intervencionista é a especialidade da medicina que fornece diagnósticos aos pacientes e realiza procedimentos minimamente invasivos, usando o direcionamento por geração de imagens.

- É necessário obter o consentimento por escrito para a maioria dos procedimentos angiográficos de intervenção. Os riscos, os benefícios e as possíveis complicações devem ser discutidos com o paciente.

- A técnica de Seldinger é o método usado para conseguir o acesso vascular ou visceral usando-se uma agulha, um fio-guia e um cateter.

- A maioria das arteriografias é realizada através da artéria femoral comum, que deve ser puncionada sobre a cabeça do fêmur.

- O contraste iodado é nefrotóxico, especialmente para pacientes diabéticos e com insuficiência renal preexistente.

- A angiografia por tomografia computadorizada (ATC) substituiu a angiografia pulmonar e a cintilografia por ventilação/perfusão no diagnóstico da embolia pulmonar.

- A maioria dos filtros de IVC atualmente disponível é permanente e colocada abaixo das veias renais.

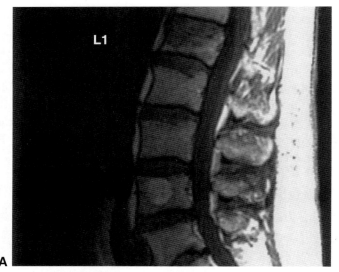
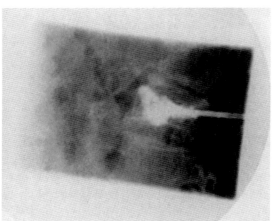
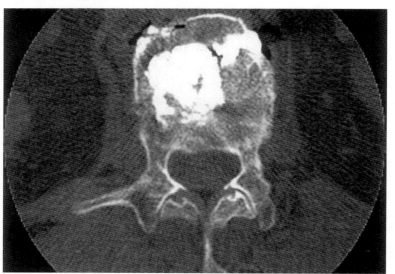

FIGURA 11-14. Vertebroplastia. **A**: RM da coluna lombar mostrando a fratura por compressão de L1. **B**: Colocação da agulha transpedicular bilateral e injeção de cimento ósseo no corpo vertebral. **C**: TC após vertebroplastia mostrando o cimento dentro do corpo vertebral.

- Uma varredura nuclear positiva é útil nos pacientes com sangramento GI porque não somente confirma o diagnóstico, como também direciona o angiógrafo até o sítio do sangramento.
- A embolização arterial é uma terapia importante no tratamento de danos vasculares traumáticos, do sangramento gastrintestinal, de fibróides uterinos e alguns tumores oncológicos.

BIBLIOGRAFIA

Ansell G, Bettman M, Kaufmann J, Wilkins RA. *Complications in diagnostic imaging and interventional radiology,* 3rd ed. Boston: Blackwell Science, 1996.

Baum S, Pentecost MHJ, eds. *Abrams angiography,* 3rd ed. Boston: Little, Brown and Company, 1997.

Cope C, Burke D, Meranze S. *Atlas of interventional radiology.* Philadelphia: JB Lippincott Co, 1990.

Kadir S. *Atlas of normal and variant angiographic anatomy.* Philadelphia: WB Saunders, 1991.

Kandarpa K, Aruny JE. *Handbook of interventional radiologic procedures,* 2nd ed. Boston: Little, Brown and Company, 1996.

Índice Remissivo

Atenção: Números em **negrito** indicam os locais onde o assunto é abordado mais extensamente. Números em *itálico* referem-se às Figuras e aos Quadros.

A

Abdome, 77-146
 agudo, 144
  causas do, *144*
 angiografia, **101**
 aspectos de anormalidades geniturinárias, **114**
 aspectos de anormalidades GI em investigações por imagens, **101**
 avaliação de ar intestinal, **83**
  escassez de gás no intestino, 83
  excesso de gás no intestino, 83
  gás em sítios impróprios, 83
 estudo da vesícula e do trato biliar, **90**
 estudos gastrintestinais com contraste, **88**
  enema de bário, 90
  enteróclise, 90
  exame anterógrado do intestino delgado, 90
  exame retrógrado do intestino delgado, 90
  trato GI superior, 88
 exames do trato urinário, **91**
  outros exames do, 94
  urografia excretora, 94
 investigação abdominal por imagens, **141**
  abdome agudo, 144
  hemorragia gastrintestinal, 141
  trauma, 141
 investigação por imagens de órgãos digestivos, **136**
 investigação por TC e RM, **100**
  interpretação da TC e RM do abdome, 101
 padrão gasoso, **83**
 pontos principais, **146**
 radiografias abdominais
  visibilização de, 77
 ultra-sonografia abdominal, **94**
Ablação venosa, 384
Abordagem de problemas clínicos comuns, **263, 316**
Abscesso
 drenagem de, 387
Abscesso axilar direito, *50*
Abscessos cheios de gás, 88
Abuso infantil
 fraturas em, 225
 lesões ósseas suspeitas, *229*
 sítios comuns de fraturas em, *229*
Acessos venosos, **44, 383**
 central, 383
 cateteres, 383
 de curto prazo, 383
Acetábulo, 286
 fraturas do, 292
 protrusão do, 241
Acondroplasia, 193
Acúmulos de ar no tórax, 47
Agenesia sacra, 283
Anatomia seccional normal do tórax, **27-37**
 nível anatômico axial, *32*
  coronal, *33-36*
  sagital, *37*
Anemia falciforme, 250
Aneurismas, **61**
 aótico abdominal, 140
 de grande porte, *69*
 por RM, *111*
Angiofibroma, 342
Angiografia, 7, **101, 375**
 do arco aórtico, *38*
 do cérebro, *320*
 do tórax, **38**
 imagem axial de, *13*
 meios de contraste, 7
 não-invasiva, 375
 por RM, 12
 por TC, **10**
Angioplastia transluminal percutânea, 378
 angioplastia com balão, 378
  cateter do, 378
  infra-hinguinal, 378
  na artéria ilíaca, 378
  na artéria renal, 378
Angiotensina
 inibidor da, **354**
Anodo, *5*
Anomalias, 38
 da coluna vertebral e pelve, **279**
Anomalias congênitas do cérebro, **331**
 achados físicos, 331
  convulsões, 333
  facomatose, 333
  herniação da medula espinal, 332
  hidrocefalia, 331
  macrocrânio, 331
  meningocele, 332
 diagnóstico, 331
  RM no, 331
  TC no, 331
Anomalias congênitas e do desenvolvimento, **193**
Anquilose óssea, 246
Aorta
 lesão traumática à, 383
Aortografia, 101
Apendicite aguda, **114, 171**
 diagnóstico, 171
 sinais clássicos de, 171
 sintomas, 171
Apófise, 177
Aqueduto de Sylvius, 331
Aquiles
 tendão de, 230
Ar em sítios errados, 47
Ar intestinal
 avaliação de, **83**
Arnold-Chiari
 malformação II de, 332
Arquivamento de imagens
 sistemas de, **15**
Artérias hepáticas
 opacificação das, *145*
Arteriografia, 101
 percutânea diagnóstica, 375
 técnica de Seldinger, 375
Articulações
 interfalangianas, 241
 metatarsofalangiana, 241
 neuropática, 247, 305
 sacroilíacas, 279
 tibiofibular distal, *184*
Artrites, **241, 297**
 articulações neuropáticas, 247, 305
 gota, pseudogota, 247
 hemofílica, 247
 osteoartrite, 241, 302
 reumatóide, 241, *245, 246,* 305
Artrografia, 7, 212
 meios de contraste, 7
Árvore biliar, 7
Atelectasia, **49**
 discóide, 49, *52*

etiologias, 49, *52*
sinais radiográficos, 49, *52, 53*
Atresia esofágica, 156
Atresia intestinal, 157
Atresia jejunal, 157
Atrofia de Sudeck, 218
Ázigos
    lobo, 40
    veia, 38, 63

B

Bário, 112
    enema de, 7, 90, 112, 173
    esofagografia com *113*
    estudo com, 7
    radiografia com *41*
    sulfato de, 7, 16, 90
Beatles
    The, 7
Bem Felson, 80
Biópsia percutânea, 61
Bússola, 11

C

Cabeça e pescoço, **335-342**
    pontos-chave, **342**
    sinusite, **335**
    trauma, **335**
        fraturas, 335
            de Lê Fort, 335
            incidência de Water, *336*
        TC, 335
    tumores, **341**
        angiofibroma, 342
        carcinoma de células escamosas, 342
        cistos, 342
        rabdomiossarcoma, 342
        RM nos, 341
Caisson
    doença de, 250
Calcâneo
    fratura do, *221-223*
    tendão do, 237
        ultra-sonografia transversal do, *237*
Calcificações vasculares, **61**
Câncer esofágico, 110
Câncer metastático, 263
Câncer primário de pulmão, *361*
Captopril, 356
Carcinoma
    cervical, *134*
    de células renais, *126*
    de pulmão, *66*
        metastático, *256*
    na mama masculina, 370
    pancreático,
        primário, *67*
Cardiomegalia, *72*, 154
Carpo
    osso do, 205
        fratura do, 205
Cassete radiográfico, *6*
    corte transversal de um, *6*
Catodo, *5*
Cavidade glenóide, 208

Células hepáticas, 7
Cérebro, **319-334**
    anomalias congênitas, **331**
    doença vascular, **327**
    investigação por imagem do, **319**
        por RM, 321
    exploração do, 320
        indicações clínicas, 319
            comuns, *320*
        TC, 319, 321
    neoplasias, **329**
    pontos-chave, **334**
    trauma, **323**
        espectroscopia, 326
        indicação de, 323
        hemorragia, 324
            intra-axial, 324
            intraventricular, 324
        sangue na cabeça, 323
            características de, *324*
        RM no, 323
        TC no, 323
Charcot
    articulações neuropáticas de, *250*
Cintilografia
    exploração do esqueleto por, 350
        metástases ósseas, 350
        RM, 350
        varredura óssea, 350
    exploração renal por, 354
    óssea, 360
Cistadenoma mucinoso do ovário esquerdo, 135
Cistografia, *122*
Cistos
    benignos de mama, 367
    renais, 124
Clavículas
    ausência congênita de, 38
    direita e esquerda, *217*
Cloreto de tálio-201, 357
Cóccix, 279
Codman
    triângulo de, 257
Colágeno
    síntese do, 193
Colangiopancreatografia, 91, *139*
Colecintigrafia, 137
Colecisitite aguda, 347
Colelitíase, *138*
Colite ulcerativa, *115*
Colecistite aguda, 137, 360
Colecistograma oral, 7
Colles
    fratura de, 205
Cólon
    doença de Crohn do, *115*
    exame de, *93*
    haustras, 150
    polipose familiar do, 114, *118*
Colonoscopia, 90
Coluna vertebral e pelve, **265-317**
    abordagem de problemas clínicos, **316**
    anomalias, **279**
    artrites, **297**
        articulações neuropáticas, 305

        espondilite anquilosante, psoríase, doença de Reiter, 302
        osteoartrite, 302
        reumatóide, 305
    doenças diversas, **310**
        de Paget, 310
        hiperostose esquelética idiopática difusa, 310
        outras, 316
        tumores, 310
    padrão normal, **266**
        coluna cervical, 266
            lombar, 272
            torácica, 270
    infecções, **305**
        pelve, 279
    pontos-chave, **317**
    radiografias da, *266, 268-270*
    RM na, 265
    TC na, 265
    trauma, **286**
        doença do disco invertebral herniado, 296
        espondilólise e espondilolistese, 292
        fraturas, 286
            da pelve, sacro e acetábulo, 292
            na coluna ou dorsal, 291
            na coluna lombar, 292
        lesões à coluna cervical, 286
Comprimidos
    compostos de, 7
Condroblastoma benigno, *255*
Condrocalcinose, 247
    causas de, *248*
Contraste
    meios de, 6
    de alta densidade, 6
    reações alérgicas ao, *377*
Convulsões
    criança com, *334*
Coração e grandes vasos, **61**
    ecocardiografia, 61
    TC do, 61
Corpos estranhos, **44, 384**
    retirada dos, 384
Costelas cervicais, 279
Cotovelo
    fraturas do, 206
        por avulsão, *210*
    luxações do, 208
Crohn
    doença de, 112

D

Decay, 11
Deformidade de Hill-Sachs, 208
Densidade de água, 6
Diretrizes para execução de mamografias, 365
    diretrizes gerais, *366*
    fatores de risco, 365, *366*
Disco vertebral herniado
    doença do, 296
Displasia congênita do quadril, **196**

Displasia fibrosa, 253
Doença arterial periférica, 376
  avaliação do paciente, 376
    diabético, 376
  diagnóstico da, 376
  estenoses arteriais, 376
  sintomas, 376
Doença cardíaca congênita, 161
Doença da membrana hialina, 153
Doença das válvulas cardíacas, **63**
Doença de Caisson, 250
Doença de Crohn, 112
  do cólon, 115
  no íleo, 114
Doença de Legg-Calvé-Perthes, 196, *199*
Doença de Reiter, 302
Doença esofágica
  sintomas da, 110
Doença metastática, 61
Doença vascular cerebral, **327**
  derrame, 327
    achados, 326
    diagnóstico, 327
    episódios crônicos, 328
    FLAIR, 328
    hidrocefalia, 328
    RM no, 327
      com contraste, 328
    sintomas, 327
    TC no, 327
Doenças metabólicas, 258
  doença de Paget, 258, 253, **258**, **310**
  osteoporose e osteomalacia, 258
  raquitismo, 259
Doppler
  ultra-sonografia com, 136
Dor nas costas
  adquirida, *266*
  congênita, *266*
  etiologia da, *266*
  extra-espinal, *266*
DPOC, *51, 346*
Drenagem de abscessos, 387

E
Edema pulmonar, **63**
  achados radiográficos, *67*
  apresentações radiográficas, 63
  derrames pleurais, 63
  etiologias de, *67*
  pressão venosa, 63
Elétrons
  corrente de, 6, 8
Embolia pulmonar, **49, 52, 344**
  estudo por TC, 52
  etiologias de, *55*
  imagem da ventilação e perfusão do pulmão para, **344**
  sinais radiográficos, 52
  tromboembolismo pulmonar, 52, 344
    diagnóstico do, 344
    perfusão pulmonar, 344
    raios X, 344

Embolização, 381
  arterial, 389
  de fibróide uterino, 381
  hemorragia gastrintestinal, 381
  tratamento oncológico, 382
Êmbolos sépticos, *54*
Encondroma, 250
Endoscopia, 88, 142
Enema
  de bário, 7, 90, *173*
Enostose, 250
Enteróclise, 90, *92*
Enzima conversora de angiotensina
  exploração renal por cintilografia com, 354
    imagens, 356
    inibidor da, *355*
Epididimite, 97
Erwing
  sarcoma de, 256, 258, 263
Escafóide
  fraturas do, 205
Escoliose, **284**, *285*
  idiopática, 284
Esofagografia, 110, *112*
  com bário, *113*
Espectroscopia
  por RM, **12**
Epífise
  da cabeça do fêmur, *197*
Espectroscopia, 326
Espinha bífida, 283
Esplenomegalia, 79, 136
Espondilite anquilosante, 302
Espondilólise e espondilolistese, 274, 292
  radiografias em perfil, 292
  sintomas, 292
Esporão, *196*
Esqueleto axial, 265
Estenose
  da valva aórtica, *74*
  do piloro, 169
  mitral, *73*
Estreptococos, 152
Exames ósseos
  negativos, *253*
  positivos, *253*
Exploração diagnóstica nuclear por imagem, **343-363**
  aspectos técnicos, 343
    imagens cintilográficas, 343
    informações digitais, 343
    radiofármacos, 343
    reações adversas, 343
  exploração da perfusão do miocárdio por radionuclídeos, **357**
  exploração da ventilação e perfusão na embolia pulmonar, **344**
  exploração do esqueleto por cintilografia, **350**
  exploração hapatobiliar por radionuclídeos, **346**
  exploração renal por cintilografia com enzima conversora da angiotensina, **354**
  pontos-chave, **360**
  tomografia com emissão de pósitrons, **359**

F
Fallot
  tetralogia de, 163
Fasciite plantar, *240*
Feixe luminoso, 6
Fêmur
  colo do, 253
  fratura do colo do, *233*
Fibroadenoma, 367
Fibróides uterinos, 130, 381
Fibroma não-ossificante, *251*
Fibrose cística, 169, 170
Fibrose pulmonar idiopática, 49
Fíbula
  fraturas da, 218, *226*
Filmes, 3
  fotográficos, 6
  radiográficos, 6
Fístula traqueoesofágica, 156
Fluorescência, 6
Fluorodesoxiglicose, 359
Fluoroscopia, 90
Fósforo
  placa de, 6
Fratura de Colles, 205
Fratura de Lê Fort, *340*
Fratura do assoalho orbitário, 341
Fratura pélvica
  hemorragia associada à, 382
Fraturas
  da pelve, do sacro e do acetábulo, 292
  na coluna torácica ou dorsal, 291
  na coluna vertebral e pelve, 286
  cervical, 286
  lombar, 292
Fraturas e luxações, 197
  causas da não-união das, *218*
  cicatrização de, 202
  tipos de, 198-202
    comuns, *200, 201*

G
Gadolínio, 7, 16, 328
  RM, *331*
Gantry, 8
Gás
  em sítios impróprios, 83
  no intestino, 83
    escassez, 83, *84*
    excesso, 83, *84*
    padrão do, 80
Genu valgus, 241
Genu varus, 241
Gestação gemelar, *130*
Glúten
  hipersensibilidade ao, 112
Gota, 247
  pseudogota, 247
Granulomas
  benignos, 55
  calcificados, *62*
  solitários, 55

H

Hemangiomas
　cavernosos, 137
　do fígado,
Hemivértebra, 284
Hemodiálise
　acesso à, 386
Hemofilia, *248*
Hemoperitônio, 141, *143*
Hemorragia associada à fratura pélvica, 382
Hemorragia cerebral
　intra-axial, 324
　intraventricular, 324
Hemorragia gastrintestinal, 101,141, 381
Hepatomegalia, 136
Hérnia hiatal esofagiana, *50*
Hérnias, 160

　discal, 296diafragmática, 154
Hidrocefalia, *162,* 328
　obstrutiva, 331
Hidrogênio, 11
　prótons de, 11
Hidropiossalpinge, *133*
Hill-Sachs
　deformidade de, 208
Hilo, 23
Hiperostose esquelética idiopática difusa, 310
Hirschsprung, 160
Histerossalpingografia, 130, *131*
Histoplasmona, *62*
Holoprosencefalia, 332
Hounsfield
　unidades de, 9, 55
HRCT, 9

I

Íleo
　adinâmico, *83*
　com doença de Crohn, 114
　dinâmico, 146
　meconial, 157
　obstrução intestinal, 83
　osteíte condensante do, 285
　paralítico, 83
Imagem digital, 6
Imagens ponderadas por difusão, **13**
Impedância acústica, 14
Índice cardiotorácico, 21, 75
Infartos ósseos, 250
Infecções pulmonares, **52**
　causas das, 52
Insuficiência cardíaca congestiva, *71*
Intervenções de acesso à hemodiálise, **386**
Intervenções não-vasculares, 386
　biliares, 386
　drenagem de abscessos, 387
　tratamento oncológico regional, 387
　　ablação por radiofreqüência de tumores, 387
　tubos de alimentação percutânea, 386
　urológicas, 386

Intervenções venosas, **383**
　ablação venosa, 384
　filtros da veia cava, 383
　trombose venosa, 384
Intestino
　anormalidades congênitas do, 157
　　delgado
　　　exame anterógrado do, 90
　　　exame retrógrado do, 90
　　escassez de gás no, 83
　　excesso de gás no, 83
Intussuscepção, 170
Investigação abdominal por imagens
　problemas especiais, **141**
　　abdome agudo, 144
　　hemorragia gastrintestinal, 141
　　trauma, 141
Investigação digital, 15
Investigações por imagens
　aspectos de anormalidades geniturinárias, **114**
　aspectos de anormalidades GI em, **101**
　de órgãos digestivos acessórios, **136**
Investigação por imagens de RM, **10**
Iodo, 7, 12
　comprimidos de, 7
Isquemia óssea
　apresentações clínicas de, *230*
Ísquio
　tuberosidade do, 279

J

Jejuno, 157
Joelho
　fraturas do, 225, *227, 228*
Junção lombossacra
　anomalia na, 281

K

Kerley
　linha B de, 63

L

Laser
　feixe a, 6
Lê Fort
　fraturas de, 335
Lesões das partes moles, 230
Lesões ósseas benignas, *250*
Lesões por hiperflexão, 289
Leucocitose, 335
Linfoma, *65, 128*
Linfonodomegalia, 101
Linha B de Kerley, 63
Líquido cefalorraquidiano, *271, 277*
Lobo ázigo, 40
Lobo inferior direito, *58*
　médio direito, *57*
　superior direito, *60*
Lobos pulmonares, 25, *26*
　doença nos, 27
Lordose, 272
Lúpus eritematoso sistêmico, 250
Luxação congênita, 196

M

Mama masculina, **370**
　carcinoma, 370
　ginecomastia, 370
　causas de, *370*
Mamografia, **365-372**
　diretrizes para execução de, **365**
　exame para problemas clínicos, **370**
　mama masculina, **370**
　massas, 367
　　benignas, 367
　　malignas, 367
　outros recursos tecnológicos, 370
　　RM, 370
　　TC por pósitrons, 371
　pontos-chave, **371**
　técnica, **366**
　　padrões de qualidade, 366
　　realização da, 366
　　visibilização, 366
Manguito rotador do ombro
　lacerações no, 208
　lesão do, 7, 263
Mão
　radiografia da, 243
Má rotação, 161
Massas
　assimétricas, 370
　benignas, 367
　　doenças, 367
　　exame físico, 367
　　implantes, 367
　　rupturas, 367
　malignas, 367
　　achados comuns, 367
　　calcificações, 367
　　sinal de malignidade, 367
Massas mediastinais, 164
Massas pulmonares
　diagnóstico diferencial das, *61*
Massas tireoidianas, 61
Massas tumorais, 55, 61
Mediastino, 61
　anterior, 61
　massas no, *63*
　médio, 61
　posterior, *63*
Membrana hialina
　doença da, 153
Membros
　imagens de, 175
　　inferior, 183, 218
　　superior, 175
　　　fraturas de, 202
　　　causas comuns, *202-209*
Meningocele, 268, 283
　cerebral, 332
　sacral, *284*
Menisco
　lesões no, 7
　medial, 7
　RM do, *238*

Metacarpos, 176
Metástases, 61
  difusas bilaterais, *68*
  ósseas, 253
    aparência radiográfica das, *256*
Mielografia, 7, 276
  em PA, *280*
Mieloma, 263
  múltiplo, 256
Minnie, 80, 122, 125
Miocárdio
  exploração da perfusão por radionuclídeos, 357
    marcador radioativo, 357
    por fadiga, 357, 363
    realizada por, 357
  perfusão do, 359
  tumores malignos, 359
Miosite ossificante, 230
Morfina
  uso de, 347
Mucosa
  doenças da, 101

N

Necrose avascular, 205, 229
  etiologias de, *197*
Nefrolitíase, *123*
Negatoscópio, 19, *20*, 23
Neoplasias
  cerebrais, **329**
    diagnóstico, 331
    metástases, 329
    tumores
      benignos, 329
      exploração por TC, 329
      localização dos, 329
      malignos, 329
      RM, 330
  primárias, 255
  infra-hilar, *66*
Nódulos pulmonares, 55
  suspeitos, **61**
    abordagem do, **61**

O

Obstrução intestinal, 83, 85, 146
  distal, 160
Ombro
  direito, *215*
    prótese do, *215*
  esquerdo, *212-213*
    fraturas, *212-213*
    maguito rotador do, 7
    anatomia do, 182
    lesões do, 263
Ondas eletromagnéticas, 3
Ondas sonoras, 14
Ossículos, 193
Osso sesamóide, 188, 229, 263
Osteíte condensante do ílio, 285
Osteoartrite, **241**, *243*, 263, 302
  bilateral, *244*

Osteosclerose, 267
Osteocondrite, 229
  dissecante, *231*
Osteocondroma, 250, *252*
Osteogênese 193
  imperfeita, 196
Osteoma osteóide, 253, *254*
Osteomalacia, **258**, 291
Osteomielite, 253, 259, *261-262*, 354
Osteonecrose, 229
Osteopenia, *291*
Osteopetrose, 291
Osteoporose, **258**, 291
  etiologias da, *259*
  periarticular, *246*
Osteossarcoma, 257

P

Paget
  doença de, **258**, *260*, 291
    aspectos radiográficos da, *258*
Parênquima cerebral
  tumor no, 330
Pars articularis, 274
Patela
  fraturas da, 229
Pé
  fasciite plantar, *240*
  radiografias do, *242*
Pectus carinatum, 38
Pectus escavatum, 38
Pediatria, 147-174
  anormalidades congênitas do intestino, 157
    atresia intestinal, 157
    íleo meconial, 157
    hérnias, 160
    má rotação, 161
  apendicite, **171**
  atresia esofágica, **156**
  condições cirúrgicas, **153**
  doença cardíaca congênita, **161**
  doença da membrana hialina, **153**
  estenose do piloro, **169**
  fibrose cística, **169**
  intussuscepção, **170**
  massas mediastinais, **164**
  normal, 147
  pontos principais
    abdome, **174**
    tórax, **174**
  quadros anormais em crianças, **169**
  resumo, **172**
  tórax neonatal, **151**
Pelve, **279**
  feminina, 105, 108
    imagem da, *105, 108*
    radiografia da, *235*
  masculina, 106, 107, 110
    imagem da, *106, 107, 110*
  radiografia em AP da, 279
Perfusão pulmonar, *348*
Pielografia retrógrada, 94
  esquerda, 128

Pielonefrite aguda, 124
Piloro
  estenose do, 169
Planos anatômicos, 7
  axial, 7
  coronal, 7
  sagital, 7
Pneumatose intestinal, *88, 89*
Pneumomediastino, 47, *49*
  etiologias de, *47*
Pneumonia
  aparências radiográficas da, 52, *56*
  bilateral por varicela, *59*
  do lobo inferior direito, *58*
  do lobo médio direito, *57*
  dos segmentos lingulares, *58*
  etiologias da, *55*
Pneumotórax
  causas de, *47*
    espontâneas, *47*
    traumáticas, *47*
  direito, *48*
Poland
  síndrome de, 38
Pólipos
  intraluminais, 114
  nos idosos, 112
Polipose do cólon, *118*
Proctossigmoidoscopia, 144
Princípios básicos, **3**
Prótons, 10
  de hidrogênio, 11
Pseudo-artrose, 281
Pseudocisto
  pancreático, *140*
Psoríase, 302
Pulmões
  câncer primário de, *361*
  carcinoma de, *66*
  doenças dos, 346
  excesso de ar nos, 47
    DPOC, 47
    etiologias da, 47
  perfusão do, 345

Q

Quadril direito
  displasia de desenvolvimento do, *198*
  fratura de, 263
  radiografia do, *233-234*
Quadros extratorácicos confundidores, 40

R

Rabdomiossarcoma, 342
Rádio
  colo do, 208
    fratura do, *209*
  distal, 205
    relações anatômicas do, 205
  ondas de, 11
Radiografia abdominal
  AP, *78-82*
  visibilização de, 77
Radiografia computadorizada, **6**
  imagem digital, 6

lateral do, **23**, *25*
PA e AP do tórax, **19**
Radiografia dos ossos
   lista de verificações, *176*
Radiografia lordótica
   AP de tórax, **27**
Radiografia plana
   de um recém-nascido normal, 149
Radiologia convencional, **3**
   aspectos ou densidades, **5**
   com bário, *41*
   meios de contraste, 6
   princípios e indicações, 3
   radiografia computadorizada, **6**
Radiologia diagnóstica, **19**
Radiologia intervencionista, **373-389**
   angiografia, **375**
      arteriografia percutânea diagnóstica, 375
      complicações, 376
      doença arterial periférica, 376
      venografia, 376
   intervenções não-vasculares, **386**
      biliares, 386
      drenagem de abscessos, 387
      tratamento oncológico regional, 387
      tubos de alimentação percutânea, 386
      urológicas, 386
      vertebroplastia, 387
   intervenções vasculares, **377**
      acesso venoso, 383
      angioplastia transluminal percutânea, 378
      embolização, 381
      intervenções de acesso à hemodiálise, 386
      intervenções venosas, 383
      retirada de corpos estranhos, 384
      stents endovasculares, 378
      trauma, 382
      trombólise, 377
   instrumentos e ferramentas da profissão, **374**, *374*, 375
   pontos-chave, **388**
   visão geral, **373**
   pré-procedimentos, *374*
Radionuclídeos
   exploração da perfusão do miocárdio por, 357
      cloreto de tálio-201, 357
      defeitos de perfusão, 359
      esforço do miocárdio, 359
      marcador radioativo, 357
      SPECT, 357
      TC, 357
   terapia com, **360**
Raios X, 3, 6
   feixes de, 7
   máquina portátil de, 4
   pontos-chave, **15**
   tubos de, 3, 8
Raquitismo, **259**, *260*
   achados radiológicos, 259
Reiter
   doença de, 302
Ressonância magnética
   angiografia por, 12

contra-indicações, *10*
do abdome, 101
espectroscopia por, 12
imagem do tórax por, *30*
imagens ponderadas em difusão, **13**
investigação do abdome por, **100**
   interpretação, 101
investigação por imagens de, **3**, **10**
   ponderadas em difusão, 13
máquina de, 10
ossos na, 12
pontos-chave, **15**
princípios e investigações, 3
prótons, 10
vantagens e desvantagens, *10*

S

Sacralização parcial, 281
Sacro, 279
   fraturas do, 292
Salter-Harris
   classificação de, 202, 263
   fratura de, *213*
Sarcoma de Ewing, 256, 258, 263
Scanner, 11
Seldinger, 373
Seriografia
   do trato GI, 7
   para o intestino delgado, 7
Sinal da silhueta, 25
Sinal de *cutoff,* 167
Síndrome de Poland, 38
Sínfise púbica, 279
Sinusite, **335**
   apresentação clínica, 335
   diagnóstico, 335
   leucocitose, 335
   maxilar crônica, *339*
   seios, 335
      esfenóide, 335
      frontal, 335
Sistema de arquivamento de imagens, **15**
Sistema linfático pulmonar, 151
Sistema musculoesquelético, **175-263**
   abordagens de problemas clínicos, **268**
   anomalias congênitas e do desenvolvimento, **193**
   artrites, **241**
      articulações neuropáticas, 247
      artrite, 247
         hemofílica, 247
      reumatóide, 241
      gota, pseudogota, 247
      osteoartrite, 241
      outras, 248
   doenças metabólicas, 258
      doença de Paget, 258
      osteoporose e osteomalacia, 258
      raquitismo, 259
   imagens de membros, **175**
      membro inferior, 183
      membro superior, 175
   infecção, 259
   pontos principais, **263**
   RM do, *177*

TC do, *177*
trauma, **197**
   cicatrização de fraturas, 202
   fraturas e luxações, 197
   lesões das partes moles, 230
   membros, 202, 218
      inferior, 218
      superior, 202
tumores, 250
   benignos, 250
   malignos, 255
variantes do normal, **188**
Sopros
   diastólicos, *74*
   sistólicos, *74*
Stents endovasculares, 378
   colocação do, 378
   tipos de, 378
      Dacron, 378
      PTFE, 378
Stents aórticos
   enxertos de, 380
Sudeck
   atrofia, 218
Sulfato de bário, 7, 16, 90

T

Tálio-201
   cloreto de, 357
Taquipnéia, 151
Técnica de Seldinger, 388
Telas radiográficas, 6
   estruturas químicas das, 6
Telerradiologia, **15**
   significado, 15
Tendão de Aquiles, 230
Tendinite calcárea, 250
Terapia com radionuclídeos, **360**
   anticorpos monoclonais, 360
   iodo, 360
   radiação, 360
The Beatles, 7
Tíbia
   fratura da, 218, *226*
Timomas, *64*
Tomografia computadorizada, **3**, 7
   abdominal, 146
   angiografia por, 10
   de alta resolução, 9
   de cortes múltiplos, 10
      vantagens e desvantagens, *10*
   do abdome, 101
   helicoidal ou espiral, 9
   indicações, 9
   investigação do abdome por, **100**
      interpretação, 101
   investigação por imagens de, 9
   multislice, 146
   ossos na, 12
   pontos-chave, **15**
   princípios e indicações, 3
Toracotomia, 61
Tórax, 4, **19-75**
   acessos venosos, **44**
   anatomia seccional normal do, 27

radiografia axial do, *28*
angiografia do, **38**
anomalias, **38**
AP do, *4, 5*
atelectasia, **49**
como viabilizar a radiografia lateral do, **23**
como viabilizar radiografia PA e AP do, **19**
corpos estranhos, **44**
coração, **61**
    aneurismas, 61
    doença das válvulas cardíacas, 63
    edema pulmonar, 63
embolia pulmonar, **52**
infecções pulmonares, **52**
neonatal, 151
PA do, **4**, *21, 22, 23*
pontos-chave, **66**
problemas pós-operatórios do, **44**
    ar em sítios errados, 47
    acúmulos de ar, 47
    excesso de ar, 47
quadros extratorácicos confundidores, **40**
radiografia digital do, **6**
    AP do, *46*
    lateral do, 4
    lordótica, **27**
    PA do, *42-44*
técnica, **19**
tubos, **44**
tumores, **55**
    abordagem, 61
Torção
    lesão por
        abdução, 230
        eversão, 230
        inversão, 230
Tornozelo
    fraturas do, 218, *224*
Torus, 206
Trato biliar
    estudo do, **91**
Trato gastrintestinal
    enema, 7
    investigação por imagens do, 7
    seriografia do, 7
        para o intestino delgado, 7
        superior, 88
        estudos com contraste, 88
Trato urinário, 7
    exames do, **91**
    infecções no, 122
    outros exames, 94
    urografia excretora, 7, 94

Trauma
    abdominal, **141**
    de cabeça e pescoço, 335
    cicatrização de fraturas, 202
    da coluna vertebral e pelve, **286**
    fraturas e luxações, 197
    lesões das partes moles, 230
    membros inferior, 218
    superior, 202
    na radiologia intervencionista, **382**
    hemorragia associada à fratura pélvica, 382
    lesão traumática à aorta, 383
Triângulo de Codman, 257
Tromboembolia pulmonar, 344
Trombólise, **377**, *379*
    arterial, *377*
        complicações, 377
        dispositivos mecânicos, 377
        contra-indicações, *377*
Trombose venosa, 384
Tubérculo escafóide, 193
Tuberculose, 52
    diagnóstico, 55
    no lobo superior direito, *60*
    portadores de, 55
    pulmonar, 61
        diagnóstico diferencial de, *61*
    sintomas, 55
Tuberosidade do ísquio, 279
Tubos, **44**
    de alimentação percutâneo, 386
    digestivo, 101
    nasogástrico, 156
Tubos de raios X, *8*
Tumores, **55**
    ablação por radiofreqüência de, 387
    benignos, **250**
    de cabeça e pescoço, 341
    de células gigantes, 255
    malignos, **255**
    massas tumorais, 55
    na coluna vertebral e pelve, 310
    nódulos pulmonares, 55
    renais malignos, 125
    testiculares, 97

U

Ultra-sonografia, 7, **13**
    abdominal, **94**, *119*
        longitudinal, *97*
    aplicações comuns para a, *13*
    com Doppler, 136
    investigação por imagens, 3
    obstétricas, *98*

    obstétrica transabdominal, 130
    transabdominal, *99*
    transvaginal, *100*
    vantagens e desvantagens da, *14*
Umbigo, 150
Úmero
    radiografia AP do, *181*
Unidades Hounsfield, 9
Ureterocele, 116, *121*
Uretrocistografia, *96*
Urografia excretora, 7, 92, 122
    AP da pelve, *121*
    AP do abdome, *120, 121*
    como examinar uma, 94
    do abdome, *95, 129*
Urolitíase, 122
UTI, 6

V

Valva mitral, 66
Válvulas cardíacas
    doença das, 63
        adquiridas, 63
        congênitas, 63
Varicela
    pneumonia bilateral por, *59*
Varredura óssea, 350, *353*
    metástases, 354
    osteomielites, 354
Vasos dilatados, 61
Veia ázigos, 38, 63
Veia cava
    filtros da, 383, *385*
    finalidade dos, 383
Venografia, **376**
    realização da, 376
Ventrículo, 24
Vertebroplastia, 387
Vesícula
    biliar, 7
        visibilização da, 360
    estudo da, **90**
Volvo sigmóide, 83, *87*

W

Water
    incidência de, *336*
    projeções de, 335, *336*

Z

Zigomático
    arco, *336*
    fraturas do, *337*